循证护理理论与实践

XUNZHENGHULI LILUN YU SHIJIAN

任爱萍　等　主编

上海科学普及出版社

图书在版编目（CIP）数据

循证护理理论与实践／任爱萍等主编. —上海：上海科学普及出版社，2023.8
ISBN 978-7-5427-8523-7

Ⅰ.①循… Ⅱ.①任… Ⅲ.①护理学 Ⅳ.①R47

中国国家版本馆CIP数据核字（2023）第139426号

统　　筹　张善涛
责任编辑　郝梓涵
整体设计　宗　宁

循证护理理论与实践

主编　任爱萍　等

上海科学普及出版社出版发行

（上海中山北路832号　邮政编码200070）

http://www.pspsh.com

各地新华书店经销　　山东麦德森文化传媒有限公司印刷

开本 787×1092 1/16　印张 21.5　插页 2　字数 550 000

2023年8月第1版　　2023年8月第1次印刷

ISBN 978-7-5427-8523-7　定价：198.00元

本书如有缺页、错装或坏损等严重质量问题
请向工厂联系调换

联系电话：0531-82601513

前言

　　循证护理是护理人员审慎地、明确地将科研结论与临床经验、患者愿望相结合，从而获取证据，将其作为临床护理决策依据的过程，是循证医学与循证保健必不可少的环节。正是循证护理的出现，为护理人员在制订护理计划时提供了准确的护理依据，使得护理工作更加顺利。与此同时，随着社会的发展和人们生活水平的提高，人们需要在身心舒适、愉悦的状态下健康生活，这就对护理工作提出了更高、更新的要求，同时也对护理人员提出了新的挑战，并为护理人员提供了施展才华的广阔空间和发展事业的良好机遇。21世纪是高度信息化和充满生机的知识经济时代，护理人员有责任利用高科技发展所带来的机遇，让最新的服务理念与临床实践密切结合，使知识、能力更具有实践价值，让更多的患者受益。为此，我们邀请多位护理专家编写了《循证护理理论与实践》一书。

　　本书以临床实用为目的，紧跟护理学最新发展动向，充分吸取了护理学的最新科技成果，首先简要介绍了临床护理工作中常用的护理技术操作，而后详细地阐述了临床各科室中常见病和多发病的护理特点。本书按照护理评估、护理诊断、护理目标、护理措施、护理评价的顺序展开了对临床各疾病护理内容的编写，具有结构分明、层次清晰的特点。此外，本书也涵盖了对疾病的病因、临床表现、辅助检查、诊断、鉴别诊断及治疗等内容的叙述。本书既强调基本理论和基本技能的掌握，又注重临床思维的培养和临床能力的提升，适合各基层医院临床护理工作者参考阅读。

由于本书编者较多,编写风格不尽相同,加之编写水平及自身经验有限,书中存在的疏漏或不当之处,希望各位读者见谅,同时也欢迎各位同仁在阅读过程中提出意见和建议。

《循证护理理论与实践》编委会
2023 年 6 月

目录

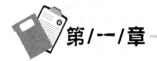

绪　论

第一节　医学模式的转变

一、医学模式的概念

医学模式是人们对医学(同人的健康有关的科学)的总的看法和观点,是指用什么观点和方法来研究和处理健康和疾病问题,是人们宇宙观、世界观在医学领域的应用和反映。医学模式说明了医学科学的指导思想、理论框架,决定着人们对生命、生理、病理、预防、治疗等问题的基本观点,指导人们的医学实践活动。医学模式也可称为"医学观"。

医学模式不是人们主观臆定的,也不是少数学者头脑中的产物,而是人们在防病治病的实践中逐渐形成而由学者们提炼、概括出来的。因此,医学模式对医学的实际状况起着形象化、符号化和理想化的认识功能,是通过理想的形式近似地反映客观事物及其内在联系的一种形式。医学模式是客观医学状况的反映,具有客观性这一特征。

既然医学模式是医学状况的客观反映,医学模式的形成和转变自然离不开医学科学的发展。随着人们对自然界和人类自身的了解和认识的不断加深,医学模式也会发生相应的转变。因此,医学模式是人们在一定的历史条件下对疾病和健康各种具体认识的抽象和概括,具有历史性和时代性的特征。一定历史条件下形成的医学模式,标志着人们对疾病、健康认识的水平和发展阶段,反映人们对自身认识的进程。从这个意义上讲,医学模式从来都不是固定不变的,医学模式的更替,是人们对生命、健康、疾病认识不断前进的必然结果。

医务工作者在从事医疗护理实践中,常常自觉或不自觉地遵循一定的医学模式,这是一种认识和处理健康与疾病问题的思维习惯。这种习惯一方面是从老师那里学来的,另一方面也是由个人在医疗护理实践中体会产生的,久而久之,便成了一种相对固定的模式。如果医务工作者不了解医学模式的特点,不愿意随着医学模式的发展和转变来改变自己的思维习惯是很不明智的。

研究医学模式可以帮助医疗卫生人员更好地把握医学的时代特征,从整体上认识医学发展的来龙去脉,了解和预见医学的未来,促进医学理论体系的发展和建设。特别是对于正在形成和发展的护理专业来说,研究医学模式,有助于确定更为理想的护理工作模式,完善和发展护理理论,把握时代对护理工作的要求。

二、整体医学模式

差不多在同一个时代,西方诞生了著名的"医学之父"希波克拉底。他的主要观点包括以下几项:

(1)唯物主义辩证观点:虽然当时医学主要由宗教控制,但希波克拉底已经提出某些不同的看法。他有朴素的整体观。他反对轻视或依赖理论,认为应该"把哲学运用于医学,把医学运用于哲学"。

(2)四体液学说:他认为生物体的生命决定于4种体液,即血、黏液(痰)、黄胆和黑胆,4种性质"热、冷、干、湿"的各种不同配合是这4种体液的基础。每种体液又与生物体的一定型的"气质"相适应。

(3)医师必须精通医术和技术操作,注重观察实际,重视患者及其外在环境和生活条件。

(4)医师必须了解当地的气候、土壤、水及居民的生活方式,并对该城市中的生活条件进行研究后,才能做好人群的预防工作。

(5)强调医师的品行和道德。在大致相同的历史时期,希波克拉底和《黄帝内经》的学者们在世界的东西方,不约而同地借助古代朴素的唯物论和辩证法,对各自的医学理论和实践经验,从整体角度上进行了总结和阐发,形成了大致相同的以整体观点为特点的医学模式。

三、生物医学模式

近代医学时期,占据绝对统治地位的医学模式是生物医学模式。生物医学渗透到医学的各个角落,支配着医学实践的一切活动。基础医学、临床医学、预防医学、护理学、药物学等都遵循着生物医学模式进行学术研究、医疗护理实践和预防保健工作的。

(一)生物医学模式的产生和特点

17世纪以前,无论是古典的中国医学和希腊医学,都缺乏实证基础。1628年,英国的哈维(Harvey)建立了血液循环学说,揭开了近代医学的序幕。在其后的两百多年中,随着社会的进步和科学的发展,人们逐渐认识到生物因素和疾病的关系,特别是细菌学(包括后来形成的微生物学)、病理解剖学等学科的发展,加深了对疾病的理解和认识,使医学从神学转到生物科学的基础上来,从唯心主义转到了唯物主义的基础上来,逐渐形成了以生物科学来解释健康和疾病的这一模式,也称为"生物医学模式"。可以说,生物医学模式的出现是医学发展过程中的必然阶段,也是人们对自然界和人类自身认识不断加深的结果。生物医学模式的产生,极大地促进了医学科学的发展,为人类的健康和疾病的预防做出了巨大的贡献。

(二)生物医学模式的基本特征

(1)生物医学模式的基础是生物学。目前生物学已经从细胞生物学发展到了分子生物学的阶段,也就是说从分子水平来研究疾病的变化和发展。

(2)生物医学模式认为人体的各种不适、疼痛等一切疾病都可以从躯体上找到相应的变化的依据。这种模式认为任何疾病都可以用偏离正常的、可测量的生物学(躯体)变量来说明,并根据躯体(生物、生理)过程的紊乱来解释行为的障碍。因此,生物医学模式认为生理正常,找不到生物学上异常的根据的疾病是不存在的。

(3)生物医学模式认为社会和心理因素对于人体的健康是无关紧要的,把身与心视为互不相干的各自独立的部分。

(4)生物医学模式的方法论基础是还原论。认为一切疾病都可以还原为人体生物学的变量,而人体的生理、生化过程也可以还原为物理的与化学的客观过程。单纯用物理、化学改变来说明人体的疾病。

(三)生物医学模式的局限性

尽管生物医学模式对于医学的发展和人类的健康有过不可磨灭的巨大贡献,并且仍将继续做出贡献,但它不可避免地具有一定的局限性。

任何一种医学模式都是人们在一定历史条件下对疾病和健康的总的认识,这种认识会随着社会的进步、科学的发展而不断变化加深。在医学科学发展到今天这个时期,生物医学模式已不能适应人们对健康和疾病认识的新的要求。生物医学模式的局限性也日益被人们发现和认识。

(1)生物医学模式排除了社会和心理因素对健康和疾病的影响。单纯强调生物致病因素和药物、手术治疗的作用,因此无法解释相同疾病和治疗手段会产生不同效果这一现象。

(2)生物医学模式强调疾病的生物学异常变量,否认有找不到异常变量的疾病存在。用这种模式无法诊断、治疗、护理和预防各种精神病、心因性和功能性疾病。而在现代化工业发达的社会中,这一类患者正在逐渐增多,生物医学模式则无法适应这一要求。

(3)由于生物医学模式常采用分解还原的方法研究机体的功能和疾病的变化,把自然界的事物和过程孤立起来,用静止不变的观点考察人体,把人体看成一架精密的"机器",或是各个器官的组合。这种形而上学的认识方式,妨碍了对实际过程众多因素综合变化的全面认识,忽略了内因和外因相互作用的重要因素,不能辩证地看待内因和外因、局部和整体、平衡和运动等。

(4)生物医学模式只从生物学的角度和还原方法分析和研究人,忽视人有社会属性这一重要事实,对人的心理、精神、社会等因素不太关心,这就导致了医患、护患关系的疏远,关心患者、了解患者、尊重患者权利等伦理观念也淡漠了。

由于存在以上种种局限性,迫使人类在谋求自身健康的努力中,寻求更为理想和科学的医学模式。

四、生物-心理-社会医学模式

(一)产生的背景与条件

关于心理、社会因素对健康和疾病的影响,古代的东西方医学都曾有过广泛的讨论,特别是传统的中医学,一直认为人是一个整体,十分重视人的心理、情绪以及周围环境(包括自然的和社会的)对健康的影响。而西方医学是从神学统治下解放出来并开始走上实验的现代医学发展道路的,它忽略和排除了心理、社会因素。

20世纪30年代以来,精神病学和心理学有了迅速的发展,人们越来越感到,人类的健康和疾病,摆脱不开心理和社会因素的影响。美国罗切斯特大学医学院精神病学教授恩格尔在1977年首次提出了"生物-心理-社会模型",即生物-心理-社会医学模式。

生物-心理-社会医学模式的形成背景和主要条件是:①生物-心理-社会医学模式是在生物医学得到充分发展的条件下出现的。②医学心理学、社会医学的成就为新的医学模式形成准备了重要条件。许多精神病学家和心理学家都就健康与疾病、社会关系、疾病与心理等方面做了大量研究,使得生物单一因素致病的观点难以坚持下去。③系统论的诞生为新模式提供了方法论的基础。系统论认为人是一个开放系统,人体同环境(自然的和社会的)、人体各系统之间都存在信息、物质和能量的交换,是相互作用和相互影响的。恩格尔特别强调系统论在新模式中的重要作用。

生物-心理-社会医学模式的产生，为人们提供了认识健康和疾病的新的角度和新的观念。恩格尔特别指出，生物-心理-社会医学模式不是对生物医学模式的全盘否定，而是一种扩展和补充，是把"这种框架推广到包括以前被忽视的领域"。也就是说在研究健康和疾病时，除了考虑生物因素之外，还要同时注意心理与社会的因素。

生物-心理-社会医学模式是人类对疾病和健康认识的重大进步和飞跃，是医学科学发展的新的里程碑。有人认为："新的医学模式的产生不是偶然的，而是在心身医学、临床心理学、行为医学、社会科学等有关边缘学科基础上建立起来的。"

(二)生物-心理-社会医学模式的特点

(1)生物-心理-社会医学模式的基本出发点是把研究对象和服务对象看作既是生物学的人，又是社会的人，强调人是一个整体。因此认为人的心理、社会因素会影响人的健康。生物-心理-社会医学模式强调要研究疾病不能离开整体的有主观意识的患者，不能不研究患者。

(2)生物-心理-社会医学模式对健康与疾病持有特殊的观点，即把生物因素、社会因素、心理因素综合起来考虑，以确认一个人是否健康。世界卫生组织对健康的定义，表达了生物-心理-社会医学模式对健康的认识。

(3)在诊断思想上，生物-心理-社会医学模式不是单纯依据生物学变量，而是要求用科学上合理的方法既作必要的理化或某些特殊检查，又要研究患者的行为、心理和社会情况。

(4)在治疗观上，新的模式重视患者的主观能动作用，特别是在护理工作上，重视患者的社会心理因素的调整，促使患者康复。

(5)在方法论上，生物-心理-社会医学模式是以系统论为基础的，重视各系统之间、各系统内部的相互作用和影响，重视局部和整体、内因和外因、静止和运动等的统一和协调，使医学科学更加符合辩证唯物主义。

(6)生物-心理-社会医学模式重视医护人员同患者的关系，尊重患者的权利，尊重文化传统、价值观念等影响其健康的因素，关心患者的心理、社会状态，不再认为患者仅是"各个组织器官的组合体"。从这个角度出发，新模式更重视护理工作的重要意义以及护士在调动患者内因促进机体康复方面所发挥的重要作用。

(邓开慧)

第二节 护理学新概念

一、基本概念的转变

护理学是医学的重要组成部分，医学模式直接影响着护理学的指导思想、工作性质、任务以及学科发展的方向。生物-心理-社会医学模式的出现，毫无疑问地对护理专业(从理论和实践各个方面)产生了巨大的影响，其中首先表现在一些基本概念的转变上。

(一)关于人的概念

新的医学模式对人的认识直接影响了现代护理学中有关人的概念。由于护理学研究和服务的对象是人,对人的认识是护理理论和实践等的核心和基础,它影响了整个护理概念的发展,并决定了护理工作的任务和性质。许多护理理论家都对人有过不同的论述,概括起来,有以下一些共同点:

1.人是有生物的和社会的双重属性的一个整体

人是有生物和社会双重属性的一个整体,而不是各个器官单纯的集合体。人这个整体包含了生理、心理、精神、社会等各个方面。任何一个方面的疾病、不适和功能障碍都会对整体造成影响。生理的疾病会影响人的功能和情绪,心理的压力和精神抑郁又会导致或加重生理的不适而致病。从这个概念出发,就没有单纯的疾病护理,而是对患病的人的护理。

2.人是一个开放的系统

人既受环境的影响又可以影响环境——适应环境和改造环境。人作为自然系统中的一个次系统,是一个开放系统,与周围环境不断地进行着物质、信息和能量的交换。人的基本目标是保持机体的平衡,包括机体内部各次系统间以及机体与环境间(自然环境和社会环境)的平衡。人必须不断调节自身的内环境,以适应外环境的变化,应对应激,避免受伤。强调人是一个整体的开放的系统,是要让护士重视调节服务对象的机体内环境,使之适应周围环境,同时也要创造一个良好的外环境,以利于人的健康。

3.人对自身的健康负有重要的责任

生物-心理-社会医学模式强调人是一个整体,强调人的心理、社会状态对人的健康的影响。因此,人不是被动地等待治疗和护理,而对自身的良好的健康状态有所追求,并有责任维持健康和促进健康,在患病后努力恢复健康。充分调动人的这一内在的主观能动性,对预防疾病促进康复是十分重要的。这个概念对护理工作提出了新的要求,患者不仅仅需要照顾,更需要指导和教育,以便最大限度地进行自我护理。

(二)关于健康的概念

世界卫生组织(WHO)关于健康的概念,指出:"所谓健康就是在身体上,精神上,社会适应上完全处于良好的状态,而不是单纯地指疾病或病弱。"也就是说,它不仅涉及人的心理,而且涉及社会道德方面的问题,生理健康、心理健康、道德健康三方面构成健康的整体概念。这标志着以健康和疾病为研究中心的医学科学进入了一个崭新的发展时期。对健康的概念一直是医学模式的焦点。在新的医学模式下,护理学对健康的概念主要包含了以下一些基本思想:

(1)健康是动态的过程,没有绝对静止的健康状态。健康和疾病也没有绝对的分界线,而是一个连续的过程。护理工作要参与健康全过程的护理,包括从维持健康的最佳状态直到让患病的濒死的人平静、安宁地死去。

(2)健康是指个人机体内各个系统内部、系统之间以及机体和外部环境之间的和谐与平衡。最良好的平衡与和谐就是最佳的健康状态,包括所有生理、心理、精神、社会方面的平衡与协调。

(3)健康是有不同水平的。没有绝对的唯一的"健康"标准。对某些没有生理疾病的人,但心情抑郁、精神不振、对周围的事情麻木不仁,可认为是很不健康的。而某些已经患了较严重的生理疾病的人,心胸开朗、精神乐观,在其可能范围内最大限度地发挥机体的潜能,可以认为在这种情况下,这些患者是比较健康的。

(4)健康的概念是受社会和文化观念影响的。不同的人会对自己的健康有不同定义。观念转变会影响人对健康的理解。护理工作可以通过宣传教育,改变人们对健康的理解。

（三）关于环境的概念

生物-心理-社会医学模式重视人与环境的相互影响。不仅是自然环境,同样包括社会环境。现代护理学对环境有以下认识。

1.人与环境是紧密联系的

人的环境分为内环境——人的生理、心理活动,外环境——自然环境和社会环境。自然环境包括人生存的自然空间、水、空气、食物等。社会环境则是指经济条件、劳动条件、卫生和居住条件、生活方式、人际关系、社会安全、健康保健条件等。

2.环境影响人的健康

良好的环境可以促进人的健康,而不良的环境则可能对人的健康造成危害。护理人员有责任帮助自己的服务对象正确认识个体所处的环境,并且尽可能地利用良好的环境,改造不良环境,以利健康。

3.人体应与环境协调和统一

环境是动态的、变化的,人体必须不断地调整机体内环境,使其适应周围环境的变化。如果人体不能很好地与环境相适应和协调,机体的功能就会发生紊乱,以致引起疾病。

4.环境是可以被人改造的

新模式认为人与环境这一对矛盾中,人不完全是被动的。人可以通过自身的力量来创造和改变某一环境。护士的任务则是为患者创造一个有利于康复的环境。

（四）关于护理的概念

对护理的定义,反映了一个人、一个团体和一个社会对护理的认识。这种认识随着医学模式的转变以及社会所赋予护理的任务而不断变化。自从南丁格尔创立护理工作以来,世界范围内有各种各样有关护理的定义,从不同的侧面阐述了对护理及护理学的认识。现代护理学对护理的概念大致包含以下内容。

（1）护理是一个帮助人,为人的健康服务的专业。护理的任务是促进健康,预防疾病,帮助患者康复,协助濒死的人平静地、安宁地死去。这些都是在满足人们不同的健康需求。

（2）护理的服务对象是整体的人,包括已经患病的和尚未患病的人,因此护理工作不仅仅限于医院。

（3）护理学是一门综合自然科学和社会科学知识的科学,是一门独立的应用性学科。护理工作研究和服务的对象是具有自然和社会双重属性的人,不仅要有自然科学（如数学、物理、化学、生物医学等）方面的知识,也要了解社会科学（如心理学、美学、伦理学、行为学、宗教信仰等）方面的知识,才能很好地了解自己的服务对象并为其提供恰当的、优质的服务。

（4）护理既是一门科学,又是一门艺术。护理的科学性表现在护理工作是以科学为指导的。如各种护理操作,消毒无菌的概念。药物的浓度、剂量和使用方法、各种疾病的处理原则等都必须严格遵循客观规律,不可以有丝毫的"创造"和盲干,这是人命关天的大事。而护理又是一门艺术,它不仅表现在护士优雅的举止、整洁的仪表和轻盈的动作能给人以舒适的美感,更主要的是表现在每个患者的情况是千差万别的,护士必须综合地、创造性地应用所掌握的知识,针对每个患者的具体情况提供不同的护理,特别是对不同年龄、不同文化背景、不同心理状态的人,使他们都恢复到各自的最佳状态,这本身就是一项非常精美的艺术。

（5）护理学是一门正在逐渐完善和发展的专业。现代护理学的发展,产生了护理学独特的理论,并且综合和借鉴了相关专业的知识和理论,正在形成护理学独立的知识体系和研究方向。护理学的研究重点和工作重心已经同传统模式下的护理有了很大的不同,但是作为一门专业,目前还不十分完善。护理学的不断发展,将有助于整个医疗保健事业的发展。我们相信,在新的模式下,护理学将会有更快的发展。

二、护理工作内容和护士角色的扩展

医学模式的转变带来了护理模式、护理工作内容以及护士角色的重大的变化,同以往相比,护理工作内容和护士角色都较传统模式下有了相当大的扩展。

(一)护理模式的变化

在生物医学模式下,是以疾病为中心的护理模式。协助医师诊断和治疗疾病、执行医嘱是护理工作的主要内容。无论护理教育还是临床护理,强调的都只是对不同疾病的护理。在这种模式下,护理没有自己的理论体系,医疗的理论基本就是护理的理论。在护理教育上,教材基本上是医疗专业的压缩本,教师多数是临床医师。在以疾病为中心的模式下,护理工作强调的是疾病的护理常规,而不太考虑作为患病的人是什么样的人。护理操作技术是护士独特的本领。因此,在这一模式下,护理仅是一门技术,而不可能成为专业。护理工作也只能是医疗工作的附属,而没有自己独特的研究领域。

生物-心理-社会医学模式的出现,使护理模式由以疾病为中心转向以整体的人的健康为中心,强调了疾病是发生在人体上的。由于对人、健康、环境、护理等概念的转变,提出了整体护理的思想。

整体护理的思想包括:①疾病与患者是一个整体。②生物学的人和心理、社会学的人是一个整体。③患者和社会是一个整体。④患者和生物圈是一个整体。⑤患者从入院到出院是一个连贯的整体。

这一新的模式的形成,改变了护士的工作重点和工作内容,也改变了护理教育的课程设置结构,以及护理管理的重点。除了完成医嘱指定任务之外,护理注重人的心理、社会状态,注重调动患者的内因来战胜疾病。

生物-心理-社会医学模式不仅改变了护理以疾病为中心的模式,建立了以患者为中心的模式,还促使护理模式向更新的阶段——以人的健康为中心的模式发展。在这种模式下,护士的服务对象不仅仅是已经患病的人(不论是住在医院的还是回到家中的),而是所有的人,包括尚未患病的人。世界上一些发达国家的护理工作正由医院内扩展到社区,我国的护理工作正在朝着这个方向努力前进。

(二)护理工作内容的变化

在旧的模式下,护士工作的重点是执行医嘱、协助医师诊治疾病和进行各项技术操作,帮助患者料理生活和促进其康复。护理工作的主要场所是诊所和医院。

在新的模式下,护士的工作除了执行医嘱、协助医师诊治疾病以外,还扩大了对患者心理、社会状况的了解,进行心理和精神的护理;健康宣教和指导,使患者尽快恢复健康,减少并发症,最大限度地发挥机体的潜能;教育人们改变不良的生活习惯,主动调节个人的情绪等来预防疾病;及时针对患者的情况与医师和家属进行沟通等。

护士工作任务的扩大还导致了护士工作场所的扩大。由于对健康和疾病是连续和动态过程的理解,对环境的重视,使护理工作从医院扩展到社区,从对患急性疾病的人的护理扩大到对患慢性病和老年患者的护理,从对患病人的护理扩大到对尚未患病人的护理;从对个体的护理扩大到对群体的护理。这些任务的扩展为护理工作提供了更为广阔的天地和研究领域,也使护理工作在医疗卫生保健队伍中发挥越来越大的作用。

(三)护士角色的变化

由于护理模式和护理工作任务的变化,护士的角色也由原来传统模式中单纯是照顾者扩大到多重角色。在现代护理学中,护理工作要求护士除了是照顾者(照顾生病的人)之外,还是教育指导者(对患病的人和尚未患病的人)、沟通交流者(医师和患者之间、患者和家属之间、患者和社区保健机构之间、其他辅助人员和患者之间)、组织管理者(病房、诊断、社区)和研究者。

三、现代护理学的研究范围

护理工作任务和功能的转变,向护理学的研究范围提出了新的要求。就致力于人类健康这一总目标来说,护理学作为医学科学的组成部分,仍然是始终如一的。100多年来,护理学在各种疾病的护理和常规护理方面积累了相当丰富的经验,形成了较为完整的内容体系。但在生物-心理-社会医学模式下,护理内容和任务日益扩展。把护理学的研究范围仅限于疾病护理(虽然目前我国在这方面的研究仍不够),显然是不能满足科学发展要求的。为适应新的情况,现代护理学的研究范围应包括以下方面。

(1)各种疾病的护理技术和要求:探索新技术应用对护理所提出的新课题,如现代社会常见疾病——心理精神方面疾病、免疫及器官移植、老年病、慢性病、长期依赖药物或某些人工装置存活(如心脏起搏器、瓣膜置换)等患者的护理中的问题。

(2)精神和心理的护理:如患者心理变化的规律、心理平衡的训练与建立,患者心理状态同疾病预后的关系,护士(医师)行为对患者心理环境的影响,特殊心理护理措施与方法等方面的研究。

(3)社会护理:如社会环境对健康的影响;社会保健体系的构成和建立;家庭护理的体制;健康人成为患者(角色改变后)使社会关系发生变化;建立公众健康指导对预防疾病或慢性患者康复的作用等。

(4)护理管理中的科学化、知识化以及与其他专业人员的协调配合等问题的研究。

(5)人们的健康概念,寻求健康的行为和方式以及在此过程中可能存在的问题。

(6)护理教育方面知识结构、能力要求,在职人员教育等方面问题。

(7)健康宣教方面的问题:对不同年龄、不同健康状态(智力和精神)的人的教育策略和手段等方面的研究。

(8)高科技发展对护理的要求:如器官移植、影像技术和遗传技术的应用、航天等环境中有关人的健康的护理问题等。

由于医学科学以及心理学、行为科学、社会学的巨大进步,特别是医学模式的转变,为各种护理行为提供了理论支持。护理学发展到今天,已经或正在形成护理学本身的学说和观点。护理学已经发展成为既包括护理理论又包括实现这些理论的各种手段(技术)的一门科学。护理学已经逐渐形成一门独立的专业。虽然作为一门科学和专业,特别是在我国,还需要进一步丰富、完善、补充和发展。护理学所面临的研究课题虽然很多,但是树立护理是一门科学、一个专业,而不仅是一个职业这一观点,必将有利于推动我国护理学的发展,有利于提高护理工作的社会地位,有利于人民的健康保障。

(罗　瑶)

第三节 循证护理

循证护理是 20 世纪 90 年代受循证医学影响而产生的一种新的护理理念,直译为"以证据为基础的护理"。Muhall 将其定义为"护理人员在计划其护理活动中,将科研结论与临床经验、患者需要相结合,获取实证,作为临床护理决策的过程"。

一、循证护理的产生与发展

循证护理的产生源于循证医学。1991 年加拿大 McMaster 大学的内科医学 Guyatt 博士在前人的基础上最先提出了"循证医学"这一术语。同校的大学护理系的 Alba Dicenso 教授最早将循证医学应用于护理工作,提出循证护理的概念,之后其观点迅速得到了广泛的关注和研究。循证护理在 20 世纪 90 年代迅速兴起和发展得益于两个条件:信息与网络技术的发展和政府的重视。

循证护理是 20 世纪 90 年代伴随着循证医学的发展而产生的一种护理新理念、新概念、新观点和新思维。如今循证观念正在向许多其他学科渗透,其中循证护理既是循证医学的重要组成部分,又是独立的实践与研究领域,已引起世界上许多国家的重视。循证护理是护理人员在计划其护理活动过程中,将科研结论与临床经验、患者需求相结合,获得实证,作为临床护理决策依据的过程。

随着中国护理事业的发展,临床护理、护理科研和护理教育体系不断完善,以实证为基础的循证护理已经开始受到学术界和临床护理工作者的高度重视。因此,积极探讨循证护理实践与研究,提出切实可行的对策,对促进中国循证护理的运用和发展,提高护理质量具有重要意义。

二、循证护理的概念与内涵

(一)概念

循证护理又称实证护理或以证据为基础的护理,其定义为慎重、准确、明智地应用当前所获得的最佳的研究依据,并根据护理人员的个人技能和临床经验,考虑患者的价值、愿望与实际情况,将三者结合起来制订出完整的护理方案。其核心是运用现有最新最好的科学证据为服务对象提供服务,即以有价值的、可信的科学研究结果为证据,提出问题,寻找实证,并且运用实证,对患者实施最佳的护理。

(二)内涵

循证护理包含 3 个要素:①可利用的最适宜的护理研究依据。②护理人员的个人技能和临床经验。③患者的实际情况、价值观和愿望。护理人员在制订患者的护理计划时应将这 3 个要素有机地结合起来,树立以科学研究指导实践、以科学研究带动实践的观念,促进护理学科的发展。同时,专业护理人员的经验积累也是护理实践不可缺少的财富。整体护理的中心理念是以患者为中心,从患者的实际情况出发,这同样也是循证护理的基本出发点,如果只注重统一化的所谓最佳行为,就会忽视个体化的护理。

三、循证护理的实践程序

（一）实践循证护理的原则

循证护理的操作原则是根据可靠信息决定护理活动,实践循证护理应遵循的原则包括以下几点:①根据有关护理信息提出相应问题。②根据最优资料和临床资料,搜索最佳证据。③评价各种证据的科学性和可靠性。④结合临床技能和患者的具体特点,将证据应用于临床实践。⑤评价实践后的效果和效率并进行改进。

（二）循证护理的实践程序

一个完整的循证护理程序是由 5 个基本步骤组成:①确定临床护理实践中的问题。②检索有关文献。③分析与评价研究证据。④应用最佳证据指导临床护理实践。⑤实践反馈,对应用的效果进行评价。

（三）循证护理应用方法举例

根据临床问题和情况,按照循证护理程序的实践步骤实施,如对创伤性骨折患者出现患肢肿胀、疼痛问题进行循证护理实践。

（1）确定问题:多数创伤性骨折患者急诊入院时患肢肿胀明显,疼痛难忍,治疗上通常静脉滴注 20% 甘露醇或 β-七叶皂苷钠,5～7 天肿胀消退方可进行手术,不仅增加了患者的经济负担和护理人员工作量,也影响到了病房床位周转。

（2）检索证据:查阅相关资料,获得具体检索结果。

（3）分析、评价证据:冷疗可以使局部创面迅速降温,并可抑制组胺类炎性递质的释放,抑制微血管的通透性,减轻水肿,抑制高代谢,使局部温度降低到皮肤疼痛阈值下,从而有效缓解肿胀与疼痛。

（4）应用证据:对急性创伤(伤后 24～48 小时),患肢明显肿胀、疼痛,但末梢循环良好的患者进行冷疗,同时可将患肢抬高 15°～20°,观察肿胀消退及末梢血运情况。

（5）评价护理效果:患肢 2 天后明显消肿,疼痛减轻,第 3 天可以进行手术。

四、循证护理对护理工作的促进

（一）促进护理科研成果在临床中的应用

循证护理的过程中,护理人员在临床实践中查找期刊资料和网络资源的同时,也运用了相关问题的先进理念和科研成果,这些科研成果又在临床实践中得到验证推广及修正,并再次用于指导临床护理实践。

（二）促进护理人员知识更新及科研水平的提高

循证护理是科学指导护理实践的方法,使以经验为基础的传统护理向以科学为依据的现代护理发展。在循证护理实践时,护理人员要打破基于习惯轻视研究的传统,这就要求护理人员具备扎实的医学知识、专业技能和临床护理知识,不断提高和丰富自己的专业水平,完善自身知识结构,才能准确把握,圆满完成护理任务。

（三）改进护理工作效率,提高护理服务质量

推行循证护理能提高临床护理工作质量和卫生资源配置的有效性。将证据应用于临床护理实践,可以避免一些不必要的工作步骤,一些低效率的操作也能被经过实践证明更有效的操作所取代,同时还可以减少不必要的试验性治疗。因此,花费在低效率操作和试验性干预上的时间和

费用就可大大缩减,使护理实践工作在效率和效益两方面受益。

(四)促进护患关系的改善

循证护理改变了以往医护人员掌握主动权而患者只能被动接受治疗护理的传统观念,要求护理人员有义务和责任将收集、获取的信息、证据告知患者及家人,使其了解当前有效诊疗方法、不良反应及费用等,护患双方相互交流互动,使患者及家人根据自己的意愿和支付能力酌情进行选择,增强了患者自我意识和能力,有利于获得患者及亲属的信任,达到最佳护理效果。因此,循证护理使传统的护患关系发生了质的变化。

(五)循证护理促进护理学科的发展

许多护理手段停留在约定俗成的习惯与经验阶段,缺乏科学依据。循证护理理念的出现打破了传统的思维和工作模式,为护理学的发展指明了方法论,使临床护理发展科学化,它以科学的方式促使经验向理论升华,从而促进了护理学科的发展。

(六)具有很大的经济学价值和法律意义

循证护理的理念是将科学与技术结合起来,为成本-效益提供依据,有利于节约资源,控制医疗费用的过快增长,具有经济学价值。此外,循证护理是通过正确利用及分析大量的临床资料来制定护理决策的,在此基础上进一步做出判断以指导临床各项治疗、护理措施,这一过程有着严格的事实依据。在法律规范日臻完善和患者维权意识日益增强的今天,将循证护理运用于临床不失为临床护理人员维护患者利益和保护自身合法权益的有力的措施。

循证护理是 20 世纪 90 年代护理领域中兴起的新观点、新思维,这个观念同整体性护理一样,应渗透到护理的各个领域,一旦为护理人员所认同和接受,将使护士行为产生巨大的转变。

（郑郁荣）

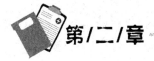

第／二／章

护理操作技术

第一节 无 菌 技 术

无菌技术是医疗护理操作中防止发生感染和交叉感染的一项重要的基本操作,执行无菌技术可以减少和杜绝患者因诊断、治疗和护理所引起的意外感染。因此,医务人员必须加强无菌操作的观念,正确熟练地掌握无菌技术,严密遵守操作规程,以保证患者的安全,防止医源性感染。

一、相关概念

(一)无菌技术

无菌技术是指在医疗、护理操作过程中防止一切微生物侵入人体和防止无菌物品、无菌区域被污染的操作技术。

(二)无菌物品

无菌物品是指经过物理或化学方法灭菌后保持无菌状态的物品。

(三)非无菌区

非无菌区是指未经过灭菌处理或虽经过灭菌处理但又被污染的区域。

二、无菌技术操作原则

(一)环境清洁

操作区域要宽敞,无菌操作前 30 分钟应通风,停止清扫工作,减少走动,防止尘埃飞扬。

(二)工作人员准备

修剪指甲,洗手,戴好帽子、口罩(4～8 小时更换,一次性的少于 4 小时更换),必要时穿无菌衣,戴无菌手套。

(三)物品妥善保管

(1)无菌物品与非无菌物品应分别放置。

(2)无菌物品须存放在无菌容器或无菌包内。

(3)无菌包外注明物名、时间,按有效期先后安放。

(4)未被污染下保存期为 7～14 天。

(5)过期或受潮均应重新灭菌。

(四)取无菌物注意事项

(1)面向无菌区域,用无菌钳钳取,手臂须保持在腰部水平以上,注意不可跨越无菌区。

(2)无菌物品一经取出,即使未使用,也不可放回。

(3)未经消毒的用物不可触及无菌物品。

(五)操作时要保持无菌

不可面对无菌区讲话、咳嗽、打喷嚏;若疑有无菌物品被污染,不可使用。

(六)一人一物

一套无菌物品仅供一人使用,防止交叉感染。

三、无菌技术基本操作

无菌技术及操作规程是根据科学原则制定的,任何一个环节都不可违反,每个医务人员都必须遵守,以保证患者的安全。

(一)取用无菌持物钳法

使用无菌持物钳取用和传递无菌物品,以维持无菌物品及无菌区的无菌状态。

1.类别

(1)三叉钳:夹取较重物品,如盆、盒、瓶、罐等,不能夹取细的物品。

(2)卵圆钳:夹取镊、剪、刀、治疗碗及盘等,不能夹取较重物品。

(3)镊子:夹取棉球、棉签、针、注射器等。

2.无菌持物钳(镊)的使用法

(1)无菌持物钳(镊)应浸泡在盛有消毒溶液的无菌广口容器内,液面须超过轴节以上 2~3 cm或镊子 1/2 处。容器底部应垫无菌纱布,容器口上加盖。每个容器内只能放一把无菌持物钳。(图 2-1)

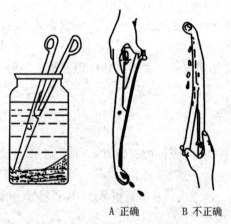

A 正确   B 不正确

图 2-1　无菌持物钳(镊)的使用

(2)取放无菌持物钳(镊)时,尖端闭合,不可触及容器口缘及溶液面以上的容器内壁。手指不可触摸浸泡部位。使用时保持尖端向下,不可倒转向上,以免消毒液倒流污染尖端。用后立即放回容器内,并将轴节打开。如取远处无菌物品时,无菌持物钳(镊)应连同容器移至无菌物品旁使用。

(3)无菌持物钳(镊)不能触碰未经灭菌的物品,也不可用于换药或消毒皮肤。如被污染或有可疑污染时,应重新消毒灭菌。

(4)无菌持物钳(镊)及其浸泡容器,每周消毒灭菌 1 次,并更换消毒溶液及纱布。外科病室每周消毒灭菌 2 次,手术室、门诊换药室或其他使用较多的部门,应每天消毒灭菌 1 次。

(5)不能用无菌持物钳夹取油纱布,因黏于钳端的油污可形成保护层,影响消毒液渗透而降低消毒效果。

(二)无菌容器的使用法

无菌容器用以保存无菌物品,使其处于无菌状态以备使用。(图 2-2)

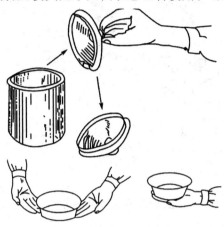

图 2-2 无菌容器的使用

(1)取无菌容器内的物品,打开时将盖内面(无菌面)向上置于稳妥处或内面向下拿在手中,手不可触及容器壁的内面,取后即将容器盖盖严,避免容器内无菌物品在空气中暴露过久。

(2)取无菌容器应托住容器底部,手指不可触及容器边缘及内面。

(三)取用无菌溶液法

目的是维持无菌溶液在无菌状态下使用。

1.核对

药名、剂量、浓度和有效期。

2.检查

有无裂缝、瓶盖有无松动、溶液的澄清度和质量。

3.倒用密封瓶溶液法

擦净瓶外灰尘,用启瓶器撬开铝盖,用双手拇指将橡胶塞边缘向上翻起,再用示指和中指套住橡胶塞拉出;先倒出少量溶液冲洗瓶口,倒液时标签朝上,倒后立即将橡胶塞塞好,常规消毒后将塞翻下,记录开瓶日期、时间,有效期 24 小时。不可将无菌物品或非无菌物品伸入无菌溶液内蘸取或直接接触瓶口倒液,以免污染瓶内的溶液,已倒出的溶液不可再倒回瓶内。

4.倒用烧瓶液法

先检查后解系带,倒液同密封法。

(四)无菌包使用法

目的是保持无菌包内无菌物品的无菌状态,以备使用。

1.包扎法

将物品放在包布中央,最后一角折盖后用化学指示胶带粘贴,封包胶带上可书写记录,或用带包扎"+"。

2.开包法

(1)三查:名称、日期、化学指示胶带。

(2)撕开粘贴或解开系带,系带卷放在包布边下,先外角,再两角,后内角,注意手不可触及内面,放在事先备好的无菌区域内,将包布按原折痕包起,将带以一字形包扎,记录,24小时有效。(图2-3)

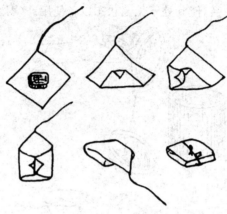

图2-3 无菌包的使用

3.小包打开法

托在手上打开,另一手将包布四角抓住,稳妥地将包内物品放入无菌区域内。

4.一次性无菌物品

注射器或输液管,敷料或导管。

(五)铺无菌盘法

目的是维持无菌物品处于无菌状态,以备使用。

将无菌治疗巾铺在清洁、干燥的治疗盘内,使其内面为无菌区,可放置无菌物品,以供治疗和护理操作使用。有效期限不超过4小时。

(1)无菌治疗巾的折叠法:将双层棉布治疗巾横折2次,再向内对折,将开口边分别向外翻折对齐。

(2)无菌治疗巾的铺法:手持治疗巾两开口外角呈双层展开,由远端向近端铺于治疗盘内。两手捏住治疗巾上层下边两外角向上呈扇形折叠三层,内面向外。

(3)取所需无菌物品放入无菌区内,覆盖上层无菌巾,使上、下层边缘对齐,多余部分向上反折。

(六)戴、脱无菌手套法

佩戴无菌手套的目的是防止患者在手术与治疗过程中受到感染,以及医护人员处理无菌物品过程中确保物品无菌。(图2-4)

(1)洗净擦干双手,核对号码及日期。

(2)打开手套袋,取出滑石粉擦双手。

(3)掀起手套袋开口处,取出手套,对准戴上。

(4)双手调手套位置,扣套在工作衣袖外面。

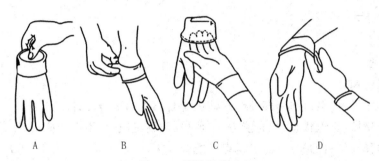

图 2-4　戴脱无菌手套

（5）脱手套,外面翻转脱下。

（6）注意:①未戴手套的手不可触及手套的外面;②已戴手套的手不可触及未戴手套的手或另一手套内面;③发现手套有破洞立即更换。

（七）取用消毒棉签法

目的是保持无菌棉签处于无菌状态下使用。

1.无菌棉签使用法

（1）检查棉签有效期及包装的完整程度,有破损时不能使用。

（2）左手握棉签棍端,右手捏住塑料包装袋上部,依靠棉棍的支撑向后稍用力撕开前面的包装袋。

（3）将包装袋抽后折盖左手示指,用中指压住。

（4）右手拇指顶出所用棉签并取出。

2.复合碘医用消毒棉签使用法

（1）取复合碘医用消毒棉签1包,检查有效期,注明开启时间。

（2）将包内消毒棉签推至包的右下端,并分离1根留置于包内左侧。

（3）左手拇、示指持复合碘医用消毒棉签包的窗口缘,右手拇、示指捏住窗翼,揭开窗口。

（4）将窗翼拉向右下方,以左手拇指按压窗翼,固定窗盖。

（5）右手从包的后方将包左上角向后反折,夹于左手示指与中指之间,露出棉签手柄部。

（6）以右手取出棉签。

（7）松开左手拇指和示指,拇指顺势将窗口封好,放回盘内备用。

（任爱萍）

第二节　皮　下　注　射

一、目的

（1）注入小剂量药物,适用于不宜口服给药而需在一定时间内发生药效时。

（2）预防接种。

（3）局部供药,如局部麻醉用药。

二、评估

(一)评估患者

(1)双人核对医嘱。

(2)核对患者床号、姓名、住院号和腕带(请患者自己说出床号和姓名)。

(3)评估患者病情、意识状态、配合能力、用药史、药物过敏史、不良反应史等。

(4)向患者解释操作目的和过程,取得患者配合。

(5)查看注射部位皮肤情况(皮肤颜色,有无皮疹、感染)。

(6)协助患者取舒适坐位或卧位。

(二)评估环境

安静整洁,宽敞明亮,必要时遮挡。

三、操作前准备

(一)人员准备

仪表整洁,符合要求。洗手,戴口罩。

(二)按医嘱配制药液

(1)操作台上放置注射盘、纸巾、无菌治疗巾、无菌镊子、2 mL 注射器、医嘱用药液、安尔碘、75%乙醇和无菌棉签。

(2)双人核对药液标签、药名、浓度、剂量、有效期和给药途径。

(3)检查瓶口有无松动,瓶身有无破裂,药液有无浑浊、沉淀、絮状物和变质。

(4)检查注射器、安尔碘、75%乙醇、无菌棉签等,包装无破裂,药液在有效期内。

(5)按正规操作抽吸药液,并贴好标识,置于无菌盘内。

(6)再次核对药液,记录时间并签名。

(三)物品准备

治疗车上层放置无菌盘(内置抽吸好的药液)、治疗盘(安尔碘、75%乙醇)、注射单和快速手消毒剂,以上物品符合要求,均在有效期内。治疗车下层放置生活垃圾桶、医疗废物桶、锐器盒。

四、操作程序

(1)携用物推车至患者床旁,核对床号、姓名、住院号和腕带(请患者自己说出床号和姓名)。

(2)根据注射目的选择注射部位(上臂三角肌下缘、两侧腹壁、后背、股前侧和外侧等)。

(3)常规消毒皮肤,待干。

(4)二次核对患者床号、姓名和药名。

(5)用注射器抽取药液并排尽空气;取干棉签夹于左手示指与中指之间。

(6)一手绷紧皮肤,另一手持注射器,示指固定针栓,针头斜面向上,与皮肤呈 30°~40°(过瘦患者可捏起注射部位皮肤,并减少穿刺角度)快速刺入皮下,深度为针梗的 1/2~2/3;松开绷紧皮肤的手,抽动活塞,如无回血,缓慢推注药液。

(7)注射毕,用无菌干棉签轻压针刺处,快速拔针后按压片刻。

(8)再次核对患者床号、姓名和药名,注射器按要求放置。

(9)协助患者取舒适体位,整理床单位,并告知患者注意事项。

(10)用快速手消毒剂消毒双手,记录时间并签名。

(11)推车回治疗室,按医疗废物处理原则处理用物。

(12)洗手,根据病情书写护理记录单。

五、注意事项

(1)遵医嘱和药品说明书使用药品。

(2)长期注射者应注意更换注射部位。

(3)注射中、注射后观察患者不良反应和用药效果。

(4)注射<1 mL 药液时须使用 1 mL 注射器,以保证注入药液剂量准确无误。

(5)持针时,右手示指固定针栓,但不可接触针梗,以免污染。

(6)针头刺入角度不宜超过 45°,以免刺入肌层。

(7)尽量避免应用对皮肤有刺激作用的药物行皮下注射。

(8)若注射胰岛素,须告知患者进食时间。

(赵慧慧)

第三节 肌 内 注 射

一、目的

注入药物,适用于不宜或不能口服和静脉注射,且要求比皮下注射更快发生疗效时。

二、评估

(一)评估患者

(1)双人核对医嘱。

(2)核对患者床号、姓名、住院号和腕带(请患者自己说出床号和姓名)。

(3)评估患者病情、治疗情况、意识状态、用药史、药物过敏史、不良反应史、肢体活动能力和合作程度。

(4)向患者解释操作目的和过程,取得患者配合。

(5)查看注射部位皮肤情况(皮肤颜色,有无皮疹、感染和皮肤划痕阳性)。

(6)协助患者取舒适坐位或卧位。

(二)评估环境

安静整洁,宽敞明亮,必要时遮挡。

三、操作前准备

(一)人员准备

仪表整洁,符合要求。洗手,戴口罩。

(二)按医嘱配制药液

(1)操作台:注射盘、无菌盘、2 mL 注射器、5 mL 注射器、医嘱所用药液、安尔碘和无菌棉签。如注射用药为油剂或混悬液,须备较粗针头。

(2)双人核对药物标签、药名、浓度、剂量、有效期和给药途径。

(3)检查瓶口有无松动,瓶身有无破裂,药液有无浑浊、变质。

(4)检查无菌注射器、安尔碘、无菌棉签等,包装无破裂,药液在有效期内。

(5)按正规操作抽吸药液,并贴好标识,置于无菌盘内。

(6)再次核对药液,记录时间并签名。

(三)物品准备

治疗车上层放置无菌盘(内置抽吸好的药液)、安尔碘、注射单、无菌棉签和快速手消毒剂,以上物品符合要求,均在有效期内。治疗车下层放置生活垃圾桶、医疗废物桶、锐器盒。

四、操作程序

(1)携用物推车至患者床旁,核对床号、姓名、住院号和腕带(请患者自己说出床号和姓名)。

(2)协助患者取舒适体位,暴露注射部位,注意保暖,保护患者隐私,必要时可遮挡。

(3)选择注射部位(臀大肌、臀中肌、臀小肌、股外侧和上臂三角肌)。

(4)常规消毒皮肤,待干。

(5)再次核对患者床号、姓名和药名。

(6)用注射器抽取药液并排尽空气,取干棉签,夹于左手示指与中指之间,以一手拇指和示指绷紧局部皮肤,另一手持注射器,中指固定针栓,将针头迅速垂直刺入,深度约为针梗的 2/3。

(7)松开紧绷皮肤的手,抽动活塞。如无回血,缓慢注入药液,同时观察反应。

(8)注射毕,用无菌干棉签轻按进针处,快速拔针,按压片刻。

(9)再次核对患者床号、姓名和药名。

(10)协助患者取舒适体位,整理床单位,注射后观察用药反应。

(11)用快速手消毒剂消毒双手,记录时间并签名。

(12)推车回治疗室,按医疗废物处理原则处理用物。

(13)洗手,根据病情书写护理记录单。

五、常用肌内注射定位方法

(一)臀大肌肌内注射定位法

注射时应避免损伤坐骨神经。

1.十字法

从臀裂顶点向左或右侧画一水平线,然后从髂嵴最高点做一垂线,将一侧臀部被划分为 4 个象限,其外上象限并避开内角为注射区。

2.连线法

从髂前上棘至尾骨做一连线,其外 1/3 处为注射部位。

(二)臀中肌、臀小肌肌内注射定位法

(1)以示指尖和中指尖分别置于髂前上棘和髂嵴下缘处,在髂嵴、示指、中指之间构成一个三角形区域,示指与中指构成的内角为注射部位。

(2)髂前上棘外侧三横指处(以患者手指的宽度为标准)。

(三)股外侧肌肌内注射定位法

在股中段外侧,一般成人可取髋关节下 10 cm 至膝关节的范围。此处大血管、神经干很少通过,且注射范围广,可供多次注射,尤适用于 2 岁以下的幼儿。

(四)上臂三角肌肌内注射定位法

取上臂外侧,肩峰下 2～3 横指处。此处肌肉较薄,只可做小剂量注射。

(五)体位准备

1.卧位

臀部肌内注射时,为使局部肌肉放松,减轻疼痛与不适,可采用以下姿势。

(1)侧卧位:上腿伸直,放松,下腿稍弯曲。

(2)俯卧位:足尖相对,足跟分开,头偏向一侧。

(3)仰卧位:常用于危重和不能翻身的患者,采用臀中肌、臀小肌肌内注射法较为方便。

2.坐位

为门诊患者接受注射时常用体位,可供上臂三角肌或臀部肌内注射时采用。

六、注意事项

(1)遵医嘱和药品说明书使用药品。

(2)药液要现用现配,在有效期内,剂量要准确。选择两种药物同时注射时,应注意配伍禁忌。

(3)注射时应做到两快一慢:进针、拔针快,推注药液慢。

(4)选择合适的注射部位,避免刺伤神经和血管,无回血时方可注射。

(5)注射时切勿将针梗全部刺入,以防针梗从根部衔接处折断。若针头折断,应先稳定患者情绪,并嘱患者保持原位不动,固定局部组织,以防断针移位,同时尽快用无菌血管钳夹住断端取出;如断端全部埋入肌肉,应速请外科医师处理。

(6)对需要长期注射的患者,应交替更换注射部位,并选择细长针头,以避免或减少硬结的产生。如因长期多次注射出现局部硬结时,可采用热敷、理疗等方法予以处理。

(7)2 岁以下婴幼儿不宜选用臀大肌进行肌内注射,因其臀大肌尚未发育好,注射时有损伤坐骨神经的危险,最好选择臀中肌和臀小肌进行肌内注射。

(陈小英)

第四节 静脉注射

一、目的

(1)所选用药物不宜口服、皮下注射、肌内注射,又需迅速发挥药效时。

(2)注入药物进行某些诊断性检查,如对肝、肾、胆囊等造影时需静脉注入造影剂。

二、评估

(一)评估患者

(1)双人核对医嘱。

(2)核对患者床号、姓名、住院号和腕带(请患者自己说出床号和姓名)。

(3)了解患者病情、意识状态、配合能力、药物过敏史、用药史。

(4)评估患者穿刺部位的皮肤状况、肢体活动能力、静脉充盈度和管壁弹性。选择合适静脉注射的部位,评估药物对血管的影响程度。

(5)向患者解释静脉注射的目的和方法,告知所注射药物的名称,取得患者配合。

(二)评估环境

安静整洁,宽敞明亮。

三、操作前准备

(一)人员准备

仪表整洁,符合要求。洗手,戴口罩。

(二)物品准备

1.操作台

治疗单、静脉注射所用药物和注射器。

2.按要求检查所需用物,符合要求方可使用

(1)双人核对药物名称、浓度、剂量、有效期和给药途径。

(2)检查药物的质量、标签,液体有无沉淀和变色,有无渗漏、浑浊和破损。

(3)检查注射器和无菌棉签的有效期,包装是否紧密无漏气,安尔碘的使用日期是否在有效期内。

3.配制药液

(1)安尔碘棉签消毒药物瓶口,掰开安瓿,安瓿帽弃于锐器盒内。

(2)打开注射器,将外包装袋置于生活垃圾桶内,固定针头,回抽针栓,检查注射器,取下针帽置于生活垃圾桶内,抽取安瓿内药液,排气,置于无菌盘内。在注射器上贴上患者床号、姓名、药物名称和用药方法的标签。

(3)再次核对空安瓿和药物的名称、浓度、剂量和用药方法和时间。

4.备用物品

治疗车上层治疗盘内放置一支备用注射器、安尔碘、无菌棉签,无菌盘内放置配好的药液、垫巾。以上物品符合要求,均在有效期内。治疗车下层放置生活垃圾桶、医疗废物桶、锐器盒和含有效氯250 mg/L 的消毒液桶。

四、操作程序

(1)携用物推车至患者床旁,核对床号、姓名、住院号和腕带(请患者自己说出床号和姓名)。

(2)向患者说明静脉注射的方法、配合要点、注射药物的作用和不良反应。

(3)协助患者取舒适体位,充分暴露穿刺部位,放垫巾于穿刺部位下方。

(4)在穿刺部位上方5~6 cm 处扎压脉带,末端向上,以防污染无菌区。

(5)用安尔碘棉签消毒穿刺部位皮肤,以穿刺点为中心向外螺旋式旋转擦拭,直径＞5 cm。

(6)再次核对患者床号、姓名和药名。

(7)嘱患者握拳,使静脉充盈,左手拇指固定静脉下端皮肤,右手持注射器与皮肤呈15°～30°自静脉上方或侧方刺入,见回血可再沿静脉进针少许。

(8)保留静脉通路者,用安尔碘棉签消毒其静脉注射部位三通接口,以接口处为中心向外螺旋式旋转擦拭。

(9)静脉注射过程中,观察局部组织有无肿胀,严防药液渗漏,如出现渗漏立即拔出针头,按压局部,另行穿刺。

(10)拔针后,指导患者按压穿刺点3分钟,勿揉,凝血功能差的患者适当延长按压时间。

(11)再次核对患者床号、姓名和药名。

(12)将压脉带与输液垫巾对折取出,输液垫巾置于生活垃圾桶内,压脉带放于含有效氯250 mg/L的消毒液桶中。整理患者衣物和床单位,观察有无不良反应,并向患者讲明注射后注意事项。用快速手消毒剂消毒双手,推车回治疗室,按医疗废物处理原则整理用物。

(13)洗手,在治疗单上签名并记录时间。按护理级别书写护理记录单。

五、注意事项

(1)严格执行查对制度,须双人核对医嘱。

(2)严格遵守无菌操作原则。

(3)了解注射目的、药物对血管的影响程度、给药途径、给药时间和药物过敏史。

(4)选择粗直、弹性好、易固定的静脉,避开关节和静脉瓣。常用的穿刺静脉为肘部浅静脉,如贵要静脉、肘正中静脉、头静脉。小儿多采用头皮静脉。

(5)根据患者年龄、病情和药物性质掌握注入药物的速度,并随时听取患者主诉,观察病情变化。必要时使用微量注射泵。

(6)对需要长期注射的患者,应有计划地由小到大、由远心端到近心端选择静脉。

(7)根据药物特性和患者肝、肾或心脏功能,采用合适的注射速度。随时听取患者主诉,观察体征和病情变化。

(赵慧慧)

第五节　气管插管护理

一、概述

气管插管是指将特制的气管导管,通过口腔或鼻腔插入患者气管内,能迅速解除上呼吸道梗阻,进行有效的机械通气,为气道通畅、通气供氧、呼吸道吸引和防止误吸等提供最佳条件,是一种气管内麻醉和抢救患者的技术。

二、病情观察与评估

(1)监测生命体征,观察呼吸频率、动度及血氧饱和度变化。

(2)观察患者意识、面色、口唇及甲床有无发绀。

(3)评估有无喉头水肿,气道急性炎症等插管禁忌证。

(4)评估年龄、体重,选择与患者匹配的气管导管型号。

(5)评估患者有无因躁动导致意外拔管的危险。

三、护理措施

(一)插管前准备

1.抢救药品

盐酸肾上腺素、阿托品、镇静剂(常用丙泊酚)等。

2.用物准备

合适型号的导管、喉镜、牙垫、连接好管道的呼吸机、氧气设备、吸痰器、简易呼吸器等。

3.抢救人员

符合资质的医师至少1名、护士2名。

(二)插管时的护理配合

(1)评估患者意识、耐受程度;约束四肢,避免抓扯;遵医嘱使用镇静剂。

(2)判断插管成功的指标:呼气时导管口有气流,人工辅助通气时胸廓对称起伏,能闻及双肺呼吸音。

(3)妥善固定导管:选择适当牙垫或气管导管固定器固定导管。

(4)监测气囊压力:维持压力 2.5~2.9 kPa(25~30 cmH$_2$O)为宜,避免误吸或气管黏膜的损伤。

(三)插管后护理

(1)体位:床头抬高 15°~30°,保持患者头后仰,减轻气管插管对咽、喉的压迫。

(2)每班观察、记录插管长度并交接,成人经口(22±2)cm,儿童为12+年龄÷2,经鼻插管时增加 2 cm。

(3)保持呼吸道通畅,按需吸痰,观察痰液颜色、量及黏稠度。痰液黏稠者持续气道湿化或遵医嘱雾化吸入。

(4)口腔护理:经口气管插管口腔护理由2人配合进行,1人固定气管插管,1人做口腔护理。口腔护理前吸净插管内及口鼻腔分泌物。

(5)防止非计划拔管:遵医嘱适当约束和镇静。使用呼吸机的患者更换体位时,专人负责管路固定,避免气管插管过度牵拉移位发生脱管。

(四)拔管护理

拔管前吸净口腔及气道内分泌物,气囊放气后拔管。密切观察患者呼吸频率、动度及氧饱和度。

四、健康指导

(1)告知患者及家属气管插管的目的及配合要点。

（2）告知家属行保护性约束的目的及意义。

（3）指导并鼓励患者进行有效咳嗽，做深呼吸，及早拔管。

（4）指导患者在插管期间通过写字板、图片、宣教卡等方式进行有效沟通。

（张 洁）

第六节 气管切开套管护理

一、概述

气管切开术是临床常用的急救手术之一，方法是在颈部切开皮肤及气管，将套管插入气管，以迅速解除呼吸道梗阻或下呼吸道分泌物潴留所致的呼吸困难。可经套管吸痰、给氧、进行人工通气，从而改善患者呼吸及氧合。

二、病情观察与评估

（1）监测生命体征，观察呼吸频率、动度及血氧饱和度情况。

（2）观察患者意识、面色、口唇及甲床有无发绀。

（3）评估气管套管位置、颈带松紧度、气囊压力。

（4）评估患者有无因躁动导致意外拔管的危险。

三、护理措施

（一）术前准备

（1）药品准备：利多卡因、盐酸肾上腺素、阿托品。

（2）用物准备：合适型号的导管、氧气设备、吸痰器、简易呼吸器等。

（3）抢救人员：符合资质的医师至少1名、护士2名。

（二）术中护理配合

（1）体位：去枕平卧，肩部垫软枕，使头部正中后仰，保持颈部过伸。

（2）气管前壁暴露后，协助医师拔除经口或鼻的气管插管。

（3）密切观察患者面色、口唇及肢端颜色、血氧饱和度。

（三）术后护理

（1）体位：床头抬高30°～45°。

（2）妥善固定：系带牢固固定气管切开套管，松紧度以能伸进系带一小指为宜，防止套管脱出。

（3）保持气道通畅：按需吸痰，观察痰液颜色、量、黏稠度，导管口覆盖双层湿润无菌纱布。痰液黏稠时给予雾化吸入或持续气道湿化。

（4）切口护理：观察切口有无渗血、发红，切口及周围皮肤用0.5％碘伏或2％氯己定消毒，每天2次，无菌开口纱或高吸收性敷料保护切口，保持敷料清洁干燥。

（5）内套管护理：金属气管内套管每天清洁消毒2次，清洁消毒顺序为清水洗净—碘伏浸泡

30 分钟或煮沸消毒－0.9％氯化钠注射液冲洗。

(6)口腔护理:2～6 小时 1 次,保持口腔清洁无异味。

(7)并发症观察:观察气管切口周围有无肿胀,出现皮下捻发音,可用头皮针穿刺皮下排气,嘱患者勿用力咳嗽,以免加重皮下气肿。

(8)心理护理:患者经气管切开后不能发音,指导患者采用手势、写字板、图片、文字宣教卡等方式进行沟通,满足其需求。

(四)拔管

首先试堵管,第一天封住 1/3,第二天封住 1/2,第三天全堵。堵管期间,严密观察呼吸变化,如堵管 24～48 小时后呼吸平稳、发音好、咳嗽排痰功能佳可考虑拔管。拔管后密切观察患者呼吸及氧饱和度变化。

四、健康指导

(1)告知患者及家属气管切开的目的及配合要点。

(2)指导并鼓励患者进行深呼吸及有效咳嗽排痰。

(3)教会患者有效的沟通方法。

(顾晓燕)

第七节 中心静脉置管护理

一、概述

中心静脉置管(central venous catheter,CVC)是指经锁骨下静脉、颈内静脉、股静脉置管,尖端位于上腔静脉或下腔静脉的导管。作为需要大量补液的输注通道,同时监测大手术或危重患者血容量的动态变化,判断是否存在血容量不足或心功能不全。

二、病情观察与评估

(1)监测生命体征,观察患者有无发热、脉搏增快等表现。

(2)观察管路是否通畅。

(3)观察穿刺点有无发红、肿胀、脓性分泌物、破溃。

(4)评估患者有无因意识不清、烦躁导致非计划拔管的风险。

三、护理措施

(一)置管前准备

(1)告知患者及家属中心静脉置管的目的,签署《中心静脉置管知情同意书》。

(2)根据病情选择单腔、双腔或三腔中心静脉导管及准备好其他用物。

(二)置管时护理配合

(1)协助医师安置患者体位:颈内静脉置管,患者去枕平卧,头偏向一侧;锁骨下静脉置管,去枕平卧,肩部垫薄枕;股静脉置管,患者穿刺侧肢体外展,充分暴露穿刺部位。

(2)穿刺过程中密切观察患者心率、血压、氧饱和度变化。

(三)置管后护理

1.固定与标识

用无菌透明敷贴妥善固定导管,标识并记录导管的名称、留置时间和导管插入的深度,每班交接。更换敷贴后注明更换的日期。

2.穿刺点护理

观察穿刺点有无红肿、渗血、渗液及脓性分泌物。一般每周更换无菌敷贴1次,如有污染、潮湿、松动、脱落及时更换。消毒穿刺点及周围皮肤 8～10 cm,操作时动作轻柔,防止导管移位或脱出。

3.保持导管通畅

避免导管打折、移位。输液前回抽导管,如无回血,先用肝素盐水冲洗管道,经多次抽吸冲洗后仍无回血,阻力大,可能是导管阻塞,不得再使用该导管。输液完毕,用0.9%氯化钠注射液10～20 mL 或 0～10 U/mL 肝素盐水脉冲式正压封管。

4.预防非计划拔管

烦躁患者适当约束双上肢或遵医嘱镇静,翻身及其他操作治疗时避免牵拉导管,防止非计划拔管。

(四)拔管

每天评估留置导管的必要性,病情允许时及早拔出中心静脉导管。拔管后,用无菌纱布压迫穿刺点约 5 分钟,防止发生血肿。如怀疑导管相关感染,留取导管尖端 5 cm 做培养。

四、健康指导

(1)告知患者及家属留置中心静脉导管的目的。

(2)保持穿刺部位皮肤清洁干燥,勿抓挠。

(3)指导患者选用开衫衣服,正确穿脱上衣,防止管道拉出。

(姚　丹)

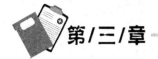

第/三/章

手术室护理

第一节 外科手术新进展

最近几十年,微创外科在医学领域得到广泛应用。早期微创手术是指通过腹腔镜、胸腔镜等在人体内施行手术的一种技术。随着科学技术的进步,微创这一概念已经深入到外科手术的各个领域,且早已不局限于普外科范畴,而是扩展到神经外科、骨科、妇产科、耳鼻喉科、眼科等。有学者预言,微创技术将是21世纪外科发展的主要方向之一。

一、微创手术的临床发展

腹腔镜技术是借助摄像系统、光源和器械操作的手术方法,与传统手术相比,具有切口小、手术效果好、术后痛苦少、恢复快、住院时间短等特点。自1987年腹腔镜胆囊切除术成功开展以来,腹腔镜技术在外科领域得到广泛应用,手术范围从单一的胆囊切除扩展到普外科、肝胆外科、胸外科、妇产科及泌尿外科等多个专业领域。

但腔镜手术也存在一定的缺点和局限性,如通过器械感觉病症性质不够精确,易误诊;手术适应证比开腹手术严格;费用高、可能出现腔镜相关并发症、医师技术不够熟练增加风险等影响腔镜技术的开展。近年来随着设备更新和技术提高,其临床应用不断拓展。

(一)腹腔镜技术不断改进

传统的腹腔镜下胆囊切除术是最为常见、最为成熟的术式之一。随着技术的发展,早期的一些禁忌证已逐渐成为适应证,成为胆囊疾病治疗的"金标准"。在此基础上,新的技术不断涌现,三孔或两孔法"针式镜"胆囊切除术在全世界许多治疗中心得到应用,近年来经脐单孔腹腔镜技术(图3-1)逐渐在临床应用。

单孔腹腔镜技术作为近年来国内发展成熟起来的最新微创手术,以其显著的微创性、美观性、经济性、舒适性、成功率高、并发症少而得到认可和推广。目前在普外科、泌尿外科等手术中得到应用。与传统腔镜比较,单孔技术的价值体现在先进的视频技术,放大局部结构图像,从而可以进行相对于开腹手术更加精细的操作,减少损伤。以后努力的方向是腔镜下的严谨、程序化的手术流程等,从而不断扩大其应用范围。

另外,经自然腔道内镜手术(natural orifice transluminal endoscopic surgery,NOTES)也是外科技术的一大突破性进展。2007年法国首例经阴道入路NOTES实现了腹部无手术切口,具有里程碑式的意义。近年来 NOTES 迅速发展并呈现出巨大潜力,但在入路选择的安全性、合理性、内脏穿刺孔的闭合及防治内脏损伤和感染方面,需要进一步研究。

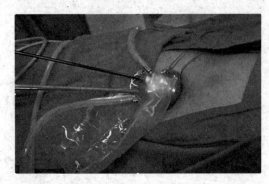

图 3-1　经脐单孔腹腔镜手术

(二)腹腔镜手术适应证不断扩展

腹腔镜手术在普外科领域得到广泛应用;除了胆囊手术外,腹腔镜手术还被应用于胃、十二指肠溃疡、直肠等部位。其中肝脏手术的应用是一大难点。自 1991 年首例腹腔镜肝切除术成功完成以来,20 多年的实践经验积累使腔镜手术在肝脏良性肿瘤、肝内肝管结石、肝囊肿切除、活体肝移植供体肝脏切取等手术中得到应用。这得益于腹腔镜器械、特别是止血技术的迅速发展,如钛夹、Ligasure、超声刀、超声吸引设备、腔镜切割缝合器等。

在妇产科领域,腹腔镜自 20 世纪 60 年代用于诊断,近年来得到迅速发展,逐渐成为许多妇科良性疾病的首选手术方式,并逐渐在恶性肿瘤的治疗中开展。在泌尿外科领域,腹部手术也经历了从开腹手术,到手助腹腔镜手术、标准三孔腹腔镜手术,再到单孔手术的演变;总之,尽可能减少手术创伤是外科医师追求的目标,也是外科学发展的方向。

(三)手术机器人的临床应用

随着微米/纳米材料、微电子机械等的迅速发展,手术机器人更加微型化,近年来发达国家研究的第一代微型机器人系统,具有检查、诊断和治疗胃肠道系统疾病的功能,能自动平稳地进入体内并柔顺地调节弯曲形状,发挥了很大作用。2000 年,达芬奇机器人手术系统(图 3-2)通过美国 FDA 认证,成为世界上首套用于医院临床腹腔手术的机器人辅助系统,使外科医师能以微创外科的方式表达开腹手术的理念,进而优化了各种手术切除技术。机器人腹腔镜完全按照手术医师的指令操作,更利于精细操作,也节省人力,实现了"单人外科"。借助达芬奇机器人手术系统的灵巧器械,外科医师手部的震颤被滤除,手指的操作等比例缩小,从而可以实现精细的手术解剖和稳定准确的缝合操作,加上三维视野以及手眼协调、更加稳定的图像、舒适的操作界面,使外科医师真正实现以开腹的手术技术进行复杂的腹腔镜手术操作,大大缩短了学习曲线,促进了腔镜手术的普及。机器人腹腔镜手术医师还可以通过因特网远程操控其他地区的机器人,远程遥控手术。计算机和图像处理技术的发展使远程手术和图像引导的外科手术成为机器人辅助外科手术发展的方向。

二、各外科领域的新进展

(一)整形外科的新进展

微创整形美容相对于普通手术是一个飞跃,是高科技手段应用于整形美容外科的结果。微创不仅是最小手术切口或没有切口,更重要的是,它通过运用各种高新技术和材料,以及精细的操作,在美容手术中对正常组织损伤最小,炎症反应最轻,肿胀、淤血最少,并发症最少,瘢痕最小,而且治疗时间短、患者痛苦小、术后康复快、安全性高,疗效好,无须住院。预计不远的将来,微创美容外科将更快发展,甚至成为一支独立的医学学科分支。

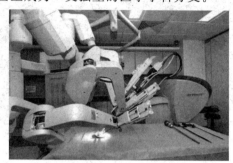

图 3-2 达芬奇机器人手术系统

近年发展的组织工程,即通过各种技术,在体外预先构建一个有生物活性的假体,然后植入体内,起到修复、代替组织或者器官的功能,如能与整形外科结合,将会发挥非常重要的作用。目前,通过组织工程,已经在构建皮肤、脂肪、骨骼肌、软骨、骨、血管和周围神经方面取得了很多进展,但应用于临床尚有很多困难。

(二)心胸血管外科新进展

在心内介入治疗发展迅猛的时代,心胸血管外科也在积极发展新的领域和新的技术。房颤的外科治疗技术随着对心脏电生理机制的不断深入理解,在心脏外科"切与缝"技术基础上,多种外科消融及器械的研发,心脏外科在房颤治疗领域呈现出蓬勃发展和革新的势态。瓣膜外科的进展主要为3F无须缝合主动脉瓣的研发和使用,更加精确地附和人体瓣膜的几何构型,具有良好的血流动力学特点,大大缩短了手术时间;另外经皮主动脉瓣置换手术的研究也取得了很大进展,改善了手术入路和途径,且不断发展出新的微创手术类型。另外,心脏肿瘤、心脏移植、心脏外科心室起搏的调控治疗等也在迅速发展中。

(三)神经外科新进展

神经外科手术的最关键技术是最大限度地保护神经功能,并保持患者最佳的生活质量。因此,越来越多的微创技术应用于神经外科疾病的治疗,包括显微神经外科、立体定向放射外科、神经内镜技术、神经导航技术的发展和完善。

显微外科技术(图 3-3)是神经外科的标志性技术,娴熟的显微手术操作结合丰富的显微解剖知识,打破了脑干等以往手术的禁区,使脑干肿瘤和脑干血管病变得到手术治疗。在颅底肿瘤的手术治疗中,特别是中央颅底区的病变治疗,更依赖于显微解剖和手术技术。接触性激光、电磁刀等新技术使解剖复杂、位置深伴有重要血管神经穿行的肿瘤达到全部切除的目的;神经刺激电极的使用,使手术操作中最大限度地保护了面、听等重要神经的功能,微创和锁孔的显微神经外科技术,不断更新传统手术的理念。

立体定向这一古老的神经外科手术技术通过和影像学、放射外科学等的有机结合,衍生出许多新型治疗手段,伽马刀、X刀及质子束放射系统在神经外科疾病治疗中也已经成熟,逐渐成为主要的治疗手段之一。神经外科手术导航系统通过无框架式立体定向系统引导外科手术在三维空间定位,精确设计手术入路,模拟最安全的手术方法,极大地提高了手术的安全性和准确性,并使微创向无创定向转变。计算机和机器人辅助立体定向手术技术虽然还不完善,但将是今后的发展方向。

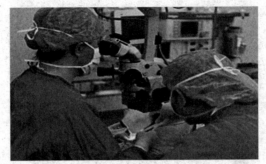

图 3-3　显微外科技术

(四)骨科手术新进展

创伤骨科的内固定理念和材料不断发展。四肢骨折的治疗原理从 AO 理论,即借助坚强固定,一期恢复解剖连续性和力学完整性,转变为 BO 理论,即生物学内固定,充分重视和保护软组织的血运,促进肢体康复。

(1)各种新型内固定材料正在快速研发,如不扩髓的髓内锁钉、髓内扩张自锁钉等,以及加压钢板、点接触钢板、各种治疗骨端骨折的解剖型钢板。

(2)骨盆骨折和复合型创伤的急救技术、脊柱内固定技术及材料不断得到发展和完善。

(3)脊柱的微创手术及导航系统增加了手术的准确性,加快了患者功能的康复。

(4)人工关节假体逐渐采用高科技金属材料、高分子生物材料等,帮助患者恢复行走能力。

(5)关节镜技术强调尽可能少地切除组织,实现修复、移植、重建功能,其手术范围和适应证不断拓宽。同时,膝关节镜技术得到普及,而肩关节镜、肘关节镜、手外科与足外科关节镜、脊柱外科关节镜等正在不断发展中。

(赵俊梅)

第二节　手术室规章制度

随着科技的不断发展,外科手术也日益更新、不断完善,新技术、新设备不断投入临床使用,对手术室提出了更高的要求,手术室必须建立一套科学的管理体系和严密的组织分工,健全的规章制度和严格的无菌技术操作常规,创造一个安静、清洁、严肃的良好工作环境。由于手术室负担着繁重而复杂的手术医疗和抢救患者的工作,具有工作量大,各类工作人员流动性大等特点,造成手术室工作困难。因而,要求各类工作人员务必严格贯彻遵守手术室各项规章制度。

一、手术室管理制度

(一)手术室基本制度

(1)为严格执行无菌技术操作,除参加手术的医疗人员和有关工作人员外,其他人员一律不准进入手术室(包括直系家属)。患有呼吸道感染,面部、颈部、手部有创口或炎症者,不可进入手术室,更不能参加手术。

（2）手术室内不可随意跑动或嬉闹,不可高声谈笑、喊叫,严禁吸烟,保持肃静。

（3）凡进入手术室人员,必须按规定更换手术室专用的手术衣裤、口罩、帽子、鞋等。穿戴时头发、衣袖不得外露,口罩遮住口鼻;外出时更换指定的外出鞋。

（4）手术室工作人员,应坚守工作岗位,不得擅离、接私人电话和会客,遇有特殊情况必须和护士长联系后,把工作妥善安排,方准离开。

（二）手术室参观制度

如无教学参观室,必须进入手术室者,应执行以下制度。

（1）外院来参观手术者必须经医务科同意;院内来参观者征得手术室护士长同意后,方可进入手术室。

（2）学员见习手术必须按计划进行,由负责教师联系安排。

（3）参观及见习手术者,先到指定地点,更换参观衣裤、帽子、口罩及拖鞋。

（4）参观及见习手术者,手术开始前在更衣室等候,手术开始时方可进入手术间。

（5）参观及见习手术者,严格遵守无菌原则,接受医护人员指导,不得任意走动和出入。

（6）每一手术间参观人员不得超过 2 人,术前 1 天手术通知单上注明参观人员姓名。

（7）对指定参观手术人员发放参观卡,持卡进入,用后交回。

（三）更衣管理制度

（1）手术人员包括进修医师进入手术室前,必须先办理登记手续,如科室、姓名及性别等,由手术室安排指定更衣柜和鞋柜,并发给钥匙。

（2）进入手术室先换拖鞋,然后取出手术衣裤、帽子和口罩到更衣室更换,穿戴整齐进入手术间。

（3）手术完毕,交回手术衣裤、口罩和帽子,放入指定衣袋内,将钥匙退还。

（4）管理员必须严格根据每天手术通知单、手术者名单,发给手术衣裤和更衣柜钥匙,事先未通知或未写入通知单内的人员,一律不准进入手术室。

（四）更衣室管理制度

（1）更衣室设专人管理,保持室内清洁整齐。

（2）脱下的衣裤、口罩和帽子等放入指定的袋内,不得随便乱扔。

（3）保持淋浴间、便池清洁,便后立即冲净,并将手纸丢入筐内,防止下水道阻塞。

（4）除参加手术人员在工作时间使用淋浴外,任何人不得随意使用淋浴并互相监督。

（5）参加手术人员应保持更衣室清洁整齐,严禁吸烟,谨防失火,随时关紧水龙头和电源开关,爱护一切公物。

二、手术室工作制度

（一）手术间清洁消毒制度

（1）保持手术间内医疗物品清洁整齐,每天手术前后,用固定抹布擦拭桌面、窗台、无影灯及托盘等,擦净血迹,托净地面,通风消毒。

（2）手术间每周扫除 1 次,每月彻底大扫除 1 次,扫除后空气消毒,并作空气细菌培养。手术间拖把、敷料桶等应固定使用。

（3）每周室内空气培养 1 次,每立方米细菌数不得超过 500 个。如不合格,必须重新关闭消毒,再做培养,合格后方可使用。

(4)污染手术后,根据不同类型分别按消毒隔离制度处理。

(二)每天手术安排制度

(1)每天施行的常规手术,由手术科负责医师详细填写手术通知单,一式 3 份,于手术前 1 天按规定时间送交手术室指定位置。

(2)无菌手术与污染手术应分室进行,若无条件时,应先做无菌手术,后做污染手术。手术间术后必须按消毒隔离制度处理后方可再使用。

(3)临时急诊手术,由值班负责医师写好急诊手术通知单送交手术室。如紧急抢救危重手术,可先打电话通知,手术室应优先安排,以免延误抢救时间,危及患者生命。

(4)夜间及节假日应有专人值班,随时进行各种急诊手术配合。

(5)每天施行的手术应分科详细登记,按月统计上报。同时经常和手术科室联系,了解征求工作中存在的问题,研究后及时纠正。

(三)接送患者制度

(1)接送患者一律用平车,注意安全,防止坠床。危重患者应有负责医师陪送。

(2)接患者时,遵守严格查对制度,对床号、住院号、姓名、性别和年龄,同时检查患者皮肤准备情况及术前医嘱执行情况,衣裤整洁,嘱解便后携带患者病历和输液器等,随时推入手术室。患者贵重物品,如首饰、项链、手表等不得携入手术室内。

(3)患者进入手术室后必须戴手术帽,送到指定手术间,并与巡回护士当面交接,严格做好交接手续。

(4)患者进入手术间后,卧于手术台上,防止坠床。核对手术名称和部位,防止差错。

(5)患者步行入手术室者,更换指定的鞋、帽后护送到手术间,交巡回护士做好病历物品等交接手续。

(6)危重和全麻患者,术后由麻醉医师和手术医师送回病房。

(7)护送途中,注意保持输液通畅。到病房后详细交代患者术后注意事项,交清病历和输液输血情况及随带的物品,做好交接手续并签名。

(四)送标本制度

(1)负责保存和送检手术采集标本,放入 10%甲醛溶液标本容器内固定保存,以免丢失。

(2)对病理申请单填写不全、污染、医师未签字的,通知医师更正,2 天内不改者按不要处理。

(3)负责医师详细登记患者姓名、床号、住院号、科室、日期,在登记本上签名,由手术室专人核对,每天按时与病理科交接,查对后互相签名。

(五)借物制度

(1)凡手术室物品、器械,除抢救外一律不准外借。特殊情况需经医务科批准方可外借。

(2)严格执行借物登记手续,凡经批准或经护士长同意者,应登记签字。外借物品器械如有损坏或遗失,及时追查,照价赔偿。

(3)外借物品器械,应消毒处理后方可使用。

(六)安全制度

(1)手术室电源和蒸气设备应定期检查,手术后应拔去所有电源插头,检查各种冷热管道是否漏水漏气。

(2)剧毒药品应标签明确,专柜存放,专人保管,建立登记簿,经仔细查对后方能取用。

（3）各种易燃药品及氧气筒等,应放置指定通风阴暗地点,专人领取保管。

（4）各手术间无影灯、手术床、接送患者平车等应定期检查其性能;检查各种零件、螺丝、开关等是否松解脱落,使用时是否正常运转。

（5）消防设备、灭火器等,应定期检查。

（6）夜班和节假日值班人员交班后,应检查全手术室水电、门窗是否关紧,手术室大门随时加锁。非值班人员不得任意进入手术室。

（7）发生意外情况,应立即向有关部门及院领导汇报。

（赵俊梅）

第三节 手术室护理的发展趋势

手术室护理的发展趋势必将呈现更显著的专业特性,体现在知识特性、技能特性和专业自主性等多个方面。手术室护理人员要具备更丰富、更全面的专业知识,以便为临床工作提供依据和指导。手术室护理人员应掌握更多技能和方法,配合手术的顺利进行,为患者提供全方位的围术期护理,同时发现问题、解决问题,不断提高护理质量。手术室护理将不断专业化、独立化,在外科治疗领域承担起独特的功能和作用。

一、完善围术期护理的职能

自 1975 年美国手术室护理协会(AORN)和美国护理协会(ANA)共同出版了《手术室护理实施基准》,即明确了手术室护理工作已经转向围术期的护理。患者在护士眼中不再是分离的器官,而是整体的人;手术室护理不再是简单的准备和传递器械,而是包括了术前、术中和术后整个过程,给予患者生理和心理全方位的支持和照顾。

近年来,许多医院实行了包括术前访视、术中配合和术后随访 3 个环节的工作模式,并根据患者的实际情况制订具体的、个性化的整体护理措施,取得了良好的效果。其中,术前访视成为非常重要的环节之一,并受到越来越多的重视。术前访视的内容主要为患者手术相关信息的收集、各种手术注意事项的宣教,以及手术室护士与患者的熟悉和沟通。形式主要为口头讲解,配合知识图片和文字说明,以及手术室现场的参观等。通过有效的术前访视,缓解了手术患者的心理压力,增加了患者对手术室护士的信任和配合,能够帮助患者顺利渡过手术期。在术前访视的实施过程中,还需要进一步统一术前访视的程序,增加专科化知识内涵,提高护患沟通技巧,达到最佳的护理效果。

术后随访是手术室护理工作的延伸,其方式和内涵也不断发展。其中,由手术室或者麻醉科的护理人员在术后进入病房,了解患者精神状况、切口、有无发热及其他异常情况,询问患者疼痛及其他的感受,是否有疑问或者心理困惑等,并进行健康教育,解决存在的问题。同时,对于手术室护理工作的满意度调查也可借助这种方式开展。通过术后随访,可以进一步了解和掌握相关工作的现状,发现问题,提出调整和改进策略,以细化患者手术护理满意度专项工作,促进手术室优质护理工作的开展,提高护理质量。

二、加强多学科间的团队协作

手术室作为医疗诊疗工作的重要部门，是医院进行多科协作、集中治疗的特殊科室。手术团队是指手术医师、麻醉师及手术室护士。团队成员从准备手术、术前核对、到术中配合及术后随访，都必须密切联系，相互合作。手术室护士不再是"外科医师助手"的角色，而是逐渐转变为"手术合作者"的角色。通过有效的团队协作，有效缩短手术时间，提高手术效率。加强成员间的相互理解和沟通，把团队的任务化为自己的任务，增强凝聚力和战斗力。降低医疗不良事件的发生，整合现有资源，相互支持，以灵活积极、集思广益的方法解决复杂的问题。

手术室护士的参与意识和团队概念应逐步加强，不再是被动、盲目、机械地传递手术器械，而是主动积极地参与手术，包括术前的病例讨论和方案制订，术中突发情况的处理以及术后辅助支持工作。在与医师的协作中，如何相互信任、有效沟通、建立自信心是关键。手术室护士需要不断学习新知识、新技术、新设备，掌握手术进展，满足医师需求。在与麻醉医师的协作中，除了分工明确，还需发展多种形式的相互配合，包括麻醉前患者的安抚、麻醉中体位的配合、监测中各项指标的观察、手术中相关情况的沟通，进一步保证手术顺利、安全地进行。在与护理人员、实习学员及其他工作人员的相互协作中，需增强、主动意识，相互尊重，以诚相待，取长补短，相互补充，将手术室护理工作作为一个整体来完成。

总之，手术医疗工作是一个共同整体，手术医师、护士、医技人员和其他辅助人员、行政人员共同合作，缺一不可。作为一个团队，需探讨和建立以患者为中心的"共同目标"，加强"领头雁"的领导和协调作用。在科技不断发展、患者法律意识不断增强的现状下，无论临床、科研和教学工作都要求大家整合团队优势，发挥团队精神，充分调动全体人员的积极性和创造性，使手术室护理工作更为整体化和系统化。

三、拓展和细化专科护理内涵

随着现代外科医疗分科越来越细，在手术室也出现了各个不同专业领域的专科护士。手术室专科护士是指在特定的外科领域能深入掌握相关知识和技能，熟练配合各个专科领域的特殊手术，如骨科专科护士、神经外科专科护士、心脏外科专科护士、泌尿外科专科护士等。手术室护士的专科化是配合手术技术不断发展、器械设备迅速更新的必然趋势；在一些医院试行手术室护士专科化的经验证明，专科化的护理使护士能够更快熟悉高、新仪器的使用和保养，更快掌握各种特殊手术的配合技巧，更好了解外科医师的习惯和方法，使手术配合更为默契，提高了护理工作质量，增加了医护合作的满意度。

手术室专科护士的运作模式和培训方式目前尚未统一；各家医院正在积极摸索和探讨中。对于专科护士的培养，需采取阶段式、分层次的计划，建立多种形式结合的培训课程，迅速地提高专业技能，以应对专科知识不断细化和深入、手术方式不断创新、各种专科仪器设备更新换代的发展现状。在运作模式上，需建立完整的认证、考核、奖励机制，从而规范地培养和使用专科护士，确保其工作效果，鼓励更多的护士努力学习钻研技术，促进手术室护理专科化、专业化的进程。

在专科护士的培养和使用中，还需要解决好"专才"和"通才"的问题，以全科轮转和专科提升交替进行的方式排班，以最大限度节约人力资源，保证护士既能完成各种应急情况的处置和急诊手术的任务，又能在专科层面提供更优质的服务。

四、继续强化手术室风险管理机制

手术室是一个比较复杂的环境，随处可能存在安全隐患。手术安全是医疗质量的重要环节之一。手术虽然分大小，但风险无处不在。在2007—2010年发布的"患者安全目标"中，将手术安全作为重要内容，其中包括严格执行查对制度、提高患者身份识别的准确性、严格防止手术患者、手术部位错误等。

风险管理机制是一套循环的科学方法，包括对潜在的危险因素进行识别、评估，采取正确行动的一系列过程。手术室护理人员应该不断强化风险意识，防患于未然，最大限度保证患者及其他人、财、物的安全。对于任何一台手术，护理人员均应采取严谨的工作态度，严格执行各项规章制度和操作规范，做到细致入微，严禁马虎从事。手术室护士要以科学的工作态度，加强观察和总结，开展调查和研究，发现手术室护理工作的特点、难点，引进和采用先进的方法，才能从根本上发现和解决安全隐患。

手术室应急处置预案，并进行培训和演习具有重要的意义。手术室突发各种意外情况时，如停水、停电、失火、有害物质泄漏等，应根据事先制订和演练的应急预案立即处置。对于手术患者突发的重大病情变化，如患者心搏骤停、大出血、变态反应等，应根据医疗指南迅速采取有效急救措施。因此，预案的制订应科学、实用，有预见性，并简明、易懂、易记、易操作，经过反复演习和培训，做到分工清楚，各司其职，人人掌握，才能最大限度减少突发事件的危害，保护生命及财产的安全。

五、实现多种方式的教学和培训

手术室教学工作是保持专业可持续发展的重要环节。一直以来，手术室带教多采取"师徒式"的传统模式。由于手术室工作性质和环境较为特殊，涉及理论知识面广，操作专科性强，无菌技术要求高，加上工作节奏快，造成了手术室教学工作的困难。另外，随着手术室护理专业的发展，对于专业自主性、评判性思维、综合运用知识解决问题能力等的培养越来越重视，给传统教学方式带来更大的挑战。因此，需要发展多种科学、有效的教学和培训方式，以迅速提高年轻护士及实习学生的工作能力，帮助他们尽快进入工作角色，承担起手术室护理的重任。

临床能力的培训是教学工作的重点。除了各个单项的操作技能，还应特别注重模拟情景下的训练，结合有条件时的实地演练，使接受培训的对象能够感受到真正的场景和氛围，并能综合、灵活运用多种技能，理解护理的动态性和现实的多变性，实现与临床工作的无缝衔接。

各种"软技能"，即非技术技能，主要包括合作、领导、管理、情景以上和决策等能力，也是手术室护士非常重要的培训内容之一。护理软技能反映个人的基本素质和经验的积累、表达。具体的培训内容包括合作技能、沟通技能、礼仪规范、观察思维、心理素质等，通过概念的建立、意识和态度的改变、具体方法的传授、模拟训练和演示等，使手术室护士不但具备扎实的理论知识和技术能力，还善于团队协作、调节人际关系、组织协调、自我管理，建立护士良好的内外兼修的形象。

（赵俊梅）

第四节　手术室护士职责

现代科学技术的发展,对我们的护理职业提出了更高的要求。另一方面创新的许多科学仪器和新设备,扩大了手术配合工作范围同时也增加工作难度,因此手术室护士必须有热爱本职工作和广泛的知识和技术,才能高标准地完成各科日益复杂的手术配合任务。

一、手术室护士应具备的素质

护理人员在工作中应不断提高个人素质,加强对护理职业重要意义的认识,把护理工作看作是光荣的神圣的职业。因此,要努力做到以下几点。

(一)具有崇高的医德和奉献精神

一名护士的形象,通过它的精神面貌和行动表现出内在的事业品德素质,胜过一个护士的经验和业务水平所起的作用,也可能给患者带来希望、光明和再生。所以,护士要具备高尚的医德和崇高的思想,具有承受压力、吃苦耐劳、献身的精神,并有自尊、自爱、自强的思想品质。为护理科学事业的发展做出自己的贡献,无愧于白衣天使的光荣称号。

(二)树立全心全意为患者服务的高尚品德

手术室的工作和专业技术操作都具有独特性。要求手术室护士必须自觉的忠于职守、任劳任怨,无论工作忙闲、白班夜班都要把准备工作、无菌技术操作、贯彻各种规章制度等认真负责地做好。对患者要亲切、和蔼、诚恳,不怕脏、不怕累、不厌烦,使患者解除各种顾虑,树立信心,主动与医护人员配合,争取早日康复。

(三)要有熟练的技能和知识更新

随着医学科学的发展,特别是外科领域手术学的不断发展,新的仪器设备不断出现,因而护理工作范围也日益扩大,要求也越来越高。护理工作者如无广泛的有关学科的基本知识,对今天护理的工作复杂技能就不能理解和担当。所以今天作为一名有远大眼光的护士,必须熟悉各种有关护理技能的基本知识,才能达到最高的职业效果。护理学亦成为一门专业科学,因此,作为一名手术室护士,除了伦理道德修养外,还应有基础医学、临床医学和医学心理学等新知识。努力学习解剖学、生理学、微生物学、化学、物理学,以及各种疾病的诊断和治疗等知识,特别是外科学更应深入学习。此外,还要了解各种仪器的基本结构、使用方法,熟练掌握操作技能。只有这样,才能高质量完成护理任务。

二、手术室护士长应具备的条件

护理工作范围极广,有些工作简单、容易,有些工作却很复杂,需要有高度的判断力和精细的技术、熟练的技巧。今天的护理工作,一个人已不能独当重任,而需要即分工又协作来共同完成。因此,必须有一名护士长,把每个护理人员的思想和行为统一起来,才能使人的积极性、主动性和创造性得到充分发挥,团结互助,共同完成任务。护士长应具备的条件归纳如下。

(一)有一定的领导能力及管理意识

有一整套工作方法和决策能力。善于出主意想办法,提出方案,做出决定,推动下级共同完成,并具有发现问题、分析问题的能力,了解存在问题的因素,掌握本质,抓住关键,分清轻重缓急,提出中肯意见。出现无法协商的问题时能当机立断,勇于负责。有创新的能力,对新事物敏感,思路开阔,能提出新的设想。要善于做思想工作。能否适时的掌握护士的心理动向,并进行针对性的思想教育,使之正确对待个人利益和整体利益的关系,不断提高思想水平,是提高积极性和加强凝聚力最根本的问题。

(二)有一定组织能力和领导艺术

管理是一门艺术,也是一门科学。首先处理好群体间人际关系。护士长需要具有丰富的才智和领导艺术,才能胜任手术室护士护理管理任务。具体要求如下。

(1)护士长首先应把自己置身于工作人员之中,经常想到自己与护士之间只是分工的不同,而无地位高低之分。要有民主作风,虚心听取护士的意见,甚至批评意见,认真分析,不埋怨、不沮丧,不迁怒于人,有助于建立自己的威信。

(2)护士长首先想到的是人,是护士和工作人员,而不是自己,不管是关心任务完成情况,还要关心她们的生活、健康、思想活动及学习情况等。都使每个护士和工作人员亲身感到群体的温暖,对护士长产生亲切感。

(3)护士长要善于调动护士的积极性,培养集体荣誉感,善于抓典型,树标兵,运用先进榜样推动各项手术室工作,充分调动护士群体的积极性,护士长的领导作用才能得到体现。

(三)有较高的素质修养

手术室护士长应较护士具备更高的觉悟和更多的奉献精神。科里出现的问题应主动承担责任,实事求是向上级反映,不责怪下级。凡要求护士做到的,首先自己要做到,严格要求自己,树立模范行为,才能指挥别人。要注意廉洁,不要利用工作之便谋私,更不能要患者的礼物,注意自身形象。此外,要做到知识不断更新,经常注意护理方面的学术动态,接受新事物,在这方面应较护士略高一筹,使护士感到护士长是名副其实的护理业务带头人。

三、手术室护士的分工和职责

(一)洗手护士职责

(1)洗手护士必须有高度的责任心,对无菌技术有正确的概念。如有违反无菌操作要求者,应及时提出纠正。

(2)术前了解患者病情,具体手术配合,充分估计术中可能发生的意外,术中与术者密切配合,保证手术顺利完成。

(3)洗手护士应提前 30 分钟洗手,整理无菌器械台上所用的器械、敷料、物品是否完备,并与巡回护士共同准确清点器械、纱布脱脂棉、缝针,核对数字后登记于手术记录单上。

(4)手术开始时,传递器械要主动、敏捷、准确。器械用过后,迅速收回,擦净血迹。保持手术野、器械台的整洁、干燥。器械及用物按次序排列整齐。术中可能有污染的器械和用物,按无菌技术及时更换处理,防止污染扩散。

(5)随时注意手术进行情况,术中若发生大出血、心搏骤停等意外情况,应沉着果断及时和巡回护士联系,尽早备好抢救器械及物品。

(6)切下的病理组织标本防止丢失,术后将标本放在 10% 甲醛溶液中固定保存。

(7)关闭胸腹腔前,再次与巡回护士共同清点纱布及器械数,防止遗留在体腔中。

(8)手术完毕后协助擦净伤口及引流管周围的血迹,协助包扎伤口。

(二)巡回护士职责

(1)在指定手术间配合手术,对患者的病情和手术名称应事先了解,做到心中有数,有计划的主动配合。

(2)检查手术间各种物品是否齐全、适用。根据当日手术需要落实补充、完善一切物品。

(3)患者接来后,按手术通知单核对姓名、性别、床号、年龄、住院号和所施麻醉等,特别注意对手术部位(左侧或右侧),不发生差错。

(4)安慰患者,解除思想顾虑。检查手术区皮肤准备是否合乎要求,患者的假牙、发卡和贵重物品是否取下,将患者头发包好或戴帽子。

(5)全麻及神志不清的患者或儿童,应适当束缚在手术台上或由专人看护,防止发生坠床。根据手术需要固定好体位,使手术野暴露良好。注意患者舒适,避免受压部位损伤。用电刀时,负极板要放于臀部肌肉丰富的部位,防止灼伤。

(6)帮助手术人员穿好手术衣,安排各类手术人员就位,随时调整灯光,注意患者输液是否通畅。输血和用药时,根据医嘱仔细核对,避免差错。补充室内手术缺少的各种物品。

(7)手术开始前,与洗手护士共同清点器械、纱布、缝针及线卷等,准确地登记于专用登记本上并签名。在关闭体腔或手术结束前和洗手护士共同清点上述登记物品,以防遗留体腔或组织内。

(8)手术中要坚守工作岗位,不可擅自离开手术间,随时供给手术中所需一切物品,经常注意病情变化。重大手术充分估计术中可能发生的意外,做好应急准备工作,及时配合抢救。监督手术人员无菌技术操作,如有违犯,立即纠正。随时注意手术台一切情况,以免污染。保持室内清洁、整齐、安静,注意室温调节。

(9)手术完毕后,协助术者包扎伤口,向护送人员清点患者携带物品。整理清洁手术间,一切物品归还原处,进行空气消毒,切断一切电源。

(10)若遇手术中途调换巡回护士,须做到现场详细交代,交清患者病情,医嘱执行情况,输液是否通畅,查对物品,在登记本上互相签名,必要时通知术者。

(三)夜班护士职责

(1)要独立处理夜间一切患者的抢救手术配合工作,必须沉着、果断、敏捷、细心地配合各种手术。

(2)要坚守工作岗位,负责手术室的安全,不得随意外出和会客。大门随时加锁,出入使用电铃。

(3)白班交接班时,如有手术必须现场交接,如患者手术进行情况和各种急症器械、物品、药品等。认真写好交接班本,当面和白班值班护士互相签名。

(4)接班后认真检查门窗、水电、氧气,注意安全。

(5)严格执行急症手术工作人员更衣制度和无菌技术操作规则。

(6)督促夜班工友清洁工作,保持室内清洁整齐,包括手术间、走廊、男女更衣室、值班室和办公室。

(7)凡本班职责范围内的工作一律在本班完成,未完不宜交班,特殊情况例外。

(8)早晨下班前,巡视各手术间、辅助间的清洁、整齐、安全情况。详细写好交接班报告,当面交班后签字方可离去。

(四)器械室护士职责

(1)负责手术科室常规和急症手术器械准备和料理工作,包括每天各科手术通知单上手术的准备供应,准确无误。

(2)保证各种急症抢救手术器械物品的供应。

(3)定期检查各类手术器械的性能是否良好,注意器械的关节是否灵活,有无锈蚀等,随时保养、补充、更新,做好管理工作,保证顺利使用。特殊精密仪器应专人保管,损坏或丢失时,及时督促寻找,并和护士长联系。

(4)严格执行借物制度,特殊精密仪器需取得护士长同意后,两人当面核对并签名后方能外借。

(5)保持室内清洁整齐,包括器械柜内外整齐排列,各科器械柜应贴有明显的标签。定期通风消毒。

(五)敷料室护士职责

(1)由专人负责管理。严格按高压蒸汽消毒操作规程使用,定期监测灭菌效果。

(2)每天上午检查敷料柜 1 次,补充缺少的各种敷料。

(3)负责一切布类敷料的打包,按要求保证供应。

(六)技师职责

(1)负责对各种仪器使用前检查,使用时巡查,使用后再次检查其运转情况,以保证各种电器、精密仪器的正常运转。

(2)定期检查各种器械台、接送患者平车的零件和车轮是否运转正常,负责各种仪器的修理或送交技工室修理。

(3)坚守工作岗位,手术过程中主动巡视各手术间,了解电器使用情况。有问题时做到随叫随到随维修,协助器械组检查维修各种医疗器械。

(4)帮助护士学习掌握电的基本知识和各种精密仪器基本性能、使用方法与注意事项等。

(赵俊梅)

第五节　手术室感染控制

一、外科手术部位感染

外科手术必然会带来手术部位皮肤和组织的损伤,当手术切口的微生物污染达到一定程度时,会发生手术部位的感染。手术部位的感染包括切口感染和手术涉及的器官或腔隙的感染,手术部位感染的危险因素包括患者方面和手术方面。患者方面的主要因素是年龄、营养状况、免疫功能、健康状况等。手术方面的主要因素是术前住院时间、备皮方式及时间、手术部位皮肤消毒、手术室环境、手术器械的灭菌、手术过程的无菌操作、手术技术、手术持续的时间、预防性抗菌药物使用情况等。

(一)外科手术切口的分类

根据外科手术切口微生物污染情况,外科手术切口分为Ⅰ类切口、Ⅱ类切口、Ⅲ类切口、Ⅳ类切口。

1. Ⅰ类(清洁)切口

手术未进入感染炎症区,未进入呼吸道、消化道、泌尿生殖道及口咽部位。

2. Ⅱ类(清洁-污染)切口

手术进入呼吸道、消化道、泌尿生殖道及口咽部位,但不伴有明显污染。

3. Ⅲ类(污染)切口

手术进入急性炎症但未化脓区域,开放性创伤手术,胃肠道、尿路、胆道内容物及体液有大量溢出污染,术中有明显污染(如开胸心脏按压)。

4. Ⅳ类(污秽-感染)切口

有失活组织的陈旧创伤手术。已有临床感染或脏器穿孔的手术。

(二)外科手术部位感染相关定义

按卫健委颁布的《医院感染诊断标准(试行)》中将手术部位感染分为三类,即切口浅部感染、切口深部组织感染、器官或腔隙感染。

1. 表浅切口感染

仅限于切口涉及的皮肤和皮下组织,感染发生于术后30天内,并具有下述2条之一者即可做出临床诊断

(1)表浅切口有红、肿、热、痛,或有脓性分泌物。

(2)临床医师诊断的表浅切口感染。病原学诊断在临床诊断基础上细菌培养阳性。

2. 深部手术切口感染

无植入物手术后30天内、有植入物(如人工关节等)术后1年内发生的与手术有关并涉及切口深部软组织(深筋膜和肌肉)的感染,并具有下述四条之一即可做出临床诊断。

(1)从深部切口引流出或穿刺抽到脓液,感染性手术后引流液除外。

(2)自然裂开或由外科医师打开的切口,有脓性分泌物或有发热≥38 ℃,局部有疼痛或压痛。

(3)再次手术探查、经组织病理学或影像学检查发现涉及深部切口脓肿或其他感染证据。

(4)临床医师诊断的深部切口感染。病原学诊断在临床诊断基础上,分泌物细菌培养阳性。

3. 器官(或腔隙)感染

无植入物手术后30天、有植入物手术后1年内发生的与手术有关(除皮肤、皮下、深筋膜和肌肉以外)的器官或腔隙感染,并具有下述3条之一即可做出临床诊断。

(1)引流或穿刺有脓液。

(2)再次手术探查、经组织病理学或影像学检查发现涉及器官(或腔隙)感染的证据。

(3)由临床医师诊断的器官(或腔隙)感染。病原学诊断在临床诊断基础上,细菌培养阳性。

(三)手术部位感染说明

(1)创口包括外科手术切口和意外伤害所致伤口,为避免混乱,不用"创口感染"一词,与伤口有关感染见皮肤软组织感染诊断标准。

(2)临床和/或有关检查显示典型的手术部位感染,即使细菌培养阴性,亦可以诊断。

(3)手术切口浅部和深部均有感染时,仅需报告深部感染。

(4)经切口引流所致器官(或腔隙)感染,不须再次手术者,应视为深部切口感染。

(5)切口缝合针眼处有轻微炎症和少许分泌物不属于切口感染。

(6)切口脂肪液化,液体清亮,不属于切口感染。

(7)局限性的刺伤切口感染不算外科切口感染,应根据其深度纳入皮肤软组织感染。

(8)外阴切开切口感染应计在皮肤软组织感染中。

(四)外科手术部位感染因素

有资料研究表明:手术切口感染病原菌分布依次为大肠埃希菌、金黄色葡萄球菌、肺炎克雷伯菌和铜绿假单胞菌。

1.病原体来源

(1)工作人员:手术组人员污染的手是手术部位感染的潜在储菌源。手术组人员的皮肤是重要的储菌源。手术人员的头皮是造成手术部位感染的另一储菌源。上呼吸道是细菌次要的储菌源。

(2)患者:患者的皮肤、口腔、呼吸道、消化道、泌尿生殖道的正常菌群,亦可造成术后感染。

(3)手术室环境:洁净手术间始终保持正压状态,减少手术间人员流动,是手术室环境控制的重要措施。

(4)手术器材和敷料:是与手术切口直接接触的物品,清洁是前提,无菌是关键。

2.主要传播途径

(1)直接传播:手术人员的细菌可经手套破口直接进入手术野。手术人员皮肤上的细菌可通过潮湿的手术衣直接进入手术野。患者切口附近皮肤鳞屑内的细菌可通过潮湿的无菌巾直接进入手术野。空腔脏器切开后,细菌可经过手术人员的手、器械等进入手术野。被污染的器械、敷料等可将细菌直接带入切口。

(2)间接传播:皮屑、飞沫、头皮上的细菌可通过流动空气和污染的媒介进入切口,引起感染。相关危险因素有患者年龄、本身体质的因素,如肥胖、患有慢性疾病、营养不良等以及类固醇或其他免疫抑制剂的应用。

(3)其他:手术前住院时间、手术区皮肤准备的方式、手术时间会影响传播发生的可能性,术后引流、切口类型及身体部位存在感染病灶者易发生传播。

(五)手术部位感染预防措施

1.手术前

(1)尽量缩短患者术前住院时间。择期患者应当尽可能待手术部位以外感染治愈后再行手术。

(2)有效控制糖尿病患者的血糖水平。

(3)正确准备手术部位皮肤,彻底清除手术切口部位和周围皮肤的污染。术前备皮应当在手术当日进行,确需去除手术部位毛发时,应当使用不损伤皮肤的方法,避免使用刀片刮除毛发。

(4)消毒前要彻底清除手术切口和周围皮肤的污染,采用卫生行政部门批准的合适的消毒剂以适当的方式消毒手术部位皮肤,皮肤消毒范围应当符合手术要求,如需延长切口、做新切口或放置引流时,应当扩大消毒范围。

(5)如需预防用抗菌药物时,患者皮肤切开前 30～120 分钟内或麻醉诱导期给予合理种类和合理剂量的抗菌药物。需要做肠道准备的患者,还需术前一天分次、足剂量给予非吸收性口服抗菌药物。

(6)有明显皮肤感染或者患感冒、流感等呼吸道疾病,以及携带或感染多重耐药菌的医务人员,在未治愈前不应当参加手术。

(7)手术人员要严格按照《医务人员手卫生规范》进行外科手消毒。

(8)重视术前患者的抵抗力,纠正水电解质的不平衡、贫血、低蛋白血症等。

2.手术中

(1)保证手术室门关闭,尽量保持手术室正压通气,环境表面清洁,最大限度减少人员数量和流动。

(2)保证使用的手术器械、器具及物品等达到灭菌水平。

(3)手术中医务人员要严格遵循无菌技术原则和手卫生规范。

(4)若手术时间超过3小时,或者手术时间长于所用抗菌药物半衰期的,或者失血量>1 500 mL的,手术中应当对患者追加合理剂量的抗菌药物。

(5)手术人员尽量轻柔地接触组织,保持有效地止血,最大限度地减少组织损伤,彻底去除手术部位的坏死组织,避免形成无效腔。

(6)术中保持患者体温正常,防止低体温。需要局部降温的特殊手术执行具体专业要求。

(7)冲洗手术部位时,应当使用温度为37 ℃的无菌生理盐水等液体。

(8)对于需要引流的手术切口,术中应当首选密闭负压引流,并尽量选择远离手术切口、位置合适的部位进行置管引流,确保引流充分。

3.手术后

(1)医务人员接触患者手术部位或者更换手术切口敷料前后应当进行手卫生。

(2)为患者更换切口敷料时,要严格遵守无菌技术操作原则及换药流程。

(3)术后保持引流通畅,根据病情尽早为患者拔除引流管。

(4)外科医师、护士要定时观察患者手术部位切口情况,出现分泌物时应当进行微生物培养,结合微生物报告及患者手术情况,对外科手术部位感染及时诊断、治疗和监测。

(六)手术部位感染监测

根据中华人民共和国卫生行业标准 WS/T312-2009 手术部位感染监测有如下规定。

1.监测对象

被选定监测手术的所有择期和急诊患者。

2.监测内容

(1)基本资料:监测月份、住院号、科室、床号、姓名、性别、年龄、调查日期、疾病诊断、切口类型(清洁切口、清洁-污染切口、污染切口)。

(2)手术资料:手术日期、手术名称、手术腔镜使用情况、危险因素评分标准(表 3-1),包括手术持续时间、手术切口清洁度分类、美国麻醉协会(ASA)评分(表 3-2)、围术期抗菌药物使用情况、手术医师。

表 3-1 危险因素评分标准

危险因素	评分标准	分值
手术时间(h)	≤75%	0
	>75%	1
切口清洁度	清洁、清洁-污染	0
	污染	1
ASA 评分	Ⅰ、Ⅱ	0
	Ⅲ、Ⅳ、Ⅴ	1

表 3-2 ASA 评分表

分级	分值	标准
Ⅰ级	1	健康。除局部病变外,无全身性疾病,如全身情况良好的腹股沟疝
Ⅱ级	2	有轻度或中度的全身疾病,如轻度糖尿病和贫血,新生儿和80岁以上的老年人
Ⅲ级	3	有严重的全身性疾病,日常活动受限,但未丧失工作能力,如重症糖尿病
Ⅳ级	4	有生命危险的严重全身性疾病,已经丧失工作能力
Ⅴ级	5	病情危急,属紧急抢救手术,如动脉瘤破裂等

(3)手术部位感染资料,包括感染日期与诊断、病原体。

3.监测方法

(1)宜采用主动的监测方法。也可专职人员监测与临床医务人员报告相结合,宜住院监测与出院监测相结合。

(2)每例监测对象应填写手术部位感染监测登记表。

4.总结和反馈

结合历史同期资料进行总结分析,提出监测中发现问题,报告医院感染管理委员会,并向临床科室反馈监测结果和建议。

二、手术室常见的物理消毒灭菌方法

19世纪以前,创伤后发生化脓性感染认为是不可避免的,外科手术感染率达到70%。经过许多科学家的努力,在实践中不断累积经验,才逐渐发展演变成现代的科学灭菌法。特别是近年来由于微生物学、流行病学、生物化学等科学的迅速发展,为消毒灭菌工作提供了理论基础,促进了消毒灭菌学的发展。手术室常见的消毒灭菌方法有物理消毒法和化学消毒法两种。物理消毒法包括热力(主要是高压蒸汽灭菌)、紫外线、辐射、等离子、超声波和滤过除菌等。

(一)高压蒸汽灭菌

根据排放冷空气的方式和程度不同,分为下排式压力蒸汽灭菌器和预真空压力蒸汽灭菌器两大类:①下排气式压力蒸汽灭菌器是普遍应用的灭菌设备,压力升至102.9 kPa(1.05 kg/cm²),温度达121~126 ℃,维持20~30分钟,可达到灭菌目的。②预真空压力蒸汽灭菌器已成为目前最先进的灭菌设备。灭菌条件要求蒸汽压力205.8 kPa(2.1 kg/cm²),温度在132 ℃以上并维持4分钟,即可杀死包括具有顽强抵抗力的细菌芽孢在内的一切微生物。

1.灭菌原理

预真空压力蒸汽灭菌器是利用机械抽真空的方法,使灭菌柜室内形成负压,蒸汽得以迅速穿透到物品内部进行灭菌。适用于耐高温、耐湿的医用器械和物品的灭菌,如手术器械、布类等。

2.操作注意事项

(1)包装材料应允许物品内部空气的排出和蒸汽的透入,包布包装层数不少于4层,物品包体积不得超过30 cm×30 cm×50 cm,器械包重量不超过7 kg。

(2)物品捆扎不宜过紧,包内化学指示卡应放置在难消毒的部位,物品的外包装应贴化学指示胶带。

(3)布类物品应放在金属类物品上,否则蒸汽遇冷凝聚成水珠,使包布受潮。阻碍蒸汽进入包裹中央,严重影响灭菌效果。

(4)物品的装载量不得超过柜室内容量的90%，同时不得小于柜室内容量的10%，以防止"小装量效应"，以免残留空气影响灭菌效果。尽量将同类物品放在一起灭菌，物品装放时，上下左右相互均应间隔一定的距离以利蒸汽置换空气。

(5)灭菌过程中使用的蒸汽的饱和度必须合格，灭菌操作程序应按压力蒸汽灭菌器生产厂家的操作使用说明书的规定进行。

(6)检查包装的完整性，湿包和有明显水渍的包，不作为无菌包使用，开包使用前应检查包内指示卡是否达到已灭菌的状态，灭菌合格的包应按其灭菌时间、种类分类放置于无菌室内。

(二)过氧化氢和低温等离子消毒

同时将过氧化氢和低温等离子技术相结合使用，可快速安全地对大多数医疗器材进行灭菌，且不留有任何毒性残余物。

1.灭菌作用

在灭菌循环过程中所产生的带电粒子与细菌的酵素、核酸、蛋白质结合，破坏其新陈代谢，达到灭菌的效果。

2.低温等离子灭菌器禁用材质

布、纸、粉、油、木、水等，他们可以吸收灭菌剂从而影响灭菌效果，油类由于分子密度大气体不易穿透，水分可以干扰压力，也不适用。上述材质多使用于高压蒸汽灭菌器进行灭菌。

3.循环灭菌过程

(1)第一阶段(准备期)：真空阶段。

(2)第二阶段(第一灭菌期)：注射阶段、扩散阶段、等离子阶段。

(3)第三阶段(第二灭菌期)：注射阶段、扩散阶段、等离子阶段。

(4)第四阶段(最后通风期)：通风阶段。

4.装载要求

(1)器械盒应平置于灭菌架上，灭菌架只放置一层，物品不能堆积放置。

(2)需灭菌物品不能碰触舱门及舱底部。

(3)放置灭菌袋宜侧放，面朝同侧。

(4)金属和塑料类物品混合置于灭菌舱内，灭菌袋和器械宜混合置于灭菌舱内。

5.有效的灭菌循环和灭菌循环取消

(1)有效的灭菌循环：长鸣叫音，屏幕显示，打印纸显示黑色的各参数值。化学显示纸片和指示胶带由红色变为黄色，灭菌舱门闭合。

(2)灭菌循环取消：持续短促的呼叫音，屏幕显示"Cycle Cancelled"，打印纸显示红色"Cycle Cancelled"。灭菌设备自动执行10分钟取消过程，以去除舱内残余的过氧化氢，取消循环结束后舱门自动开启。

(3)灭菌循环取消的原因及处理有以下几个阶段：①真空阶段，一般如果灭菌舱内水汽太重、超载、纤维类物品或塑胶类制品过多会导致循环问题出现。处理潮湿的问题的话，应取出过多的器械物品、去除异物。②注入阶段，由于舱内有吸收过氧化氢的材质(布、纸类)，内容物太多或太挤；喷射孔的蒸发头被白色的过氧化氢稳定剂塞住；电钻、电池等电力物品或含铜器械置入过多会导致循环问题。一般取出过多的器械物品、去除异物或戴手套用清水擦拭蒸发头表面。③扩散阶段，由于塑胶类材质在低压下放气，使压力增高而导致循环取消，则拿出少许塑胶制品，重新启动机器。④等离子阶段，由于金属碰壁(金属架顶住了舱底)而导致循环取消。则需调整金属架。

6.注意事项

(1)请勿任意关机超过 24 小时,这会导致机器真空泵损坏。

(2)专用卡匣内含高浓度的过氧化氢,是一种强氧化剂且具刺激性,如与之接触,应即刻以大量清水冲洗。

(3)使用与该系统相符的器械盒、外包布、灭菌袋等耗品,请勿尝试与该设备不兼容的材质及物品。

(4)对之前一直使用化学方法消毒灭菌的器械,使用前后应注意器械的性能及外观是否良好,如有破损不可继续灭菌。

(三)生物洁净技术

洁净手术室是采用空气洁净技术对微生物污染采取程度不同的控制,以达到控制空间环境中空气洁净度适于各类手术之要求。并提供适宜的温度、湿度,创造一个清新、洁净、舒适、细菌数低的手术空间环境,使患者在手术时组织受到尽可能少的损伤,并大大降低感染率。

1.洁净手术室空气净化原理

采用层流空气净化方式,通过科学设计的多级空气过滤系统,最大限度地清除空气中悬浮微粒和微生物,全过程控制感染。即空气通过多级空气过滤器,呈流线状流入室内,以等速流过房间后流出。室内产生的尘粒或微生物不会向四周扩散,随气流方向被排出房间。

2.控制空气污染有效途径

洁净手术室污染途径通常有如下几种:①空气污染,空气中细菌沉降,这一点已有空气净化系统控制;②自身污染,患者及工作人员自身带菌;③接触污染,人及带菌的器械敷料的接触。

由污染途径可见,人员本身是一个重要污染源,物品是影响空气洁净的媒介之一(洁净手术室中尘粒来源于人的占 80% 以上)。所以进入洁净手术室的人员和物品应采取有效的净化程序,以及严格的科学管理制度来保证。

3.洁净手术室压力梯度分布

开门状态下,室内气流能以一定速度外流,以抵制外部空气入侵。设Ⅰ级手术室保持向外气流速度为 0.1 m/s,门开后面积为 1.4 m×1.9 m=2.66 m²,则需 956 m³/h 的新风。Ⅱ、Ⅲ级手术室保持 0.08 m/s 流速,则需 766 m³/h。因此洁净手术室在手术中应保持正压状态,整个手术室始终通过压力梯度处于受控状态,保障了正压气流的定向流动,避免空气倒灌引起交叉感染。洁净区对非洁净区的静压差为 10 Pa。(表 3-3)

表 3-3　洁净手术室压力梯度分布

程度	目的	乱流清洁室与任何相通的相差一级的邻居(Pa)	乱流清洁室与任何相通的相差一级以上的邻居(Pa)	单向清洁室与任何想通的邻居(Pa)	清洁室外(或与室外相通的房间)(Pa)
一般	防止缝隙渗透	5	5~10	5~10	15
严格	防止开门进入的污染	5	40 或对缓冲室 5	10 或对缓冲室 5	对缓冲室 10
	无菌清洁室	5	对缓冲室 5	对缓冲室 5	对缓冲室 10

4.空调系统自净

自净时间越短越好,但必须要加大换气次数,根据不同级别手术室气流速度和气流流向原理,Ⅰ级特别洁净手术室采用单向流气流方式,是挤排的原理。Ⅱ、Ⅲ级洁净手术室由于出风速度较低,不能有足够的动量以保持单向流,是一种低紊流度的置换气流。Ⅳ级准洁净手术室是混合送风气流,是稀释的原理。洁净手术间自净时间如下:①特别洁净手术室(100级、Ⅰ级)应≥15分钟;②标准洁净手术室(10 000级、Ⅱ级)应≥25分钟;③一般洁净手术室(100 000级、Ⅲ级)应≥30分钟;④准洁净手术室(300 000级、Ⅳ级)应≥40分钟。

因此卫健委规定洁净手术部的净化空调系统应当连续运行,直至清洁、消毒工作完成。Ⅰ级、Ⅱ级用房的运转时间为清洁、消毒工作完成后20分钟,Ⅲ级、Ⅳ级用房的运转时间为清洁、消毒工作完成后30分钟。

5.洁净手术室温湿度控制

尽管净化空调可以有效地过滤掉送风中的细菌,但仍须强调整个洁净手术部内的湿度控制,因为只要有适当的水分,细菌就有了营养源,就可以在系统中随时随地繁殖,最后会造成整个控制失败,因此要对湿度的危害引起高度重视。相对湿度50%时,细菌浮游10分钟后即死亡。相对湿度更高或更低时,即使经过2小时大部分细菌也还活着。在常温下,湿度≥60%可发霉。湿度≥80%则不论温度高低都要发霉。相对湿度为50%最理想。但考虑到国内的技术条件,把Ⅰ、Ⅱ级手术室相对湿度定在40%~60%,而Ⅲ、Ⅳ级的放宽到35%~60%。《手术部医院感染预防与控制技术规范》要求:洁净手术室温度应在20~25 ℃。相对湿度为40%~60%。噪声为40~50 dB。手术室照明的平均照度为500 lx左右。洁净手术室在手术中应保持正压状态,洁净区对非洁净区的静压差为10 Pa。

(四)环氧乙烷灭菌

环氧乙烷是一种光谱灭菌剂,又称氧化烯,属烷基化气体消毒剂,是穿透力强、灭菌可靠、不损伤物品的一种优良高效的气体消毒剂。环氧乙烷气体具有良好的扩散和穿透力,可穿透玻璃纸、聚乙烯薄膜及薄层的油和水,环氧乙烷液体与气体能溶于水和乙醇。

1.灭菌作用

通过微生物蛋白质烷化基作用,干扰酶的正常代谢,从而使微生物死亡。环氧乙烷是一种气体灭菌剂,在室温25 ℃下能有效地杀死一切微生物。适用于某些不能高压蒸汽灭菌或低温等离子灭菌的医疗物品,如人工血管、一次性缝线等。

2.使用方法

(1)开电源,接通机器电源开关。

(2)将待灭菌的物品装入灭菌袋,放入环氧乙烷气体瓶,缓慢打开钢瓶阀门,防止药液喷出,钢瓶的出气口不得朝向人面部。

(3)放入生物监测试验包,灭菌4小时。

(4)解析可以在环氧乙烷灭菌柜内继续进行,行解析时间12小时。

(5)灭菌完毕,取出物品送入无菌区存放。

(6)取出生物指示剂作培养,待结果阴性方可使用。

3.注意事项

(1)环氧乙烷是一种易燃易爆并具有毒性的危险物品,为保证使用时安全进行,工作人员应熟悉环氧乙烷的性能和使用方法。

(2)大规模环氧乙烷灭菌器必须安放在通风良好和防爆建筑中,不可接近火源,安装专门的排气管道,与大楼其他管道完全隔离。

(3)投药及开瓶不能用力过猛,防止药液喷出,如不小心皮肤、黏膜或眼睛沾上环氧乙烷液体,应立即用水冲洗,防止烧伤。

(4)每年对工作环境进行空气浓度监测。

(5)应对工作人员进行专业和紧急事故处理的培训,工作人员如有头晕、恶心、呕吐等中毒症状,应立即离开现场至通风良好处休息,重者须及时进行治疗。

(6)对灭菌设备定期进行维修和调试,并有详细的记录。

(7)每袋应做生物监测,包内放置化学指示卡,可分别作为灭菌过程和灭菌效果的参考。物品的外包装贴化学指示胶带,灭菌物必须等生物监测结果为阴性时方可使用。

三、化学消毒

(一)相关术语

1.消毒

杀灭或清除传播媒介上病原微生物,使其达到无害化的处理。

2.灭菌

杀灭或去除外环境中媒介物携带的一切微生物的过程。包括致病微生物和非致病微生物,也包括细菌芽孢和真菌孢子。

3.消毒作用水平

(1)高水平消毒:可以杀灭各种微生物,对细菌芽孢杀灭达到消毒效果的方法。这类消毒方法应能杀灭一切细菌繁殖体(包括结核分枝杆菌)、病毒、真菌及其孢子和绝大多数细菌芽孢。可用热力、电力辐射、微波、紫外线等;以及用含氯、二氧化氯、过氧醋酸、过氧化氢、含溴消毒剂、臭氧、二溴海因等;以及甲基乙内酰脲类化合物和一些复配的消毒剂等消毒因子进行消毒的方法。

(2)中水平消毒:可以杀灭和去除细菌芽孢以外的各种病原微生物的消毒方法,包括超声波、碘类消毒剂(碘伏、碘酊等)、醇类和氯己定的复方制剂,醇类和季铵盐(包括双链季铵盐)类化合物的复方、酚类等消毒剂进行消毒的方法。

(3)低水平消毒:只能杀灭细菌繁殖体(分枝杆菌除外)和亲脂性病毒的化学消毒剂和通风换气、冲洗等机械除菌法。如单链季铵盐类消毒剂(苯扎溴铵等)、双胍类消毒剂如氯己定、植物类消毒剂和汞、银、铜等金属离子消毒剂等进行消毒的方法。

4.医用物品危险性

(1)高度危险性物品:这类物品是穿过皮肤或黏膜而进入无菌的组织或器官内部的器材,或与破损的组织、皮肤、黏膜密切接触的器材和用品,如手术器械和用品、穿刺针、输血器材、输液器材、注射的药物和液体、透析器、血液和血液制品、导尿管、膀胱镜、腹腔镜、脏器移植物和活体组织检查钳等。凡属于高度危险性物品必须选用灭菌法灭菌,灭菌指数达到 10^6。

(2)中度危险物品:这类物品仅和破损皮肤、黏膜相接触,不进入无菌的组织内,如呼吸机管道、胃肠道内镜、气管镜、麻醉机管道、子宫帽、避孕环、压舌板、喉镜、体温表等。凡属于中度危险性物品可选用高水平消毒方法或中水平消毒方法,要求消毒指数在 10^3 以上,即试验中微生物杀灭率≥99.90%,自然污染微生物杀灭率≥90%。

(3)低度危险物品:虽有微生物污染,但在一般情况下无害,只有当受到一定量的病原微生物污染时才造成危害的物品。这类物品和器材仅直接或间接地和健康无损的皮肤相接触,包括生活卫生用品和患者、医护人员生活和工作环境中的物品,如毛巾、面盆、痰盂(杯)、地面、便器、餐具、茶具、墙面、桌面、床面、被褥、一般诊断用品(听诊器、听筒、血压计袖带等)等。

(二)手术室常见的化学消毒方法

1.浸泡法

选用杀菌谱广、腐蚀性弱、水溶性消毒剂,将物品浸没于消毒剂内,在标准的浓度和时间内,达到消毒灭菌目的。

2.擦拭法

选用易溶于水、穿透性强的消毒剂,擦拭物品表面,在标准的浓度和时间里达到消毒灭菌目的。

3.熏蒸法

加热或加入氧化剂,使消毒剂呈气体状态,在标准的浓度和时间里达到消毒灭菌目的。

(三)手术室常见的化学消毒剂

1.碘伏

碘伏又名聚维酮碘,有效浓度为 1% 和 0.5%,作用时间 3~5 分钟,为棕色无定形粉末,微臭,水溶液呈酸性。溶于水、乙醇。本品水溶液无碘酊缺点,着色浅,易洗脱,对黏膜刺激性小,不需用乙醇脱碘,无腐蚀作用,且毒性低。

(1)药理作用:为碘伏消毒剂,是聚乙烯吡咯烷酮与碘的配合物。在水中析出碘,当接触到皮肤或黏膜时,能逐渐分解缓缓释放出碘而起到消毒及杀灭微生物的作用。有高效和广谱杀菌作用,对细菌、真菌和病毒都有很强的杀灭能力和消毒效果。

(2)应用范围:临床上用于手术部位的皮肤消毒和黏膜、创口及体腔等局部消毒。也可治疗烫伤、滴虫性阴道炎、真菌性阴道炎、化脓性皮肤炎及皮肤真菌感染。

(3)注意事项:碘伏应避光密封保存;对碘过敏者禁用。

2.碘酊

碘酊又名碘酒,有效浓度为 10%、2.5%、1.5%,作用时间 3~5 分钟,是碘和碘化钾的乙醇溶液。

(1)药理作用:本品能氧化病原体胞浆蛋白的活性基因,并能与蛋白质结合,使其变性沉淀,对细菌、芽孢、病毒和阿米巴原虫都有强大的杀灭作用。

(2)应用范围:主要用于皮肤感染及消毒。

(3)注意事项:应贮存在密闭、遮光的容器中。对碘过敏者禁用。高浓度的碘酊能引起皮肤灼伤;禁用于会阴、肛门、眼、口腔等部位消毒;禁用于供皮区及新生儿皮肤消毒;不可与红汞同用。

3.乙醇

又名酒精,有效浓度为 95% 和 75%,作用时间为 5 分钟、10 分钟,为无色澄明液体,有酒香气,味灼烈,易挥发、易燃烧。

(1)药理作用:为最常用的皮肤消毒剂,作用迅速,能杀灭细菌增殖体,但不能杀灭芽孢。能使菌体蛋白质脱水、凝固而致细菌死亡。

(2)应用范围:主要用于皮肤及器械的消毒。50% 乙醇用于高热患者擦浴降温。

(3)注意事项:对乙醇过敏者禁用。因有刺激性,一般不用于黏膜和创面消毒。

4.过氧化氢

又名双氧水溶液。有效浓度为 3% 和 1%~1.5%,作用时间 30 分钟,其水溶液为无色液体,无臭或有类似臭氧的臭气,味微酸,呈弱酸性反应。性质不稳定,遇多数氧化物或还原物,即迅速分解。

(1)药理作用:本品为强氧化剂,具有消毒、防腐、除臭作用。过氧化氢通过产生具有破坏作用的羟基自由基发挥作用。对厌氧菌(如破伤风、气性坏疽杆菌)均有较强杀灭作用。

(2)应用范围:本品3%溶液用于清洗创面、溃疡、化脓性中耳炎等,可使创伤中的脓块、血块及坏死组织剥脱而出。1%溶液用于咽喉炎、扁桃体炎、口腔炎的含漱;3%溶液可用于空气消毒。

(3)注意事项:应避光保存,不宜与碱、碘化物、高锰酸钾和过氧醋酸混合使用。

5.戊二醛

有效浓度为2%,作用时间为消毒20～45分钟、灭菌10小时。戊二醛纯品为无色或淡黄色油状液体,有水果样香味,挥发度低,易溶于水、乙醇及其他有机溶剂,溶液微酸性。

(1)药理作用:戊二醛依靠醛基作用于微生物氢硫基、羟基和氨基使其烷基化,改变了微生物蛋白合成而致死亡。

(2)应用范围:用于金属器械、内镜、橡胶和塑料制品的浸泡消毒。

(3)注意事项:用戊二醛消毒过的物品使用前应用无菌生理盐水反复冲洗。

6.过氧乙酸

(1)药理作用:过氧乙酸兼具酸和氧化剂特性,是一种高效灭菌剂,其气体和溶液均具较强的杀菌作用,作用快,能杀死细菌、真菌、病毒和芽孢,在低温下仍有杀菌和抗芽孢能力。

(2)应用范围:0.1%的过氧乙酸1～10分钟可杀灭细菌繁殖体。0.5%的过氧乙酸5分钟可杀灭结核分枝杆菌和真菌,30分钟可杀灭枯草杆菌芽孢。溶液可用于浸泡消毒餐(饮)具、便器、体温计及医务人员手等。过氧乙酸气雾浓度达到1 g/m³时,可杀灭物体表面的芽孢,可用于墙壁、地板、家具消毒。

(3)注意事项:①过氧乙酸性质不稳定,其稀溶液极易分解。因此,应于用前配制。配制的稀溶液应盛于塑料容器中,避免接触金属离子。②对多种金属和织物有强烈的腐蚀和漂白作用,使用时应注意。③接触高浓度过氧乙酸时,工作人员应采取防护措施。物品用过氧乙酸消毒后,应放置1～2小时,待残留在物体表面上的过氧乙酸挥发、分解后使用。

7.环氧乙烷

(1)药理作用:环氧乙烷杀灭微生物是由于它能与微生物的蛋白质、DNA和RNA发生非特异性烷基化作用。

(2)应用范围:几乎各种微生物对环氧乙烷敏感,而且细菌繁殖体和芽孢之间对环氧乙烷的敏感性差异很小,这是环氧乙烷作为灭菌剂的一个特点。

(3)注意事项:①环氧乙烷消毒过程中应注意防火防爆;②要防止灭菌消毒袋、柜泄漏,以保证消毒过程中环氧乙烷的浓度并避免污染环境,要控制温湿度;③不适用于饮水和食品消毒。

8.含氯制剂(优氯净)

(1)药理作用:使菌体蛋白质变性,改变膜通透性,干扰酶系统生理生化及影响DNA合成等过程,使病原菌迅速死亡。

(2)应用范围:二氯异氰尿酸钠杀菌谱广,对细菌繁殖体、病毒、真菌孢子及细菌芽孢都有较强杀灭作用。

(3)注意事项:使用时应注意其腐蚀和漂白作用,操作时应做好个人防护。应保存在密闭容器内,放在阴凉、干燥、通风处。

四、医院手术室感染监测

医院感染监测主要是通过细菌培养的方法,来观察医院内各种环境、医务人员手、灭菌物品、消毒灭菌溶液等的细菌总数、细菌种类及其动态变化,以便采取针对性措施,控制和降低医院感染的发病率。

(一)相关定义

1.CFU

在琼脂板上经过一定温度和时间培养后形成的每一个菌落,所得菌簇形成单位的英文缩写。

2.消毒卫生标准

不同对象经消毒与灭菌处理后,允许残留微生物的最高数量。

(二)细菌菌落总数允许检出值

不得检出乙型溶血性链球菌、金黄色葡萄球菌及其他致病性微生物。物体表面和医护人员手不得检出沙门菌,在可疑污染情况下进行效益指标的检测。

1.各类环境空气、物体表面、医护人员手细菌菌落总数卫生标准

总数卫生标准见表3-4。

表 3-4　各类环境空气、物体表面、医护人员手细菌菌落总数卫生标准

环境类别	范围	标准		
		空气(cfu/m³)	物体表面(cfu/cm²)	医护人员手(cfu/cm²)
Ⅰ类	层流洁净手术室、层流洁净病房	≤5	≤5	≤5
Ⅱ类	普通手术室、产房、婴儿室、早产儿室、普通保护性隔离室、供应室无菌区、烧伤病房、重症监护病房	≤200	≤5	≤5
Ⅲ类	儿科病房、妇产科检查室、注射室、换药室、治疗室、供应室清洁区、急诊室、化验室、各类普通病房和房间	≤500	≤10	≤10
Ⅳ类	传染病科和病房		≤15	≤15

2.医疗用品卫生标准

(1)进入人体无菌组织、器官或接触破损皮肤、黏膜的医疗用品必须无菌。

(2)接触黏膜的医疗用品细菌菌落总数应≤20 cfu/g 或 100 cm²;不得检出致病性微生物。

(3)接触皮肤的医疗用品细菌菌落总数应≤200 cfu/g 或 100 cm²;不得检出致病性微生物。

3.使用中消毒剂与无菌器械保存液卫生标准

(1)使用中消毒剂细菌菌落总数应≤100 cfu/mL;不得检出致病性微生物。

(2)无菌器械保存液必须无菌。

(三)医院内空气微生物的特点

世界卫生组织研究表明空气中的含菌量与切口感染的发生率成正比关系。

(1)医院空气中的微生物大部分与大气中的自然微生物相似,随着不断接收患者,空气中致病菌会逐渐增加。

(2)医院内空气中的带菌粒子平均为 13 μm,其中大约 1/3 大于 18 μm。

(3)空气微生物大多附着在尘埃粒子上,来自人体的微生物附着在 12~15 μm 的尘埃粒子上,与疾病有关的带菌粒子一般直径为 4~20 μm。

(四)医院感染的常规微生物学监测及方法

采样及检查原则:采样后必须尽快对样品进行相应指标的检测,送检时间不得超过 4 小时,若样品保存于 0～4 ℃条件时,送检时间不得超过 24 小时。

1.空气微生物学监测

(1)采样时间:Ⅰ类环境在洁净系统自净后与从事医疗活动前采样。Ⅱ、Ⅲ、Ⅳ类环境在消毒或规定的通风换气后从事医疗活动前采样。

(2)采样高度:测点布置在距地面 0.8 m,测试截面应平行于气流方向,测点应选在无涡流无回风口的位置。检测仪器应为读值分辨率可达到 1 Pa 的微压计。

(3)采样方法:①Ⅰ类环境可选择平板暴露法和空气采样器法进行检测。空气采样器法可选择六级撞击式空气采样器或其他经验证的空气采样器。检测时将采样器置于室内中央 0.8～1.5 m高度,按采样器使用说明书操作,每次采样时间不应超过 30 分钟。房间大于 10 m² 者,每增加 10 m² 增设一个采样点。②Ⅱ、Ⅲ、Ⅳ类环境采用平板暴露法。室内面积≤30 m²,设内、中、外对角线 3 点,内、外点应距墙壁 1 m 处。室内面积＞30 m²,设 4 角及中央 5 点,4 角的布点部位应距墙壁 1 m 处。将普通营养琼脂平皿(Φ90 mm)放置各采样点,采样高度为距地面 0.8～1.5 m。采样时将平皿盖打开,扣放于平皿旁,暴露规定时间(Ⅱ类环境暴露 15 分钟、Ⅲ、Ⅳ类环境暴露 5 分钟)后盖上平皿盖及时送检。③将送检平皿置 36 ℃(±1 ℃)恒温箱培养 48 小时,计数菌落数,必要时分离致病性微生物。

(4)当送风口集中布置时,应对手术区和周边区分别检测,测点数不少于 3 点。当附近有显著障碍物时,可适当避开。应避开送风口正下方:当送风口分散布置时,应按全室统一布点检测,测点可均布,但不应布置在送风口正下方。

2.物体表面采样方法

(1)采样时间:选择消毒处理 4 小时内进行采样。

(2)采样面积:被采表面＜100 cm²,取全部表面。被采表面≥100 cm²,取 100 cm²。

(3)采样方法:用 5 cm×5 cm 标准灭菌规格板,放在被检物体表面,用浸有无菌 0.03 mol/L磷酸盐缓冲液或生理盐水采样液的棉拭子 1 支,在规格板内横竖往返各涂抹 5 次,并随之转动棉拭子,连续采样1～4 个规格板面积,剪去手接触部分,将棉拭子放入装有 10 mL 采样液的试管中送检。门把手等小型物体则采用棉拭子直接涂抹物体采样。

(4)物体表面采样注意事项:①采集标本应有代表性,为了提高监测的准确性,可分污染区、半清洁区和清洁区三类采样。因为各种物体受污染的机会是不同的,那么各种物体表面检测出微生物的可能性也是不同的。②要有足够的样本数量,因为物体表面污染是不均匀的,因此一件物体需采集数份标本才能真实地反映污染情况。

3.医护人员手采样方法

(1)采样时间:采取手卫生后,在接触患者或从事医疗活动前采样。

(2)采样面积及方法:将浸有无菌 0.03 mol/L 磷酸盐缓冲液或生理盐水采样液的棉拭子一支在双手指曲面从指根到指端来回涂擦各两次(一只手涂擦面积约 30 cm²),并随之转动采样棉拭子,剪去手接触部分,将棉拭子放入装有 10 mL 采样液的试管内送检。采样面积按平方厘米(cm²)计算。若采样时手上有消毒剂残留,采样液应含相应中和剂。

4.医疗用品采样方法

(1)采样时间:在消毒或灭菌处理后,存放有效期内抽样采样。

(2)采样量及采样方法：①可用破坏性方法取样的医疗用品，如输液（血）器、注射器、棉和纸等可剪小块直接投入装有 10 mL 采样液的试管内送检。②对不能用破坏性方法取样的特殊医疗用品，可用浸有无菌生理盐水采样液的棉拭子在被检物体表面涂抹采样，被采表面＜100 cm²，取全部表面。被采表面≥100 cm²，取 100 cm²。③对注射针头、缝针、牙签等小件物品可直接投入装有 10 mL 采样液的试管内送检。

5.使用中消毒剂与无菌器械保存液采样方法

(1)采样时间：采取更换前使用中的消毒剂与无菌器械保存液。

(2)采样量及方法：用无菌吸管按无菌操作方法吸取 1.0 mL 被检消毒液，加入 9 mL 中和剂混匀。

6.高压灭菌器灭菌效果的监测

(1)化学测试法：利用某些化学物质在高温、高压的作用下发生颜色的改变而判断其灭菌效果。常用的有指示胶带和指示卡，胶带贴于需灭菌物品外包装表面，指示卡随灭菌物品一起放置，灭菌后观察指示剂的颜色变化。使用方便，但准确性较差。

(2)微生物学测试法：是最可靠的检查方法，一般定期每月测试 1 次。常采用国际通用的嗜热脂肪杆菌芽孢指示菌株监测。它抗湿热能力是所有微生物（包括芽孢）最强，高压蒸汽 121 ℃死亡时间是 12 分钟，132 ℃为 2 分钟。干热 160 ℃为 30 分钟，180 ℃为 5 分钟。在 56 ℃以下生长良好，对人不致病。

(3)新灭菌器：包括拟采用的新包装容器、摆放方式、排气方式及特殊灭菌工艺。使用前必须先进行生物监测，合格后才能使用。

7.等离子灭菌器灭菌效果的监测

(1)化学测试法：利用某些化学物质在等离子、强氧化的作用下发生颜色的改变而判断其灭菌效果。常用的有指示胶带和指示卡，胶带贴于需灭菌物品外包装表面或使用带测试剂的专用包装袋，指示卡随灭菌物品一起放置，灭菌后观察指示剂的颜色变化。必须使用专用包装袋或专用无纺布。

(2)微生物学测试法：每天测试一次。常采用嗜热脂肪杆菌芽孢指示菌株快速检测，3 小时出结果。

8.紫外线使用的监测

紫外线消毒的效果监测有物理监测法、化学监测法和生物学监测法。常用化学监测法：使用根据紫外线光敏涂料可随紫外线照射强度相应变色的原理结合实际要求剂量制成的指示卡，即可判断紫外线照射剂量是否达到消毒要求。

(1)监测方法：将指示卡正面放于离灯管 1 m 的中心处，照射 1 分钟。

(2)消毒效果判断：光敏涂料由白色变为紫红色，与周围相应标准色相比，可知灯管照射强度。新灯管≥100 $\mu W/cm^2$ 为合格。旧灯管＜70 $\mu W/cm^2$，＞40 $\mu W/cm^2$，暂时可使用，但应延长照射时间。不足40 $\mu W/cm^2$，不得继续使用。

(3)紫外线消毒效果影响因素：①细菌芽孢对紫外线的抗力较细菌繁殖体大，病毒的抗力比芽孢低，但常比非芽孢的抗性大。②微生物污染越严重，消毒所需的紫外线照射的剂量就越大。③有机物质的存在可明显影响紫外线消毒功效。④湿度超过 70%，紫外线对微生物杀灭率就会急剧下降，超过 80% 反而会产生激活作用。

(4)紫外线消毒方法：灯管离地面 2.0～2.5 m，灯的功率平均每立方米不少于 1 W/m^3，每

$10 \ m^2$面积安装 30 W 灯管 1 支。

(5)使用紫外线注意事项:①紫外线消毒辐射的 253.7 mm 紫外线强度不得低于 70 $\mu W/cm^2$。②紫外线消毒的适宜温度为 20～40 ℃,相对湿度为 50％左右,过高、过低或空气中有水雾和灰尘,均可影响其消毒效果。③紫外线穿透力很弱,灯管外壁附有油渍、污垢、灰尘等均妨碍紫外线的功能。灯管表面每 2 周用无水乙醇棉球擦拭 1 次。④紫外线对人的眼睛和皮肤有刺激作用,照射中产生的臭氧对人亦有危害。

9.内镜消毒灭菌效果的监测

(1)检测合格标准:①消毒后的标准细菌总数每件＜20 cfu,不能检出致病菌。②灭菌后的标准为无菌。

(2)采样方法:监测采样部位为内镜的内腔面。用无菌注射器抽取 10 mL 含相应中和剂的缓冲剂,从待检内镜活检口注入,用 15 mL 无菌试管从活检出口收集,及时送检,2 小时内检测。

(赵俊梅)

第六节　手术室常见手术配合

一、胆囊切除术手术配合

(一)特殊用物准备
扁桃体血管钳、长剪刀、直角钳。

(二)手术配合
(1)常规消毒皮肤,铺巾。取右上腹直肌切口或右肋缘下斜切口,切开皮肤,皮下组织,直血管钳止血。

(2)按切口方向切开腹直肌前鞘及腹外斜肌,分离腹直肌的内外侧缘,依切口方向将其切断。分离腹内斜肌及腹横肌,切开腹直肌后鞘及腹膜,显露胆囊。

(3)探查后,用盐水纱垫保护切口,用深部拉钩和蒂氏拉钩显露肝外胆道和十二指肠韧带,进一步探查肝和胆囊。

(4)用盐水纱垫隔开周围脏器组织,艾力斯钳夹住胆囊底部向上牵引,切开胆囊管前面的腹膜,推开周围的疏松组织,显露胆囊管及其相连的胆总管及肝总管。

(5)分离胆囊管,用直角钳从其后方引过一根 4 号线,将胆囊管提起,分离胆囊动脉并结扎。

(6)游离胆囊,切开胆囊边缘浆膜,用组织剪、电烧将胆囊从胆囊床上剥下,出血点中线结扎。切断胆囊管,近端再结扎 1 次。

(7)用小圆针中线缝合胆囊床两侧腹膜,彻底止血。

(8)清点用物,关闭腹腔,常规逐层缝合,伤口覆盖纱布包扎。

二、胃大部切除术手术配合

(一)特殊用物准备
3-0 可吸收线、吻合器、荷包钳及荷包线。

(二)手术配合

(1)常规消毒铺巾,取上腹部正中切口,常规进入腹腔,探查病变部位,决定手术方式。

(2)用深拉钩显露手术野,分离大小网膜,游离胃大弯,将胃提起,在大弯稍左处选出一无血管区,剪开胃结肠韧带,切断并结扎胃网膜血管通往胃壁的各分支。

(3)沿大弯向左游离至胃网膜左血管邻近无血管区的最后1个或2个分支,再向右切断并结扎胃网膜右血管各分支,直至幽门部。用剪刀将右侧胃后壁与横结肠系膜、胰腺之间及胃结肠韧带与横结肠系膜之间的粘连分开。

(4)将胃向上翻开,切断并结扎走向胃幽门部的各分支。

(5)游离胃小弯,剪开肝胃韧带,结扎胃右动脉,将胃翻向左侧,游离胃小弯及胰腺之间的粘连。

(6)分离十二指肠球部,切断并结扎胃十二指肠动脉的分支,用两把直可可钳在近幽门处夹住十二指肠,并在两钳间切断,络合碘消毒残端,胃残端用纱垫包裹。

(7)将胃向下方牵引,向左切断肝胃韧带,结扎胃左动脉,清除胃小弯的脂肪约2 cm,以利缝合。

(8)在预定切除胃大弯侧夹两把直可可钳,小弯侧夹1把直可可钳并用闭合器闭合,两钳间将胃切除,移去标本,络合碘消毒残端,小弯侧闭合的残端1号线缝合浆肌层。

(9)胃肠道重建。将十二指肠残端用荷包钳及荷包线缝制荷包,将涂有络合碘的吻合器伞形头置入并收紧荷包线,放开残端,吸净胃内容物,络合碘消毒,并用吻合器将胃后壁与十二指肠残端吻合,将大弯侧残端用闭合器闭合,并用1号线将肌层缝合。

(10)用1号线缝闭后腹膜与肠系膜的空隙。

(11)冲洗伤口,止血,清点用物,常规关闭腹腔。

三、右半结肠切除术手术配合

(一)特殊用物准备

3-0可吸收缝线、吻合器、引流管。

(二)手术配合

(1)常规消毒铺巾,取右上腹直肌切口,切开腹膜,探查病变。

(2)腹腔牵开器显露腹腔,剪开升结肠后外侧的后腹膜,分离结缔组织,向下剪开升结肠后及末端回肠系膜下的腹膜,向上剪开肝结肠韧带,游离右半结肠。

(3)分离回盲系膜血管、升结肠血管,结扎中结肠动脉、静脉及右结肠动静脉。

(4)在末段回肠的近端夹肠钳,下夹直可可钳,切除回肠末端、盲肠、升结肠及右半横结肠。

(5)回肠、横结肠端端吻合,以小圆针细线做间断缝合,3-0可吸收缝线缝合全层,或用吻合器做功能性对端吻合。

(6)冲洗腹腔,仔细止血,放置引流管,清点物品后常规关闭腹腔。

四、肝切除术手术配合

(一)特殊用物准备

肝针、粗引流管、超声刀、氩气刀、肝拉钩、血管阻断钳。

（二）手术配合

（1）常规消毒铺巾，做右肋缘下斜切口或右上腹直肌或正中切口，切口上端至剑突左侧，常规进入腹腔。

（2）保护周围组织，用深拉钩充分显露，进行腹腔内探查。

（3）游离肝。用肝拉钩显露手术野，分离肝周围韧带，用扁桃体血管钳和组织剪依次分离切断肝圆韧带、镰状韧带、冠状韧带、三角韧带和肝胃韧带，中线缝扎或 7 号线结扎。切缘的预计可通过扪诊和用电灼画出界限。也可同时行胆囊切除。

（4）显露肝门。分离肝、十二指肠韧带上段，分离肝动脉、肝管及门静脉分支，用阻断套管和长气门芯环绕肝门并钳夹气门芯两端准备阻断。用扁桃体血管钳和直角钳先分离和夹住动脉和肝管，切断动脉，近端用 7 号线结扎，切断肝管后用 7 号线缝扎，门静脉分支用 7 号线结扎切断。

（5）结扎肝静脉。分离冠状韧带内侧，显露肝上的腔静脉，用肝针或 7 号线缝扎肝静脉主干。

（6）沿下腔静脉左缘与胆囊右缘的平面用 CUSA 离断肝，先切开肝包膜，逐步离断肝实质，遇有血管和肝管分支时用蚊式血管钳夹住切断，1 号线结扎或缝扎。

（7）肝断面止血。肝针或 7 号线做褥式缝合，并用氩气刀烧灼肝断面，以大网膜缝合覆盖在肝断面上，左膈下放置引流管于切口旁引出。

（8）仔细止血，清点用物，常规关腹。

五、腹股沟斜疝修补术手术配合

（一）特殊用物准备

布带子、疝补片。

（二）手术配合

（1）常规消毒皮肤，铺巾，自腹股沟韧带中点上方 2 cm 处至耻骨结节做一与腹股沟韧带相平行的切口，切开皮肤、皮下组织，直血管钳止血。

（2）保护切口，铺皮垫，用巾钳固定。甲状腺拉钩牵开显露腹外斜肌腱膜及外环。

（3）用弯血管钳或手指将皮下脂肪组织及筋膜从腹外斜肌腱膜上推开，内达腹直肌前鞘，外至腹股沟韧带。

（4）在外环的外上方切开腹外斜肌腱膜，用弯血管钳在腱膜下潜行分离，剪开腱膜，显露并分离髂腹股沟神经及髂腹下神经。用弯血管钳提起腱膜，在深面分离，内达腹内斜肌与联合肌腱，外至腹股沟韧带。

（5）沿纤维方向切开提睾肌，显露精索及疝囊，疝囊一般在精索的内前方。如果疝囊小，就不用切开疝囊；如果疝囊大且进入阴囊，则自精索中部横断疝囊，远端旷置，近端向上钝性剥离达内环口。小疝囊向内翻转推至腹腔内，大疝囊断端 4 号线缝扎后推至腹腔内，然后将伞状填充物放入内环口，伞端用 4 号线固定于内环边缘和附近的腹横筋膜上。提起精索将补片平铺于精索深层，补片预留缺口包绕精索间断缝合缺口，修剪补片，用 4 号线将补片固定于联合肌腱和腹股沟韧带上，还纳精索间断缝合提睾肌。止血，还纳髂腹下和髂腹股沟神经于精索浅层，间断缝合腹外斜肌腱膜达外环口。

（6）缝合皮下、皮肤。

六、阑尾切除术手术配合

（一）特殊用物准备

麻头吸引器、石炭酸、棉棍。

（二）手术配合

（1）常规消毒，铺巾。取右下腹麦氏切口，切开皮肤，皮下组织，保护皮肤切口铺护皮垫。

（2）切开腹外斜肌腱膜，切开肌膜，甲状腺拉钩牵开肌层。

（3）切开腹膜，直钳将腹膜固定在皮垫上。

（4）用长平镊、卵圆钳找出阑尾，用艾力斯钳提起阑尾，依次切断阑尾系膜，中线结扎，用小圆针中线在阑尾根部做荷包缝合，阑尾根部用7号线结扎。手术刀涂以石炭酸切除阑尾，分别用石炭酸、乙醇、盐水棉棍擦拭阑尾残端。将阑尾残端埋入直肠，扎紧荷包线，做褥式缝合。

（5）检查腹腔有无出血，清点物品，关腹。

（6）更换干净的器械，逐层缝合。

七、乳癌改良根治术手术配合

（一）特殊用物准备

棉垫、线头、引流管×2、头皮针×2。

（二）手术配合

（1）常规消毒铺巾，做一梭形切口，切皮后用大巾钳依次夹住皮肤边缘，大刀向两侧潜行分离，干纱垫止血。

（2）显露遮盖腋窝的胸锁筋膜，剪开并清除腋窝的淋巴组织，干纱垫止血。

（3）切除乳腺组织，止血，放置引流，做减张缝合。

（4）纱布、棉垫、线头覆盖伤口，弹力绷带包扎。

八、甲状腺次全切除术手术配合

（一）特殊用物

3-0可吸收缝线、皮片引流、显纱、布带子、扣线。

（二）手术配合

（1）常规消毒铺巾，在胸骨切迹上两横指沿颈部皮肤横纹做弧形切口。依次切开皮肤、皮下组织、颈阔肌，出血点直钳钳夹，电凝止血。

（2）分离皮瓣。上至甲状软骨，下至胸骨颈静脉切迹，两侧达胸锁乳突肌缘，弯钳电凝止血。两块干纱垫保护切口。

（3）牵引颈阔肌。直钳钳夹上侧颈阔肌边缘，并用布带子及艾力斯钳将其固定在头部托盘上。

（4）用电刀沿颈白线正中切开颈阔筋膜，上下扩大颈白线切口。

（5）切断颈前肌群。出血点中线结扎或缝扎。

（6）由上级至下级游离甲状腺组织。小圆针中线缝扎甲状腺作牵引，弯钳、组织剪分离甲状腺组织，小直角钳分离甲状腺上、下动静脉，7号线结扎并切断，远端中线结扎，近端中线缝扎。

（7）切断甲状腺峡部。中线或7号线结扎。

(8)切除甲状腺弯钳数把钳夹甲状腺四周,并切除甲状腺体,细线结扎,3-0可吸收线缝合包埋腺体残端,止血。

(9)同法切除另一侧甲状腺。

(10)冲洗切口,清点物品。

(11)中线缝合甲状腺前肌群,并放置皮片引流。

(12)细线或0号线缝合颈阔肌和皮下组织,并清点物品。

(13)扣线缝合皮肤。切口覆盖纱布及棉垫并加压包扎。

九、大隐静脉高位结扎剥脱术手术配合

(一)特殊用物

大隐静脉剥脱器、绷带、显纱、棉垫、弹力绷带。

(二)手术配合

(1)常规消毒铺巾,于卵圆窝处做一平行于腹股沟韧带的斜切口。

(2)切开皮肤及皮下组织,于卵圆窝内下缘找到大隐静脉主干,分离、中线结扎其分支并切断。

(3)7号线结扎并切断大隐静脉,近端中线缝扎,远端插入剥脱器至膝下,并于该部位做一小切口,用7号线将远端静脉与剥脱器绑扎后切断。

(4)拔出剥脱器,同时抽出大隐静脉,干纱垫压迫止血。

(5)膝部以下静脉需剥脱时,将剥脱器从膝部静脉插入,将曲张静脉全部抽出。

(6)冲洗切口,清点物品,缝合筋膜。

(7)细线缝合皮下组织及皮肤。

(8)切口覆盖纱布及棉垫,弹力绷带加压包扎。

十、腹腔镜胆囊切除术手术配合

(一)特殊用物

腹腔镜器械、冲水管、钛夹。

(二)手术配合

(1)常规络合碘消毒皮肤,铺无菌巾。

(2)在脐部刺入气腹针并注入二氧化碳气体建立气腹,插入电视镜头。

(3)在剑突部、右肋缘下穿刺,置入穿刺套管锥(Trocar),经腹腔镜直视做腹腔探查和胆囊切除术。

(4)分离胆囊管、胆囊血管,用钛夹夹闭并切断。将胆囊从肝床分离,彻底止血,并探查胆总管。

(5)取出胆囊,冲洗腹腔,清点用物,关闭切口。

十一、经腹腔镜乙状结肠癌根治术手术配合

(一)特殊用物

腹腔镜器械、吻合器、闭合器、超声刀、钉仓、钉仓钳、荷包钳等。

(二)手术配合

(1)气腹后,置入摄像头,观察腹腔和盆腔情况,是否适合腹腔镜手术。

(2)用超声刀分离乙状结肠和侧腹壁。此过程中同时解剖出左侧输尿管,并注意保护。

(3)剪开乙状结肠系膜前叶并与左侧术野会合后,用超声刀继续向上解剖,直至肠系膜下动脉根部。

(4)向下游离直肠,于拟切断肠管的位置用超声刀游离肠管周围的系膜和脂肪组织,从1号孔内置入钉仓,夹住肠管,切断盲肠。

(5)于脐与耻骨联合水平之间行左下腹3～4 cm的腹直肌旁切口,逐层进入腹腔,用直桶型的无菌塑料袋保护切口,将近段结肠提出腹壁外。于腹壁外修剪乙状结肠系膜,并切除、移走病变肠段。荷包钳夹住结肠近断端,荷包线缝合结肠断端,并于其中置入吻合器的钉砧头,收紧荷包线并打结。将其放回腹腔内,缝合左下腹切口的腹膜及后鞘,重新气腹。

(6)助手经患者肛门放入吻合器,腹腔内直视下旋出钻钉,主刀用胆囊抓钳将钉仓与钻钉对合,扣动扳机吻合,确认吻合口无张力后,放置引流管,分别置入吻合口的前后方。

(7)冲洗腹腔,清点纱布器械无误后,分层缝合。

十二、肾切除术手术配合

(一)特殊用物

肾蒂钳、开胸去肋器械。

(二)手术配合

(1)常规消毒皮肤,铺无菌单。取腰部切口,探查肾。

(2)用纱垫推开腹膜,打开肾周筋膜,用一深直角拉钩将其牵向内侧再用手分离肾蒂脂肪组织,以充分显露肾蒂。

(3)手指钝性分离肾周围脂肪及粘连处,出血点用中线结扎,直至显露肾动静脉,应先处理肾动脉,找到输尿管,用扁桃体钳夹住,待肾蒂处理完后再切断。

(4)肾及上段输尿管全部分离清楚,用3把肾蒂钳夹住肾血管,两把位于近端,1把位于远端,用手术刀在肾蒂间切断,用7号线结扎肾蒂残端,再用7号线缝扎。

(5)切下的肾用纱垫包好,此时只有输尿管与其相连,沿输尿管向膀胱方向分离,用两把血管钳夹住,周围以湿纱垫保护、切断。将离体肾放入弯盘内,输尿管残端用中线双重结扎,缝合。

(6)清点物品,冲洗伤口逐层缝合,盖无菌纱布。

十三、前列腺摘除术手术配合

(一)特殊用物

热盐水。

(二)手术配合

(1)常规消毒铺单,取下腹部正中切口。

(2)用盐水纱布将腹膜反折向上推,显露膀胱,用艾丽斯钳提起膀胱从中间切开吸尽尿液。

(3)用组织剪扩大膀胱切口,手指由膀胱插入直至前列腺内,在前列腺体及包膜间做钝性分离。

(4)助手将手指伸入肛门内,向前上顶起前列腺,术者剥离腺体将前列腺摘除的腺体应仔细察看是否完整,如有残缺遗留部分未摘除应进一步摘除干净。

(5)用热盐水纱垫压迫前列腺窝,暂时止血,用 3-0 可吸收线将膀胱作荷包缝合止血,缝线应穿过前列腺包膜及膀胱壁肌层和黏膜。

(6)放置尿管冲洗伤口,清点用物缝合伤口。

十四、腹腔镜下肾上腺切除术手术配合

(一)特殊用物

20 mL 空针、粗引流管、中粗引流管、三通、无菌引流袋、18#(16#)尿管各 1 根,手套多备一副(用来作水囊)、超声刀、1 000 mL 生理盐水、体位垫。

(二)手术配合

(1)腔镜的手术在进 Trocar 前需要通过水囊将皮下组织撑开,以免进 Trocar 时造成损伤。

(2)铺巾。先在胸腰段两侧各铺一小手巾,再以切口为中心铺 4 块小手巾,然后铺腹单。在铺单完成后,将平车放于与床同一水平线上,并用 1 块大手巾将平车与手术床连接。

(3)连接腹腔镜镜头、冷光源线、单极线、二氧化碳通气管、超声刀等。

(4)尖刀自脐与髂前上棘连线与腋前线交点处做第一个切口,依次切开皮肤、皮下、肌层,用弯钳分离筋膜,并把打水囊的一套用物递与医师。

(5)气腹建立后,由于切口大漏气,用皮针 7 号丝线缝两针到切口直径大约为 1.5 cm 后,置入 10 mm 套管针,建立人工二氧化碳气腹,压力为 1.7~2.0 kPa(13~15 mmHg),引入摄像头。

(6)腹腔镜监视下于术侧锁骨中线肋缘下约 1 cm 及 7 cm 分别穿刺置入 5 mm、10 mm 套管针作为第 2、3 穿刺孔,分别引入器械,腋中线肋缘下建立第 4 穿刺孔。横行切开侧后腹膜及肾上腺筋膜,提起肾周筋膜并行钝性分离。自第 4 穿刺孔引入一钝性器械,牵开肝脾以暴露肾上腺。

(7)提起肾上腺内侧面,仔细分离肾上腺门区,显露肾上腺上、下动脉并用超声刀切断,分离肾上腺中央静脉,置双肽夹闭后切断。右肾上腺静脉较短,只有 1 cm,可置 1 个钛夹。然后用超声刀于近端切断,仔细止血并检查脾、胰、结肠有无损伤,冲洗和清理手术区。

(8)用无菌橡胶手套剪掉手指后用 7 号丝线结扎成兜状,把标本经第 1 穿刺孔从腹腔中取出。

(9)肾上腺窝放置粗引流管,经腋后线套管引出,缝合切口。

十五、全子宫切除术手术配合

(一)特殊用物

双爪钳、有牙血管钳、普通纱布 1 块、可吸收缝线。

(二)手术配合

(1)常规铺巾,探查盆腔。

(2)分离子宫两侧圆韧带、阔韧带、主韧带、宫骶韧带,并用胖圆针 7 号丝线缝扎或结扎。

(3)切断宫颈阴道穹隆处,将半块酒精纱布放入阴道残端内,用可吸收缝线封闭残端。

(4)常规关闭伤口,取出阴道内纱布。

十六、卵巢癌细胞减灭术手术配合

(一)特殊用物

深部手术器械1套。

(二)手术配合

(1)常规铺巾,探查腹腔。

(2)按全子宫切除术切除子宫。

(3)切除大网膜,4号线结扎,清扫腹腔各淋巴结,1号线结扎。

(4)按常规方法切除阑尾。

(5)放置引流管,常规关闭腹腔。

十七、卵巢囊肿切除术手术配合

(一)特殊用物

0号可吸收缝线,3-0可吸收缝线,弯有齿血管钳。

(二)手术配合

(1)常规消毒铺巾,铺护皮膜及无菌单,探查腹腔。

(2)将囊肿拉出腹腔,用10号刀片在囊肿上划1小口,蚊式钳夹住小口边缘,以纱布钝性分离并取出囊肿,3-0可吸收缝线缝合切口。

(3)探查对侧卵巢。

(4)清点用物,常规关腹,覆盖伤口。

十八、阴式子宫切除及阴道前后壁修补术手术配合

(一)特殊用物

重锤、阴道拉钩2个、窥具、海绵钳、宫颈钳。

(二)手术配合

(1)消毒会阴和阴道。第1块络合碘海绵消毒会阴部皮肤,第2块络合碘刷洗阴道。

(2)三角针1号线将小阴唇缝于小手巾上,螺旋拉钩拉开阴道后壁,艾利斯钳夹住宫颈向外牵引,金属导尿管排尿并测定膀胱底部位置。

(3)游离膀胱腹膜反折并做标记。20号刀片在膀胱子宫颈交界下方的阴道膜上做1横切口。环形延长后分离阴道黏膜,将膀胱向上推开,暴露膀胱宫颈韧带并剪开,7号线结扎。拉钩牵开可见膀胱腹膜反折,用弯血管钳提起腹膜,用剪刀剪1小口,向两侧延长。在腹膜中点用小圆针1号线缝1针,蚊式钳固定末端,剪开后穹隆进入子宫直肠陷窝,在腹膜处剪小口延长并缝1针固定。

(4)切开双侧宫骶韧带及主韧带。双爪钳夹主宫颈作牵引,暴露宫骶韧带用妇科有牙血管钳或弯血管钳夹住切断,小胖针7号线缝扎,4号线加固,主韧带处理同上。

(5)分离并切断双侧子宫动脉和静脉、圆韧带、卵巢固有韧带,切下子宫,并以0号可吸收缝线缝合残端。

(6)修补前壁。在阴道前壁用手术刀做三角形切口,用剪刀和盐水小纱布将阴道黏膜剥离。用4号刀柄20号刀片背面分离膀胱表层及筋膜,并剪去多余的阴道黏膜,再用3-0可吸收缝线

缝合阴道黏膜。

(7)关闭后腹膜。小圆针1号线将阴道前壁及前壁腹膜与韧带残端做荷包状缝合,使韧带残端固定于腹膜两侧。呈两个半环状,在中间放置T型管引流。

.(8)修补后壁。在后壁及皮肤交界处切口,用剪刀及纱布将阴道后壁向上做钝性分离,再用3-0可吸收缝线缝合后壁,三角针1号线缝合会阴部皮肤。

(9)油纱卷填塞阴道,压迫止血,置尿管。

十九、腹腔镜卵巢囊肿切除术手术配合

(一)特殊用物

妇科腔镜器械。

(二)手术配合

(1)消毒腹部、会阴和阴道。第1块络合碘海绵消毒会阴部皮肤,第2块刷洗阴道,更换卵圆钳及消毒垫,用碘酒、酒精消毒腹部皮肤。

(2)导尿,消毒宫颈,上举宫器。

(3)11号刀片切开脐部皮肤,大巾钳夹并提起脐周皮肤,气腹针脐部穿刺,人工气腹。左下腹、右下腹、脐部3个小切口分别放置3个打孔器。

(4)切开卵巢囊肿表面包膜、囊皮,吸净内容液体。剥离卵巢囊肿之囊壁,取出囊壁及内容物,卵巢剥离面电凝止血,冲洗。

(5)缝合腹部切口。

(赵俊梅)

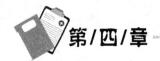

普外科护理

第一节　胃十二指肠溃疡及并发症

一、胃溃疡和十二指肠溃疡

胃十二指肠溃疡是指发生于胃十二指肠黏膜的局限性圆形或椭圆形的全层黏膜缺损。因溃疡的形成与胃酸-蛋白酶的消化作用有关,故又称为消化性溃疡。纤维内镜技术的不断完善、新型制酸剂和抗幽门螺杆菌药物的合理应用使得大部分患者经内科药物治疗可以痊愈,需要外科手术的溃疡患者显著减少。外科治疗主要用于溃疡穿孔、溃疡出血、瘢痕性幽门梗阻、药物治疗无效及恶变的患者。

(一)病因与发病机制

胃十二指肠溃疡病因复杂,是多种因素综合作用的结果。其中最为重要的是幽门螺杆菌感染、胃酸分泌异常和黏膜防御机制的破坏,某些药物的作用及其他因素也参与溃疡病的发病。

1.幽门螺杆菌感染

幽门螺杆菌(helieobacter pylori,Hp)感染与消化性溃疡的发病密切相关。90%以上的十二指肠溃疡患者与近70%的胃溃疡患者中检出Hp感染,Hp感染者发展为消化性溃疡的累计危险率为15%～20%;Hp可分泌多种酶,部分Hp还可产生毒素,使细胞发生变性反应,损伤组织细胞。Hp感染破坏胃黏膜细胞与胃黏膜屏障功能,损害胃酸分泌调节机制,引起胃酸分泌增加,最终导致胃十二指肠溃疡。幽门螺杆菌被清除后,胃十二指肠溃疡易被治愈且复发率低。

2.胃酸分泌过多

溃疡只发生在经常与胃酸相接触的黏膜。胃酸过多的情况下,激活胃蛋白酶,可使胃十二指肠黏膜发生自身消化。十二指肠溃疡可能与迷走神经张力及兴奋性过度增高有关,也可能与壁细胞数量的增加及壁细胞对胃泌素、组胺、迷走神经刺激敏感性增高有关。

3.黏膜屏障损害

非甾体消炎药(NSAIDs)、肾上腺皮质激素、胆汁酸盐、乙醇等均可破坏胃黏膜屏障,造成H^+逆流入黏膜上皮细胞,引起胃黏膜水肿、出血、糜烂,甚至溃疡。长期使用NSAIDs者胃溃疡的发生率显著增加。

4.其他因素

包括遗传、吸烟、心理压力和咖啡因等。遗传因素在十二指肠溃疡的发病中起一定作用。O型血者患十二指肠溃疡的概率比其他血型者显著增高。

正常情况下,酸性胃液对胃黏膜的侵蚀作用和胃黏膜的防御机制处于相对平衡状态。如平衡受到破坏,侵害因子的作用增强、胃黏膜屏障等防御因子的作用削弱,胃酸、胃蛋白酶分泌增加,最终导致消化性溃疡的形成。

(二)临床表现

典型消化道溃疡的表现为节律性和周期性发作的腹痛,与进食有关,且呈现慢性病程。

1.症状

(1)十二指肠溃疡:主要表现为上腹部或剑突下的疼痛,有明显的节律性,与进食密切相关,常表现为餐后延迟痛(餐后3~4小时发作),进食后腹痛能暂时缓解,服制酸药物能止痛。饥饿痛和夜间痛是十二指肠溃疡的特征性症状,与胃酸分泌过多有关,疼痛多为烧灼痛或钝痛,程度不一。腹痛具有周期性发作的特点,好发于秋冬季。十二指肠溃疡每次发作时,症状持续数周后缓解,间歇1~2个月再发。若间歇期缩短,发作期延长,腹痛程度加重,则提示溃疡病变加重。

(2)胃溃疡:腹痛是胃溃疡的主要症状,多于餐后0.5~1小时开始疼痛,持续1~2小时,进餐后疼痛不能缓解,有时反而加重,服用抗酸药物疗效不明显。疼痛部位在中上腹偏左,但腹痛的节律性不如十二指肠溃疡明显。胃溃疡经抗酸治疗后常容易复发,除易引起大出血、急性穿孔等严重并发症外,约有5%胃溃疡可发生恶变;其他症状有反酸、嗳气、恶心、呕吐、食欲减退,病程迁延可致消瘦、贫血、失眠、心悸及头晕等。

2.体征

溃疡活动期剑突下或偏右有一固定的局限性压痛,十二指肠溃疡压痛点在脐部偏右上方,胃溃疡压痛点位于剑突与脐的正中线或略偏左。缓解期无明显体征。

(三)实验室及其他检查

1.内镜检查

胃镜检查是诊断胃十二指肠溃疡的首选检查方法,可明确溃疡部位,并可经活检做病理学检查及幽门螺杆菌检测。

2.X线钡餐检查

可在胃十二指肠部位显示一周围光滑、整齐的龛影或见十二指肠壶腹部变形。上消化道大出血时不宜行钡餐检查。

(四)治疗要点

无严重并发症的胃十二指肠溃疡一般均采取内科治疗,外科手术治疗主要针对胃十二指肠溃疡的严重并发症进行治疗。

1.非手术治疗

(1)一般治疗:包括养成生活规律、定时进餐的良好习惯,避免过度劳累及精神紧张等。

(2)药物治疗:包括根除幽门螺杆菌、抑制胃酸分泌和保护胃黏膜的药物。

2.手术治疗

(1)适应证包括十二指肠溃疡手术适应证和胃溃疡手术适应证:①十二指肠溃疡外科手术治疗的主要适应证包括十二指肠溃疡急性穿孔、内科无法控制的急性大出血、瘢痕性幽门梗阻及经内科正规治疗无效的十二指肠溃疡,即顽固性溃疡。②胃溃疡外科手术治疗的适应证包括抗幽门螺杆菌措施在内的严格内科治疗8～12周,溃疡不愈合或短期内复发者;发生胃溃疡急性大出血、溃疡穿孔及溃疡穿透至胃壁外者;溃疡巨大(直径＞2.5 cm)或高位溃疡者;胃十二指肠复合型溃疡者;溃疡不能除外恶变或已经恶变者。

(2)手术方式包括胃大部切除术和迷走神经切断术。①胃大部切除术:这是治疗胃十二指肠溃疡的首选术式。胃大部切除术治疗溃疡的原理是切除胃窦部,减少 G 细胞分泌的胃泌素所引起的体液性胃酸分泌;切除大部分胃体,减少了分泌胃酸、胃蛋白酶的壁细胞和主细胞数量;切除了溃疡本身及溃疡的好发部位。胃大部切除的范围是胃远侧2/3～3/4,包括部分胃体、胃窦部、幽门和十二指肠壶腹部的近胃部分。胃大部切除术后胃肠道重建的基本术式包括胃十二指肠吻合或胃空肠吻合。术式如下。a.毕(Billrorh)Ⅰ式胃大部切除术,即在胃大部切除后将残胃与十二指肠吻合(图 4-1),多适用于胃溃疡。其优点是重建后的胃肠道接近正常解剖生理状态,胆汁、胰液反流入残胃较少,术后因胃肠功能紊乱而引起的并发症亦较少;缺点是有时为避免残胃与十二指肠吻合口的张力过大致切除胃的范围不够,增加了术后溃疡的复发机会。b.毕(Billrorh)Ⅱ式胃大部切除术(图 4-2),即切除远端胃后,缝合关闭十二指肠残端,将残胃与空肠行断端侧吻合。适用于各种胃及十二指肠溃疡,特别是十二指肠溃疡。十二指肠溃疡切除困难时,可行溃疡旷置。优点是即使胃切除较多,胃空肠吻合口张力也不致过大,术后溃疡复发率低;缺点是吻合方式改变了正常的解剖生理关系,术后发生胃肠道功能紊乱的可能性较毕Ⅰ式大。c.胃大部切除后胃空肠 Roux-en-Y 吻合术:即胃大部切除后关闭十二指肠残端,在距十二指肠悬韧带 10～15 cm 处切断空肠,将残胃和远端空肠吻合,据此吻合口以下 45～60 cm 处将空肠与空肠近侧断端吻合。此法临床应用较少,但有防止术后胆汁、胰液进入残胃的优点。②胃迷走神经切断术:此手术方式临床已较少使用。迷走神经切断术治疗溃疡的原理是阻断迷走神经对壁细胞的刺激,消除神经性胃酸分泌。阻断迷走神经引起的促胃泌素的分泌,减少体液性胃酸分泌。可分为迷走神经干切断术、选择性迷走神经切断术和高选择性迷走神经切断术。

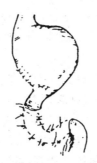

图 4-1 毕Ⅰ式胃大部切除术

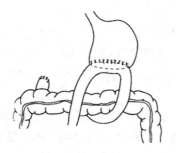

图 4-2 毕Ⅱ式胃大部切除术

（五）常见护理诊断/问题

1.焦虑、恐惧

焦虑、恐惧与对疾病缺乏了解，担心治疗效果及预后有关。

2.疼痛

疼痛与胃十二指肠黏膜受侵蚀及手术后创伤有关。

3.潜在并发症

出血、感染、十二指肠残端破裂、吻合口瘘、胃排空障碍、消化道梗阻、倾倒综合征等。

（六）护理措施

1.术前护理

（1）心理护理：关心、了解患者的心理和想法，告知有关疾病治疗和手术的知识、手术前和手术后的配合，耐心解答患者的各种疑问，消除患者的不良心理，使其能积极配合疾病的治疗和护理。

（2）饮食护理：一般择期手术患者饮食宜少食多餐，给予高蛋白、高热量、高维生素等易消化的食物，忌酸辣、生冷、油炸、浓茶、烟酒等刺激性食品。患者营养状况较差或不能进食者常伴有贫血、低蛋白血症，术前应给予静脉输液，补充足够的热量，必要时补充血浆或全血，以改善患者的营养状况，提高其对手术的耐受力。术前1天进流质饮食，术前12小时禁食水。

（3）协助患者做好各种检查及手术前常规准备，做好健康教育，如教会患者深呼吸、有效咳嗽、床上翻身及肢体活动方法等。

（4）术日晨留置胃管，必要时遵医嘱留置胃肠营养管，并铺好麻醉床，备好吸氧装置，综合心电监护仪等。

2.术后护理

（1）病情观察：术后严密观察患者生命体征的变化，每30分钟测量1次，直至血压平稳，如病情较重仍需每1～2小时测量1次，或根据医嘱给予心电监护。同时观察患者神志、体温、尿量、伤口渗血、渗液情况。并且注意有无内出血、腹膜刺激征、腹腔脓肿等迹象，发现异常及时通知医师给予处理。

（2）体位：患者去枕平卧头后仰偏向一侧，麻醉清醒、血压平稳后改半卧位，以保持腹部松弛，减少切口缝合处张力，减轻疼痛和不适，以利腹腔引流，也有利于呼吸和循环。

（3）引流管护理。十二指肠溃疡术后患者常留有胃管、尿管及腹腔引流管等。护理时应注意：①妥善固定各种引流管，防止松动和脱出，并做好标识，一旦脱出后不可自行插回。②保持引流通畅、持续有效，防止引流管受压、扭曲及折叠等，可经常挤捏引流管以防堵塞。如若堵塞，可在医师指导下用生理盐水冲洗引流管。③密切观察并记录引流液的性质、颜色和量，发现异常及时通知医师，协助处理。

留置胃管可减轻胃肠道张力，促进吻合口愈合。护理时还应注意：胃大部切除术后24小时内可由胃管内引流出少量血液或咖啡样液体，若引流液有较多鲜血，应警惕吻合口出血，需及时与医师联系并处理；术后胃肠减压量减少，腹胀减轻或消失，肠蠕动功能恢复，肛门排气后可拔除胃管。

（4）疼痛护理：术后切口疼痛的患者，可遵医嘱给予镇痛药物或应用自控止痛泵，应用自控止痛泵的患者应注意预防并处理可能发生的并发症，如尿潴留、恶心、呕吐等。

（5）禁食及静脉补液：禁食期间应静脉补充液体。因胃肠减压期间，引流出大量含有各种电解质的胃肠液,加之患者禁食水,易造成水、电解质及酸碱失调和营养缺乏。因此,术后需及时补充患者所需的各种营养物质,包括糖、脂肪、氨基酸、维生素及电解质等,必要时输血、血浆或清蛋白,以改善患者的营养状况,促进切口的愈合。同时详细记录 24 小时液体出入量,为合理补液提供依据。

(6)早期肠内营养支持的护理。术前或术中放置空肠喂养管的患者,术后早期(术后 24 小时)可经喂养管输注肠内营养制剂,对改善患者的全身营养状况、维持胃肠道屏障结构和功能、促进肠功能恢复等均有益处。护理时应注意:①妥善固定喂养管,避免过度牵拉,防止滑脱、移动、扭曲和受压;保持喂养管的通畅,每次输注前后及输注中间每隔 4~6 小时用温开水或温生理盐水冲洗管道,防止营养液残留堵塞管腔。②肠内营养支持早期,应遵循从少到多、由慢至快和由稀到浓的原则,使肠道能更好地适应。③营养液的温度以 37 ℃左右为宜,温度偏低会刺激肠道引起肠痉挛,导致腹痛、腹泻;温度过高则可灼伤肠道黏膜,甚至可引起溃疡或出血。同时观察患者有无恶心、呕吐、腹痛、腹胀、腹泻和水电解质紊乱等并发症的发生。

(7)饮食护理:功能恢复、肛门排气后可拔除胃管,拔除胃管后当日可给少量饮水或米汤;如无不适,第 2 天进半量流食,每次 50~80 mL;第 3 天进全量流食,每次 100~150 mL;进食后若无不适,第 4 天可进半流食,以温、软、易于消化的食物为好;术后第 10~14 天可进软食,忌生、冷、硬和刺激性食物。要少食多餐,开始每天 5~6 餐,以后逐渐减少进餐次数并增加每餐进食量,逐步过渡到正常饮食。术后早期禁食牛奶及甜品,以免引起腹胀及胃酸。

(8)鼓励患者早期活动:围术期间,鼓励并协助患者翻身,病情允许时,鼓励并协助患者早期下床活动。如无禁忌,术日可活动四肢,术后第 1 天床上翻身或坐起做轻微活动,第 2~3 天视情况协助患者床边活动,第 4 天可在室内活动。患者活动量应根据个体差异而定,以不感到劳累为宜。

(9)胃大部切除术后并发症的观察及护理。

术后出血:包括胃和腹腔内出血。胃大部切除术后 24 小时内可由胃管内引流出少量血液或咖啡样液体,一般 24 小时内不超过 300 mL,且逐渐减少、颜色逐渐变浅变清,出血自行停止;若术后短期内从胃管不断引流出新鲜血液,24 小时后仍未停止,则为术后出血。发生在术后 24 小时以内的出血,多属术中止血不确切;术后 4~6 天发生的出血,常为吻合口黏膜坏死脱落所致;术后 10~20 天发生的出血,与吻合口缝线处感染或黏膜下脓肿腐蚀血管有关。术后要严密观察患者的生命体征变化,包括血压、脉搏、心率、呼吸、神志和体温的变化;加强对胃肠减压及腹腔引流的护理,观察和记录胃液及腹腔引流液的量、颜色和性质,若短期内从胃管引流出大量新鲜血液,持续不止,应警惕有术后胃出血;若术后持续从腹腔引流管引出大量新鲜血性液体,应怀疑腹腔内出血,须立即通知医师协助处理。遵医嘱采用静脉给予止血药物、输血等措施,或用冰生理盐水洗胃,一般可控制。若非手术疗法不能有效止血或出血量大于每小时 500 mL 时,需再次手术止血,应积极完善术前准备,并做好相应的术后护理。

十二指肠残端破裂:一般多发生在术后 24~48 小时,是毕Ⅱ式胃大部切除术后早期的严重并发症,原因与十二指肠残端处理不当及胃空肠吻合口输入袢梗阻引起的十二指肠腔内压力升高有关。临床表现为突发性上腹部剧痛、发热和出现腹膜刺激征及白细胞计数增加,腹腔穿刺可有胆汁样液体。一旦确诊,应立即进行手术治疗。

胃肠吻合口破裂或吻合瘘:是胃大部切除术后早期并发症,常发生在术后 1 周左右。原因与术中缝合技术不当、吻合口张力过大、组织供血不足有关,表现为高热、脉速等全身中毒症状,上腹部疼痛及腹膜炎的表现。如发生较晚，多形成局部脓肿或外瘘。临床工作中应注意观察患者生命体征和腹腔引流情况，一般情况下，患者术后体温逐渐趋于正常，腹腔引流液逐日减少和变清。若术后腹腔引流量仍不减，伴有黄绿色胆汁或呈脓性、带臭味，伴腹痛，体温再次升高，应警惕吻合口瘘的可能，须及时通知医师，协助行如下处理。①出现吻合口破裂伴有弥漫性腹膜炎的患者须立即手术治疗，做好急症手术准备。②症状较轻无弥漫性腹膜炎的患者，可先行禁食、胃肠减压、充分引流，合理应用抗生素并给予肠外营养支持，纠正水、电解质紊乱和酸碱平衡失调。③保护瘘口周围皮肤，应及时清洁瘘口周围皮肤并保持干燥，局部可涂以氧化锌软膏或使用皮肤保护膜加以保护，以免皮肤破溃继发感染。经上述处理后多数患者吻合口瘘可在4～6周自愈；若经久不愈，须再次手术。

胃排空障碍：也称胃瘫，常发生在术后4～10天，发病机制尚不完全明了。临床表现为拔除胃管后，患者出现上腹饱胀、钝痛和呕吐，呕吐物含食物和胆汁，消化道X线造影检查可见残胃扩张、无张力、蠕动波少而弱，且通过胃肠吻合口不畅。处理措施如下。①禁食、胃肠减压，减少胃肠道积气、积液，降低胃肠道张力，使胃肠道得到充分休息，并记录24小时出入量。②输液及肠外营养支持，纠正低蛋白血症，维持水、电解质和酸碱平衡。③应用胃动力促进剂如甲氧氯普安、多潘立酮，促进胃肠功能恢复，也可用3％温盐水洗胃。一般经上述治疗均可痊愈。

输入袢梗阻：可分为急、慢性两类。①急性完全性输入袢梗阻，多发生于毕Ⅱ式结肠前输入段对胃小弯的吻合术式。临床表现为上腹部剧烈疼痛，频繁呕吐，呕吐量少、多不含胆汁，呕吐后症状不缓解，且上腹部有压痛性肿块。这是输出袢系膜悬吊过紧压迫输入袢，或是输入袢过长穿入输出袢与横结肠的间隙孔形成内疝所致，属闭袢性肠梗阻，易发生肠绞窄，应紧急手术治疗。②慢性不完全性输入袢梗阻患者，表现为进食后出现右上腹胀痛或绞痛，呈喷射状呕吐大量不含食物的胆汁，呕吐后症状缓解。多由于输入袢过长扭曲或输入袢过短在吻合口处形成锐角，使输入袢内胆汁、胰液和十二指肠液排空不畅而滞留。由于消化液潴留在输入袢内，进食后消化液分泌明显增加，输入袢内压力增高，刺激肠管发生强烈的收缩，引起喷射样呕吐，也称输入袢综合征。

输出袢梗阻：多因粘连、大网膜水肿或坏死、炎性肿块压迫所致。临床表现为上腹饱胀，呕吐食物和胆汁。如果非手术治疗无效，应手术解除梗阻。

吻合口梗阻：因吻合口过小或是吻合时胃肠壁组织内翻过多而引起，也可因术后吻合口炎性水肿出现暂时性梗阻。患者表现为进食后出现上腹部饱胀感和溢出性呕吐等，呕吐物含或不含胆汁。应即刻禁食，给予胃肠减压和静脉补液等保守治疗。若保守治疗无效，可手术解除梗阻。

倾倒综合征：由于胃大部切除术后，胃失去幽门窦、幽门括约肌、十二指肠壶腹部等结构对胃排空的控制，导致胃排空过速所产生的一系列综合征。可分为早期倾倒综合征和晚期倾倒综合征。

早期倾倒综合征：多发生在进食后半小时内，患者以循环系统症状和胃肠道症状为主要表现。患者可出现心悸、乏力、出汗、面色苍白等一过性血容量不足表现，并有恶心、呕吐、腹部绞痛、腹泻等消化道症状。处理主要采用饮食调整，嘱患者少食多餐，饭后平卧20～30分钟，避免过甜食物、减少液体摄入量并降低食物渗透浓度，多数可在术后半年或一年内逐渐自愈。极少数症状严重而持久的患者需手术治疗。

晚期倾倒综合征：主要因进食后，胃排空过快，高渗性食物迅速进入小肠被过快吸收而使血糖急剧升高，刺激胰岛素大量释放，而当血糖下降后，胰岛素并未相应减少，继而发生低血糖，故又称低血糖综合征。表现为餐后 2～4 小时,患者出现心慌、无力、眩晕、出汗、手颤、嗜睡以至虚脱。消化道症状不明显,可有饥饿感,出现症状时稍进饮食即可缓解。饮食中减少糖类含量,增加蛋白质比例,少食多餐可防止其发生。

(七)健康指导

(1)向患者及家属讲解有关胃十二指肠溃疡的知识,使之能更好地配合治疗和护理。

(2)指导患者学会自我情绪调整,保持乐观进取的精神风貌,注意劳逸结合,减少溃疡病的客观因素。

(3)指导患者饮食应定时定量,少食多餐,营养丰富,以后可逐步过渡至正常人饮食。少食腌、熏食品,避免进食过冷、过烫、过辣及油煎炸食物,切勿酗酒、吸烟。

(4)告知患者及家属有关手术后期可能出现的并发症的表现和预防措施。

(5)定期随访,如有不适及时就诊。

二、胃十二指肠溃疡急性穿孔

胃十二指肠溃疡急性穿孔是胃十二指肠溃疡的严重并发症,为常见的外科急腹症。起病急、变化快,病情严重,需要紧急处理,若诊治不当可危及生命。其发生率呈逐年上升趋势,发病年龄逐渐趋于老龄化。十二指肠溃疡穿孔男性患者较多,胃溃疡穿孔则多见于老年妇女。

(一)病因及发病机制

溃疡穿孔是活动期胃十二指肠溃疡向深部侵蚀、穿破浆膜的结果。胃溃疡穿孔 60% 发生在近幽门的胃小弯,而 90% 的十二指肠溃疡穿孔发生在壶腹部前壁偏小弯侧。急性穿孔后,具有强烈刺激性的胃酸、胆汁、胰液等消化液和食物进入腹腔,引起化学性腹膜炎和腹腔内大量液体渗出,6～8 小时后细菌开始繁殖并逐渐转变为化脓性腹膜炎。病原菌以大肠埃希菌、链球菌多见。因剧烈的腹痛、强烈的化学刺激、细胞外液的丢失及细菌毒素吸收等因素,患者可出现休克。

(二)临床表现

1.症状

穿孔多突然发生于夜间空腹或饱食后,主要表现为突发性上腹部刀割样剧痛,很快波及全腹,但仍以上腹为重。患者疼痛难忍,常伴恶心、呕吐、面色苍白、出冷汗、脉搏细速、血压下降、四肢厥冷等表现。其后由于大量腹腔渗出液的稀释,腹痛略有减轻,继发细菌感染后,腹痛可再次加重;当胃内容物沿右结肠旁沟向下流注时,可出现右下腹痛。溃疡穿孔后病情的严重程度与患者的年龄、全身情况、穿孔部位、穿孔大小和时间及是否空腹穿孔密切相关。

2.体征

体检时患者呈急性病容,表情痛苦,蜷屈位、不愿移动;腹式呼吸减弱或消失;全腹有明显的压痛、反跳痛,腹肌紧张呈"木板样"强直,以右上腹部最为明显,肝浊音界缩小或消失、可有移动性浊音、肠鸣音减弱或消失。

(三)实验室及其他检查

1.X 线检查

大约 80% 的患者行站立位腹部 X 线检查时,可见膈下新月形游离气体影。

2.实验室检查

提示血白细胞计数及中性粒细胞比例增高。

3.诊断性腹腔穿刺

临床表现不典型的患者可行诊断性腹腔穿刺,穿刺抽出液可含胆汁或食物残渣。

(四)治疗要点

根据病情选用非手术或手术治疗。

1.非手术治疗

(1)适应证:一般情况良好,症状及体征较轻的空腹状态下穿孔者;穿孔超过 24 小时,腹膜炎症已局限者;胃十二指肠造影证实穿孔已封闭者;无出血、幽门梗阻及恶变等并发症者。

(2)治疗措施:①禁欲食、持续胃肠减压,减少胃肠内容物继续外漏,以利于穿孔的闭合和腹膜炎症消退。②输液和营养支持治疗,以维持机体水、电解质平衡及营养需求。③全身应用抗生素,以控制感染。④应用抑酸药物,如给予 H_2 受体阻滞剂或质子泵抑制剂等制酸药物。

2.手术治疗

(1)适应证:上述非手术治疗措施 6~8 小时,症状无减轻,而且逐渐加重者要改手术治疗。②饱食后穿孔,顽固性溃疡穿孔和伴有幽门梗阻、大出血、恶变等并发症者,应及早进行手术治疗。

(2)手术方式:①单纯缝合修补术,即缝合穿孔处并加大网膜覆盖。此方法操作简单,手术时间短,安全性高。适用于穿孔时间超过 8 小时,腹腔内感染及炎症水肿严重者;以往无溃疡病史或有溃疡病史但未经内科正规治疗,无出血、梗阻并发症者;有其他系统器质性疾病不能耐受急诊彻底性溃疡切除手术者。②彻底的溃疡切除手术(连同溃疡一起切除的胃大部切除术)方式包括胃大部切除术,对十二指肠溃疡穿孔行迷走神经切断加胃窦切除术,或缝合穿孔后行迷走神经切断加胃空肠吻合术,或行高选择性迷走神经切断术。

(五)常见护理诊断/问题

1.疼痛

疼痛与胃十二指肠溃疡穿孔后消化液对腹膜的强烈刺激及手术后切口有关。

2.体液不足

体液不足与溃疡穿孔后消化液的大量丢失有关。

(六)护理措施

1.术前护理/非手术治疗的护理

(1)禁食、胃肠减压:溃疡穿孔患者要禁食禁水,有效地胃肠减压,以减少胃肠内容物继续流入腹腔。做好引流期间的护理,保持引流通畅和有效负压,注意观察和记录胃液的颜色、性质和量。

(2)体位:休克者取休克体位(头和躯干抬高 20°~30°、下肢抬高 15°~20°),以增加回心血量;无休克者或休克改善后取半卧位,以利于漏出的消化液积聚于盆腔最低位和便于引流,减少毒素的吸收,同时也可降低腹壁张力和减轻疼痛。

(3)静脉输液,维持体液平衡。观察和记录 24 小时出入量,为合理补液提供依据。给予静脉输液,根据出入量和医嘱,合理安排输液的种类和速度,以维持水、电解质及酸碱平衡;同时给予营养支持和相应护理。

(4)预防和控制感染:遵医嘱合理应用抗菌药。

(5)做好病情观察:密切观察患者生命体征、腹痛、腹膜刺激征及肠鸣音变化等。若经非手术治疗6~8 小时病情不见好转,症状、体征反而加重者,应积极做好急诊手术准备。

2.术后护理

加强术后护理,促进患者早日康复。

三、胃十二指肠溃疡大出血

胃十二指肠溃疡出血是上消化道大出血中最常见的原因,占50%以上。其中5%~10%需要手术治疗。

(一)病因与病理

因溃疡基底的血管壁被侵蚀而导致破裂出血,患者过去多有典型溃疡病史,近期可有服用非甾体类抗炎药物、疲劳、饮食不规律等诱因。胃溃疡大出血多发生在胃小弯,出血源自胃左、右动脉及其分支或肝胃韧带内较大的血管。十二指肠溃疡大出血通常位于壶腹部后壁,出血多来自胃十二指肠动脉或胰十二指肠上动脉及其分支;溃疡基底部的血管侧壁破裂出血不易自行停止,可引发致命的动脉性出血。大出血后,因血容量减少、血压下降、血流变慢,可在血管破裂处形成血凝块而暂时止血。由于胃酸、胃肠蠕动和胃十二指肠内容物与溃疡病灶的接触,部分病例可发生再次出血。

(二)临床表现

1.症状

患者的主要表现是呕血和黑便,多数患者只有黑便而无呕血,迅猛的出血则表现为大量呕血和排紫黑色血便。呕血前患者常有恶心,便血前多突然有便意,呕血或便血前后患者常有心悸、目眩、无力甚至昏厥。如出血速度缓慢则血压、脉搏改变不明显。如果短期内失血量超过400 mL时,患者可出现面色苍白、口渴、脉搏快速有力,血压正常或略偏高的循环系统代偿表现;当失血量超过800 mL时,可出现休克症状:患者烦躁不安、出冷汗、脉搏细速、血压下降、呼吸急促、四肢厥冷等。

2.体征

腹稍胀,上腹部可有轻度压痛,肠鸣音亢进。

(三)实验室及其他检查

1.内镜检查

胃十二指肠纤维镜检查可明确出血原因和部位,出血24小时内阳性率可为70%~80%,超过24小时则阳性率下降。

2.血管造影

选择性腹腔动脉或肠系膜上动脉造影可明确病因与出血部位,并可采取栓塞治疗或动脉注射垂体升压素等介入性止血措施。

3.实验室检查

大量出血早期,由于血液浓缩,血常规变化不大;以后红细胞计数、血红蛋白、血细胞比容均呈进行性下降。

(四)治疗要点

胃十二指肠溃疡出血的治疗原则:补充血容量防止失血性休克,尽快明确出血部位并采取有效止血措施。

1.非手术治疗

(1)补充血容量:迅速建立静脉通路,快速静脉输液、输血。失血量达全身总血量的20%时,应输注右旋糖酐、羟乙基淀粉或其他血浆代用品,出血量较大时可输注浓缩红细胞,必要时可输全血,保持血细胞比容不低于30%。

(2)禁食、留置胃管:用生理盐水冲洗胃腔,清除血凝块,直至胃液变清。还可经胃管注入200 mL 含 8 mg 去甲肾上腺素的生理盐水溶液,每 4～6 小时 1 次。

(3)应用止血、制酸等药物:经静脉或肌内注射巴曲酶等止血药物;静脉给予 H_2 受体阻滞剂(西咪替丁等)、质子泵抑制剂(奥美拉唑)或生长抑素等。

(4)胃镜下止血:急诊胃镜检查明确出血部位后同时实施电凝、激光灼凝、注射或喷洒药物、钛夹夹闭血管等局部止血措施。

2.手术治疗

(1)适应证:①重大出血,短期内出现休克,或短时间内(6～8 小时)需输入大量血液(>800 mL)方能维持血压和血细胞比容者。②正在进行药物治疗的胃十二指肠溃疡患者发生大出血,说明溃疡侵蚀性大,非手术治疗难于止血,或暂时血止后又复发。③60 岁以上伴血管硬化症者自行止血机会较小,应及早手术。④近期发生过类似的大出血或合并溃疡穿孔或幽门梗阻。⑤胃镜检查发现动脉搏动性出血或溃疡底部血管显露、再出血危险性大者。

(2)手术方式:①胃大部切除术,适用于大多数溃疡出血的患者。②贯穿缝扎术,在病情危急,不能耐受胃大部切除手术时,可采用单纯贯穿缝扎止血法。③在贯穿缝扎处理溃疡出血后,可行迷走神经干切断加胃窦切除或幽门成形术。

(五)常见护理诊断/问题

1.焦虑、恐惧

焦虑、恐惧与突发胃十二指肠溃疡大出血及担心预后有关。

2.体液不足

体液不足与胃十二指肠溃疡出血致血容量不足有关。

(六)护理措施

1.非手术治疗的护理(包括术前护理)

(1)缓解焦虑和恐惧:关心和安慰患者,给予心理支持,减轻患者的焦虑和恐惧。及时为患者清理呕吐物。情绪紧张者,可遵医嘱适当给予镇静剂。

(2)体位:取平卧位,卧床休息。有呕血者,头偏向一侧。

(3)补充血容量:迅速建立多条畅通的静脉通路,快速输液、输血,必要时可行深静脉穿刺输液。开始输液时速度宜快,待休克纠正后减慢滴速。

(4)采取止血措施:遵医嘱应用止血药物或冰盐水洗胃,以控制出血。

(5)做好病情观察:严密观察患者生命体征的变化,判断、观察和记录呕血、便血情况,观察患者有无口渴、肢端湿冷、尿量减少等循环血量不足的表现。必要时测量中心静脉压并做好记录。观察有无鲜红色血性胃液从胃管流出,以判断有无活动性出血和止血效果。若出血仍在继续,短时间内(6～8 小时)需大量输血(>800 mL)才能维持血压和血细胞比容,或停止输液、输血后,病情又恶化者,应及时报告医师,并配合做好急症手术的准备。

(6)饮食:出血时暂禁食,出血停止后,可进流质或无渣半流质饮食。

2.术后护理

加强术后护理,促进患者早日康复。

四、胃十二指肠溃疡瘢痕性幽门梗阻

胃十二指肠溃疡患者因幽门管、幽门溃疡或十二指肠壶腹部溃疡反复发作形成瘢痕狭窄、幽门痉挛水肿而造成幽门梗阻。

(一)病因与病理

瘢痕性幽门梗阻常见于十二指肠壶腹部溃疡和位于幽门的胃溃疡。溃疡引起幽门梗阻的机制有幽门痉挛、炎性水肿和瘢痕三种,前两种情况是暂时的和可逆的,在炎症消退、痉挛缓解后梗阻解除,无须外科手术;而瘢痕性幽门梗阻属于永久性,需要手术方能解除梗阻。梗阻初期,为克服幽门狭窄,胃蠕动增强,胃壁肌肉代偿性增厚。后期,胃代偿功能减退,失去张力,胃高度扩大,蠕动减弱甚至消失。由于胃内容物潴留引起呕吐而致水、电解质的丢失,导致脱水、低钾低氯性碱中毒;长期慢性不全性幽门梗阻者由于摄入减少,消化吸收不良,患者可出现贫血与营养障碍。

(二)临床表现

1.症状

患者表现为进食后上腹饱胀不适并出现阵发性胃痉挛性疼痛,伴恶心、嗳气与呕吐。呕吐多发生在下午或晚间,呕吐量大,一次达 1 000～2 000 mL,呕吐物内含大量宿食,有腐败酸臭味,但不含胆汁。呕吐后自觉胃部舒适,故患者常自行诱发呕吐以缓解症状。常有少尿、便秘、贫血等慢性消耗表现。体检时可见患者常有消瘦、皮肤干燥、皮肤弹性消失等营养不良的表现。

2.体征

上腹部可见胃型和胃蠕动波,用手轻拍上腹部可闻及振水声。

(三)实验室及其他检查

1.内镜检查

可见胃内有大量潴留的胃液和食物残渣。

2.X 线钡餐检查

可见胃高度扩张,24 小时后仍有钡剂存留(正常 24 小时排空)。已明确幽门梗阻者避免做此检查。

(四)治疗要点

瘢痕性幽门梗阻以手术治疗为主。最常用的术式是胃大部切除术,但年龄较大、身体状况极差或合并其他严重内科疾病者,可行胃空肠吻合加迷走神经切断术。

(五)常见护理诊断/问题

1.体液不足

与大量呕吐、胃肠减压引起水、电解质的丢失有关。

2.营养失调:低于机体需要量

与幽门梗阻致摄入不足、禁食和消耗、丢失体液有关。

(六)护理措施

1.术前护理

(1)静脉输液:根据医嘱和电解质检测结果合理安排输液种类和速度,以纠正脱水及低钾、低氯性碱中毒。密切观察及准确记录 24 小时出入量,为静脉补液提供依据。

(2)饮食与营养支持:非完全梗阻者可给予无渣半流质饮食,完全梗阻者术前应禁食水,以减少胃内容物潴留。根据医嘱于手术前给予肠外营养,必要时输血或其他血液制品,以纠正营养不良、贫血和低蛋白血症,提高患者对手术的耐受力。

(3)采取有效措施,减轻疼痛,增进舒适。①禁食,胃肠减压:完全幽门梗阻患者,给予禁食,保持有效胃肠减压,减少胃内积气、积液,减轻胃内张力。必要时遵医嘱给予解痉药物,以减轻疼痛,增加患者的舒适度。②体位:取半卧位,卧床休息。呕吐时,头偏向一侧。呕吐后及时为患者清理呕吐物。情绪紧张者,可遵医嘱给予镇静剂。

(4)洗胃:完全幽门梗阻者,除持续胃肠减压排空胃内潴留物外,须做术前胃的准备,即术前3天每晚用300～500 mL 温盐水洗胃,以减轻胃黏膜水肿和炎症,有利于术后吻合口愈合。

2.术后护理

加强术后护理,促进患者早日康复。

(李臣娟)

第二节 急性胰腺炎

一、病因

(一)梗阻因素

梗阻是最常见原因。常见于胆总管结石,胆管蛔虫症,Oddi 括约肌水肿和痉挛等引起的胆管梗阻及胰管结石、肿瘤导致的胰管梗阻。

(二)乙醇中毒

乙醇引起 Oddi 括约肌痉挛,使胰管引流不畅、压力升高。同时乙醇刺激胃酸分泌,胃酸又刺激促胰液素和缩胆囊素分泌增多,促使胰腺外分泌增加。

(三)暴饮暴食

尤其是高蛋白、高脂肪食物、过量饮酒可刺激胰腺大量分泌,胃肠道功能紊乱,或因剧烈呕吐导致十二指肠内压骤增,十二指肠液反流,共同通道受阻。

(四)感染因素

腮腺炎病毒、肝炎病毒、伤寒杆菌等经血流、淋巴进入胰腺所致。

(五)损伤或手术

胃胆管手术或胰腺外伤、内镜逆行胰管造影等因素可直接或间接损伤胰腺,导致胰腺缺血、Oddi 括约肌痉挛或刺激迷走神经,使胃酸、胰液分泌增加亦可导致发病。

(六)其他因素

内分泌或代谢性疾病,如高脂血症、高钙血症等,某些药物如利尿剂、吲哚美辛、硫唑嘌呤等均可损害胰腺。

二、病理生理

根据病理改变可分为水肿性胰腺炎和出血坏死性胰腺炎两种。基本病理改变是水肿、出血和坏死,严重者可并发休克、化脓性感染及多脏器衰竭。

三、临床表现

(一)腹痛

大多为突然发作,常在饱餐后或饮酒后发病。多为全上腹持续剧烈疼痛伴有阵发性加重,向腰背部放射,疼痛与病变部位有关。胰头部以右上腹痛为主,向右肩部放射;胰尾部以左上腹为主,向左肩放射;累及全胰则呈束带状腰背疼痛。重型患者腹痛延续时间较长,由于渗出液扩散,腹痛可弥散至全腹,并有麻痹性肠梗阻现象。

(二)恶心、呕吐

早期为反射性频繁呕吐,多为胃十二指肠内容物,后期因肠麻痹或肠梗阻可呕吐小肠内容物。呕吐后腹胀不缓解为其特点。

(三)发热

发热与病变程度相一致。重型胰腺炎继发感染或合并胆管感染时可持续高热,如持续高热不退则提示合并感染或并发胰周脓肿。

(四)腹胀

腹胀是重型胰腺炎的重要体征之一,其原因是腹膜炎造成麻痹性肠梗阻所致。

(五)黄疸

黄疸多在胆源性胰腺炎时发生,严重者可合并肝细胞性黄疸。

(六)腹膜炎体征

水肿性胰腺炎时,压痛只局限于上腹部,常无明显肌紧张;出血性坏死性胰腺炎压痛明显,并有肌紧张和反跳痛,范围较广泛或波及全腹。

(七)休克

严重患者出现休克,表现为脉细速、血压降低、四肢厥冷、面色苍白等。有的患者以突然休克为主要表现,称为暴发性急性胰腺炎。

(八)皮下瘀斑

少数患者因胰酶及坏死组织液穿过筋膜与基层渗入腹壁下,可在季肋及腹部形成蓝棕色斑(Grey-turner 征)或脐周皮肤青紫(Cullen 征)。

四、辅助检查

(一)胰酶测定

1.血清淀粉酶

90%以上的患者血清淀粉酶升高,通常在发病后 3~4 小时后开始升高,12~24 小时达到高峰,3~5 天恢复正常。

2.尿淀粉酶测定

通常在发病后 12 小时开始升高,24~48 小时达高峰,持续 5~7 天开始下降。

3.血清脂肪酶测定

在发病 24 小时升高至 1.5 康氏单位(正常值 0.5~1.0 U)。

(二)腹腔穿刺

穿刺液为血性混浊液体,可见脂肪小滴,腹水淀粉酶较血清淀粉酶值高 3~8 倍。并发感染时呈脓性。

(三)B 超检查

B 超检查可见胰腺弥漫性均匀肿大,界限清晰,内有光点反射,但较稀少,若炎症消退,上述变化持续 1~2 周即可恢复正常。

(四)CT 检查

CT 扫描显示胰腺弥漫肿大,边缘不光滑,当胰腺出现坏死时可见胰腺上有低密度、不规则的透亮区。

五、临床分型

(一)水肿性胰腺炎(轻型)

患者主要表现为腹痛、恶心、呕吐、腹膜炎体征、血和尿淀粉酶增高,经治疗后短期内可好转,病死率低。

(二)出血坏死性胰腺炎(重型)

除上述症状、体征继续加重外,高热持续不退,黄疸加深,神志模糊和谵妄,高度腹胀,血性或脓性腹水,两侧腰部或脐下出现青紫瘀斑,胃肠出血、休克等。实验室检查:白细胞计数增多($>16×10^9$/L),红细胞和血细胞比容降低,血糖升高(>11.1 mmol/L),血钙降低(<2.0 mmol/L),$PaO_2<8.0$ kPa(60 mmHg),血尿素氮或肌酐增高,酸中毒等。甚至出现急性肾衰竭、DIC、ARDS 等,病死率较高。

六、治疗原则

(一)非手术治疗

急性胰腺炎大多采用非手术治疗:①严密观察病情;②减少胰液分泌,应用抑制或减少胰液分泌的药物;③解痉镇痛;④有效抗生素防治感染;⑤抗休克,纠正水电解质平衡失调;⑥抗胰酶疗法;⑦腹腔灌洗;⑧激素和中医中药治疗。

(二)手术治疗

1.目的

清除含有胰酶、毒性物质的坏死组织。

2.指征

采用非手术疗法无效者;诊断未明确而疑有腹腔脏器穿孔或肠坏死者;合并胆管疾病者;并发胰腺感染者。应考虑手术探查。

3.手术方式

有灌洗引流、坏死组织清除和规则性胰腺切除术、胆管探查,T 形管引流和胃造瘘、空肠造瘘术等。

七、护理措施

(一)非手术期间的护理

1.病情观察

严密观察神志,监测生命体征和腹部体征的变化,监测血气、凝血功能、血电解质变化,及早发现坏死性胰腺炎、休克和多器官衰竭。

2.维持正常呼吸功能

给予高浓度氧气吸入,必要时给予呼吸机辅助呼吸。

3.维护肾功能

详细记录每小时尿量、尿比重、液体出入量。

4.控制饮食、抑制胰腺分泌

对病情较轻者,可进少量清淡流质或半流质饮食,限制蛋白质摄入量,禁进脂肪。对病情较重或频繁呕吐者要禁食,行胃肠减压,遵医嘱给予抑制胰腺分泌的药物。

5.预防感染

对病情重或胆源性胰腺炎患者给予抗生素,为预防真菌感染,应加用抗真菌药物。

6.防治休克

维持水、电解质平衡,应早期迅速补充水电解质,血浆、全血。还应预防低钾血症,低钙血症,在疾病早期应注意观察,及时矫正。

7.心理护理

指导患者减轻疼痛的方法,解释各项治疗措施的意义。

(二)术后护理

1.术后各种引流管的护理

(1)熟练掌握各种管道的作用,将导管贴上标签后与引流装置正确连接,妥善固定,防止导管滑脱。

(2)分别观察记录各引流管的引流液性状、颜色、量。

(3)严格遵循无菌操作规程,定期更换引流装置。

(4)保持引流通畅,防止导管扭曲。重型患者常有血块、坏死组织脱落,容易造成引流管阻塞。如有阻塞可用无菌温生理盐水冲洗,帮患者经常更换体位,以利引流。

(5)冲洗液、灌洗液现用现配。

(6)拔管护理:当患者体温正常并稳定 10 天左右,白细胞计数正常,腹腔引流液少于 5 mL,每天引流液淀粉酶测定正常后可考虑拔管。拔管后要注意拔管处伤口有无渗漏,如有渗液应及时更换敷料。拔管处伤口可在 1 周左右愈合。

2.伤口护理

观察有无渗液、有无裂开,按时换药,并发胰外瘘时,要注意保持负压引流通畅,并用氧化锌糊剂保护瘘口周围皮肤。

3.营养支持治疗与护理

根据患者营养评定状况,计算需要量,制订计划。第一阶段,术前和术后早期,需抑制分泌功能,使胰腺处于休息状态,同时因胃肠道功能障碍,此时需完全胃肠外营养(TPN)2～3 周。第二阶段,术后 3 周左右,病情稳定,肠道功能基本恢复,可通过空肠造瘘提供营养3～4周,称为肠道营养(TEN)。第三阶段,逐渐恢复经口进食,称为胃肠内营养(EN)。

4.并发症的观察与护理

(1)胰腺脓肿及腹腔脓肿:术后 2 周的患者出现高热、腹部肿块,应考虑其可能。一般均为腹腔引流不畅,胰腺坏死组织及渗出液局部积聚感染所致。非手术疗法无效时应手术引流。

(2)胰瘘:如观察到腹腔引流有无色透明腹腔液经常外漏,其中淀粉酶含量高,为胰液外漏所致,合并感染时引流液可显脓性。多数可逐渐自行愈合。

(3)肠瘘:主要表现为明显的腹膜刺激征,引流液中伴有粪渣。瘘管形成后用营养支持治疗。长期不愈者,应考虑手术治疗。

(4)假性胰腺囊肿:多数需手术行囊肿切除或内引流手术,少数患者经非手术治疗 6 个月可自行吸收。

(5)糖尿病:胰腺部分切除后,可引起内、外分泌缺失。注意观察血糖、尿糖的变化,根据化验报告补充胰岛素。

5.心理护理

由于病情重,术后引流管多,恢复时间长,患者易产生悲观急躁情绪,因此应关心体贴鼓励患者,帮助患者树立战胜疾病的信心,积极配合治疗。

八、健康教育

(1)饮食应少量多餐,注意食用富有营养易消化食物,避免暴饮暴食及酗酒。

(2)有胆管疾病、病毒感染者应积极治疗。

(3)告知会引发胰腺炎的药物种类,不得随意服药。

(4)有高糖血症,应遵医嘱口服降糖药或注射胰岛素,定时查血糖、尿糖,将血糖控制在稳定水平,防治各种并发症。

(5)出院 4~6 周,避免过度疲劳。

(6)门诊应定期随访。

(李臣娟)

第三节　急性肠梗阻

一、概述

肠梗阻(intestinal obstruction)指肠内容物在肠道中通过受阻,为常见急腹症,可因多种因素引起。起病初梗阻肠段先有解剖和功能性改变,继则发生体液和电解质的丢失、肠壁循环障碍坏死和继发感染,最后可致毒血症休克死亡。当然如能及时诊断积极治疗大多能逆转病情的发展以至治愈。

二、病因

(一)机械性肠梗阻

1.肠外原因

(1)粘连与粘连带压迫:粘连可引起肠折叠扭转而造成梗阻。先天性粘连带较多见于小儿;腹部手术或腹内炎症产生的粘连是成人肠梗阻最常见的原因,但少数病例可无腹部手术及炎症史。

(2)嵌顿性外疝或内疝。

(3)肠扭转常由粘连所致。

(4)肠外肿瘤或腹块压迫。

2.肠管本身的原因

(1)先天性狭窄和闭孔畸形。

(2)炎症肿瘤吻合手术及其他因素所致的狭窄,如炎症性肠病肠结核放射性损伤肠肿瘤(尤其是结肠瘤)肠吻合等。

(3)肠套叠在成人较少见,多因息肉或其他肠管病变引起。

3.肠腔内原因

由于成团蛔虫异物或粪块等引起肠梗阻已不常见。巨大胆石通过胆囊或胆总管-指肠瘘管进入肠腔,产生胆石性肠梗阻的病例时有报道。

(二)动力性肠梗阻

(1)麻痹性:腹部大手术后腹膜炎、腹部外伤、腹膜后出血、某些药物肺炎、脓胸脓毒血症、低钾血症、或其他全身性代谢紊乱均可并发麻痹性肠梗阻。

(2)痉挛性:肠道炎症及神经系统功能紊乱均可引起肠管暂时性痉挛。

(三)血管性肠梗阻

肠系膜动脉栓塞或血栓形成和肠系膜静脉血栓形成为主要病因。各种病因引起肠梗阻的频率随年代地区、民族医疗卫生条件等不同而有所不同。例如,年前嵌顿疝所致的机械性肠梗阻的发生率最高,随着医疗水平的提高、预防性疝修补术得到普及,现已明显减少。而粘连所致的肠梗阻的发生率明显上升。

三、病理改变

单纯性完全机械性肠梗阻发生后,梗阻部位以上的肠腔扩张,肠壁变薄,黏膜易有糜烂和溃疡发生,浆膜可被撕裂,整个肠壁可因血供障碍而坏死穿孔,梗阻以下部分肠管多呈空虚坍陷。

麻痹性肠梗阻时肠管扩张肠壁变薄。

在绞窄性肠梗阻的早期,由于静脉回流受阻,小静脉和毛细血管可发生淤血、通透性增加、甚至破裂而渗出血浆或血液,此时肠管内因充血和水肿而呈紫色,继而出现动脉血流受阻、血栓形成,肠壁因缺血而坏死,肠内细菌和毒素可通过损伤的肠壁进入腹腔,坏死的肠管呈紫黑色最后可自行破裂。

四、病理生理

肠梗阻的主要病理生理改变为膨胀体液和电解质的丢失,以及感染和毒血症。这些改变的严重程度视梗阻部位的高低、梗阻时间的长短以及肠壁有无血液供应障碍而不同。

(一)肠膨胀

机械性肠梗阻时,梗阻以上的肠腔因积液积气而膨胀,肠段对梗阻的最先反应是增强蠕动,而强烈的蠕动引起肠绞痛。此时食管上端括约肌发生反射性松弛,患者在吸气时不自觉地将大量空气吞入胃肠,因此肠腔积气的 70% 是咽下的空气,其中大部分是氮气,不易被胃肠吸收,其余 30% 的积气是肠内酸碱中和与细菌发酵作用产生的,或自备注弥散至肠腔的 CO_2、H_2、CH_4 等气体。正常成人每天消化道分泌的唾液、胃液、胆液、胰液和肠液的总量约 8 L,绝大部分被小肠黏膜吸收,以保持体液平衡。肠梗阻时大量液体和气体聚积在梗阻近端引起肠膨胀,而膨胀能抑制肠壁黏膜吸收水分,以后又刺激其增加分泌,如此肠腔内液体越积越多,使肠膨胀进行性加重。在单纯性肠梗阻,肠管内压力一般较低,初是常低于 0.8 kPa(8 cmH_2O)。

但随着梗阻时间的延长,肠管内压力甚至可达到 1.8 kPa(18 cmH_2O)。结肠梗阻止肠腔内压力平均多在 2.5 kPa(25 cmH_2O)。结肠梗阻时肠腔内压力平均多在 2.5 kPa(25 cmH_2O)以上,甚至有高到 5.1 kPa(52 cmH_2O)水柱。肠管内压力的增高可使肠壁静脉回流障碍,引起肠壁充血水肿,通透性增加。肠管内压力继续增高可使肠壁血流阻断使单纯性肠梗阻变为绞窄性肠梗阻。严重的肠膨胀甚至可使横膈抬高,影响患者的呼吸和循环功能。

(二)体液和电解质的丢失

肠梗阻时肠膨胀可引起反射性呕吐。高位小肠梗阻时呕吐频繁,大量水分和电解质被排出体外。如梗阻位于幽门或十二指肠上段,呕出过多胃酸,则易产生脱水和低氯低钾性碱中毒。如梗阻位于十二指肠下段或空肠上段,则重碳酸盐的丢失严重。低位肠梗阻,呕吐虽远不如高位者少见,但因肠黏膜吸收功能降低而分泌液量增多,梗阻以上肠腔中积留大量液体,有时多达 5～10 L,内含大量碳酸氢钠。这些液体虽未被排出体外,但封闭在肠腔内不能进入血液,等于体液的丢失。此外,过度的肠膨胀影响静脉回流,导致肠壁水肿和血浆外渗,在绞窄性肠梗阻时,血和血浆的丢失尤其严重。因此,患者多发生脱水伴少尿、氮质血症和酸中毒。如脱水持续,血液进一步浓缩,则导致低血压和低血容量休克。失钾和不进饮食所致的血钾过低可引起肠麻痹,进而加重肠梗阻的发展。

(三)感染和毒血症

正常人的肠蠕动使肠内容物经常向前流动和更新,因此小肠内是无菌的,或只有极少数细菌。单纯性机械性小肠梗阻时,肠内纵有细菌和毒素也不能通过正常的肠黏膜屏障,因而危害不大。若梗阻转变为绞窄性,开始时,静脉血流被阻断,受累的肠壁渗出大量血液和血浆,使血容量进一步减少,继而动脉血流被阻断而加速肠壁的缺血性坏死。绞窄段肠腔中的液体含大量细菌(如梭状芽孢杆菌、链球菌、大肠埃希菌等)、血液和坏死组织,细菌的毒素以及血液和坏死组织的分解产物均具有极强的毒性。这种液体通过破损或穿孔的肠壁进入腹腔后,可引起强烈的腹膜刺激和感染,被腹膜吸收后,则引起脓毒血症。严重的腹膜炎和毒血症是导致肠梗阻患者死亡的主要原因。

除上述三项主要的病理生理改变之外,如发生绞窄性肠梗阻往往还伴有肠壁、腹腔和肠腔内的渗血,绞窄的肠祥越长,失血量越大,亦是导致肠梗阻患者死亡的原因之一。

五、临床表现

症状和体征典型的肠梗阻是不难诊断的,但缺乏典型表现者诊断较困难。X 线腹部透视或摄片检查对证实临床诊断、确定肠梗阻的部位很有帮助。正常人腹部 X 线平片上只能在胃和结肠内见到少量气体。如小肠内有气体和液平面,表明肠内容物通过障碍,提示肠梗阻的存在。急性小肠梗阻通常要经过6小时肠内才会积聚足够的液体和气体,形成明显的液平面经过 12 小时,肠扩张的程度肯定达到诊断水平。结肠梗阻发展到X线征象出现的时间就更长。充气的小肠特别是空肠可从横绕肠管的环状襞加以辨认,并可与具有结肠袋影的结肠相区别。此外,典型的小肠肠型多在腹中央部分,而结肠影在腹周围或在盆腔。根据患者体力情况可采用立或卧式,从正位或侧位摄片,必要时进行系列摄片。

肠梗阻的诊断确定后,应进步鉴别梗阻的类型。因于治疗及预后方面差异很大,如机械性肠梗阻多需手术解除,动力性肠梗阻则可用保守疗法治愈,绞窄性肠梗阻应尽早进行手术,而单纯性机械性肠梗阻可先试行保守治疗。应鉴别如下几点。

(一)鉴别机械性肠梗阻和动力性肠梗阻

首先要从病史上分析有无机械梗阻因素。动力性肠梗阻包括常见的麻痹性和少见的痉挛性肠梗阻。机械性肠梗阻的特征是阵发性肠绞痛、肠鸣音亢进和非对称性腹胀;而麻痹性肠梗阻的特征为无绞痛、肠鸣音消失和全腹均匀膨胀;痉挛性肠梗阻可有剧烈腹痛突然发作和消失,间歇期不规则,肠鸣音减弱而不消失,但无腹胀。X线腹部平片有助于两者的鉴别:机械性梗阻的肠胀气局限于梗阻部位以上的肠段;麻痹性梗阻时,全部胃、小肠和结肠均有胀气,程度大致相同;痉挛性梗阻时,肠无明显胀气和扩张。每隔分钟拍摄正、侧位腹部平片以观察小肠有无运动,常可鉴别机械性与麻痹性肠梗阻。

(二)鉴别单纯性肠梗阻和绞窄性肠梗阻

绞窄性肠梗阻可发生于单纯性机械性肠梗阻的基础上,单纯性肠梗阻因治疗不善而转变为绞窄性肠梗阻的占15%～43%,一般认为出现下列征象应疑有绞窄性肠梗阻。

(1)急骤发生的剧烈腹痛持续不减,或由阵发性绞痛转变为持续性腹痛,疼痛的部位较为固定。若腹痛涉及背部提示肠系膜受到牵拉,更提示为绞窄性肠梗阻。

(2)腹部有压痛、反跳痛和腹肌强直,腹胀与肠鸣音亢进则不明显。

(3)呕吐物、胃肠减压引流物、腹腔穿刺液含血液,亦可有便血。

(4)全身情况急剧恶化,毒血症表现明显,可出现休克。

(5)X线平片检查可见梗阻部位以上肠段扩张并充满液体,状若肿瘤或呈"C"形面被称为"咖啡豆征",在扩张的肠管间常可见有腹水。

(三)鉴别小肠梗阻和结肠梗阻

高位小肠梗阻呕吐频繁而腹胀较轻,低位小肠梗阻则反之。结肠梗阻的临床表现与低位小肠梗阻相似。但X线腹部平片检查则可区别。小肠梗阻是充气之肠袢遍及全腹,液平面较多,而结肠则不显示。若为结肠梗阻则在腹部周围可见扩张的结肠和袋形,小肠内积气则不明显。

(四)鉴别完全性肠梗阻和不完全性肠梗阻

完全性肠梗阻多为急性发作而且症状明显,不完全性肠梗阻则多为慢性梗阻,症状不明显,往往为间歇性发作。X线平片检查完全性肠梗阻者肠袢充气扩张明显,不完全性肠梗阻则反之。

(五)肠梗阻病因的鉴别诊断

判断病因可从年龄、病史、体检、X线检查等方面的分析着手。例如以往有过腹部手术、创伤、感染的病史,应考虑肠粘连或粘连带所致的梗阻;如患者有肺结核,应想到肠结核或腹膜结核引起肠梗阻的可能。遇风湿性心瓣膜病伴心房纤颤、动脉粥样硬化或闭塞性动脉内膜炎的患者,应考虑肠系膜动脉栓塞;而门静脉高压和门静脉炎可致门静脉栓塞。这些动静脉血流受阻是血管性肠梗阻的常见原因。在儿童中,蛔虫引起肠堵塞偶可见到;3岁以下婴幼儿中原发性肠套叠多见;青、中年患者的常见病因是肠粘连、嵌顿性外疝和肠扭转;老年人的常见病因是结肠癌、乙状结肠扭转和粪块堵塞,而结肠梗阻病例的90%为癌性梗阻。成人中肠套叠少见,多继发于Meckel憩室、肠息肉和肿瘤。在腹部检查时,要特别注意腹部手术切口瘢痕和隐蔽的外疝。

腹痛、呕吐、腹胀、便秘和停止排气是肠梗阻的典型症状但在各类肠梗阻中轻重并不一致。

1.腹痛

肠梗阻的患者大多有腹痛。在急性完全性机械性小肠梗阻患者中,腹痛表现为阵发性绞痛。是由梗阻部位以上的肠管强烈蠕动所引起,多位于腹中部,常突然发作,逐步加剧至高峰,持续数分钟后缓解。间隙期可以完全无痛,但过段时间后可以再发,绞痛的程度和间隙期的长短则视梗阻部位的高低和病情的缓急而异。一般而言,十二指肠、上段空肠梗阻时呕吐可起减压作用,患者绞痛较轻。而低位回肠梗阻则可因肠胀气抑制肠蠕动,故绞痛亦轻。唯急性空肠梗阻时绞痛较剧烈,一般每2～5分钟即发作一次。不完全性肠梗阻腹痛较轻,在一阵肠鸣或排气后可见缓解。慢性肠梗阻亦然,且间隙期亦长。急性机械性结肠梗阻时腹痛多在下腹部。一般较小肠梗阻为轻。结肠梗阻时若回盲瓣功能正常,结肠内容物不能逆流到小肠,肠腔因而逐渐扩大,压力增高,因之除阵发性绞痛外可有持续性钝痛。此种情况的出现应注意有闭祥性肠梗阻的可能性。发作间隙期的持续性钝痛亦是绞窄性肠梗阻的早期表现。如若肠壁已发生缺血坏死则呈持续性剧烈腹痛。至于麻痹性肠梗阻,由于肠肌已无蠕动能力,故无肠绞痛发作,可由高度肠管膨胀而引起腹部持续性胀痛。

2.呕吐

肠梗阻患者几乎都有呕吐,早期为反射性呕吐,吐出物多为胃内容物。后期则为反流性呕吐,因梗阻部位高低而不同,部位越高,呕吐越频越剧烈。低位小肠梗阻时呕吐较轻亦较疏。结肠梗阻时,由于回盲瓣可以阻止反流故早期可无呕吐,但后期回盲瓣因肠腔过度充盈而关闭不全时亦有较剧烈的呕吐,吐出物可含粪汁。

3.腹胀

腹胀是较迟出现的症状,其程度与梗阻部位有关。高位小肠梗阻由于频繁呕吐多无明显腹胀;低位小肠梗阻或结肠梗阻的晚期常有显著的全腹膨胀。闭祥性梗阻的肠段膨胀很突出,常呈不对称的局部膨胀。麻痹性肠梗阻时,全部肠管均膨胀扩大,故腹胀显著。

4.便秘和停止排气

完全性肠梗阻时,患者排便和排气现象消失。但在高位小肠梗阻的最初 2~3 天,如梗阻以下肠腔内积存了粪便和气体,则仍有排便和排气现象,不能因此否定完全性梗阻的存在。同样,在绞窄性肠梗阻如肠扭转、肠套叠以及结肠癌所致的肠梗阻等都仍可有血便或脓血便排出。

5.全身症状

单纯性肠梗阻患者一般无明显的全身症状,但呕吐频繁和腹胀严重者必有脱水,血钾过低者有疲软、嗜睡、乏力和心律失常等症状。绞窄性肠梗阻患者的全身症状最显著,早期即有虚脱,很快进入休克状态。伴有腹腔感染者,腹痛持续并扩散至全腹,同时有畏寒、发热、白细胞增多等感染和毒血症表现。

六、治疗措施

肠梗阻的治疗方法取决于梗阻的原因、性质、部位、病情和患者的全身情况。但不论采取何种治疗方法,纠正肠梗阻所引起的水、电解质和酸碱平衡的失调,做胃肠减压以改善梗阻部位以上肠段的血液循环以及控制感染等皆属必要。

(一)纠正脱水、电解质丢失和酸碱平衡失调

脱水与电解质的丢失与病情与病类有关。应根据临床经验与血化验结果予以估计。一般成人症状较轻的约需补液 1 500 mL,有明显呕吐的则需补 3 000 mL,而伴周围循环虚脱和低血压时则需补液 4 000 mL 以上。若病情一时不能缓解则尚需补给从胃肠减压及尿中排泄的量以及正常的每天需要量。当尿量排泄正常时,尚需补给钾盐。低位肠梗阻多因碱性肠液丢失易有酸中毒,而高位肠梗阻则因胃液和钾的丢失易发生碱中毒,皆应予相应的纠正。在绞窄性肠梗阻和机械性肠梗阻的晚期,可有血浆和全血的丢失,产生血液浓缩或血容量的不足,故尚应补给全血或血浆、清蛋白等方能有效地纠正循环障碍。

在制定或修改此项计划时,必须根据患者的呕吐情况、脱水体征,每小时尿量和尿比重,血钠、钾、氯离子、二氧化碳结合力、血肌酐以及血细胞比容、中心静脉压的测定结果加以调整。由

于酸中毒、血浓缩、钾离子从细胞内逸出,血钾测定有时不能真实地反映细胞缺钾情况。而应进行心电图检查作为补充。补充体液和电解质、纠正酸碱平衡失调的目的在于维持机体内环境的相对稳定,保持机体的抗病能力,使患者在肠梗阻解除之前渡过难关,能在有利的条件下经受外科手术治疗。

(二)胃肠减压

通过胃肠插管减压可引出吞入的气体和滞留的液体,解除肠膨胀,避免吸入性肺炎,减轻呕吐,改善由于腹胀引起的循环和呼吸窘迫症状,在一定程度上能改善梗阻以上肠管的淤血、水肿和血液循环。少数轻型单纯性肠梗阻经有效的减压后肠腔可恢复通畅。胃肠减压可减少手术操作困难,增加手术的安全性。

减压管般有两种:较短的一种(Levin 管)可放置在胃或十二指肠内,操作方便,对高位小肠梗阻减压有效;另一种减压管长数米(Miller-Abbott 管),适用于较低位小肠梗阻和麻痹性肠梗阻的减压,但操作费时,放置时需要 X 线透视以确定管端的位置。结肠梗阻发生肠膨胀时,插管减压无效,常需手术减压。

(三)控制感染和毒血症

肠梗阻时间过长或发生绞窄时,肠壁和腹膜常有多种细菌感染(如大肠埃希菌、梭形芽孢杆菌、链球菌等),积极地采用以抗革兰阴性杆菌为重点的广谱抗生素静脉滴注治疗十分重要,动物实验和临床实践都证实应用抗生素可以显著降低肠梗阻的病死率。

(四)解除梗阻恢复肠道功能

对单纯性机械性肠梗阻,尤其是早期不完全性肠梗阻,如由蛔虫、粪块堵塞或炎症粘连所致的肠梗阻等可做非手术治疗。早期肠套叠、肠扭转引起的肠梗阻亦可在严密的观察下先行非手术治疗。动力性肠梗阻除非伴有外科情况,不需手术治疗。

非手术治疗除前述各项治疗外尚可加用下列措施。

(1)油类:可用液状石蜡生豆油或菜油 200～300 mL 分次口服或由胃肠减压管注入。适用于病情较重,体质较弱者。

(2)麻痹性肠梗阻如无外科情况可用新斯的明注射、腹部芒硝热敷等治疗。

(3)针刺足三里、中脘、天枢、内关、合谷、内庭等穴位可作为辅助治疗。

绝大多数机械性肠梗阻需做外科手术治疗,缺血性肠梗阻和绞窄性肠梗阻更宜及时手术处理。外科手术的主要内容为:①松解粘连或嵌顿性疝,整复扭转或套叠的肠管等,以消除梗阻的局部原因。②切除坏死的或有肿瘤的肠段,引流脓肿等,以清除局部病变。③肠造瘘术可解除肠膨胀,便利肠段切除,肠吻合术可绕过病变肠段,恢复肠道的通畅。

七、急救护理

急性肠梗阻护理要点是围绕矫正因肠梗阻引起的全身性生理紊乱和解除梗阻而采取的相应措施,即胃肠减压,纠正水、电解质紊乱和酸碱失衡,防治感染和中毒。采用非手术疗法过程中,需严密观察病情变化。如病情不见好转或继续恶化,应及时为医师提供信息,修改治疗方案。有适应证者积极完善术前准备,尽早手术解除梗阻,加强围术期护理。

(一)护理目标

(1)严密观察病情变化,使患者迅速进入诊断、治疗程序。

(2)维持有效的胃肠减压。

(3)减轻症状:如疼痛、腹胀、呼吸困难等。

(4)加强基础护理,增加患者的舒适感。

(5)做好水分、电解质管理。

(6)预防各种并发症,提高救治成功率。

(7)加强心理护理,增强患者战胜疾病的信心。

(8)帮助患者及家属掌握自护知识,为患者回归正常生活做准备。

(二)护理措施

1.密切观察病情变化

(1)意识表情变化能够反映中枢神经系统血液灌注情况。意识由清醒变模糊或昏迷提示病情加重。

(2)监测患者血压、脉搏、呼吸、体温,每15～30分钟1次,记录尿量,观察腹痛、腹胀、呕吐、肛门排气排便情况。如果患者有口渴、尿量减少、脉率增快、脉压缩小、烦躁不安、面色苍白等表现,为早期休克征象,应加快输液速度,配合医师进行抢救。早期单纯性肠梗阻患者,全身情况无明显变化,后因呕吐,水、电解质紊乱,可出现脉搏细速、血压下降、面色苍白、眼球凹陷、皮肤弹性减退,四肢发凉等中毒性休克征象,尤以绞窄性肠梗阻更为严重。

(3)注意有无突发的剧烈腹痛、腹胀明显加重等异常情况。若出现持续剧烈的腹痛,频繁的呕吐,非手术治疗疗效不明显,有明显的腹膜炎表现以及呕血、便血等症状为绞窄性肠梗阻表现,应尽早配合医师行手术治疗。

(4)术后密切观察患者术后一般情况,应30～60分钟测血压、脉搏1次,平稳后可根据医嘱延长测定时间。对重症患者进行心电监护,预防中毒性休克。如发现异常情况要及时通知医师,做好抢救工作。

(5)保持各引流管通畅,妥善固定,防止挤压扭曲,同时密切观察引流液的性状,如量、颜色、气味等。

2.胃肠减压的护理

(1)肠梗阻的急性期须禁食,并保持有效的胃肠减压。胃肠减压可吸出肠道内气体和液体,减轻腹胀,降低肠腔内压力,改善肠壁血液循环,有利于改善局部病变及全身情况。关心安慰患者,讲解胃肠减压的作用及重要性,使患者重视胃肠减压的作用。

(2)妥善固定胃管,每2小时抽吸1次,避免折曲或脱出,保持引流通畅,若引流不畅时可用等渗盐水冲洗胃管,观察引出物的色、质、量并记录。

(3)避免胃内存留大量的液体和气体影响药物的保存和吸收。注药操作时,动作要轻柔,避免牵拉胃管引起患者不适,注射完毕,一定要夹紧胃管2～3小时,以利于药物吸收及进入肠道。

(4)动态观察胃肠吸出物的颜色及量。若吸出物减少及变清,肠鸣音恢复,表示梗阻正在缓解;若吸出物的量较多,有粪臭味或呈血性,表示肠梗阻未解除,促使细菌繁殖或者引起肠管血液循环障碍,应及早通知医师,采取合理手术治疗。

(5)术后更应加强胃肠减压的护理。每天记录胃液量,便于医师参考补液治疗。注意胃液性质,发现有大量血性液体引出时,应及时报告医师处理。

3.体位和活动的护理

(1)非手术患者卧床休息。在血压稳定的情况下,可采取半卧位,以减轻腹痛、腹胀,并有利于呼吸。

（2）术后待生命体征平稳后采用半卧位,以利于腹腔内渗出液流向盆腔而利于吸收（盆腔内腹膜吸收能力较强）,使感染局限化,减少膈下感染,减轻腹部张力,减轻切口疼痛,有利于切口愈合。有造瘘口者应向造瘘口侧侧卧,以防肠内大便或肠液流出污染腹部切口或从造瘘口基底部刀口流入肠腔而致感染。护理人员应经常协助患者维持好半卧位。

（3）指导和协助患者活动。术后 6 小时血压平稳后可在床上翻身,动作宜小且轻缓,术后第一天可协助坐起并拍背促进排痰。同时鼓励患者早期下床活动,有利于肠蠕动恢复,防止肠粘连,促进生理功能和体力的恢复,防止肺不张。

（4）被动、主动活动双下肢,防止下肢静脉血栓形成。瘦、弱、年老的患者同时要特别注意骶尾部的皮肤护理,防止因受压过久发生压疮。

4.腹痛的护理

（1）患者主诉疼痛时应立即采取相应的处理措施,如给予舒适的体位、同情安慰患者、让患者做深呼吸。但在明确诊断前禁用强镇痛药物。

（2）禁食,保持有效的胃肠减压。

（3）观察腹疼的部位、性质、程度、进展情况。单纯性机械性肠梗阻一般为阵发性剧烈绞痛;绞窄性肠梗阻腹痛往往为持续性腹痛伴有阵发性加重,疼痛也较剧烈;麻痹性肠梗阻腹痛往往不明显,阵发性绞痛尤为少见;结肠梗阻一般为胀痛。要观察生命体征变化,判断有无绞窄性肠梗阻及休克的发生,为治疗时机选择提供依据。

5.呕吐的观察及护理

（1）呕吐时,协助患者坐起或使其头侧向一边,及时清理呕吐物,防止窒息和引起吸入性肺炎。

（2）呕吐后用温开水漱口,保持口腔清洁,清洁颜面部,并观察记录呕吐时间、次数、性质、量等。维持口腔清洁卫生,口腔护理每天 2 次,防止口腔感染。

（3）若留置胃肠减压后仍出现呕吐者,应考虑是否存在引流不畅,检查胃管的深度是否移位或脱出,管道是否打折、扭曲,管腔是否堵塞,应及时给予相应的处理。

6.腹部体征的观察及护理

（1）评估、记录腹胀的程度,观察病情变化。观察腹部外形,每小时听诊肠鸣音 1 次,腹胀伴有阵发性腹绞痛,肠鸣音亢进,甚至有气过水声或金属音,应严密观察。麻痹性肠梗阻时全腹膨胀显著,但不伴有肠型;闭袢性肠梗阻可以出现局部膨胀;结肠梗阻因回盲瓣关闭可以显示腹部高度膨胀,而且往往不对称。

（2）动态观察是否有肛门排气、排便。

（3）减轻腹胀的措施有胃管引流,保持有效负压吸引。热敷或按摩腹部。如无绞窄性肠梗阻,可从胃管注入液状石蜡,每次 20～30 mL,促进排气、排便。

7.加强水、电解质管理

（1）准确记录 24 小时出入量、每小时尿量,作为调整输液量的参考指标。

（2）遵医嘱尽快补充水和电解质的丢失。护士应科学、合理地安排补液顺序。危及生命的电解质紊乱,如低钾,要优先补给。

（3）维持有效的静脉通道,必要时建立中心静脉通道。加强局部护理。

8.预防感染的护理

（1）为患者执行各项治疗、操作时严格遵守无菌技术原则。接触患者前后均用流水洗手,防止交叉感染。

(2)有引流管者,应每天更换引流袋,保持引流通畅。

(3)禁食和胃肠减压期间应用生理盐水或漱口液口腔护理,每天3次,防止口腔炎的发生。

(4)留置导尿管者应用0.1%苯扎溴铵消毒尿道口或抹洗外阴,每天3次。

(5)加强皮肤护理,及时擦干汗液、清理呕吐物、更换衣被。每2小时变换体位1次,按摩骨突部位,防止压疮的发生。

9.引流管的护理

(1)术后因病情需要放置腹腔引流管,护士应明确引流管的放置位置及作用,注意引流管是否固定牢固,有无扭曲、阻塞等。

(2)术后每30分钟挤压1次引流管,以避免管腔被血块堵塞,保持引流管通畅。

(3)注意观察引流液的量及性质,及时准确地向医师报告病情。

(4)在操作过程中注意无菌操作,防止逆行感染。

10.饮食护理

待胃肠功能恢复,肛门排气后给患者少量流质饮食。肠切除者,应在肛门排气后1~2天后才能开始进食流质饮食。进食后如无不适,逐渐过渡至半流、软质、普通饮食。给予无刺激、易消化、营养丰富及富含纤维素的食物。有造瘘口者避免进食产气、产酸和刺激性食物如蛋、洋葱、芹菜、蒜或含糖高的食物,以免产生臭气。随着病情恢复,造瘘口功能的健全,2周左右可进容易消化的少渣普食及含纤维素高的食物,不但可使粪便成形,便于护理,而且起到扩张造瘘口的作用。

11.心理护理

肠梗阻发病急,疼痛剧烈,患者一般有紧张、恐惧、焦虑等不良情绪,入院后急于想得到治疗,缓解疼痛。护士耐心安慰解释,与家属做好沟通工作,共同鼓励、关心患者。

(1)介绍环境及负责医师、护士,协助患者适应新环境。为患者提供安静、整洁、舒适的环境,避免不良刺激。

(2)治疗操作前简单解释,操作轻柔,尽量减少引起患者恐惧的医源性因素。

(3)用浅显的语言向患者解释疾病的原因、治疗措施、手术需要的配合。

(4)对患者的感受表示理解,耐心倾听,鼓励其说出自己心中的感受,给予帮助。

(5)避免在与医师、家属充分沟通前,直接同患者谈论病情的严重性。

(三)健康教育

(1)养成良好的生活习惯,如生活起居要有规律,每天定时排便,排便时精力集中,即使无便意也要做排便动作,保持大便通畅。

(2)饱餐后不宜剧烈运动和劳动,防止发生肠扭转。

(3)定期复诊。有腹胀、腹痛等不适时,及时到医院检查。及早发现引起肠梗阻的因素,早诊断、早治疗。

(李臣娟)

第五章

骨科护理

第一节 颈椎病

一、疾病概述

(一)概念

颈椎病指因颈椎间盘退行性变及其继发性改变,刺激或压迫相邻脊髓、神经、血管和食管组织,并引起相应症状和体征。颈椎病是 50 岁以上人群的常见病,男性居多,好发部位依次为 $C_{5\sim6}$、$C_{6\sim7}$。

(二)相关病理生理

颈椎病的发生和发展必须具备以下条件:一是以颈椎间盘为主的退行性变;二是退变的组织和结构必须对颈部脊髓或血管或神经或气管等器官或组织构成压迫或刺激,从而引起临床症状。椎间盘是无血运的组织,由于软骨板营养代谢的改变,致使髓核、纤维环发生退变。一方面退变的髓核后突,穿过破裂的纤维环直接压迫脊髓;另一方面髓核脱水使椎间隙高度降低,椎体间松动,刺激椎体后缘骨赘形成;而且椎节的松动还使钩椎关节、后方小关节突以及黄韧带增生。

从病理角度看,颈椎病是一个连续的病理反应过程,可将其分为 3 个阶段:椎间盘变性阶段、骨刺形成阶段和脊髓损害阶段。

(三)病因与分类

1.病因

(1)颈椎间盘退行性变:是颈椎病发生和发展的最基本原因。颈椎活动度大,随年龄增长,椎间盘逐渐发生退行性变,使椎间隙狭窄,关节囊、韧带松弛,脊柱活动时稳定性下降,进一步发展引起椎体、椎间关节及其周围韧带发生变性、增生、钙化,最后致相邻脊髓、神经、血管受到刺激或压迫。

(2)先天性颈椎管狭窄:颈椎管的矢状内径对颈椎病的发病有密切关系。椎管矢状内径小于正常(14～16 mm)时,即使退行性变比较轻,也可产生临床症状和体征。

(3)损伤:急性损伤可使原已退变的椎体、椎间盘和椎间关节损害加重而诱发颈椎病;慢性损伤可加速其退行性变的过程。

2.分型

根据受压部位的临床表现不同,一般分为 4 类。但有些患者以某型为主,同时伴有其他型的部分表现,称为复合型颈椎病。

(1)神经根型颈椎病:在颈椎病中发病率最高,占 50%~60%,是由于椎间盘向后外侧突出,致钩椎关节或椎间关节增生、肥大,刺激或压迫单侧或双侧神经根所致。

(2)脊髓型颈椎病:占颈椎病的 10%~15%。由于后突的髓核、椎体后缘的骨赘、增生肥厚的黄韧带及钙化的后纵韧带等压迫或刺激脊髓所致。

(3)椎动脉型颈椎病:由于颈椎横突孔增生狭窄、颈椎稳定性下降、椎间关节活动移位等直接压迫或刺激椎动脉,使椎动脉狭窄或痉挛,造成椎-基底动脉供血不足所致。

(4)交感神经型颈椎病:由于颈椎各种结构病变的刺激或压迫颈椎旁的交感神经节后纤维所致。

(四)临床表现

根据颈椎病的类型可有不同表现。

1.神经根型颈椎病

(1)症状:患者常先有颈痛及颈部僵硬,短期内加重并向肩部及上肢放射。用力咳嗽、打喷嚏及颈部活动时疼痛加剧。皮肤可有麻木、过敏等感觉改变;上肢肌力减退、肌萎缩,以大小鱼际肌和骨间肌最为明显,手指动作不灵活。

(2)体征:颈部肌痉挛,颈肩部有压痛,颈部和肩关节活动有不同程度受限。上肢肌腱反射减弱或消失,上肢牵拉试验阳性。

2.脊髓型颈椎病

(1)症状:手部麻木,运动不灵活,特别是精细活动失调、握力减退、下肢无力、步态不稳、有踩棉花样的感觉、躯干有紧束感等;后期出现大小便功能障碍,表现为尿频或排尿、排便困难。

(2)体征:肌力减退,四肢腱反射活跃或亢进,腹部反射、提睾反射和肛门反射减弱或消失。Hoffmann 征、髌阵挛及 Babinski 征等阳性。

3.椎动脉型颈椎病

(1)症状。①眩晕:最常见,多伴有复视、耳鸣、耳聋、恶心呕吐等症状,头颈部活动或姿势改变可诱发或加重眩晕。②猝倒:本型特有的症状,表现为四肢麻木、软弱无力而跌倒,多在头部突然活动后姿势改变时发生,倒地后再站立起来可继续正常活动。③头痛:表现为发作性胀痛,以枕部、顶部为主,发作时可有恶心、呕吐、出汗、流涎、心慌、憋气以及血压改变等自主神经功能紊乱症状。

(2)体征:颈部疼痛,活动受限。

4.交感神经型颈椎病

表现为一系列交感神经症状:①交感神经兴奋症状,如头痛或偏头痛、视物模糊、眼球胀痛、耳鸣、听力下降、心前区疼痛、心律失常、血压升高等。②交感神经抑制症状,如畏光、流泪、头晕、眼花、血压下降等。

(五)辅助检查

1.影像学检查

(1)X 线检查:神经根型颈椎病患者和脊髓型颈椎病患者,正侧位 X 线摄片可显示颈椎生理前凸减小、消失或反常,椎间隙变窄,椎体后缘骨赘形成,椎间孔狭窄。

（2）脊髓造影、CT、MRI：可显示颈椎间盘突出，颈椎管矢状径变小，脊髓受压情况。

2.实验室检查

脑脊液动力学试验：脊髓型颈椎病患者显示椎管有梗阻现象。

（六）治疗原则

神经根型、椎动脉型和交感型颈椎病以非手术治疗为主；脊髓型颈椎病由于疾病自然史逐渐发展使症状加重，故确诊后应及时行手术治疗。

1.非手术治疗

原则是去除压迫因素，消炎止痛，恢复颈椎稳定性。

（1）颌枕带牵引：取坐位或卧位，头前屈 10° 左右，牵引重量 2～6 kg，每天 2 次，每次 1～1.5 小时，也可作持续牵引，每天 6～8 小时，2 周为 1 个疗程。脊髓型颈椎病一般不宜作此牵引。

（2）颈托或颈领：限制颈椎过度活动。如充气型颈托除可固定颈椎，还有牵张作用。

（3）推拿按摩：可减轻肌痉挛，改善局部血液循环。脊髓型颈椎病不宜采用此疗法。

（4）理疗：采用热疗、磁疗、超声疗法等，可改善颈部血液循环，促进局部水肿消退和肌肉松弛。

（5）药物治疗：目前无治疗颈椎病的特效药物，所用药物皆属对症治疗，如非甾体抗炎药、肌松弛剂及镇静剂等。

2.手术治疗

手术治疗适用于诊断明确，且出现以下情况时考虑手术。①保守治疗半年无效或影响正常生活和工作。②神经根性剧烈疼痛，保守治疗无效。③上肢某些肌肉、尤其手内在肌无力、萎缩，经保守治疗 4～6 周后仍有发展趋势。

手术的目的是通过切除对脊髓、神经造成压迫的组织、骨赘、椎间盘和韧带，或椎管扩大成形，使脊髓和神经得到充分减压；或通过植骨，内固定行颈椎融合，获得颈椎稳定性。手术可分前路、前外侧和后路手术。常用的术式有颈椎间盘摘除、椎间植骨融合术、前路侧方减压术、颈椎半椎板切除减压或全椎板切除术、椎管成形术等。

二、护理评估

（一）术前评估

1.健康史

（1）一般情况：了解患者的性别、年龄、职业、营养状况、生活自理能力、大小便情况等。

（2）既往史：有无颈肩部急慢性损伤和肩部长期固定史，以往的治疗方法和效果。以往是否有高血压，以及病糖尿病等病史。

（3）家族史：家中有无类似病史。

2.生命体征（T、P、R、BP）

按护理常规监测生命体征。

3.患者主诉

有无颈肩痛，肢体麻木、无力，大、小便障碍等症状。

4.相关记录

疼痛部位及程度，疼痛与活动、体位有无明显关系，有无颈部活动受限，四肢感觉运动情况等。有无眩晕、头痛、视物模糊、耳鸣、心跳加速或猝倒等,导致症状加重或减轻的因素。

(二)身体评估

1.术前评估

(1)视诊:观察步态有无跛行、摇摆步态等;椎旁皮肤有无红肿、破损;脊柱有无畸形。

(2)触诊:棘突、椎旁有无压痛,评估患者躯干、四肢感觉功能。

(3)叩诊:局部有无叩击痛,肢体腱反射。

(4)动诊:颈椎及肢体活动度、肌力、肌张力情况,观察对比双侧有无差异。

(5)特殊试验:臂丛牵拉试验、压颈试验、椎间孔挤压、分离试验,病理征(Hoffmann 征、Babinski 征等)。

2.术后评估

(1)视诊:手术切口、步态。

(2)触诊:评估患者躯干、四肢感觉功能。

(3)叩诊:四肢腱反射。

(4)动诊:肢体肌力、肌张力情况。

(三)心理-社会评估

患者及家属对该病的认识、心理状态,有无焦虑及焦虑的原因,家庭及社会对患者的支持程度。

(四)辅助检查阳性结果评估

X 线片显示颈椎曲度改变、椎间隙变窄、椎间孔狭窄等。CT、MRI 显示椎间盘突出的部位、程度及与有无神经根受压。

(五)治疗效果的评估

1.非手术治疗评估要点

(1)病史评估:了解与患者相关的情况,例如职业、有无外伤、发病时间、治疗经过等。

(2)影像资料评估:查看 CT、MRI,了解椎管形态、观察颈椎间盘突出、颈椎管狭窄、脊髓受压情况。

2.手术治疗评估要点

(1)心理评估:向患者介绍与疾病相关的知识,说明手术的重要性,解释手术的方式、术前术后的配合事项及目的,耐心解答问题,消除不良心理,使其增加战胜疾病的信心,积极配合治疗。

(2)既往史:了解患者全身的情况,是否有心脏病、高血压、糖尿病等,如有异常积极治疗,减少术后并发症的发生。

(3)疼痛评估:评估患者疼痛诱发因素、部位、性质、程度和持续时间,并进行疼痛评分。

(4)神经功能评估:严密观察四肢感觉运动及会阴部神经功能情况,并进行术前术后对比,可了解神经受压症状有无改善或加重。

三、护理诊断(问题)

(一)低效型呼吸形态

其与颈髓水肿、植骨块脱落或术后颈部水肿有关。

(三)有受伤害的危险

其与肢体无力及眩晕有关。

(三)潜在并发症

术后出血、脊髓神经损伤。

(四)躯体活动障碍

其与颈肩痛及活动受限有关。

四、主要护理措施

(一)术前护理

1.心理护理

向患者解释病情,告知其治疗的周期较长,术后恢复可能需要数月甚至更长时间,让患者做好充分的思想准备。对患者焦虑的心情表示理解,向患者介绍治疗方案及手术的必要性、手术目的及优点、目前医院的医疗护理情况和技术水平,使其产生安全感,愉快地、充满信心的接受手术。重视社会支持系统的影响,尤其是亲人的关怀和鼓励。

2.术前训练

(1)呼吸功能训练:术前指导患者练习深呼吸、行吹气泡或吹气球等训练,以增加肺的通气功能。

(2)气管食管推移训练:适用于颈椎前路手术患者。指导患者用自己的 2～4 指插入切口侧的内脏鞘与血管神经鞘间隙处,持续将气管、食管向非手术侧推移。用力要缓和,如出现头晕、恶心、呕吐等不适,可休息后再继续。

(3)俯卧位训练:适用于后路手术的患者,以适应术中长时间俯卧位并预防呼吸受阻。开始每次 30～40 分钟,每天 3 次;以后逐渐增至每次 3～4 小时,每天 1 次。

3.安全护理

患者存在肌力下降致四肢无力时,应防烫伤和跌倒,指导患者不要自行倒开水,穿防滑鞋,在干燥地面、有人陪同的情况下行走。

(二)术后护理

1.密切监测生命体征

注意呼吸频率、深度的改变,脉搏节律、速率的改变,保持呼吸道通畅,低流量给氧。呼吸困难是前路手术最危急的并发症,多发生在术后 1～3 天内。因此,颈椎手术患者床旁应常规准备气管切开包。

2.体位护理

行内固定植骨融合的患者,加强颈部制动。患者取平卧位,颈部稍前屈,两侧颈肩部置沙袋以固定头部,侧卧位时枕与肩宽同高,在搬动或翻身时,保持头、颈和躯干在同一平面上,维持颈部相对稳定。下床活动时,需行头颈胸支架固定颈部。

3.并发症的观察与护理

(1)术后出血:注意观察生命体征、伤口敷料及引流液。如 24 小时出血量超过 200 mL,检查是否有活动性出血;若引流量多且呈淡红色,考虑脑脊液漏发生,及时报告医师处理。注意观察颈部情况,检查颈部软组织张力。若发现患者颈部明显肿胀,并出现呼吸困难、烦躁、发绀等表现时,报告并协助医师剪开缝线、清除血肿。若血肿清除后,呼吸仍不改善应实施气管切开术。

(2)脊髓神经损伤:手术牵拉和周围血肿压迫均可损伤脊髓及神经,患者出现声嘶、四肢感觉运动障碍以及大小便功能障碍。手术牵拉所致的神经损伤为可逆的,一般在术后 1～2 天内明显好转或消失;血肿压迫所致的损伤为渐进的,术后应注意观察,以便及时发现问题并处理。

(3)植骨块脱落、移位:多发生在术后 5～7 天内,是颈椎活动不当时椎体与植骨块间产生界面间的剪切力使骨块移位、脱落。所以,颈椎术后应重视体位护理。

4.功能训练

指导肢体能活动的患者做主动运动,以增强肢体肌肉力量;肢体不能活动者,病情许可时,协助并指导其做各关节的被动运动,以防肌肉萎缩和关节僵硬。一般术后第 1 天,开始进行各关节的主被动功能锻炼;术后 3～5 天,引流管拔出后,可戴支架下地活动,坐位和站立位平稳训练及日常生活能力的训练。

(三)健康教育

1.纠正不良姿势

在日常生活、工作、休息时注意纠正不良姿势,保持颈部平直,以保护头、颈、肩部。

2.保持良好睡眠体位

理想的睡眠体位应该是使头颈部保持自然仰伸位、胸部及腰部保持自然曲度、双髋及双膝略呈屈曲,使全身肌肉、韧带及关节获得最大限度的放松和休息。

3.选择合适枕头

以中间低两端高、透气性好、长度超过肩宽 10～16 cm、高度以颈部压下一拳头高为宜。

4.避免外伤

行走或劳动时注意避免损伤颈肩部。一旦发生损伤,尽早诊治。

5.加强功能锻炼

长期伏案工作者,宜定期远视,以缓解颈部肌肉的慢性劳损。

五、护理评价

(1)患者维持正常、有效的呼吸。

(2)患者安全,未发生眩晕和意外伤害、能陈述预防受伤的方法。

(3)患者术后未发生相关并发症,或并发症发生后得到及时的治疗处理。

(4)患者肢体感觉和活动能力逐渐恢复正常。

(武海红)

第二节　肩关节周围炎

一、概述

肩关节周围炎又称"五十肩""冻结肩""漏肩风",属中医肩痹,肩凝等范畴。是肩关节周围肌肉,肌腱滑液囊及关节囊的慢性损伤性炎症,以肩部疼痛,肩关节活动受限或僵硬等为临床特征。肩周炎的发生与发展大致可分为急性期、粘连期、缓解期。①急性期:病程约 1 个月,主要表现为肩部疼痛,肩关节活动受限,但有一定的活动度。②粘连期:病程 2～3 个月,本期患者疼痛症状已明显减轻,主要表现为肩关节活动严重受限,肩关节因肩周软组织广泛性粘连,活动范围极小,以外展及前屈运动时,肩胛骨随之摆动而出现耸肩现象。③缓解期:病程 2～3 个月,患者疼痛减轻,肩关节粘连逐渐消除而恢复正常功能。

二、治疗原则

主要采取非手术治疗。治疗方法:推拿、中药熏洗、封闭、理疗、小针刀、针灸、药物治疗、功能锻炼。

三、护理措施

(一)心理护理

肩周炎因病程长,患者畏痛而不敢活动,首先护理人员以亲切的语言同患者交谈,介绍肩周炎的发生发展及形成机制,使患者对自己的病情有所了解,鼓励患者树立战胜疾病的信心,积极配合治疗护理。

(二)侵入性治疗的护理

环境宜保持温暖,防止局部暴露受凉,同时要严格消毒,防止感染,注意观察患者面色、神志,防止晕针。封闭、针刺后 24 小时以内不宜熏洗,小针刀治疗 1 周内局部保持干燥。熏洗时,按中药熏洗护理常规护理。

四、功能锻炼

护士亲自示范讲解,教会患者主动行肩关节功能锻炼的方法,与患者一起制订锻炼计划和工作量。

(一)手指爬墙

双足分开与肩同宽面向墙壁或侧向墙壁站立,在墙壁画一高度标志,用患手指沿墙徐徐上爬。使上肢抬举到最大限度,然后沿墙回位,反复进行。每天 2～3 次,每次 10～15 分钟。

(二)手拉滑车

患者坐位或站立,双手拉住滑轮上绳子的把手,以健肢带动患肢,慢慢拉动绳子一高一低,两手轮换进行,逐渐加力,反复运动 5～10 分钟。

(三)弯腰划圈

两足分开与肩同宽站立,向前弯腰,上肢伸直下垂做顺逆时针方向划圈,幅度由小到大,速度由慢到快,每天 2 次,每次 5～10 分钟。

(四)其他

梳头,摸耳,内收探肩,后伸揉背,外展指路。

五、出院指导

(1)继续肩部功能锻炼,预防关节粘连,防止肌肉萎缩。

(2)日常生活中注意颈肩部保暖防寒,夏季防止肩部持续吹风,避免受凉,在阴凉处过久暴露。防止过猛过快,单调重复的肩部活动,提重物,承受应力时要有思想准备,防止肩损伤。

(3)加强营养,积极锻炼身体,多晒太阳,打太极拳。做好预防保健。

(武海红)

第三节 腰肌劳损

一、概述

腰肌劳损是指腰部肌肉、筋膜、韧带等软组织的慢性损伤,有人称为功能性腰痛,是由于长期下蹲,弯腰工作,腰背肌经常性的过度负重与疲劳,或工作时姿势不正确,并有腰部解剖特点缺陷等所致,可因腰部急性损伤治疗不及时或治疗不当,反复受伤后,遗留为慢性腰痛。临床表现为腰背疼痛,多为隐痛,时轻时重,反复发作休息后疼痛减轻,劳累后或阴雨天疼痛加重,喜用双手捶腰。

二、治疗原则

一般采用非手术疗法,手法治疗包括揉按,捏拿,理筋,从而达到舒筋活血,解痉止痛的目的。针灸配合艾灸、火罐、封闭疗法、穴位注射疗法、理疗、中药熏洗、药物治疗等。

三、护理措施

(一)休息

急性腰痛患者宜卧硬板床休息,平时可佩戴腰围保护。

(二)观察病情变化

深入病房,观察患者的疼痛性质、部位、规律,缓解或加重的原因,给予心理安慰,必要时口服活血化瘀或通络止痛的药物,观察药物作用及不良反应。

(三)推拿按摩

治疗时让患者排空大小便,稳定情绪,全身放松;在治疗过程中随时观察患者病情,如有不良反应,应停止治疗。

(四)理疗护理

(1)保持室内清洁、安静、空气流通,遮挡患者,保护隐私。

(2)加强巡视,注意倾听患者的主诉,观察患者面色、呼吸等。

(3)注意温热度,以患者舒适为宜,以防烫伤。

(4)根据个体的耐受能力,调节电流强度。

(5)使用电极者,应观察安放电极处皮肤的反应,有无接触性皮炎,治疗完毕后除去电极片,清洁皮肤。

(五)中药熏洗

中药熏洗时,按中药熏洗护理措施护理。

(六)加强腰背部肌锻炼

如拱桥式、燕飞式,每天 2~3 次,每次 5~10 分钟,以不疲劳为度。

四、出院指导

(1)继续腰背肌锻炼。

（2）慎起居避风寒，禁止吸烟。

（3）掌握正确搬重物的姿势，弯腰搬重物时，屈髋屈膝。

（4）工作中避免久坐，适当活动。工作一段时间后应站起来活动变换姿势。

（5）长时间站立时，避免将身体的重心放在一侧肢体上。

（6）专业体育运动者，每天剧烈运动前要做充分的准备活动，活动后不宜立即行冷水浴。

（7）睡眠姿势以侧卧为宜，让髋膝处于适当的屈曲位。使腰部肌肉，韧带处于松弛状态，床垫不宜过软。

（武海红）

第四节　腰椎间盘突出症

一、疾病概述

（一）概念

腰椎间盘突出症是腰椎间盘变性，纤维环破裂，髓核突出刺激或压迫神经根、马尾神经所表现的一种综合征，是腰腿疼痛最常见的原因之一。腰椎间盘突出中以 $L_{4\sim5}$、$L_5\sim S_1$ 间隙发病率最高，占90％～96％，多个椎间隙同时发病者仅占 5％～22％。

（二）分型及病理

腰椎间盘突出症的分型方法较多，各有其根据及侧重面。从病理变化及 CT、MRI 发现，结合治疗方法可做如下分型。

1.膨隆型

纤维环有部分破裂，而表层完整，此时髓核因压力而向椎管局限性隆起，但表面光滑。这一类型经保守治疗大多数可缓解或治愈。

2.突出型

纤维环完全破裂，髓核突向椎管，但有后纵韧带或一层纤维膜覆盖，表面高低不平或呈菜花状。常需手术治疗。

3.脱垂游离型

破裂突出的椎间盘组织或碎块脱入椎管内或完全游离。此型不单可引起神经根症状，还易压迫马尾神经。非手术治疗往往无效。

4.Schmorl 结节及经骨突出型

前者是指髓核经上、下软骨终板的发育性或后天性裂隙突入椎体松质骨内；后者是髓核沿椎体软骨终板和椎体之间的血管通道向前纵韧带方向突出，形成椎体前缘的游离骨块。这两型临床上仅出现腰痛，而无神经根症状，无需手术治疗。

（三）病因

1.椎间盘退行性变

椎间盘退行性变是椎间盘突出的基本病因。随年龄增长，纤维环和髓核含水量逐渐减少，使髓核张力下降，间盘变薄。同时，透明质酸钠及角化硫酸盐减少，低分子量糖蛋白增加，原纤维变性及胶原纤维沉积增加,髓核失去弹性,椎间盘结构松弛、软骨板囊性变。

2.损伤

积累伤力是椎间盘变性的主要原因,也是椎间盘突出的诱因。积累伤力中,反复弯腰、扭转动作最易引起椎间盘损伤,故本症与某些职业、工种有密切关系,如驾驶员、举重运动员和从事重体力劳动者。

3.遗传因素

有色人种本症发病率较低;<20 岁的青少年患者中约 32% 有阳性家族史。

4.妊娠

妊娠期盆腔、下腰部组织充血明显,各种结构相对松弛,而腰骶部又承受较平时更大的重力,这样就增加了椎间盘损害的机会。

5.其他

如遗传、吸烟以及糖尿病等诸多因素。

上腰段椎间盘症少见,其发生多存在下列因素:①脊柱滑脱症。②病变间隙原有异常。③过去有脊柱骨折或脊柱融合术病史。

(四)临床表现

腰椎间盘突出症常见于 20～50 岁患者,男女之比为(4～6):1。20 岁以内占 6% 左右,老人发病率最低。患者多有弯腰劳动或长期坐位工作室,首次发病常是半弯腰持重或突然扭腰动作过程中,其症状、体征如下所述。

1.症状

(1)腰痛:是大多数本症患者最先出现的症状,发生率约 91%。由于纤维环外层及后纵韧带受到突出髓核刺激,经窦椎神经而产生的下腰部感应痛,有时亦影响到臀部。

(2)坐骨神经痛:虽然高位腰椎间盘突出($L_{2～3}$、$L_{3～4}$)可引起股神经痛,但其发病率不足 5%。绝大多数患者是 $L_{4～5}$、$L_5～S_1$ 间隙突出,故坐骨神经痛最为多见,发生率达 97% 左右。典型坐骨神经痛是从下腰部向臀部、大腿后方、小腿外侧直到足部的放射痛。约 60% 患者在喷嚏或咳嗽时由于增加腹压而使疼痛加剧。早期为痛觉过敏,病情较重者出现感觉迟钝或麻木。少数患者可有双侧坐骨神经痛。

(3)马尾神经受压:向正后方突出的髓核或脱垂、游离椎间盘组织可压迫马尾神经,出现大小便障碍、鞍区感觉异常。发生率占 0.8%～24.4%。

2.体征

(1)腰椎侧凸:是一种为减轻疼痛的姿势性代偿畸形,具有辅助诊断价值。如髓核突出在神经根外侧,上身向健侧弯曲,腰椎侧凸向患侧可松弛受压的神经根;当突出的髓核在神经根内侧时,上身向患侧弯曲,腰椎凸向健侧可缓解疼痛。如神经根与脱出的髓核已有粘连,则无论腰椎凸向何侧均不能缓解疼痛。

(2)腰部活动受限:几乎全部患者都有不同程度的腰部活动受限。其中以前屈受限最明显,是由于前屈位时进一步促使髓核向后移位并增加对受压神经根的牵张之故。

(3)压痛及骶棘肌痉挛:89% 患者在病变间隙的棘突间有压痛,其旁侧 1 cm 处压之有沿坐骨神经的放射痛。约 1/3 患者有腰部骶棘肌痉挛,使腰部固定于强迫体位。

(4)直腿抬高试验及加强试验:患者仰卧、伸膝、被动抬高患肢。正常人下肢抬高到 60°～70°时感腘窝不适。本症患者神经根受压或粘连,下肢抬高在 60° 以内即可出现坐骨神经痛,成为直腿抬高试验阳性。其阳性率约 90％。在直腿抬高试验阳性时,缓慢降低患肢高度,待放射痛消失,这时再被动背屈患肢踝关节以牵拉坐骨神经,如又出现放射痛成为加强试验阳性。有时因突出髓核较大,抬高健侧下肢也可因牵拉硬脊膜而累及患侧诱发患侧坐骨神经发生放射痛。

(五)辅助检查

1.X 线平片

单纯 X 线平片不能直接反应是否存在椎间盘突出。片上所见脊柱侧凸,椎体边缘增生及椎间隙变窄等均提示退行性变。如发现腰骶椎结构异常(移行椎、椎弓根崩裂、脊椎滑脱等),说明相邻椎间盘将会由于应力增加而加快变性,增加突出的机会。

2.CT 和 MRI 检查

CT 可显示骨性椎管形态,黄韧带是否增厚及椎间盘突出的大小、方向等,对本病有较大诊断价值,目前已普遍采用。MRI 可全面地观察各腰椎间盘是否病变,也可在矢状面上了解髓核突出的程度和位置,并鉴别是否存在椎管内其他占位性病变。

3.其他检查

电生理检查(肌电图、神经传导速度及诱发电位)可协助确定神经损害的范围及程度,观察治疗效果。

(六)治疗原则

1.非手术治疗

腰椎间盘突出症中多数患者可经非手术疗法缓解或治愈。其目的是使椎间盘突出部分和受到刺激的神经根的炎性水肿加速消退,从而减轻或解除对神经根的刺激或压迫。非手术治疗主要适用于:①年轻、初次发作或病程较短者。②休息后症状可自行缓解者。③X 线检查无椎管狭窄。方法包括:绝对卧床休息,持续牵引,理疗、推拿、按摩,封闭,髓核化学溶解法等。

2.经皮髓核切吸术

经皮髓核切吸术是通过椎间盘镜或特殊器械在 X 线监视下直接进入椎间隙,将部分髓核搅碎吸出,从而减轻了椎间盘内压力达到缓解症状的目的。主要适用于膨出或轻度突出型的患者,且不合并侧隐窝狭窄者。对明显突出或髓核已脱入椎管者仍不能回纳。与本方法原理和适应证类似的尚有髓核激光气化术。

3.手术治疗

已确诊的腰椎间盘突出症患者,经严格非手术治疗无效,马尾神经受压者或伴有椎管狭窄者可考虑行髓核摘除术。手术治疗有可能发生椎间盘感染、血管或神经根损伤,以及术后粘连症状复发等并发症,故应严格掌握手术指征及提高手术技巧。

近年来采用微创外科技术使手术损伤减小,取得良好效果。

(七)预防

由于腰椎间盘突出症是在退行性变基础上受到积累伤所致,而积累伤又是加速退变的重要因素,故减少积累伤就显得非常重要。长期坐位工作者需注意桌、椅高度,定时改变姿势。职业工作中常弯腰劳动者,应定时伸腰、挺胸活动,并使用宽腰带。治疗后患者在一定期间内佩戴腰围,但应同时加强腰背肌训练,增加脊柱的内在稳定性。长期使用腰围而不锻炼腰背肌,反可因失用性肌萎缩带来不良后果。如需弯腰取物,最好采用屈髋、屈膝下蹲方式,减少对椎间盘后方的压力。

二、护理评估

(一)一般评估

1.健康史

(1)一般情况:了解患者的性别、年龄、职业、营养状况、生活自理能力等。

(2)既往史:是否有先天性的椎间盘疾病、既往有无腰部外伤、慢性损伤史,是否做过腰部手术。

(3)外伤史:评估患者有无急性腰扭伤或损伤史。询问受伤时患者的体位、外来撞击的着力点,受伤后的症状和腰痛的特点和程度、致腰痛加剧或减轻的相关因素、有无采取制动和治疗措施。

(4)家族史:家中有无类似病史。

2.生命体征(T、P、R、BP)

按护理常规监测生命体征。

3.患者主诉

有无腰背痛、下肢痛、麻木、大小便障碍等症状。

4.相关记录

疼痛部位及程度,疼痛与腹压、活动、体位有无明显关系,有无跛行、脊柱畸形及活动受限,有无压痛、反射痛,双下肢肢体感觉运动情况等。

(二)身体评估

1.术前评估

(1)视诊:观察步态有无跛行、摇摆步态等;椎旁皮肤有无破损,肢体有无肿胀或肌萎缩;脊柱有无畸形。

(2)触诊:棘突、椎旁有无压痛,下肢、肛周感觉有无减退,肛门括约肌功能等。

(3)动诊:腰椎活动范围,腰部有无叩击痛,双下肢的运动功能、肌力、肌张力的变化,对比双侧有无差异等。

(4)量诊:肢体长度测量、肢体周径测量及腰椎活动度测量。

(5)特殊检查试验:直腿抬高试验、股神经牵拉试验、肛门反射等。

2.术后评估

(1)视诊:患者手术切口、步态、肢体有无肿胀或肌萎缩等。

(2)触诊:切口周围皮温有无增高,下肢有无肌肉萎缩,下肢、肛周感觉情况。

(3)动诊:双下肢的运动功能、肌力的变化,双侧有无差异,腰椎活动范围。

(4)量诊:肢体长度测量、肢体周径测量。

(5)特殊检查试验:直腿抬高试验、股神经牵拉试验、肛门反射等。

(三)心理-社会评估

观察患者的情绪变化,了解其对疾病的认知程度及对手术的了解程度,有无紧张、恐惧心理;评估患者的家庭及支持系统对患者的支持帮助能力等。

(四)辅助检查阳性结果评估

X线片显示腰椎生理曲度消失,侧突畸形、椎间隙变窄及椎体边缘骨质增生等。CT、MRI显示椎间盘突出的部位、程度及与有无神经根受压。

(五)治疗效果的评估

1.非手术治疗评估要点

(1)病史评估:了解与患者相关的情况,如职业、有无外伤、发病时间、治疗经过等。

(2)影像资料评估:查看 CT、MRI,了解椎管形态、观察腰椎间盘髓核突出的程度和位置等,分析是否需要手术治疗。

2.手术治疗评估要点

(1)心理评估:向患者介绍与疾病相关的知识,说明手术的重要性,解释手术的方式、术前术后的配合事项及目的,耐心解答问题,消除不良心理,使其增加战胜疾病的信心,积极配合治疗。

(2)既往史:了解患者全身的情况,是否有心脏病、高血压、糖尿病等,如有异常,积极治疗,减少术后并发症的发生。

(3)疼痛评估:评估患者疼痛诱发因素、部位、性质、程度和持续时间,并进行疼痛评分。

(4)神经功能评估:严密观察双下肢感觉运动及会阴部神经功能情况,并进行术前术后对比,可了解神经受压症状有无改善或加重。

三、护理诊断(问题)

(一)疼痛

其与髓核受压水肿、神经根受压及肌痉挛有关。

(二)躯体移动障碍

其与椎间盘突出或手术有关。

(三)便秘

其与马尾神经受压或长期卧床有关。

(四)知识缺乏

其与对疾病的认识有关。

(五)潜在并发症

脑脊液漏、椎间隙感染。

四、主要护理措施

(一)减轻疼痛

1.休息

长时间站立或坐立使腰椎负荷增加,神经根受压症状加重,故减轻腰椎负荷的方法就是卧床休息,卧硬板床,采取舒适、腰背肌放松体位。翻身时保持脊柱成一直线。

2.心理护理

指导患者放松心情,可让患者听音乐、看电视或与人聊天,分散其注意力。

3.药物镇痛

根据医嘱使用镇痛药或非类固醇消炎止痛药。

(二)患者活动能力改善、舒适度增加

(1)体位护理:术后平卧 2 小时后即可协助患者轴线翻身,四肢成舒适体位摆放。

(2)按摩受压部位,避免压疮发生,更换床单时避免拖、拉、推等动作。指导患者进行功能锻炼。

(3)协助患者做好生活护理。

(三)预防便秘

1.排便训练

多数患者不习惯床上排便而导致便秘,应指导患者床上使用便盆,指导床上排便。

2.饮食指导

指导患者多饮水,给予富含膳食纤维的易消化饮食,多食新鲜蔬菜、水果。

3.药物通便

根据医嘱使用开塞露、麻仁软胶囊等通便药物。

4.适宜环境及心理疏导

可在患者排便时挡上屏风,尽可能减少病房人员,并给患者予心理支持,给其提供适宜的环境和时间。

(四)功能锻炼

向患者说明术后功能锻炼对预防深静脉血栓、防止神经根粘连及恢复腰背肌功能的重要性。功能锻炼的原则:幅度由小到大、次数由少到多,以身体无明显不适为宜。

1.术后第1天

(1)踝泵运动:全范围地伸屈踝关节或 360°旋转踝关节,在能承受的范围内尽可能多做,200～300 次/天,以促进血液循环,防止深静脉血栓的形成。

(2)股四头肌舒缩运动:主动收缩和放松大腿肌肉,每次持续 5～10 秒,如此反复进行,100～200 次/天,锻炼下肢肌力。

2.术后第2天

(1)直腿抬高运动:患者平卧于床上,伸直膝关节并收缩股四头肌后抬高患肢,抬到最高点时停留10～15 秒,再缓慢放下,双下肢交替进行,每天 3～4 次,每次 20 分钟。

(2)屈膝屈髋运动:患者平卧于床上,下肢屈曲,双手抱住膝关节,使其尽可能向胸前靠近。

3.术后 1 周

腰背肌锻炼:采用 5 点支撑法,患者仰卧,屈肘伸肩,然后屈膝伸髋,以双脚双肘及头部为支点,使腰部离开床面,每天坚持数十次。

(五)并发症的护理

1.脑脊液漏

表现为恶心、呕吐和头痛等,伤口引流量大、色淡。给予去枕平卧、头低脚高位,伤口局部用沙袋压迫,同时放松引流负压,将引流瓶放置于床缘水平,遵医嘱补充大量液体。必要时探查伤口,行裂口缝合或修补硬膜。

2.椎间隙感染

椎间隙感染是椎节深部的感染,表现为腰背部疼痛和肌肉痉挛,并伴有体温升高。一般采用抗生素治疗。

(六)用药护理

遵医嘱按时、按量口服止痛药、神经营养药物。

(七)健康教育

1.起卧方法

术后坐位或下床时需戴腰围,起床时先平卧戴好腰围,然后侧卧,用双上肢慢慢撑起身体坐立。禁止平卧位突然起床的动作。由坐位改为卧位时先双手支撑慢慢侧卧,然后平卧,松开腰围。

2.维持正常体重

因肥胖会加重腰椎的负荷,超重或肥胖者必要时应控制饮食和减轻体重。

3.休息

术后注意劳逸结合,避免长时间坐位或站立,三个月内避免弯腰负重、提重物等活动,戴腰围6～8周。

五、护理评价

(1)患者舒适度增加,疼痛症状减轻或消失。

(2)患者躯体活动能力改善。

(3)患者下肢肌力增强。

(4)患者无并发症发生,或发生后得到及时处理。

(武海红)

第五节　半月板损伤

一、概述

半月板是位于股骨胫骨内髁及股骨胫骨外髁之间的一种纤维软骨组织,其横断面呈半月形,外侧呈"O"形,内侧呈"C"形。半月板主要功能是传导载荷,维持关节稳定。半月板损伤是指半月板组织的连续性或完整性的破坏和中断。半月板损伤主要症状、体征:膝关节疼痛、打软腿、关节绞索或弹响、股四头肌萎缩,急性期可有关节肿胀。

二、治疗原则

(一)非手术治疗

石膏固定、手法复位、针灸推拿治疗、药物治疗。

(二)手术治疗

半月板修补、半月板成形、半月板切除、关节镜微创治疗。

三、护理措施

(一)休息

卧床休息,下床时指导其正确扶拐,避免关节活动时出现绞索,造成摔倒。

(二)石膏固定的护理

适用于14岁以下急性稳定性半月板撕裂,保持膝关节伸直位固定,石膏固定常规护理,观察石膏松紧度和患肢血液循环活动。卧床制动4～6周。

（三）关节绞索复位时注意事项

关节绞索时，手法复位动作应轻，避免暴力，以免加重损伤。

（四）术前准备

手术治疗时，协助做好术前准备及各项检查，指导患者练习床上大小便，掌握股四头肌锻炼方法。

（五）术后病情观察

密切观察生命体征，并做好记录。抬高患肢，观察伤口渗血及关节肿胀情况；伤口包扎松紧适宜，防止过紧影响血液循环或过松出现滑脱。

四、功能锻炼

根据筋骨并用原则，早期指导患者加强足踝部的屈伸活动和股四头肌的收缩锻炼，防止髌股关节粘连，每天 2 次，每次 5～10 分钟。

五、出院指导

（1）告知患者坚持锻炼的重要性，并能按要求循序渐进功能锻炼。

（2）保护膝关节。6 个月内，不做跑步、下蹲、剧烈活动。

（3）关节镜下半月板部分切除术后患者，2 周后可骑自行车、游泳、散步等活动。缝合术后患者，4 周可带限制型支具屈伸活动，6 周后去掉支具进行膝关节康复锻炼。

（武海红）

第六节　膝关节交叉韧带损伤

一、概述

交叉韧带位于膝关节内，分为前交叉韧带和后交叉韧带。与内外侧副韧带和关节囊韧带共同构成关节囊网，成为维持关节稳定的基本结构。前交叉韧带自胫骨前窝斜向外后上方，止于股骨外髁内侧面的后部。后交叉韧带自胫骨髁间后窝斜向内前上方，止于股骨内髁的外侧面，交叉韧带损伤是指交叉韧带的连续性、完整性的破坏和中断。

二、治疗原则

（一）非手术治疗

适用于交叉韧带部分断裂、超限拉长的患者，主要采取石膏固定，肌力练习。

（二）手术治疗

手术治疗包括交叉韧带修补缝合、紧缩、重建和移植。

三、护理措施

(一)体位

协助患者取舒适卧位。

(二)入院评估

了解生活习惯,详细询问病史,做好记录。

(三)石膏固定者的病情观察

单纯石膏固定者,固定膝关节于伸直位置后,密切观察伤肢外周血液循环、活动、感觉、运动。观察石膏的松紧度是否合适,遇有伤肢末梢发凉、发绀以及足部肿胀明显时,报告医师,做好处理。

(四)加压包扎者的病情观察

行手术治疗患者,指导其练习床上大小便。抬高患肢,密切观察患肢的血液循环、活动、感觉情况。观察伤口渗血以及引流管通畅情况。加压包扎者观察包扎伤口绷带的松紧度是否合适,避免过紧时引起下肢肿胀,影响血液循环,或造成腓总神经损伤。

四、功能锻炼

石膏固定者,石膏干燥后即指导其行股四头肌的收缩锻炼和踝关节的屈伸锻炼。主动股四头肌、腘绳肌的收缩锻炼,每天 2 次,每次 5～10 分钟。伤口愈合后,被动做患肢髌骨的推移训练,每天2次,每次 5～10 分钟。膝关节活动度在 2 周内逐渐达 60°～90°。

五、出院指导

(1)告知功能锻炼的重要性,取得患者配合,积极坚持行被动屈伸练习。

(2)指导患者正确的步态,正确的扶拐,扶单拐时,健侧扶拐。

(3)石膏、支具固定的患者应根据医嘱,复查调整。

(4)整个锻炼过程应循序渐进,不可过度。

(武海红)

第七节　跟　腱　断　裂

一、概述

跟腱是由腓肠肌肌腱和比目鱼肌肌腱混合而成,又称小腿三头肌肌腱,是人体中最坚强、肥大的肌腱。起于小腿中下 1/3 交界处,止于跟骨后结节中点,止点位于皮下,跟腱的功能是使足踝跖屈,后提足跟。跟腱断裂常发生于踝关节背伸位,突然用力跳跃的一瞬间。跟腱断裂是临床中常见的一种损伤,多发生于体育及文艺工作者。分为开放性和闭合性两种,开放性跟腱断裂多为锐器直接切割所造成。跟腱断裂后不能活动,继而肿胀、压痛,皮下瘀斑。

二、治疗原则

（一）非手术治疗

石膏外固定，适用于不完全性跟腱断裂；夹板固定法，治疗闭合性跟腱断裂。

（二）手术治疗

跟腱缝合术，适应于新鲜的开放性或闭合性跟腱断裂。筋膜修补术，适应于陈旧性跟腱断裂。膜瓣修补术，适应于陈旧性跟腱断裂。

三、护理措施

（一）密切观察病情变化

石膏固定后的患者需床头交接班，倾听患者主诉，严密观察肢体血液循环及感觉运动情况，若患者主诉局部有固定性压迫疼痛感或其他异常时，及时报告医师。

（二）患者制动

尽量不要搬动患者，若需变换体位，需用手掌托扶患肢，不可用手指抓捏，以免在石膏上形成凹陷，引起肢体压疮。

（三）石膏干固后的护理

石膏干固后脆性增加，容易断裂，翻身或改变体位时要平托石膏，力量要轻柔均匀，避免折断。术后石膏外固定者，应注意石膏内有无伤口渗血情况，如石膏内有血迹渗出并逐渐扩大，为持续出血征象，报告医师，及时处理。

（四）体位护理

前后石膏托或短腿石膏靴将患肢固定于膝关节屈曲，踝关节重力跖屈位（即自然垂足位），患肢制动6周左右，限制踝关节的背伸活动，股四头肌等长收缩，足趾背伸和跖屈活动，每天 2～3 次，每次 5～10 分钟。

四、功能锻炼

患肢固定 6 周后去除石膏，进行踝关节背伸、跖屈和膝关节的伸屈功能锻炼，并加强股四头肌等长收缩锻炼，每天 3 次，每次 15～30 分钟；8 周后可下地行走。

五、出院指导

（1）根据医嘱告知患者复诊时间，适时解除外固定。

（2）告知患者坚持锻炼的重要性，使其能主动循序渐进行伤肢功能锻炼。患肢固定 4 周后去除膝关节石膏进行膝关节屈的锻炼，继续加强股四头肌的等长舒缩，足趾背伸和跖屈活动，每天 3 次，每次 15～30 分钟。患肢固定 6 周后去除踝关节石膏，进行踝关节的背伸、跖屈锻炼，每天 3 次，每次 15～30 分钟。被动锻炼踝关节关节时，力度适宜禁用暴力，强度以患者能够承受为准。循序渐进，不可以操之过急。8 周后可下地行走，9 个月内禁止弹跳等剧烈活动。后期可配合中药熏洗，按摩舒筋，穿高跟鞋等促其功能恢复。

（3）根据病情，做好随访，遇有不适及时复诊。

（武海红）

第八节 关 节 脱 位

一、肩关节脱位

(一)疾病概述

1.概念

肩关节脱位最常见,占全身关节脱位的45%,多发生于青壮年,男性多于女性。肩关节由肩胛骨的关节盂和肱骨头构成,属球窝关节,关节盂面积小而浅,肱骨头相对大而呈球形,其面积为关节盂的4倍,关节囊薄而松弛,周围韧带较薄弱,关节结构不稳定,运动范围大,故易于发生脱位。

2.相关病理生理

创伤性关节脱位后,主要表现为构成关节的骨端移位、关节囊破裂、关节腔周围积血。血肿机化后,形成肉芽组织,继而发展成为纤维组织,与关节周围组织粘连。脱位可伴关节附近韧带、肌和肌腱损伤,也可伴撕脱性骨折及周围血管、神经损伤。

3.病因和分类

创伤是肩关节脱位的主要原因,多由间接暴力引起。当身体侧位跌倒时,手掌撑地,肩关节呈外展外旋位,肱骨头在外力作用下突破关节囊前壁,滑出肩胛盂而致脱位;也可由于上臂过度外展外旋后伸,肱骨颈或肱骨大结节抵触于肩峰时构成杠杆支点,使肱骨头向盂下滑出发生脱位。直接暴力可致肩关节后方直接受到撞伤,使肱骨头向前脱位。

肩关节脱位分为前脱位、后脱位、下脱位和盂上脱位。由于肩关节前下方组织薄弱,因此以前脱位多见。因脱位后肱骨头所在的位置不同,前脱位又分为喙突下脱位、盂下脱位和锁骨下脱位。脱位后常合并肱骨大结节骨折和肩袖的撕裂,严重者可合并肱骨外科颈骨折及臂丛神经损伤。

4.临床表现

(1)症状:肩关节脱位后,患肩肿胀、疼痛、主动和被动活动受限。患肢呈弹性固定于轻度外展内旋位,肘关节屈曲,患肢较对侧长,常以健侧手托住患侧前臂、头和躯干向患侧倾斜。

(2)体征:肩关节脱位后,关节盂空虚,肩峰突出,肩部失去原有圆隆曲线,呈方肩畸形;肩胛盂处有空虚感;在腋窝、喙突下或锁骨下可触及移位的肱骨头;搭肩试验(Dugas)阳性,即肩关节脱位后,患侧手掌搭到健侧肩部时,患肘部不能贴近胸壁;患侧肘部紧贴胸部时,患侧手掌不能搭到健肩。

5.辅助检查

X线检查可明确脱位的类型、移位方向、有无合并肱骨大结节撕脱性及肱骨外科颈骨折。对怀疑有肱骨头骨折者可行CT扫描。

6.治疗原则

(1)非手术治疗。①脱位后要尽快进行手法复位,选择臂丛神经麻醉或全身麻醉,使肌肉松弛,在无痛下进行复位。常用手牵足蹬法(Hippocrates法)和悬垂法(Stimson法)。②固定:单纯肩关节前脱位,复位后腋窝处垫棉垫,用二角巾悬吊上肢,保持肘关节屈曲90°;关节囊破损明显或仍有肩关节半脱位者,应将患侧手置于对侧肩上,上肢贴靠胸壁,腋下垫棉垫,用绷带将患肢固定于胸壁前,固定于内收内旋位。肩关节后脱位,复位后用人字石膏或外展架固定在外展、后伸、外旋位。一般固定3~4周,合并大结节骨折者适当延长1~2周;40岁以上的患者,固定时间可相应缩短,因为年长患者关节制动时间越长,越容易发生关节僵硬。有习惯性脱位病史的年轻人适当延长固定期。③功能锻炼:固定期间活动腕部和手指,并做上臂、前臂肩关节肌群的收缩运动;疼痛肿胀缓解后,可指导患者用健侧手缓慢推动患肢外展与内收活动,活动范围以不引起患侧肩部疼痛为限;3周后,指导患者进行弯腰、垂臂、甩肩锻炼。具体方法:患者弯腰90°,患肢自然下垂,以肩为顶点作圆锥形环转,范围由小到大;4周后,指导患者做手指爬墙外展、爬墙上举、滑车带臂上举、举手摸顶锻炼,使肩关节功能完全恢复。

(2)手术治疗:手术切开复位术适用于肩关节新鲜脱位合并肱骨颈、肱骨干骨折,或肩盂骨折块嵌入关节内,或肱二头肌长头嵌于关节间,或合并血管、神经损伤的患者;习惯性肩关节脱位;儿童及青年人的陈旧性脱位等。

(二)护理评估

1.一般评估

(1)健康史:一般情况,如年龄、出生时情况、对运动的喜好等。外伤史:评估患者有无突发外伤史、受伤后的症状和疼痛的特点、受伤后的处理方法。既往史:患者以前有无类似外伤病史、有无关节脱位习惯、既往脱位后的治疗及恢复情况等。

(2)生命体征(T、P、R、BP):创伤性脱位合并血管损伤时,可能导致血压下降等,观察有无休克。

(3)患者主诉:脱位原因、时间;有无外伤史;导致脱位的外力方式、性质;脱位后处理措施;疼痛性质及程度。

(4)相关记录:疼痛评分、全身皮肤及其他部位外伤情况。

2.身体评估

(1)术前评估。①视诊患者有无被迫性体位;脱位关节有无肿胀、皮下瘀斑、畸形;有无血管及神经受压的表现、皮肤有无受损。②触诊有无压痛、是否触及脱出的关节头及空虚的关节盂、患肢动脉搏动的情况、有无感觉异常。③叩诊患肢神经反射是否正常。④动诊:脱位关节活动能力,患肢肌力。⑤量诊:患肢有无短缩、双侧肢体周径大小、关节活动度。⑥特殊检查:Dugas征(肩关节脱位)。⑦术前准备评估:术前实验室检查结果评估包括血常规及血生化、胸片、心电图等;术区皮肤、饮食、肠道、用药准备;评估患者对手术过程的了解程度,有无过度焦虑或者担忧;对预后的期望值等。

(2)术后评估。了解麻醉和手术方法、手术经过是否顺利、术中出血情况;了解术后生命体征、切口及引流情况等;观察有无并发血管、神经损伤。①视诊:手术切口有无红肿;术区敷料有无渗血、渗液;患肢的颜色及有无肿胀。②触诊:患肢动脉搏动是否可扪及;患肢感觉有无异常。③动诊:观察患肢关节主动活动及被动活动情况,有无关节僵硬。④量诊:使用疼痛评分尺进行疼痛评分;使用皮尺及量角器分别测量患肢肿胀度及关节活动度。

3.心理-社会评估

评估患者的心理状况,了解患者及家属对疾病、治疗及预后的认知程度,家庭的经济承受能力,对患者的支持态度及其他社会支持系统情况。

4.辅助检查阳性结果评估

X线检查结果,确定脱位类型及骨折情况。

5.治疗效果评估

(1)非手术治疗效果评估要点。①评估外固定是否有效,松紧度是否适宜,患肩是否固定于关节功能位,有无相关并发症,如皮肤压疮、关节僵硬等。②评估患肢末梢血运感觉、患肢动脉搏动是否可扪及;肢端活动是否正常;皮温是否正常;有无异常感觉,如麻木等。③评估患者功能锻炼情况,如肌力、关节活动范围等,锻炼进程有无按计划进行。

(2)手术治疗效果评估要点。①评估是否能维持生命体征的平稳。②体位评估:是否采取正确的体位,以保持关节功能位及舒适为标准。③手术切口评估:敷料是否干洁、固定,弹性绷带包扎松紧是否适宜。④术肢末梢血运评估:术肢桡动脉搏动是否可扪及;手指活动是否正常;术肢皮温是否正常;有无异常感觉,如麻木等。⑤功能锻炼程度评估:患者是否按计划进行康复训练,效果如何。⑥相关并发症评估:关节僵硬、臂丛神经损伤(肩关节脱位)等。

(三)护理诊断

1.疼痛

疼痛与关节脱位引起局部组织损伤及神经受压有关。

2.躯体活动障碍

躯体活动障碍与关节脱位、疼痛、制动有关。

3.知识缺乏

知识缺乏与缺乏有关复位后继续治疗及正确功能锻炼的知识有关。

4.焦虑

焦虑与担忧预后有关。

5.潜在并发症

(1)关节僵硬:与关节脱位后复位需固定关节有关。

(2)血管、神经受损。

(四)主要护理措施

1.术前护理

(1)休息与体位:急性期患者应适当休息、抬高患肢,促进局部血液回流和减轻肿胀;保持患肩于功能位,以预防关节畸形及病理性脱位;关节脱位复位后外固定时间一般为3~4周,合并骨折者适当延长外固定时间。

(2)饮食:易消化食物,多进含蛋白质、维生素、钙、铁丰富的食物;预防便秘者选用富含植物纤维食物,如粗粮、蔬菜、水果等;多饮水,每天饮水量大于3 000 mL,防止粪便干燥;多食酸奶,以促进肠蠕动;避免食用刺激性食物,如辣椒等。

(3)用药护理:遵医嘱及时用药,观察药效及不良反应,及时记录及处理。

(4)专科护理。①评估患者疼痛程度,及时合理给予非药物止痛,如早期局部冷疗、心理疗法等,疼痛评分为4分以上者,按需予药物止痛。及时评估用药后的疼痛缓解情况。②肿胀的护理:早期冷敷,减轻损伤部位的出血和水肿;24小时后热敷,以减轻肌肉的痉挛;后期理疗,改善血液循环,促进渗出液的吸收。③外固定的护理:密切观察固定位置有无移动,保持有效固定;有无局部压迫症状及皮肤情况;让患者了解固定时限。④患肢末梢血运观察:注意观察肢端末梢血运、运动、感觉情况。如发现肢体远端苍白、厥冷、发绀、疼痛、感觉减退及麻木等异常情况,应及时通知医师妥善处理。

2.术后护理

(1)生命体征的测量:术后 24 小时内,密切观察生命体征的变化,进行床边心电监护,每 30 分钟～1 小时记录 1 次,观察有无因术中出血、麻醉等引起血压下降。

(2)体位的护理:全身麻醉术后应去枕平卧 6 小时,6 小时后可予适当摇高床头或取半卧位,术后1～2 天可根据患者情况考虑起床活动;术后患肢用三角巾悬吊于胸前,保持肘关节屈曲 90°。

(3)切口的观察:保持切口敷料清洁干燥,一旦被血液渗透应及时更换,以防止切口感染。

(4)患肢肢端血液循环的观察:密切观察患肢桡动脉搏动及手指的感觉活动情况,注意有无血管神经的损伤,出现异常时及时通知医师处理。

3.术后并发症护理

(1)肩关节僵硬的护理:循序渐进进行康复训练。固定期间行肌肉等长缩,如前臂肌肉收缩、股四头肌收缩训练;远端关节早期活动,如手指抓捏、握拳活动、前臂伸展运动等,促进血液循环;去除外固定后,练习脱位关节的活动及关节周围肌力训练,以主动锻炼为主,以不引起剧烈疼痛为度,切忌粗暴进行被动活动。

(2)血管、神经受损的护理:肩关节脱位或术后发生神经损伤并不多见,但如果出现患肢无力,肩外展功能丧失,要考虑有臂丛神经损伤,应及时通知医师,予神经营养药物,局部理疗,加强手指各关节及腕关节的主、被动活动,防止肌肉萎缩和关节僵硬。一般采用非手术治疗可恢复,观察 3 个月,如无恢复迹象应行手术探查。

4.心理护理

关节脱位多由意外事故造成,患者常焦虑、恐惧以及自信心不足等,在生活上给予帮助,加强沟通,耐心开导,使之心情舒畅,从而愉快地接受配合治疗及康复。

5.健康教育

向患者及家属讲解肩关节脱位治疗和康复的知识。说明复位后固定的目的、方法、重要意义及注意事项,使其充分了解固定的重要性、必要性及复位后必须固定的时限。讲述功能锻炼的重要性和必要性,并指导其进行康复锻炼,使患者能自觉按计划实施。固定期间进行肌肉舒缩活动及邻近关节主动活动,切忌被动运动;固定拆除后,逐步进行肢体的全范围功能锻炼,防止关节粘连和肌萎缩。习惯性反复脱位者,须保持有效固定并严格遵医嘱坚持功能锻炼,避免各种导致再脱位的原因。

(五)护理评价

(1)患者疼痛是否得到有效控制,疼痛主诉减少。

(2)患者是否掌握关节功能康复训练相关知识,关节功能恢复程度,能否满足日常活动需要。

(3)有无血管、神经损伤或发生时能否及时发现和护理。

(4)手术切口能否保持清洁干燥,有无切口感染的发生。

(5)有无相关并发症发生。

二、髋关节脱位

(一)疾病概述

1.概念

髋关节由股骨头和髋臼构成,是杵臼关节。髋臼为半球形,深而大,周围有坚韧带与肌群,结构相当稳定,故往往只有强大暴力才能导致髋关节脱位;约 50%髋关节脱位同时合并有骨折。

2.相关病理生理

创伤性关节脱位后,主要表现为构成关节的骨端移位,关节囊破裂,关节腔周围积血。血肿机化后,形成肉芽组织,继而发展成为纤维组织,与关节周围组织粘连。脱位可伴关节附近韧带、肌和肌腱损伤,也可伴撕脱性骨折及周围血管、神经损伤。

3.病因和分类

髋关节脱位根据股骨头的位置可分为以下 3 种脱位。

(1)髋关节后脱位:髋关节于屈曲、内收位时,股骨头顶在髋臼后上缘,若暴力由前向后冲击膝部,并经股骨干纵轴传递到股骨头,使股骨头冲破关节囊后上部分而发生脱位。如撞车、高处坠落或弯腰姿势时重物打击于腰背部时。

(2)髋关节前脱位:髋关节处于过度外展外旋位时,遭到外展暴力使大转子顶端与髋臼上缘相撞击,使股骨头冲破前方关节囊而脱出到闭孔或耻骨处,也称闭孔部脱位或耻骨部脱位。

(3)髋关节中心脱位:当暴力作用于大转子外侧时,使股骨头冲击髋臼底部,引起髋臼底部骨折,如外力继续作用,股骨头连同髋臼骨折片一齐向盆腔内移位时,为中心脱位。

以后脱位最常见,占全部髋关节脱位的 85%～90%。脱位时常造成关节囊撕裂、髋臼后缘或股骨头骨折。有时合并坐骨神经挫伤或牵拉伤。

4.临床表现

(1)症状:患侧髋关节疼痛,主动活动功能丧失,被动活动时引起剧烈疼痛。

(2)体征:①髋关节后脱位时,患肢呈屈曲、内收、内旋或缩短畸形。臀部可触及脱出的股骨头,大粗隆上移。髋部疼痛、关节功能障碍明显,肿胀不明显;可合并坐骨神经损伤,大多为挫伤,主要原因为股骨头压迫。表现为大腿后侧、小腿后侧及外侧和足部全部感觉消失,膝关节的屈肌,小腿和足部全部肌瘫痪,足部出现神经营养性改变。②髋关节前脱位时,患肢呈轻度屈髋、过度外展、外旋畸形。耻骨脱位时患肢极度外旋 90°畸形,髋外侧较平,患肢屈髋 15°～20°外展畸形,腹股沟区可触及股骨头;会阴部脱位时在会阴部可触及股骨头。③髋关节中心脱位时,如股骨头移位不多者只有局部疼痛、肿胀及活动障碍,无特殊体位畸形;股骨头移位严重者患肢有轻度缩短畸形,大转子因内移而不易摸到。

5.辅助检查

X 线检查可了解脱位的类型及有无合并髋臼或股骨头骨折。

6.治疗原则

(1)非手术治疗。①髋关节脱位后宜尽早进行手法复位,最好在 24 小时内,超过 24 小时后再复位,十分困难。髋关节前脱位,常用的复位方法为提拉法(Allis)。②固定:复位后,用持续皮牵引或穿丁字鞋固定患肢,保持患肢于伸直、外展位,防止髋关节屈曲、内收、内旋,禁止患者坐起。一般固定 2～3 周。③功能锻炼:固定期间患者可进行股四头股收缩锻炼,患肢距小腿关节的活动及其余未固定关节的活动;3 周后开始活动关节;4 周后,去除皮牵引,指导患者扶双拐下地活动;3 个月内,患肢不负重,以免发生股骨头缺血性坏死或因受压而变形;3 个月后,经 X 线检查证实股骨头血液供应良好者,可尝试去拐步行,进行步态训练。

(2)手术治疗:对手法复位失败者或髋臼后上缘有大块骨片复位不良或不稳者,应选择早期髋关节切开复位内固定术。

(二)护理评估

1.一般评估

(1)健康史:评估患者受伤的原因、时间;受伤的姿势;外力的方式、性质;脱位的轻重程度;评估患者受伤时的身体状况及病情发展情况;了解伤后急救处理措施。

(2)生命体征(T、P、R、BP):评估意识等,观察有无休克。

(3)患者主诉:外伤史及脱位的原因、时间;疼痛的程度。

(4)相关记录:疼痛评分、全身皮肤及其他部位外伤情况。

2.身体评估

(1)术前评估。①视诊患者有无被迫性体位;患肢有无短缩、屈曲、内收内旋或外展外旋畸形;脱位关节有无肿胀、皮下瘀斑;有无血管及神经受压的表现、皮肤有无受损。②触诊有无压痛、是否触及脱出的关节头;患肢足背动脉搏动的情况、有无感觉异常。③叩诊患肢神经反射是否正常。④动诊:脱位关节活动能力,患肢肌力。⑤量诊:患肢有无短缩、双侧肢体周径大小、关节活动度。⑥术前准备评估:术前实验室检查结果评估包括血常规及血生化、胸片、心电图等;术区皮肤、饮食、肠道、用药准备;评估患者对手术过程的了解程度,有无过度焦虑或者担忧;对预后的期望值等。

(2)术后评估。了解麻醉和手术方法、手术经过是否顺利、术中出血情况;了解术后生命体征、切口及引流情况等;观察有无并发血管神经损伤。①视诊:手术切口有无红肿;术区敷料有无渗血、渗液;患肢的颜色及有无肿胀。②触诊:患肢动脉搏动是否可扪及;患肢感觉有无异常。③动诊:观察患肢关节主动活动及被动活动情况,有无关节僵硬。④量诊:使用疼痛评分尺进行疼痛评分;使用皮尺及量角器分别测量患肢肿胀度及关节活动度。

3.心理-社会评估

评估患者的心理状况,了解患者及家属对疾病、治疗及预后的认知程度,家庭的经济承受能力,对患者的支持态度及其他社会支持系统情况。

4.辅助检查阳性结果评估

X线检查结果,确定脱位类型及骨折情况,并与股骨颈骨折鉴别。

5.治疗效果评估

(1)非手术治疗效果评估要点。①评估外固定是否有效,松紧度是否适宜,患髋是否固定于关节功能位,有无相关并发症,如皮肤压疮、下肢深静脉血栓形成等。②评估患肢末梢血运感觉,患肢动脉搏动是否可扪及;肢端活动是否正常;皮温是否正常;有无异常感觉,如麻木、感觉消退等。③评估患者功能锻炼情况,如肌力、关节活动范围等,锻炼进程有无按计划进行。

(2)手术治疗效果评估要点。①评估是否能维持生命体征的平稳,有无发生出血性休克等。②体位评估:是否采取正确的体位,以保持关节功能位及舒适为标准。③手术切口评估:敷料是否干洁固定,弹性绷带包扎松紧是否适宜。④术肢末梢血运评估:术肢桡动脉搏动是否可扪及;足趾活动是否正常;术肢有无肿胀,皮温是否正常;有无异常感觉,如麻木、感觉消退等。⑤功能锻炼程度评估:患者是否按计划进行康复训练,效果如何。⑥相关并发症评估:便秘、压疮、下肢深静脉血栓形成、坠积性肺炎等。

(三)护理诊断

1.疼痛

疼痛与关节脱位引起局部组织损伤及神经受压有关。

2.身体活动障碍

身体活动障碍与关节脱位、疼痛、制动有关。

3.知识缺乏

知识缺乏与缺乏有关复位后继续治疗及正确功能锻炼的知识有关。

4.焦虑

焦虑与担忧预后有关。

5.潜在并发症

便秘、压疮、下肢深静脉血栓形成、坠积性肺炎、血管神经受损。

(四)主要护理措施

1.术前护理

(1)体位:髋关节后脱位患者固定于轻度外展,前脱位固定于内收、内旋、伸直位,中心脱位固定于外展位。抬高患肢并保持患肢于关节功能位,以利静脉回流,减轻肿胀。

(2)缓解疼痛。①受伤 24 小时内局部冷敷,达到消肿止痛的目的;受伤 24 小时后,局部热敷以减轻肌肉痉挛引起的疼痛。②避免加重疼痛的因素:进行护理操作或移动患者时,托住患肢,动作轻柔,避免不适活动加重疼痛。③镇痛:应用心理暗示、转移注意力或松弛疗法等非药物镇痛方法缓解疼痛,必要时遵医嘱应用镇痛剂。

(3)外固定护理:使用石膏固定或牵引的患者,密切观察固定是否有效,固定物压迫处皮肤有无受损;患肢末梢血运感觉情况。

(4)皮肤护理:髋关节脱位固定后需长期卧床的患者,鼓励其经常更换体位,保持床单整洁,预防压疮产生。对于皮肤感觉功能障碍的肢体,防止烫伤和冻伤。

2.术后护理

(1)生命体征的测量:术后 24 小时内,密切观察生命体征的变化,进行床边心电监护,每 30 分钟~1 小时记录 1 次,观察有无因术中出血、麻醉等引起血压下降。

(2)体位的护理:全身麻醉术后应去枕平卧 6 小时,6 小时后可予适当摇高床头或取半卧位,保持患肢外展中立位。

(3)切口的观察:保持切口敷料清洁干燥,一旦被血液渗透应及时更换,以防止切口感染。

(4)患肢肢端血液循环的观察:密切观察患肢足背动脉搏动及足趾的感觉活动情况,注意有无血管神经的损伤,出现异常时及时通知医师处理。

3.术后并发症护理

(1)便秘。重建正常排便形态:定时排便,注意便意,食用促进排泄的食物,如粗粮、蔬菜、水果、豆类及其他粗糙食物;摄取充足水分,进行力所能及的活动等;必要时使用甘油栓、开塞露等塞肛或进行灌肠。

(2)压疮。①预防压疮的原则是防止组织长时间受压,改善营养及血液循环情况;重视局部护理;加强观察,对发生压疮危险度高的患者进行预防。②护理措施:采用 Braden 评分法来评估发生压疮的危险程度,评分值越小,说明器官功能越差,发生压疮的危险性越高;间歇性解除压迫,卧床患者每 2~3 小时翻身 1 次,有条件者可使用减压贴、气垫床等;保持皮肤清洁和完整;加强营养,补充丰富蛋白质、足量热量、维生素 C 和维生素 A 及矿物质。③发生压疮后,评估压疮分期,进行对应处理。

(3)下肢深静脉血栓。①评估危险因素,如手术种类、创伤程度、手术时间及术后卧床时间;

年龄,年龄越大,发病率明显升高;制动时间,固定姿势;既往史,既往有静脉血栓形成史者的发病率为无既往史者的5倍;恶性肿瘤;其他,如肥胖、血管内插管等。②预防措施:活动,卧床者至少每2~3小时翻身1次;手术患者术后抬高患肢高于心脏水平,利于静脉回流;鼓励尽早床上行踝泵运动、股四头肌舒缩运动等;鼓励早期下床活动;穿弹力长袜或弹性绷带包扎,可减少静脉瘀滞和增加回流,降低末端腓肠静脉血栓;使用间歇外部回压装置,增加血流速度;尽量避免下肢血管穿刺;遵医嘱使用抗凝药物,如低分子肝素钙、利伐沙班片等。③下肢深静脉血栓形成后处理:绝对卧床休息,抬高患肢20°~30°;床上活动时避免动作过大,禁止患肢按摩,避免用力排便,以防血栓脱落而致肺栓塞;观察患肢肿胀程度、外周循环等变化;遵医嘱使用抗凝、溶栓药物,并观察有无出血倾向,监测凝血功能;警惕肺栓塞的形成,临床无症状肺栓塞多见,一般在血栓形成1~2周内发生,且多发生在久卧开始活动时,当下肢深静脉血栓患者出现气促、咳嗽、呼吸困难、咳血样泡沫痰等症状时应及时处理。

(4)坠积性肺炎:鼓励患者有效咳嗽及咳痰;翻身叩击背部每2小时1次;痰液黏稠不易咯出时行雾化吸入,以稀释痰液,利于引流;指导行深呼吸训练等。

4.心理护理

关节脱位多由意外事故造成,患者常焦虑、恐惧以及自信心不足等,在生活上给予帮助,加强沟通,耐心开导,使之心情舒畅,从而愉快地接受配合治疗及康复。

5.健康教育

向患者及家属讲解髋关节脱位治疗和康复的知识。说明复位后固定的目的、方法、重要意义及注意事项,使其充分了解固定的重要性、必要性及复位后必须固定的时限。讲述功能锻炼的重要性和必要性,并指导其进行康复锻炼,使患者能自觉按计划实施。固定期间进行肌肉舒缩活动及邻近关节主动活动,切忌被动运动;固定拆除后,逐步进行肢体的全范围功能锻炼,防止关节粘连和肌萎缩。

(五)护理评价

(1)患者疼痛是否得到有效控制,疼痛主诉减少。

(2)患者是否掌握关节功能康复训练相关知识,关节功能恢复程度,能否满足日常活动需要。

(3)患者有无发生血管神经损伤,能否得到及时发现及处理。

(4)手术切口能否保持清洁干燥,有无感染的发生。

(5)有无发生相关并发症。

三、肘关节脱位

(一)疾病概述

1.概念

肘关节脱位发病率仅次于肩关节,多发生于10~20岁青少年,男性多于女性,多为运动损伤。

2.相关病理生理

脱位后局部肿胀明显,如不及时复位,易导致前臂缺血性痉挛。

3.病因和分类

多由间接暴力引起。根据脱位的方向可分为后脱位、前脱位、侧方脱位。后脱位为最常见的肘关节脱位,当肘关节处于伸直位,前臂旋后位跌倒时,暴力经前臂传递至尺、桡骨上端,在尺骨鹰嘴处产生杠杆作用,导致前方关节囊撕裂,使尺、桡骨近端同时脱向肱骨远端的后方,发生肘关节后脱位;当肘关节处于内翻或外翻位时遭受暴力,可发生尺侧或桡侧侧方脱位;当肘关节处于屈曲位时,肘后方受到直接暴力作用,可产生尺骨鹰嘴骨折和肘关节前脱位,此类相对少见。

4.临床表现

(1)症状:肘关节局部疼痛、肿胀、弹性固定,功能受限。肘关节处于半屈近于伸直位,患者以健手支托患肢前臂。

(2)体征:脱位后,肘部变粗后突,前臂短缩,肘后凹陷,鹰嘴后突显著,肘后三角关系失常。鹰嘴突高出内外髁,可触及肱骨下端。若局部明显肿胀,则可能出现正中神经或尺神经损伤,亦可出现动脉受压的临床表现。

(3)后脱位时,可合并正中神经或尺神经损伤,偶尔可损伤肱动脉。①正中神经损伤:表现为拇指、示指、中指的感觉迟钝或消失,不能屈曲,拇指不能外展和对掌,形成典型的"猿手"畸形。②尺神经损伤:主要表现为手部尺侧皮肤感觉消失、小鱼际肌及骨间肌萎缩、掌指关节过伸、拇指不能内收、其他四指不能外展及内收,呈"爪状手"畸形。③动脉受压:可出现患肢血液循环障碍,主要表现为患肢苍白、发冷、大动脉搏动减弱或消失等。

5.辅助检查

X线检查可明确脱位的类型、移位情况及有无合并骨折。对于陈旧性关节脱位,能明确有无骨化性肌炎或缺血性骨坏死。

6.治疗原则

(1)非手术治疗方法。①一般情况下,通过闭合方法可完成脱位关节的复位。复位方法为助手配合沿畸形关节方向行前臂和上臂牵引和反牵引,术者从肘后用双手握住肘关节,以指推压尺骨鹰嘴向前下,同时矫正侧方移位,助手在复位过程中维持牵引并逐渐屈肘,出现弹跳感表示复位成功。②固定:复位后,用超过关节夹板或长臂石膏托固定于屈肘90°位,再用三角巾悬吊于胸前,一般固定2～3周。③功能锻炼:固定期间,可做伸掌、握拳、手指屈伸等活动,同时在外固定保护下做肩、腕关节、手指活动。去除固定后,练习肘关节的屈伸、前臂旋转活动及锻炼肘关节周围肌力,通常需要3～6个月方可恢复。

(2)手术治疗方法:手法复位失败时,不可强行复位,应采取手术复位。合并有神经损伤者,手术时先探查神经,在保护神经的前提下进行手术复位。

(二)护理评估

1.一般评估

(1)健康史:评估患者的一般情况,如年龄、性别;评估患者受伤的原因、时间;受伤的姿势;外力方式、性质;评估患者受伤时的身体状况及病情发展情况;了解伤后急救处理措施。

(2)生命体征(T、P、R、BP):创伤性脱位合并血管损伤时,可能导致血压下降等,观察有无休克。

(3)患者主诉:脱位原因、时间;有无外伤史;导致脱位的外力方式、性质;脱位后处理措施;疼痛性质及程度。

(4)相关记录:疼痛评分、全身皮肤及其他外伤情况。

2.身体评估

(1)术前评估。①视诊患肢局部情况,脱位关节有无肿胀、皮下瘀斑、畸形;②触诊有无压痛、是否触及脱出的关节头及空虚的关节盂、患肢动脉搏动的情况、有无感觉异常。③叩诊患肢神经反射是否正常。④动诊:脱位关节活动能力,患肢肌力。⑤量诊:患肢有无短缩、双侧肢体周径大小、关节活动度。⑥术前准备评估:术前实验室检查结果评估:血常规及血生化、胸片、心电图等;术前术区皮肤、饮食、肠道、用药准备。⑦患者准备:评估患者对手术过程的了解程度,有无过度焦虑或者担忧;对预后的期望值等。

(2)术后评估。了解麻醉和手术方法、手术经过是否顺利、术中出血情况;了解术后生命体征、切口及引流情况等;观察有无并发血管神经损伤。①视诊:手术切口有无红肿;术区敷料有无渗血、渗液;患肢的颜色及有无肿胀。②触诊:患肢动脉搏动是否可扪及;患肢感觉有无异常。③动诊:观察患肢关节主动活动及被动活动情况,有无关节僵硬。④量诊:使用疼痛评分尺进行疼痛评分;使用皮尺及量角器分别测量患肢肿胀度及关节活动度。

3.心理-社会评估

评估患者有无恐惧、紧张心理;家庭及社会支持情况;患者对预后的认知程度等,引导患者正确配合疾病的治疗与护理。

4.辅助检查阳性结果评估

X线检查结果,确定脱位类型及骨折情况。

5.治疗效果的评估

(1)非手术治疗效果评估要点。①评估外固定(夹板、石膏)是否有效,松紧度是否适宜,有无相关并发症,如皮肤压疮、前臂缺血性坏死、关节僵硬等。②评估患肢末梢血运感觉,患肢桡动脉搏动是否可扪及;肢端活动是否正常;皮温是否正常;有无异常感觉,如麻木等。③评估患者功能锻炼情况,如肌力、关节活动范围等,锻炼进程有无按计划进行。

(2)手术治疗评估要点。①评估能否维持生命体征平稳。②术区切口评估:敷料是否干洁固定,弹性绷带包扎松紧是否适宜。③术肢末梢血运评估:术肢桡动脉搏动是否可扪及;手指活动是否正常;术肢皮温是否正常;有无异常感觉,如麻木等。④体位评估:是否采取正确的体位,以保持关节功能位及舒适为标准。⑤功能锻炼程度评估:患者是否按计划进行康复训练,效果如何。⑥相关并发症评估:关节僵硬、前臂缺血性坏死等。

(三)护理诊断

1.疼痛

疼痛与关节脱位引起局部组织损伤及神经受压有关。

2.躯体活动障碍

躯体活动障碍与关节脱位、疼痛、制动有关。

3.知识缺乏

知识缺乏与缺乏有关复位后继续治疗及正确功能锻炼的知识有关。

4.焦虑

焦虑与担忧预后有关。

5.潜在并发症

(1)前臂缺血性坏死:与肘关节脱位外固定装置压迫血管、神经等有关。

(2)关节僵硬:与关节脱位后复位需固定关节有关。

(四)主要护理措施

1.术前护理

(1)休息:急性期患者应适当休息、抬高患肢,促进局部血液回流和减轻肿胀;保持患肢于功能位,以预防关节畸形及病理性脱位。

(2)饮食:易消化食物,多进含蛋白质、维生素、钙、铁丰富的食物。

(3)体位:肘关节脱位复位后肘关节固定于90°,前臂固定于旋前、旋后中间位,用三角巾或前臂吊带固定患侧肩,避免前臂下垂。

(4)用药护理:遵医嘱及时用药,观察药效及不良反应,及时记录及处理。

(5)专科护理。①评估患者疼痛程度,及时合理给予非药物止痛如早期局部冷疗、心理疗法等,疼痛评分为4分以上者,按需予药物止痛。及时评估用药后的疼痛缓解情况。②肿胀的护理:早期冷敷,减轻损伤部位的出血和水肿;24小时后热敷,以减轻肌肉的痉挛;后期理疗,改善血液循环,促进渗出液的吸收。③外固定的护理:根据外固定方式(夹板、石膏等)进行对应护理;密切观察固定位置有无移动,保持有效固定;有无局部压迫症状及皮肤情况;让患者了解固定时限(一般为4周,如合并骨折可适当延长时间),若固定时间过长易发生关节僵硬,过短,损伤的关节囊、韧带得不到充分修复,易发生再脱位。④患肢末梢血运观察:注意观察肢端的末梢血运、运动、感觉情况。如发现肢体远端苍白、厥冷、发绀、疼痛、感觉减退及麻木等异常情况,应及时通知医师妥善处理。

2.术后护理

(1)生命体征的测量:术后24小时内,密切观察生命体征的变化,进行床边心电监护,每30分钟～1小时记录1次,观察有无因术中出血、麻醉等引起血压下降。

(2)体位的护理:全身麻醉术后应去枕平卧6小时,6小时后可予适当摇高床头或取半卧位,保持患肢抬高位,利于血液回流,减轻肿胀。

(3)切口的观察:保持切口敷料清洁干燥,一旦被血液渗透应及时更换,以防止切口感染。

(4)患肢肢端血液循环的观察:密切观察患肢桡动脉搏动及手指的感觉活动情况,注意有无血管神经的损伤,出现异常时及时通知医师处理。

3.术后并发症护理

(1)前臂缺血性坏死的护理:密切观察外固定装置的松紧度,随时调整,避免前臂血管、神经受压;密切观察手的感觉、运动和循环情况,出现麻木、疼痛、皮温凉时,及时报告医师处理。

(2)关节僵硬的护理:循序渐进进行康复训练。固定期间行肌肉等长收缩,如前臂肌肉收缩;远端关节早期活动,如手指抓捏、握拳活动、前臂伸展运动等,促进血液循环;去除外固定后,练习脱位关节的活动及关节周围肌力训练,以主动锻炼为主,以不引起剧烈疼痛为度,切忌粗暴进行被动活动,以免引起骨化性肌炎而加重肘关节僵硬。

4.心理护理

关节脱位多由意外事故造成,患者常焦虑、恐惧以及自信心不足等,在生活上给予帮助,加强沟通,耐心开导,使之心情舒畅,从而愉快地接受配合治疗及康复。

5.健康教育

向患者及家属讲解肘关节脱位治疗和康复的知识。说明复位后固定的目的、方法、重要意义及注意事项,使其充分了解固定的重要性、必要性及复位后必须固定的时限。讲述功能锻炼的重要性和必要性,并指导其进行康复锻炼,使患者能自觉按计划实施。固定期间进行肌肉舒缩活动及邻近关节主动活动,切忌被动运动;固定拆除后,逐步进行肢体的全范围功能锻炼,防止关节粘连和肌萎缩。

(武海红)

第九节 脊髓损伤

一、疾病概述

(一)概念

脊髓损伤是脊柱骨折最严重的并发症,由于椎体的移位或碎骨片突出于椎管内,是脊髓或马尾神经产生不同程度的损伤,多发生于颈椎下部和胸腰段。

(二)相关病理生理

按脊髓损伤和马尾损伤的程度可有不同的病理生理变化。

1.脊髓震荡

脊髓震荡属于脊髓震荡最轻微的脊髓损伤,损伤后脊髓有暂时性功能抑制,呈弛缓性瘫痪,损伤平面以下的感觉、运动、反射及括约肌功能全部丧失,常在数分钟或数小时内逐渐恢复,最后可完全恢复。无组织形态学病理变化。

2.脊髓挫伤和出血

脊髓挫伤和出血为脊髓的实质性破坏,脊髓外观完整,但内部可有出血、水肿、神经细胞破坏和神经传导纤维束的中断。脊髓挫伤的程度很大,轻者少量点状出血、水肿,重者有成片脊髓挫伤和出血,导致脊髓软化及瘢痕形成,预后差。

3.脊髓断裂

脊髓的连续性中断可为完全性或不完全性。不完全性常伴挫伤,又称挫裂伤,脊髓断裂者预后极差。

4.脊髓受压

骨折移位或破碎的椎间盘和碎骨片挤入椎管可直接压迫脊髓,而后方皱褶的黄韧带与血肿便可压迫脊髓,产生一系列病理变化,若能及时解除脊髓压迫,脊髓功能可望得到部分或完全恢复;若压迫时间过久可发生脊髓软化,萎缩或瘢痕形成,瘫痪难以恢复。

5.马尾神经损伤

马尾神经起自第2腰椎的骶脊髓,一般终止于第1骶椎下缘。第2腰椎以下的骨折脱位可引起马尾神经损伤,受伤平面以下出现弛缓性瘫痪。

除上述各种病理生理变化外,在各种较重的脊髓损伤后均可立即发生损伤平面以下的弛缓性瘫痪,属失去高级中枢控制的一种病理生理现象,称之为脊髓休克。2~4周后,随脊髓实质性损伤程度不同而发生损伤平面以下不同程度的痉挛性瘫痪。

(三)病因与诱因

常见于各种外伤(如交通事故、高空坠落等)所致的椎体移位或碎骨片突出于椎管内,使脊髓或马尾神经产生不同程度的损伤。

(四)临床表现

脊髓损伤可因损伤部位和程度不同而有不同表现。

1.脊髓损伤

其主要表现为受伤平面以下单侧或双侧感觉、运动、反射的全部或部分丧失,可出现随意运动功能丧失。因膀胱平滑肌麻痹和排尿反射消失,可有尿潴留或充盈性尿失禁。C_8以上水平损伤者可出现四肢瘫,C_8以下水平损伤可出现截瘫。弛缓性瘫痪患者为肌张力降低和反射减弱;痉挛性瘫痪患者为肌张力增强和反射亢进,瘫痪的早期呈弛缓性瘫痪,胸髓及颈髓损伤患者常在伤后 3～6 周逐渐转变为痉挛性瘫痪。

2.脊髓半横切损伤时

损伤平面以下同侧肢体的运动和深感觉消失,对侧肢体的痛觉和温觉消失,称脊髓半切征。

3.脊髓圆锥损伤

第 1 腰椎骨折可造成脊髓圆锥损伤。表现为会阴部皮肤鞍状感觉缺失,括约肌功能丧失,大小便不能控制,性功能障碍。两下肢的感觉、运动正常。

4.马尾神经损伤

第 2 腰椎以下骨折脱位可马尾神经损伤,表现为受伤平面以下弛缓性瘫痪,感觉和运动障碍,括约肌功能丧失,腱反射消失。

(五)治疗原则

1.非手术治疗

(1)固定和制动:一般先采用枕颌带牵引或持续颅骨牵引,以防因损伤部位移位而产生脊髓再损伤。

(2)减轻脊髓水肿和继发性损害:①激素治疗。地塞米松 10～20 mg 静脉滴注,连续5～7 天后,改为口服,0.75 mg/次,3 次/天,维持 2 周左右。②脱水。20% 甘露醇 250 mL 静脉滴注,2 次/天,连续 5～7 天。③甲泼尼龙冲击治疗只适用于受伤 8 小时内者。每公斤体重 30 mg 剂量1 次给药,15 分钟内静脉注射完毕,休息 45 分钟,在以后 23 小时内以5.4 mg/(kg·h)剂量持续静脉滴注。④高压氧治疗一般在伤后 4～6 小时内应用。

2.手术治疗

目前在于尽早解除对脊髓的压迫和稳定脊柱,手术方式和途径需视骨折的类型和受压部位而定。手术指征包括以下 4 种:①脊柱骨折-脱位有关节交锁者。②脊柱骨折复位后不满意或仍有不稳定因素存在者。③影像学显示有碎骨片突至椎管内压迫脊髓者。④截瘫平面不断上升,提示椎管内有活动性出血者。

二、护理评估

(一)一般评估

1.健康史

(1)一般情况:了解患者的年龄、职业特点、运动爱好、日常饮食结构、有无酗酒等。

(2)受伤情况:了解患者受伤的原因、部位和时间,受伤时的体位、症状和体征、搬运方式、现场及急诊室急救情况,有无昏迷史和其他部位复合伤等。

(3)既往史与服药史:有无脊柱受伤或手术史,近期是否因其他疾病而服用激素类药物,以及应用的剂量、时间和疗程。

2.生命体征(T、P、R、BP)与意识

评估患者的呼吸、血压、脉搏、体温及意识情况。其包括呼吸形态、节律、频率、深浅,呼吸道

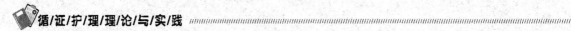

是否通畅,患者能否有效咳嗽和排除分泌物;有无心动过缓和低血压;有无出汗,患者皮肤的颜色、温度;有无体温调节障碍。对伴有颅脑损伤的患者,可用格拉斯昏迷量表评估患者的意识情况。评估排尿和排便情况:患者有无尿潴留或充盈性尿失禁;尿液颜色、量和比重;有无便秘或大便失禁。

3.患者主诉

受伤的时间、原因和部位,受伤时的体位、症状和体征、搬运方式、现场及急诊室急救的情况,有无昏迷史和其他部位的合并伤。

4.相关记录

疼痛评分、全身皮肤及其他外伤情况。

(二)身体评估

1.视诊

受伤部位有无皮肤组织破损,局部肤色和温度,有无活动性出血及其他复合性损伤的迹象。

2.触诊

评估感觉和运动情况:患者的痛、温、触及位置觉的丧失平面及程度。

3.叩诊

患肢神经反射是否正常。

4.动诊

肢体感觉,活动和肌力的变化,双侧有无差异,有无腹胀和麻痹性肠梗阻征象。

5.神经系统检查

躯体痛觉、温度觉、触觉及位置觉的丧失平面及程度,肢体运动、反射和括约肌功能损伤情况。

6.脊髓功能丧失程度评估

可以用截瘫指数来表示。"0"代表功能完全或接近正常;"1"代表功能部分丧失;"2"代表完全或者接近完全瘫痪。一般记录肢体的自主运动,感觉及两便的三项功能情况,相加即为该患者的截瘫指数,范围为0~6。

(三)心理-社会评估

评估患者有无恐惧、紧张心理;评估患者和亲属对疾病的心理承受能力和对相关康复知识的认知程度,家庭及社会支持情况。

(四)辅助检查阳性结果评估

评估患者的影像学检查和实验室检查结果有无异常,以帮助判断病情和预后。

(五)治疗效果的评估

(1)患者躯体感觉、运动和各项生理功能康复情况。

(2)患者有无呼吸系统或泌尿系统功能障碍、压疮等并发症发生。

(3)患者是否按计划进行功能锻炼,有无活动障碍引起的并发症。

三、护理诊断

(一)低效性呼吸形态

其与脊髓损伤、呼吸肌无力、呼吸道分泌物存留有关。

(二)体温过高或体温过低

其与脊髓损伤、自主神经系统功能紊乱有关。

(三)尿潴留

其与脊髓损伤、逼尿肌无力有关。

(四)便秘

其与脊髓神经损伤、液体摄入不足、饮食和活动受限有关。

(五)有皮肤完整性受损的危险

其与肢体感觉及活动障碍有关。

(六)体象紊乱

其与受伤后躯体运动障碍或肢体萎缩变形有关。

四、主要护理措施

(一)甲泼尼龙冲击治疗的护理

1.适应证

只适用于受伤 8 小时内者。

2.用法及用量

每公斤体重 30 mg 剂量,一次给药,15 分钟内静脉注射完毕,休息 45 分钟,在以后 23 小时内以5.4 mg/(kg·h)剂量持续静脉滴注。

3.注意事项

严格遵医嘱按要求输液,同时必须使用心电监护仪和输液泵,密切观察患者的生命体征变化,同时观察患者有无消化道出血、心律失常等并发症。

(二)术后护理

1.体位

瘫痪肢体保持关节于功能位,防止关节屈曲、过伸或过展。用矫正鞋或支足板固定足部,以防足下垂。

2.观察感觉与运动功能

脊髓受手术刺激易出现水肿反应,术后严密观察躯体及肢体感觉、运动情况,当出现瘫痪平面上升、肢体麻木、肌力减弱或不能活动时,应立即通知医师,及时处理。

3.引流管护理

观察引流量与引流液颜色,保持引流通畅,以防积血压迫脊髓。

4.活动

对于瘫痪肢体每天被动的全范围关节活动和肌肉按摩,以防止肌萎缩和关节僵硬,减少截瘫后并发症。对于未瘫痪部位,可以通过举哑铃和拉拉力器等方法增强上肢力量,通过挺胸和俯卧撑等增加背部力量,为今后的自理活动准备,增强患者的信心和对生活的热爱。

(三)并发症的预防与护理

1.呼吸衰竭与呼吸道感染

(1)病情观察:观察患者的呼吸功能,如呼吸频率、节律、深浅,有无异常呼吸音、呼吸困难等。若患者呼吸>22 次/分、鼻翼翕动、摇头挣扎、口唇发绀等,则立即吸氧,寻找和解除原因,必要时协助医师气管插管、气管切开或呼吸机辅助呼吸等。

(2)给氧:给予氧气吸入,根据血气分析结果调整给氧浓度、流量和持续时间,改善机体的缺氧状态。及时处理肠胀气、便秘,不用沉棉被压盖胸腹,以免影响患者呼吸。

(3)减轻脊髓水肿:遵医嘱给予地塞米松、甘露醇、甲泼尼龙等治疗,以避免因进一步脊髓损伤而抑制呼吸功能。

(4)保持呼吸道通畅:预防因气道分泌物阻塞而并发坠积性肺炎和肺不张。指导患者深呼吸和咳嗽咳痰,每2小时协助翻身叩背1次,遵医嘱雾化吸入,经常做深呼吸和上肢外展运动,以促进肺膨胀和有效排痰。对不能自行咳嗽咳痰或有肺不张者及时吸痰。对气管插管或气管切开者做好相应护理。

(5)控制感染:已经发生肺部感染者应遵医嘱选用合适的抗生素,注意保暖。

2.高热和低温

颈脊髓损伤后,自主神经系统功能紊乱,受伤平面以下毛细血管网舒张而无法收缩,皮肤不能出汗,对气温的变化丧失了调解和适应能力。室温＞32 ℃时,闭汗使患者容易出现高热(＞40 ℃);若未有效保暖,大量散热也可使患者出现低温(＜35 ℃),这些都是病情危险的征兆。

患者体温升高时,以物理降温为主,如冰敷、酒精或温水擦浴、冰盐水灌肠等,必要时予输液和冬眠药物。夏季将患者安置在阴凉或设有空调的房间。对低温患者以物理复温为主,如使用电热毯、热水袋或电烤架等逐渐复温,但要防止烫伤,同时注意保暖。

3.泌尿系统感染和结石

(1)留置导尿管或间歇导尿管:在脊髓休克期间应留置导尿管,持续引流尿液并记录尿量,以防膀胱过度膨胀。2～3周后改为每4～6小时开放1次尿管,或白天每4小时导尿1次,晚间6小时导尿1次,以防膀胱萎缩。

(2)排尿训练:根据脊髓损伤部位和程度不同,3周后部分患者排尿功能可逐渐恢复,但是脊髓完全损伤者则需要进行排尿功能训练。当膀胱胀满时,鼓励患者增加腹压,用右手由外向内按摩下腹部,待膀胱缩成球状,紧按膀胱底向前下方挤压,在膀胱排尿后用左手按在右手背上加压,待尿不再排出时,可松手再加压1次,待尿排尽,训练自主性膀胱排尿,争取早日拔去导尿管,这种方法对马尾神经损伤者特别有效。同时,根据患者病情训练膀胱的反射排尿功能。

(3)预防感染:鼓励患者每天饮水量最好达3 000 mL以上,以稀释尿液;尽量排尽尿液,减少残余尿;每天清洁会阴部;根据需要更换尿袋及导尿管;必要时做膀胱冲洗,以冲出膀胱中积存的沉渣;定期检查残余尿量、尿常规和中段尿培养,及时发现泌尿系统感染征象。一旦发生感染,抬高床头,增加饮水或输液量,持续开放导尿管,遵医嘱使用广谱抗生素。需长期留置尿管而又无法控制泌尿系统感染者,教会患者遵循无菌操作方法进行间歇导尿,也可作永久性耻骨上膀胱造瘘术。

4.便秘

指导患者多食富含膳食纤维的食物、新鲜水果和蔬菜,多饮水。在餐后30分钟做腹部按摩,从左到右,沿大肠行走的方向,以刺激肠蠕动。对顽固性便秘者可遵医嘱给予灌肠或缓泻剂。部分患者通过持续的训练可逐渐建立起反射性排便,方法为用手指按压肛门周围或者扩张肛门,刺激括约肌,反射性引起肠蠕动。当反射建立后用手指按压肛门时即可有大便排出。

5.压疮预防

卧床患者保持床铺平整、松软、清洁、干燥,保持皮肤的清洁;条件允许的情况下,最好每天用温水擦浴,使局部皮肤血液循环得到改善,定时翻身,防止局部长期受压。在为患者翻身、按摩、床上使用大小便器时,应注意不要推、拉、拖,以免损伤局部皮肤,增加营养,多食富含高蛋白,脂肪,维生素等营养食物,增强机体抵抗能力。必要时卧气垫床。

(四)心理护理

帮助患者掌握正确的应对技巧,提高其自我护理能力,发挥其最大潜能。家庭成员和医护人员相信并认真倾听患者的诉说。可让患者和家属参与制订护理计划,帮助患者建立有效的社会支持系统,包括家庭成员、亲属、朋友、医护人员和同事等。

(五)健康教育

(1)指导患者出院后继续康复锻炼,并预防并发症的发生。

(2)指导患者练习床上坐起,使用轮椅、拐杖或助行器等移动工具,练习上下床和行走方法。

(3)指导患者和家属应用清洁导尿术进行间歇导尿,预防长期留置导尿管而引起泌尿系统感染。

(4)告知患者需定期返院检查,进行理疗有助于刺激肌肉收缩和功能恢复。

五、护理评价

(1)患者能否保持呼吸道通畅,维持正常呼吸功能。

(2)患者的体温能否维持在正常范围。

(3)患者是否能有效排尿或建立膀胱的反射性排尿功能。

(4)患者是否能有效排便。

(5)患者的皮肤是否清洁、完整,未发生压疮。

(6)患者是否能接受身体及生活改变的现实。

(武海红)

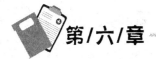

第/六/章

妇 科 护 理

第一节　经前紧张综合征

经前紧张综合征是指妇女在月经来潮前出现的一系列异常现象,如头痛、乳房胀痛、失眠、情绪不稳定、抑郁、焦虑、全身水肿等。严重时影响正常的生活和社会活动。

一、护理评估

(一)病史
经前紧张综合征常发生于 30～40 岁的妇女,年轻女性很少出现。症状在排卵后即开始,月经来潮前几天达高峰,经血出现后消失。

(二)身心状况
主要表现为紧张、烦躁易怒、抑郁、焦虑、失眠、注意力不集中、疲乏无力、头痛等。有些妇女出现手足及面部水肿、乳房胀痛,少数妇女因肠黏膜水肿而出现腹泻现象。

(三)检查
盆腔检查及实验室检查均属正常。

二、护理诊断

(一)焦虑
其与一系列精神症状及不被人理解有关。

(二)体液过多
其与水钠潴留有关。

三、护理目标

让患者正确认识经前紧张综合征,以减轻症状。

四、护理措施

(1)进行关于经前紧张综合征的有关知识的教育和指导,告知患者避免经前过度紧张,以及注意休息和充足的睡眠。

125

（2）帮助患者适当控制食盐和水的摄入。

（3）给患者服用适当的镇静剂如安定，也可服用谷维素来控制神经和精神症状，还可服用适当的利尿剂减轻水肿，以改善头痛等不适。

（4）遵医嘱用孕激素或雄激素拮抗雌激素与醛固酮的作用。

五、护理评价

（1）患者能够了解经前紧张综合征的相关知识。

（2）患者症状减轻，自我控制能力增强。

（解玉晶）

第二节　围绝经期综合征

绝经是每一个妇女生命过程中必然发生的生理过程。绝经提示卵巢功能衰退，生殖功能终止，绝经过渡期是指围绕绝经前、后的一段时期，包括从绝经前出现与绝经有关的内分泌、生理学和临床特征起，至最后一次月经后一年。

围绝经期综合征（menopausal syndrome，MPS）以往称为更年期综合征，是指妇女在绝经前、后由于卵巢功能衰退、雌激素水平波动或下降所致的以自主神经功能紊乱为主，伴有神经心理症状的一组症候群。多发生于 45～55 岁，约 2/3 的妇女出现不同程度的低雌激素血症引发的一系列症状。绝经分为自然绝经和人工绝经。自然绝经是指卵巢内卵泡生理性耗竭所致的绝经；人工绝经是指双侧卵巢经手术切除或受放射线损坏导致的绝经，后者更易发生围绝经期综合征。

一、护理评估

（一）健康史

了解患者的发病年龄、职业、文化水平及性格特征，询问月经情况及生育史，有无卵巢切除或盆腔肿瘤放射治疗（简称放疗），有无心血管疾病及其他疾病病史。

（二）身体状况

1.月经紊乱

半数以上妇女出现 2～8 年无排卵性月经，表现为月经频发、不规则子宫出血、月经稀发（月经周期超过 35 天）以至绝经，少数妇女可突然绝经。

2.雌激素下降相关征象

（1）血管舒缩症状：主要表现为潮热、出汗，是血管舒缩功能不稳定的表现，是围绝经期综合征最突出的特征性症状。潮热起自前胸，涌向头颈部，然后波及全身。在潮红的区域患者感到灼热，皮肤发红，紧接着大量出汗。持续数秒至数分钟不等。此种血管功能不稳定可历时 1 年，有时长达 5 年或更长。

（2）精神神经症状：常有焦虑、抑郁、激动、喜怒无常、脾气暴躁、记忆力下降、注意力不集中、失眠多梦等。

（3）泌尿生殖系统症状：出现阴道干燥、性交困难及老年性阴道炎，排尿困难、尿频、尿急、尿失禁及反复发作的尿路感染。

(4)心血管疾病:绝经后妇女冠状动脉粥样硬化性心脏病(简称冠心病)、高血压和脑出血的发病率及死亡率逐渐增加。

(5)骨质疏松症:绝经后妇女约有 25％患骨质疏松症、腰酸背痛、腿抽搐、肌肉关节疼痛等。

3.体格检查

全身检查注意血压、精神状态、皮肤、毛发、乳房改变及心脏功能,妇科检查注意生殖器官有无萎缩、炎症及张力性尿失禁。

(三)心理-社会状况

因家庭和社会环境的变化或绝经前曾有精神状态不稳定等,更易引起患者心情不畅、忧虑、多疑、孤独等。

(四)辅助检查

根据患者的具体情况不同,可选择血常规、尿常规、心电图及血脂检查、B 超、宫颈刮片及诊断性刮宫等。

(五)处理要点

1.一般治疗

加强心理治疗及体育锻炼,补充钙剂,必要时选用镇静剂、谷维素。

2.激素替代疗法

补充雌激素是关键,可改善症状、提高生活质量。

二、护理问题

(一)自我形象紊乱

与对疾病不正确认识及精神神经症状有关。

(二)知识缺乏

缺乏性激素治疗相关知识。

三、护理措施

(一)一般护理

改善饮食,摄入高蛋白质、高维生素、高钙饮食,必要时可补充钙剂,能延缓骨质疏松症的发生,达到抗衰老效果。

(二)病情观察

(1)观察月经改变情况,注意经量、周期、经期有无异常。

(2)观察面部潮红时间和程度。

(3)观察血压波动、心悸、胸闷及情绪变化。

(4)观察骨质疏松症的影响,如关节酸痛、行动不便等。

(5)观察情绪变化,如情绪不稳定、易怒、易激动、多言多语、记忆力降低。

(三)用药护理

指导应用性激素。

1.适应证

主要用于治疗雌激素缺乏所致的潮热多汗、精神症状、老年性阴道炎、尿路感染,预防存在高危因素的心血管疾病、骨质疏松症等。

2.药物选择及用法

在医师指导下使用,尽量选用天然性激素,剂量个体化,以最小有效量为佳。

3.禁忌证

原因不明的子宫出血、肝胆疾病、血栓性静脉炎及乳腺癌等。

4.注意事项

(1)雌激素剂量过大可引起乳房胀痛、白带多、头痛、水肿、色素沉着、体重增加等,可酌情减量或改用雌三醇。

(2)用药期间可能发生异常子宫出血,多为突破性出血,但应排除子宫内膜癌。

(3)较长时间的口服用药可能影响肝功能,应定期复查肝功能。

(4)单一雌激素长期应用可使子宫内膜癌危险性增加,雌、孕激素联合用药能够降低风险。坚持体育锻炼,多参加社会活动;定期健康体检,积极防治围绝经期妇女常见病。

(四)心理护理

使患者及其家属了解围绝经期是必然的生理过程,介绍减轻压力的方法,改变患者的认知、情绪和行为,使其正确评价自己。

(五)健康指导

(1)向围绝经期妇女及其家属介绍绝经是一个生理过程,绝经发生的原因及绝经前、后身体将发生的变化,帮助患者消除因绝经变化产生的恐惧心理,并对将发生的变化做好心理准备。

(2)介绍绝经前、后减轻症状的方法,适当的摄取钙质和维生素 D;坚持锻炼如散步、骑自行车等。合理安排工作,注意劳逸结合。

(3)定期普查,更年期妇女最好半年至一年进行 1 次体格检查,包括妇科检查和防癌检查,有选择地做内分泌检查。

(4)绝经前行双侧卵巢切除术者宜适时补充雌激素。

(解玉晶)

第三节　功能失调性子宫出血

功能失调性子宫出血(dysfunctional uterine bleeding,DUB)简称功血,为妇科常见病。它是由于调节生殖系统的神经内分泌机制失常引起的异常子宫出血,而全身及内、外生殖器官无器质性病变存在。常表现为月经周期长短不一、经期延长、经量过多或不规则阴道出血。功血可分为排卵性功血和无排卵性功血两类,约85%病例属无排卵性功血。功血可发生于月经初潮至绝经期间的任何年龄,约50%患者发生于绝经前期,育龄期约占30%,青春期约占20%。

一、护理评估

(一)健康史

1.无排卵性功血

(1)青春期:与下丘脑-垂体-卵巢轴调节功能未健全有关,过度劳累、精神紧张、恐惧、忧伤、环境及气候改变等应激刺激,以及肥胖、营养不良等因素易导致下丘脑-垂体-卵巢轴调节功能紊乱,卵巢不能排卵。

(2)绝经过渡期:因卵巢功能衰退,卵巢对促性腺激素敏感性降低,卵泡在发育过程中因退行性变而不能排卵。

(3)生育期:可因内、外环境改变,如劳累、应激、流产、手术或疾病等引起短暂无排卵。亦可因肥胖、多囊卵巢综合征、高催乳素血症等因素长期存在,引起持续无排卵。

2.排卵性功血

黄体功能不足原因在于神经内分泌调节功能紊乱,导致卵泡期促卵泡生成素(FSH)缺乏,卵泡发育缓慢,雌激素分泌减少,正反馈作用不足,促黄体生成素(LH)峰值不高,使黄体发育不全、功能不足。子宫内膜不规则脱落者由于下丘脑-垂体-卵巢轴调节功能紊乱或黄体机制异常引起萎缩过程延长。

评估时注意了解患者的发病年龄、月经史、婚育史及发病诱因,有无性激素治疗不当及全身性出血性疾病史。

(二)身体状况

1.月经紊乱

(1)无排卵性功血:最常见的症状是子宫不规则性出血,特点是月经周期紊乱,经期长短不一,经量多少不定。可先有数周或数月停经,然后阴道流血,量较多,持续 2～3 周或更长时间,不易自止,无腹痛或其他不适。

(2)排卵性功血:黄体功能不足者月经周期缩短,月经频发(月经周期短于 21 天),不易受孕或怀孕早期易流产;子宫内膜不规则脱落者月经周期正常,但经期延长,长达 9～10 天,多发生于产后或流产后。

2.贫血

因出血多或时间长,患者出现头晕、乏力、面色苍白等贫血征象。

3.体格检查

体格检查包括全身检查和妇科检查,排除全身性疾病及生殖器官器质性病变。

(三)心理-社会状况

青春期患者常因害羞而影响及时诊治,生育期患者担心影响生育而焦虑,围绝经期患者因治疗效果不佳或怀疑为恶性肿瘤而焦虑、紧张、恐惧。

(四)辅助检查

1.诊断性刮宫

诊断性刮宫可了解子宫内膜反应、子宫内膜病变,达到止血的目的。不规则流血者可随时刮宫,用以止血。确定有无排卵或黄体功能,于月经前一天或者月经来潮 6 小时内做诊断性刮宫,无排卵性功血的子宫内膜呈增生期改变,黄体功能不足显示子宫内膜分泌不良。子宫内膜不规则脱落,于月经周期第 5～6 天进行诊断性刮宫,增生期与分泌期子宫内膜共存。

2.B超检查

了解子宫内膜厚度及生殖器官有无器质性改变。

3.血常规及凝血功能检查

了解有无贫血、感染及凝血功能障碍。

4.宫腔镜检查

直接观察子宫内膜,选择病变区进行活组织检查。

5.卵巢功能检查

判断卵巢有无排卵或黄体功能。

(五)处理要点

1.无排卵性功血

青春期和生育期患者以止血、调整周期、促排卵为原则。围绝经期患者以止血、防止子宫内膜癌变为原则。

2.排卵性功血

黄体功能不足的治疗原则是促进卵泡发育,刺激黄体功能及黄体功能替代,分别应用氯米芬、人绒毛膜促性腺激素(HCG)和黄体酮;子宫内膜不规则脱落的治疗原则是促使黄体及时萎缩,子宫内膜及时完整脱落,常用药物有孕激素和 HCG。

二、护理问题

(一)潜在并发症

贫血。

(二)知识缺乏

缺乏性激素治疗的知识。

(三)有感染的危险

与经期延长、机体抵抗力下降有关。

(四)焦虑

与性激素使用及药物不良反应有关。

三、护理措施

(一)一般护理

患者体质往往较差,应加强营养,改善全身情况,可补充铁剂、维生素 C 和蛋白质。成人体内大约每 100 mL 血中含 50 mg 铁,行经期妇女,每天从食物中吸收铁 0.7~2.0 mg,经量多者应额外补充铁。向患者推荐含铁较多的食物如猪肝、胡萝卜、葡萄干等。按照患者的饮食习惯,为患者制订适合于个人的饮食计划,保证患者获得足够的营养。

(二)病情观察

观察并记录患者的生命体征、出量及入量,嘱患者保留出血期间使用的会阴垫及内裤,以便更准确地估计出血量,对于出血较多者,督促其卧床休息,避免过度疲劳和剧烈活动,对于贫血严重者,遵医嘱做好配血、输血、止血措施,执行治疗方案,维持患者正常血容量。

(三)对症护理

1.无排卵性功血

(1)止血:对大量出血患者,要求在性激素治疗 8 小时内见效,24~48 小时内出血基本停止,若 96 小时以上仍不止血者,应考虑有器质性病变存在。

性激素止血。①雌激素:应用大剂量雌激素可迅速提高血内雌激素浓度,促使子宫内膜生长,短期内修复创面而止血,主要用于青春期功血。目前多选用妊马雌酮 2.5 mg 或己烯雌酚 1~2 mg。②孕激素:适用于体内已有一定水平雌激素的患者。常用药物如甲羟孕酮或炔诺酮,用药原则同雌激素。③雄激素:拮抗雌激素、增加子宫平滑肌及子宫血管张力而减少出血,主要用于围绝经期功血患者的辅助治疗,可随时停用。④联合用药:止血效果优于单一药物,可用三合激素或口服短效避孕药,血止后逐渐减量。

刮宫术:止血及排除子宫内膜癌变,适用于年龄大于 35 岁、药物治疗无效或存在子宫内膜癌高危因素的患者。

其他止血药:卡巴克洛和酚磺乙胺可减少微血管的通透性,氨基己酸、氨甲苯酸、氨甲环酸等可抑制纤维蛋白溶酶,有减少出血量的辅助作用,但不能赖以止血。

(2)调整月经周期,一般连续用药 3 个周期。在此过程中务必积极纠正贫血,加强营养,以改善体质。①雌、孕激素序贯疗法:也称人工周期疗法,通过模拟自然月经周期中卵巢的内分泌变化,将雌、孕激素序贯应用,使子宫内膜发生相应变化,引起周期性脱落。适用于青春期功血或生育期功血者,可诱发卵巢自然排卵。雌激素自月经来潮第 5 天开始用药,妊马雌酮 1.25 mg 或己烯雌酚 1 mg,每晚 1 次,连服 20 天,于服雌激素最后 10 天加用甲羟孕酮每天 10 mg,两药同时用完,停药后 3～7 天出血。于出血第 5 天重复用药,一般连续使用 3 个周期。用药 2～3 个周期后,患者常能自发排卵。②雌、孕激素联合疗法:可周期性口服短效避孕药,适用于生育期功血、内源性雌激素水平较高者或绝经过渡期功血者。③后半周期疗法:于月经周期的后半周期开始(撤药性出血的第 16 天)服用甲羟孕酮,每天10 mg,连服 10 天为 1 个周期,共 3 个周期为 1 个疗程。适用于青春期或绝经过渡期功血者。

(3)促排卵:适用于育龄期功血者。常用药物如氯米芬、人绒毛膜促性腺激素(HCG)等。于月经第 5 天开始每天口服氯米芬 50 mg,连续 5 天,以促进卵泡发育。B 超监测卵泡发育接近成熟时,可大剂量肌内注射 HCG 5 000 U 以诱发排卵。青春期不提倡使用。

(4)手术治疗:以刮宫术最常用,既能明确诊断,又能迅速止血。绝经过渡期出血患者激素治疗前宜常规刮宫,最好在子宫镜下行分段诊断性刮宫,以排除子宫内细微器质性病变。对青春期功血刮宫应持慎重态度。必要时行子宫次全切除或子宫切除术。

2.排卵性功血

(1)黄体功能不足。药物治疗如下。①黄体功能替代疗法:自排卵后开始每天肌内注射黄体酮 10 mg,共 10～14 天,用以补充黄体分泌黄体酮的不足。②黄体功能刺激疗法:通常应用HCG 以促进及支持黄体功能。于基础体温上升后开始,隔天肌内注射 HCG 1 000～2 000 U,共5 次,可使血浆黄体酮明显上升,随之正常月经周期恢复。③促进卵泡发育:于月经第 5 天开始,每晚口服氯米芬 50 mg,共 5 天。

(2)子宫内膜不规则脱落。药物治疗如下。①孕激素:自排卵后第 1～2 天或下次月经前10～14 天开始,每天口服甲羟孕酮 10 mg,连续 10 天,有生育要求可肌内注射黄体酮。②HCG:用法同黄体功能不足。

3.性激素治疗的注意事项

(1)严格遵医嘱正确用药,不得随意停服或漏服,以免使用不当引起子宫出血。

(2)药物减量必须按规定在血止后开始,每 3 天减量 1 次,每次减量不超过原剂量的 1/3,直至维持量,持续用至血止后 20 天停药。

(3)雌激素口服可能引起恶心、呕吐等胃肠道反应,可饭后或睡前服用;对存在血液高凝倾向或血栓性疾病史者禁忌使用。

(4)雄激素用量过大可能出现男性化不良反应。

(四)预防感染

(1)测体温、脉搏。

(2)指导患者保持会阴部清洁,出血期间禁止盆浴及性生活。

(3)注意有无腹痛等生殖器官感染征象。

(4)按医嘱使用抗生素。

(五)心理护理

注意情绪调节,避免过度紧张与精神刺激。特别是青春期少女,父母们不仅要关注女孩的学习状况与膳食状况,还要重视女孩的情绪变化,与其多沟通,了解其内心世界的变化,帮助其释放不良情绪,以使其保持相对稳定的精神-心理状态,避免情绪上的大起大落。

(六)健康指导

(1)宜清淡饮食,多食富含维生素 C 的新鲜瓜果、蔬菜。注意休息,保持心情舒畅。

(2)强调严格掌握雌激素的适应证并合理使用,对更年期及绝经后妇女更应慎用,应用时间不宜过长,量不宜大,并应严密观察反应。

(3)月经期避免剧烈运动,禁止盆浴及性生活,保持会阴部清洁。

(解玉晶)

第四节 外阴炎及阴道炎

一、外阴炎

外阴炎是妇科常见病,是外阴部的皮肤与黏膜的炎症,可发生于任何年龄,以生育期及绝经后妇女多见。

(一)护理评估

1.健康史

(1)病因评估:外阴炎主要指外阴部的皮肤与黏膜的炎症,以大、小阴唇为多见。由于外阴与尿道、肛门、阴道邻近且暴露,同时,阴道分泌物、月经血、产后的恶露、尿液、粪便的刺激、糖尿病患者的糖尿的长期浸渍,均可引起外阴不同程度的炎症,此外,穿化纤内裤、紧身内裤、使用卫生巾使局部透气性差等,均可诱发外阴部的炎症。

(2)病史评估:评估有无外阴炎的因素存在,有无糖尿病、阴道炎病史。

2.身心状况

(1)症状:外阴瘙痒、疼痛、红、肿、灼热,性交及排尿时加重。

(2)体征:局部充血、肿胀、糜烂,常有抓痕,严重者形成溃疡或湿疹。慢性炎症者,外阴局部皮肤或黏膜增厚、粗糙、皲裂等。

(3)心理-社会状况:了解病程,了解患者对症状的反应,有无烦躁、不安等心理。

(二)护理诊断及合作性问题

1.皮肤或黏膜完整性受损

与皮肤黏膜炎症有关。

2.舒适改变

与外阴瘙痒、疼痛、分泌物增多有关。

3.焦虑

与性交障碍、行动不便有关。

(三)护理目标

(1)患者皮肤与黏膜完整。

(2)患者病情缓解或好转,舒适感增加。

(3)患者情绪稳定,积极配合治疗与护理。

(四)护理措施

1.一般护理

炎症期间宜进食清淡且富含营养的食物,禁食辛辣、刺激性食物。

2.心理护理

患者常出现烦躁不安、焦虑紧张,应帮助患者树立信心,减轻心理负担,坚持治疗,讲究卫生。

3.病情监护

积极寻找病因,消除刺激原。

4.治疗护理

(1)治疗原则:去除病因,积极治疗原发病,如阴道炎、尿瘘、粪瘘、糖尿病等。

(2)治疗配合:保持外阴清洁干燥,局部使用约 40 ℃的 1∶5 000 高锰酸钾溶液坐浴,每天 2 次,每次15～30分钟,5～10 次为 1 个疗程。如有破溃,可涂抗生素软膏或紫草油,急性期可用物理治疗。

(五)健康指导

(1)做好卫生宣教,指导妇女穿棉质内裤,减少分泌物刺激,对公共场所,如游泳池、公共浴室等谨慎出入,注意经期、孕期、产期及流产后的生殖道清洁,防止感染。

(2)定期妇科检查,积极参与普查与普治。

(3)指导用药方法及注意事项。

(4)加强性道德教育,纠正不良性行为。

(六)护理评价

(1)患者诉说外阴瘙痒症状减轻,舒适感增加。

(2)患者焦虑缓解或消失,掌握了卫生保健常识,能养成良好卫生习惯。

二、滴虫性阴道炎

滴虫性阴道炎是由阴道毛滴虫引起的最常见的阴道炎。阴道毛滴虫主要寄生于女性阴道,也可存在于尿道、尿道旁腺及膀胱。男性可存在于包皮皱襞、尿道及前列腺内。滴虫适宜生长在温度为 25～40 ℃、pH 为 5.2～6.6 的潮湿环境。月经前后,阴道内酸性减弱,接近中性,隐藏在腺体及阴道皱襞中的滴虫常得以繁殖,而发生滴虫性阴道炎。此病的传播途径有经性交的直接传播及经游泳池、浴盆、厕所、衣物、器械等途径的间接传播。

(一)护理评估

1.健康史

(1)病因评估:阴道毛滴虫呈梨形,体积为多核白细胞的 2～3 倍。滴虫顶端有 4 根鞭毛,体部有波动膜,后端尖并有轴柱凸出。活的滴虫透明无色,如水滴,鞭毛随波动膜的波动而活动(图 6-1)。阴道毛滴虫极易传播,pH 在 4.5 以下时便受到抑制甚至致死。pH 上升至 7.5 时,其繁殖可完全被抑制。在妊娠期和月经来潮前后,阴道 pH 升高,可使阴道毛滴虫的感染率和发病率升高。

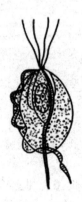

图 6-1　滴虫

(2)病史评估:评估发作与月经周期的关系,既往阴道炎病史,个人卫生情况;分析感染经过;了解治疗经过。

2.身心状况

(1)症状:主要症状为白带呈稀薄泡沫状,量多及伴有外阴、阴道口瘙痒。如有其他细菌混合感染,白带可呈黄绿色、血性、脓性且有臭味。局部可有灼热、疼痛、性交痛。合并尿路感染,可有尿频、尿痛、血尿。阴道毛滴虫能吞噬精子,阻碍乳酸生成,影响精子在阴道内存活,可致不孕。

(2)体征:妇科检查时可见阴道黏膜充血,严重时有散在的出血点。有时可见阴道后穹隆处有液性或脓性泡沫状分泌物。

(3)心理-社会状况:患者常因炎症反复发作而烦恼,出现无助感。

(二)辅助检查

1.悬滴法

在玻片上加 1 滴温生理盐水,自阴道后穹隆处取少许分泌物混于生理盐水中,用低倍镜检查,如有滴虫,可见其活动。阳性率可达 80%～90%。取分泌物检查前 24～48 小时,避免性交、阴道灌洗及阴道上药。

2.培养法

适于症状典型而悬滴法未见滴虫者,可用培养基培养,其准确率可达 98%。

(三)护理诊断及合作性问题

1.知识缺乏

缺乏对疾病传染途径的认识及缺乏阴道炎治疗的知识。

2.舒适改变

与外阴瘙痒、分泌物增多有关。

3.组织完整性受损

与分泌物增多、外阴瘙痒、搔抓有关。

(四)护理目标

(1)患者能说出疾病传染的途径、阴道炎的治疗与日常防护知识。

（2）患者分泌物减少，舒适度提高。保持组织完整性，无破损。

（五）护理措施

1.一般护理

注意个人卫生，保持外阴部清洁、干燥，避免搔抓外阴导致皮肤破损。

2.心理护理

解除患者因疾病带来的烦恼，减轻其对确诊后的心理压力，增强治疗疾病的信心。告知患者夫妇滴虫性阴道炎的传播途径、临床表现、治疗方法和注意事项，减轻他们的焦虑心理，同时鼓励他们积极配合治疗。

3.病情观察

观察患者的外阴瘙痒症状、阴道分泌物的量及颜色等。

4.治疗护理

（1）治疗原则：杀灭阴道毛滴虫，保持阴道的自净作用，防止复发，夫妻双方要同时治疗，切断直接传染途径。

（2）治疗配合：①局部治疗。增强阴道酸性环境，用1％乳酸溶液、0.5％醋酸溶液或1∶5 000高锰酸钾溶液冲洗阴道后，每晚睡前用甲硝唑 200 mg，置于阴道后穹隆，每天一次，10 天为 1 个疗程。②全身治疗。甲硝唑每次200～400 mg，每天 3 次口服，10 天为 1 个疗程。③指导患者正确用药，按疗程坚持用药，注意冲洗液的浓度、温度。④观察用药后反应。甲硝唑口服后偶见胃肠道反应，如食欲缺乏、恶心、呕吐及白细胞减少、皮疹等，一旦发现，应报告医师并停药。妊娠期、哺乳期妇女应慎用，因为药物能通过胎盘进入胎儿体内，并可由乳汁排泄。

（六）健康指导

（1）做好卫生宣教，积极开展普查普治，消灭传染源，严格禁止滴虫阴道炎或带虫者进入游泳池。医疗单位做好消毒隔离，防止交叉感染。治疗期间勤换内裤，内裤、坐浴及洗涤用物应煮沸消毒 5～10 分钟以消灭病原体，禁止性生活，避免交叉或重复感染的机会。哺乳期妇女在用药期间或用药后 24 小时内不宜哺乳。经期暂停坐浴、阴道冲洗及阴道用药。

（2）夫妻应双双检查，男方若查出毛滴虫，夫妻应同治，有助于提高疗效，治疗期间应禁止性生活。

（3）治愈标准：治疗后应在每次月经干净后复查 1 次，连续 3 次均为阴性，方为治愈。

（七）护理评价

（1）患者自诉外阴不适症状减轻，舒适感增加，悬滴法试验连续 3 个周期复查为阴性。

（2）患者正确复述预防及治疗此疾病的相关知识。

三、外阴阴道假丝酵母菌病

外阴阴道假丝酵母菌病（vulvovaginal candidiasis，VVC）也称外阴阴道念珠菌病，是一种常见的外阴、阴道炎，80％～90％的病原体为白假丝酵母菌，其发病率仅次于滴虫阴道炎。白假丝酵母菌是真菌，不耐热，加热至 60 ℃，持续 1 小时，即可死亡；但对干燥、日光、紫外线及化学制剂的抵抗力较强。

（一）护理评估

1.健康史

（1）病因评估：念珠菌为条件致病菌，可存在口腔、肠道和阴道而不引起症状。当阴道内糖原增多、酸度增加、局部细胞免疫力下降时,念珠菌可繁殖并引起炎症,故外阴阴道假丝酵母菌病多见于孕妇、糖尿病患者及接受大量雌激素治疗者。此外,长期应用抗生素、服用皮质类固醇激或免疫缺陷综合征等,可以改变阴道内微生物之间的相互制约关系,易发此症;紧身化纤内裤、肥胖可使会阴局部的温度及湿度增加,也易使念珠菌得以繁殖而引起感染。

(2)传播途径评估:①内源性感染为主要感染,假丝酵母菌除寄生阴道外,还可寄生于人的口腔、肠道,这些部位的假丝酵母菌可互相传染。②通过性交直接传染。③通过接触感染的衣物等间接传染。

(3)病史评估:了解有无糖尿病及长期使用抗生素、雌激素、类固醇皮质激素病史,了解个人卫生习惯及有无不洁性生活史。

2.身心状况

(1)症状:外阴、阴道奇痒,坐卧不安,痛苦异常,可伴有尿痛、尿频、性交痛。阴道分泌物为干酪样或豆渣样。

(2)体征:妇科检查见小阴唇内侧、阴道黏膜红肿并附着白色块状薄膜,容易剥离,下面为糜烂及溃疡。

(3)心理-社会状况:患者常因外阴瘙痒痛苦不堪,由于影响休息与睡眠,产生忧虑与烦躁,评估患者心理障碍及影响疾病治疗的原因。

3.辅助检查

(1)悬滴法:在玻片上加1滴温生理盐水,自阴道后穹隆处取少许分泌物混于生理盐水中,用低倍镜检查,若找到白假丝酵母菌的芽孢和假菌丝即可确诊。

(2)培养法:适于症状典型而悬滴法未见白假丝酵母菌者,可用培养基培养。

(二)护理诊断及合作性问题

1.焦虑

与易复发、影响休息与睡眠有关。

2.组织完整性受损

与分泌物增多、外阴瘙痒、搔抓有关。

(三)护理目标

(1)患者情绪稳定,积极配合治疗与护理。

(2)患者病情改善,舒适度提高。

(3)保持组织完整性,组织无破损。

(四)护理措施

1.一般护理

注意个人卫生,保持外阴部清洁、干燥,避免搔抓外阴以免皮肤破损。

2.心理护理

向患者讲解外阴阴道假丝酵母菌病的病因、治疗方法和注意事项等,消除患者的顾虑和焦虑心理,使其积极配合治疗。

3.病情观察

观察患者的外阴瘙痒症状、阴道分泌物的量及颜色等。

4.治疗护理

(1)治疗原则:消除诱因,改变阴道酸碱度,根据患者情况选择局部或全身应用抗真菌药杀灭致病菌。

(2)用药护理:①局部治疗。用 2%～4% 碳酸氢钠溶液冲洗阴道或坐浴,再选用制霉菌素栓剂、克霉唑栓剂、咪康唑栓剂等置于阴道内,一般 7～10 天为 1 个疗程。②全身用药。若局部用药效果较差或病情顽固者,可选用伊曲康唑、氟康唑、酮康唑等口服。③用药注意。孕妇要积极治疗,否则阴道分娩时新生儿易感染发生鹅口疮。妊娠期坚持局部治疗,禁用口服唑类药物。勤换内裤,内裤、坐浴及洗涤用物应煮沸消毒 5～10 分钟以消灭病原体,避免交叉和重复感染的机会。④用药护理。嘱阴道灌洗或坐浴应注意药液浓度和治疗时间,灌洗药物要充分溶化,温度一般为 40 ℃,切忌过烫,以免烫伤皮肤。

(五)健康指导

(1)做好卫生宣教,养成良好的卫生习惯,每天洗外阴、换内裤。切忌搔抓。

(2)约 15% 男性与女性患者接触后患有龟头炎,对有症状男性也应进行检查与治疗。

(3)鼓励患者坚持用药,不随意中断疗程。

(4)嘱患者积极治疗糖尿病等疾病,正确使用抗生素、雌激素,以免诱发外阴阴道假丝酵母菌病。

(六)护理评价

(1)患者分泌物减少,性状转为正常,舒适感增加。

(2)患者正确复述预防及治疗此疾病的相关知识,做到积极配合并坚持治疗。

四、萎缩性阴道炎

萎缩性阴道炎属非特异性阴道炎,常见于绝经后及卵巢切除后或盆腔放疗者。绝经后的萎缩性阴道炎又称老年性阴道炎。

(一)护理评估

1.健康史

(1)病因评估:①妇女绝经后;②手术切除卵巢;③产后闭经;④药物假绝经治疗;⑤盆腔放疗后等。由于雌激素水平降低,阴道上皮萎缩变薄,上皮细胞内糖原减少,阴道内 pH 增高,阴道自净作用减弱,局部抵抗力降低,致病菌入侵后易繁殖引起炎症。

(2)病史评估:了解有无糖尿病及长期使用抗生素、雌激素、类固醇皮质激素病史;了解个人卫生习惯及有无不洁性生活史;了解有无进行盆腔放疗等。

2.身心状况

(1)症状:白带增多,多为黄水状,严重感染时可呈脓性,有臭味。黏膜有浅表溃疡时,分泌物可为血性,有的患者可有点滴出血,可伴有外阴瘙痒、灼热、尿频、尿痛、尿失禁等症状。

(2)体征:妇科检查可见阴道皱襞消失,上皮菲薄,黏膜出血,表面可有小出血点或片状出血点;严重时可形成浅表溃疡,阴道弹性消失、狭窄,慢性炎症、溃疡还可引起阴道粘连,导致阴道闭锁。

(3)心理-社会状况:老年人常因思想比较保守,不愿就医而出现无助感。其他患者常因知识缺乏而病急乱投医,因此,应注意评估影响患者不愿就医的因素及家庭支持系统。

3.辅助检查

取分泌物检查,悬滴法排除滴虫性阴道炎和外阴阴道假丝酵母菌病;有血性分泌物时,常需做宫颈刮片或分段诊刮排除宫颈癌和子宫内膜癌的可能性。

（二）护理诊断及合作性问题

1.舒适改变

与外阴瘙痒、疼痛、分泌物增多有关。

2.知识缺乏

与缺乏绝经后妇女预防保健知识有关。

3.有感染的危险

与局部分泌物增多、破溃有关。

（三）护理目标

（1）患者分泌物减少，性状转为正常，舒适感增加。

（2）患者正确复述预防及治疗此疾病的相关知识，做到积极配合并坚持治疗。

（3）患者无感染发生或感染被及时发现和控制，体温、血常规正常。

（四）护理措施

1.一般护理

嘱患者保持外阴清洁，勤换内裤。穿棉织内裤，减少刺激等。

2.心理护理

使患者了解老年性阴道炎的病因和治疗方法，减轻其焦虑；对卵巢切除、放疗者给予心理安慰与相关医学知识解释，增强其治疗疾病的信心；解释雌激素替代疗法可缓解症状，帮助其建立治愈疾病的信心。

3.病情观察

观察白带性状、量、气味，有无外阴瘙痒、灼热及膀胱刺激症状等。

4.治疗护理

（1）治疗原则：增强阴道黏膜的抵抗力，抑制细菌生长繁殖。

（2）治疗配合：①增加阴道酸度。用 0.5％醋酸或 1％乳酸溶液冲洗阴道，每天 1 次。阴道冲洗后，将甲硝唑 200 mg 或氧氟沙星 200 mg 放入阴道深部，每天 1 次，7～10 天为 1 个疗程。②增加阴道抵抗力。针对病因给予雌激素制剂，可局部用药，也可全身用药。将己烯雌酚 0.125～0.25 mg 每晚放入阴道深部，7 天为 1 个疗程。③全身用药。可口服尼尔雌醇，首次 4 mg，以后每 2～4 周 1 次，每晚 2 mg，维持 2～3 个月。

（五）健康指导

（1）对围绝经期、老年妇女进行健康教育，使其掌握预防老年性阴道炎的措施及技巧。

（2）指导患者及其家属阴道灌洗、上药的方法和注意事项。用药前洗净双手及会阴，减少感染的机会。自己用药有困难者，指导其家属协助用药或由医务人员帮助使用。

（3）告知患者使用雌激素治疗可出现的症状，嘱乳癌或子宫内膜癌患者慎用雌激素制剂。

（六）护理评价

（1）患者分泌物减少，性状转为正常，舒适感增加。

（2）患者正确复述预防及治疗此疾病的相关知识，做到积极配合并坚持治疗。

（任爱萍）

第五节 子宫颈炎

子宫颈炎是指子宫颈发生的急性或慢性炎症。子宫颈炎是妇科常见疾病之一,包括宫颈阴道部炎症及宫颈管黏膜炎症。临床上分为急性子宫颈炎和慢性子宫颈炎。临床多见的子宫颈炎是急性子宫颈管黏膜炎,若急性子宫颈炎未经及时诊治或病原体持续存在,可导致慢性子宫颈炎症。

由于宫颈管黏膜上皮为单层柱状上皮,抗感染能力较差。当遇到多种病原体侵袭、物理化学因素刺激、机械性子宫颈损伤、子宫颈异物等,引起子宫颈局部充血、水肿,上皮变性、坏死,黏膜、黏膜下组织、腺体周围大量中性粒细胞浸润;或子宫颈间质内有大量淋巴细胞、浆细胞等慢性炎细胞浸润,可伴有子宫颈腺上皮及间质增生和鳞状上皮化生。因子宫颈阴道部鳞状上皮与阴道鳞状上皮相延续,亦可由阴道炎症引起宫颈阴道部炎症。

病原体种类如下。①性传播疾病的病原体主要是淋病奈瑟菌及沙眼衣原体。②内源性病原体:与细菌性阴道病病原体、生殖道支原体感染有关。

一、护理评估

(一)健康史

1.一般资料

年龄、月经史、婚育史,是否处在妊娠期。

2.既往疾病史

详细了解有无阴道炎、性传播疾病及子宫颈炎症的病史,包括发病时间、病程经过、治疗方法及效果。

3.既往手术史

详细询问分娩手术史,了解阴道分娩时有无宫颈裂伤;是否做过妇科阴道手术操作及有无宫颈损伤、感染史。

4.个人生活史

了解个人卫生习惯,分析可能的感染途径。

(二)生理状况

1.症状

(1)急性子宫颈炎:阴道分泌物增多,呈黏液脓性,阴道分泌物的刺激可引起外阴瘙痒及灼热感;可出现月经间期出血、性交后出血等症状;常伴有尿道症状,如尿急、尿频、尿痛。

(2)慢性子宫颈炎:患者多无症状,少数患者可有阴道分泌物增多,呈淡黄色或脓性,偶有接触性出血、月经间期出血,偶有分泌物刺激引起外阴瘙痒或不适。

2.体征

(1)急性子宫颈炎:检查见脓性或黏液性分泌物从子宫颈管流出;用棉拭子擦拭子宫颈管时,容易诱发子宫颈管内出血。

(2)慢性子宫颈炎:检查可见宫颈呈糜烂样改变,或有黄色分泌物覆盖子宫颈口或从宫颈管流出,也可见子宫颈息肉或子宫颈肥大。

3.辅助检查

(1)实验室检查:分泌物涂片做革兰染色,中性粒细胞＞30/高倍视野;阴道分泌物湿片检查白细胞＞10/高倍视野;做淋菌奈瑟菌及沙眼衣原体检测,以明确病原体。

(2)宫腔镜检查:镜下可见血管充血,宫颈黏膜及黏膜下组织、腺体周围大量中性粒细胞浸润,腺腔内可见脓性分泌物。

(3)宫颈细胞学检查:宫颈刮片、宫颈管吸片,与宫颈上皮瘤样病变或早期宫颈癌相鉴别。

(4)阴道镜及活组织检查:必要时进行,以明确诊断。

(三)高危因素

(1)性传播疾病,年龄＜25岁,多位性伴侣或新性伴侣且为无保护性交。

(2)细菌性阴道病。

(3)分娩、流产或手术致子宫颈损伤。

(4)卫生不良或雌激素缺乏,局部抗感染能力差。

(四)心理-社会因素

1.对健康问题的感受

是否存在因无明显症状,而不重视或延误治疗。

2.对疾病的反应

是否因病变在宫颈,又涉及生殖器官与性,而不愿及时就诊;或因阴道分泌物增多引起不适;或治疗效果不明显而烦躁不安;或遇有白带带血或接触性出血时,担心疾病的严重程度,疑有癌变而恐惧、焦虑。

3.家庭、社会及经济状况

家人对患者是否关心;家庭经济状况及是否有医疗保险。

二、护理诊断

(一)皮肤完整性受损

其与宫颈上皮糜烂及炎性刺激有关。

(二)舒适的改变

其与白带增多有关。

(三)焦虑

其与害怕宫颈癌有关。

三、护理措施

(一)症状护理

1.阴道分泌物增多

观察阴道分泌物颜色、性状、气味及量,选择合适的药液进行阴道冲洗。在不清楚种类时,不可滥用冲洗液,指导患者勤换会阴垫及内裤,保持外阴清洁干燥。

2.外阴瘙痒与灼痛

嘱患者尽量避免搔抓,防止外阴部皮肤破损,减少活动,避免摩擦外阴。

(二)用药护理

药物治疗主要用于急性子宫颈炎。

1.遵医嘱用药

(1)经验性抗生素治疗:在未获得病原体检测结果前,采用针对衣原体的经验性抗生素治疗,阿奇霉素 1 g,单次顿服,或多西环素 100 mg,每天 2 次,连服 7 天。

(2)针对病原体的抗生素治疗:临床上除选用抗淋病奈瑟菌的药物外,同时应用抗衣原体感染的药物。对于单纯急性淋病奈瑟菌性子宫颈炎,常用药物有头孢菌素,如头孢曲松钠 250 mg 单次肌内注射,或头孢克肟 400 mg 单次口服等;对沙眼衣原体所致子宫颈炎,治疗药物有四环素类,如多西环素 100 mg,每天 2 次,连服 7 天。

2.用药观察

注意观察药物的不良反应,若出现不良反应,立即停药并通知医师。

3.用药注意事项

注意药物的半衰期及有效作用时间;注意药物的配伍禁忌;抗生素应现配现用。

4.用药指导

若病原体为沙眼衣原体及淋病奈瑟菌,应对性伴侣进行相应的检查和治疗。

(三)物理治疗及手术治疗的护理

1.宫颈糜烂样改变

若为无症状的生理性柱状上皮异位,无需处理;对伴有分泌物增多、乳头状增生或接触性出血,可给予局部物理治疗,包括激光、冷冻、微波等,也可以给予中药作为物理治疗前后的辅助治疗。

2.慢性子宫颈黏膜炎

针对病因给予治疗,若病原体不清可试用物理治疗,方法同上。

3.子宫颈息肉

配合医师行息肉摘除术。

4.子宫颈肥大

一般无需治疗。

(四)心理护理

(1)加强疾病知识宣传,引导患者正确认识疾病,及时就诊,接受规范治疗。

(2)向患者解释疾病与健康的问题,鼓励患者表达自己的想法。对病程长、迁延不愈的患者,给予关心和耐心解说,告知疾病的过程及防治措施;对病理检查发现宫颈上皮有异常增生的病例,告知通过密切监测,坚持治疗,可阻断癌变途径,以缓解焦虑心理,增加治疗的信心。

(3)与家属沟通,让其多关心患者,支持患者,坚持治疗,促进康复。

四、健康指导

(一)讲解疾病知识

向患者讲解子宫颈炎的疾病知识,告知及时就诊和规范治疗的重要性。

(二)个人卫生指导

嘱患者保持外阴清洁,每天清洗外阴 2 次,养成良好的卫生习惯,尤其是经期、孕产期及产褥期卫生,避免感染发生。

（三）随访指导

告知患者,物理治疗后有分泌物增多,甚至有多量水样排液,在术后1～2周脱痂时可有少量出血,是创面愈合的过程,不必应诊;如出血量多于月经量则需到医院就诊处理;在物理治疗后2个月内禁止性生活、盆浴和阴道冲洗;治疗后经过2个月经周期,于月经干净后3～7天来院复查,评价治疗效果,效果欠佳者可进行第二次治疗。

（四）体检指导

坚持每1～2年做1次体检,及早发现异常,及早治疗。

五、注意事项

（1）治疗前,应常规做宫颈刮片行细胞学检查。

（2）在急性生殖器炎症期不做物理治疗。

（3）治疗时间应选在月经干净后3～7天内进行。

（4）物理治疗后可出现阴道分泌物增多,甚至有大量水样排液,在术后1～2周脱痂时可有少许出血。

（5）应告知患者,创面完全愈合时间为4～8周,期间禁盆浴、性交和阴道冲洗。

（6）物理治疗有引起术后出血、宫颈管狭窄、感染的可能,应定期复查,观察创面愈合情况直到痊愈,同时检查有无宫颈管狭窄。

（任爱萍）

第六节　子宫内膜异位症

子宫内膜异位症是指具有生长功能的子宫内膜生长在子宫腔内壁以外引起的症状和体征。异位的子宫内膜绝大多数局限在盆腔内的生殖器官和邻近器官的腹膜面,故临床上称为盆腔子宫内膜异位症。当子宫内膜生长在子宫肌层内称子宫腺肌病,部分患者两者可合并存在。

子宫内膜异位症的发病率近年来明显增高,是目前常见的妇科病之一。多见于30～40岁的妇女。本病为良性病变,但有远距离转移和种植能力。初潮前无发病者,绝经后异位的子宫内膜组织可逐渐萎缩吸收,妊娠或使用性激素抑制卵巢功能可暂时阻止本病的发展,因此,子宫内膜的发病与卵巢的周期性变化有关。也发生周期性出血,引起周围组织纤维化、粘连,病变局部形成紫蓝色硬结或包块。卵巢的子宫内膜异位症最为常见,卵巢内的异位内膜因反复出血而形成多个囊肿,但以单个多见,故又称为卵巢子宫内膜异位囊肿。囊肿内含暗褐色黏稠的陈旧血,状似巧克力液体,故又称为卵巢巧克力囊肿。

一、护理评估

（一）病史

1.月经史

初潮年龄,月经周期、经期、经量是否正常,有无痛经或其他伴随症状。痛经的性质,是否为进行性加重。

2.婚育史

结婚年龄,婚次,夫妻性生活情况,有无经期性交,生育情况,足月产、早产、流产次数,现有子女数等。

3.既往病史

有无先天性生殖道畸形、子宫手术或经期盆腔检查等情况。

(二)身心状态

1.身体状态

(1)痛经:痛经是子宫内膜异位症的典型症状,其特点为继发性和进行性加重。疼痛多位于下腹部和腰骶部,可放射至阴道、会阴、肛门或大腿,常于月经来潮前1~2天开始,经期第一天最为剧烈,以后逐渐减轻,至月经干净时消失。

(2)月经失调:部分患者有经量增多和经期延长,少数出现经前期点滴出血。月经失调可能与卵巢无排卵、黄体功能不足等有关。

(3)性交痛:由于异位的内膜出现在子宫直肠陷凹或病变导致子宫后倾固定,性交时子宫颈受到碰撞及子宫收缩和向上提升,可引起疼痛。

(4)不孕:占40%左右,其不孕的原因可能与盆腔内器官和组织广泛粘连和输卵管的蠕动减弱影响卵子的排出、摄取和受精卵的运行有关。

2.心理状态

由于疼痛、不孕造成患者顾虑重重,心理压力大,需要手术的患者会有紧张、恐惧等心理问题。

(三)诊断性检查

1.妇科检查

典型者子宫后倾固定,盆腔检查可扪及盆腔内有触痛性结节或子宫旁有不活动的囊性包块。

2.辅助检查

(1)B超检查:可确定卵巢子宫内膜异位囊肿的位置、大小和形状。

(2)腹腔镜检查:可发现盆腔内器官或子宫直肠陷凹、子宫骶骨韧带等处有紫蓝色结节。

二、护理诊断

(一)焦虑

其与不孕和需要手术有关。

(二)知识缺乏

其与缺乏自我照顾及与手术相关的知识有关。

(三)舒适改变

其与痛经及手术后伤口有关。

三、护理目标

(1)患者能正确认识疾病的性质及发生原因,解除紧张、恐惧的心理,坚定治疗信心。

(2)患者自觉疼痛症状缓解。

四、护理措施

(1)心理护理:许多年轻患者因顽固的痛经、不孕等情况而焦虑。护理人员应多关心和理解患者,说明该病只要坚持用药或采取必要的手术便可改善症状,鼓励患者树立信心,积极配合治疗,对尚未生育的患者应给予指导和帮助,促使其尽早受孕。

(2)做好卫生宣传教育工作,防止经血逆流,如有先天性生殖道畸形或后天性炎性阴道狭窄、宫颈粘连等应及时手术。凡进入宫腔内的经腹手术,应保护腹壁切口和子宫切口,防止子宫内膜种植到腹壁切口或子宫切口。经期应避免盆腔检查和性交。

(3)对于使用激素治疗患者,应介绍服药的注意事项及用后可能出现的反应(恶心、食欲缺乏、闭经、乏力或体重增加等),使其解除思想顾虑,提高治疗效果。

(4)用药期间注意有无卵巢子宫内膜异位囊肿破裂的征象,如出现急性腹痛应及时通知医师,并做好剖腹探查的各项准备。

(5)对需要手术者应按腹部手术做好术前准备和术后护理。

(6)出院健康教育:加强患者对病程及治疗的认识,指导伤口处理和康复教育,术后6周避免盆浴和性生活,6周后来院复查。

五、护理评价

(1)患者无焦虑的表现并对治疗充满信心。

(2)患者能按时服药并了解药物的反应。

(3)自觉症状缓解和消失。

(解玉晶)

第七节　子宫腺肌病

子宫腺肌病是指当子宫内膜腺体和间质侵入子宫肌层时,形成弥漫或局限性的病变,是妇科常见病。多发生于30~50岁经产妇;约15%患者同时合并子宫内膜异位症;约50%患者合并子宫肌瘤;临床病理切片检查发现10%~47%子宫肌层中有子宫内膜组织,但35%无临床症状。

多次妊娠及分娩、人工流产、慢性子宫内膜炎等造成子宫内膜基底层损伤,子宫内膜自基底层侵入子宫肌层内生长,可能是主要原因。此外,由于内膜基底层缺乏黏膜下层的保护,在解剖机构上子宫内膜易于侵入肌层。腺肌病常合并子宫肌瘤和子宫内膜增生,提示高水平雌孕激素刺激,也可能是促进内膜向肌层生长的原因之一。

应视患者症状、年龄、生育要求而定。药物治疗,适用于症状较轻,有生育要求和接近绝经期的患者;年轻或希望生育的子宫腺肌瘤患者,可试行病灶挖除术;症状严重、无生育要求或药物治疗无效者,应行全子宫切除术。

一、护理评估

(一)健康史

了解患者年龄、婚姻、月经史、婚育史、生育史、出现典型症状的情况以及对患者身心的影响,了解患者既往患病史。子宫腺肌病多发生于生育年龄的经产妇,常合并内异症和子宫肌瘤,有多次妊娠及分娩或过度刮宫史。生殖道阻塞,如单角子宫、宫颈阴道不通畅患者等常同时合并腺肌病。

(二)生理状况

1.症状

询问患者是否有经量过多、经期延长和逐渐加重的进行性痛经。

2.体征

妇科检查时子宫均匀性增大或局限性隆起、质硬且有压痛。

3.辅助检查

阴道 B 超提示子宫增大，肌层中不规则回声增强；盆腔 MRI 可协助诊断；宫腔镜下取子宫肌肉活检，可确诊。

(三)高危因素

1.年龄

40 岁以上的经产妇。

2.子宫损伤

多次妊娠、人工流产、慢性子宫内膜炎等造成子宫内膜基底层损伤。

3.先天不足

生殖道阻塞，如单角子宫、宫颈阴道不通、有子宫无阴道的先天畸形等。

4.卵巢功能失调

高水平雌孕激素刺激者，如子宫肌瘤、子宫内膜增生患者。

(四)心理-社会因素

了解患者对疾病的认知，是否存在焦虑、恐惧等表现；了解患者家庭关系，是否因不孕或继发不孕影响夫妻、家庭关系；了解患者的经济水平等。

二、护理诊断

(一)焦虑

其与月经改变和痛经有关。

(二)知识缺乏

其与缺乏自我照顾及与手术相关的知识有关。

(三)舒适改变

其与痛经有关。

三、护理目标

(1)患者能正确认识疾病的性质及发生原因，解除紧张、恐惧的心理，坚定治疗信心。

(2)患者自觉疼痛症状缓解。

四、护理措施

(一)症状护理

1.月经改变

经量增多者，指导患者使用透气棉质卫生巾，保留卫生巾称重，以评估月经量；经期延长者，早晚用温开水清洗外阴各 1 次，以防逆行感染。若合并贫血，需指导患者遵医嘱服用药物，观察贫血的改善情况。

2.痛经

询问患者疼痛部位、性质、疼痛开始时间及持续时间。疼痛轻者,指导患者腹部热敷、卧床休息;疼痛重者,遵医嘱给予前列腺素合成酶抑制剂。

(二)用药护理

1.口服避孕药

其适用于轻度内异症患者,常用低剂量高效孕激素和炔雌醇复合制剂,用法为每天 1 片,连续用 6~9 个月,护士需观察药物疗效,观察患者有无恶心、呕吐等不良反应。

2.促性腺激素释放激素激动剂

常用药物:亮丙瑞林 3.75 mg,月经第 1 天皮下注射后,每隔28 天注射 1 次,共 3~6 次。需观察有无潮热、阴道干燥、性欲减退和骨质丢失等不良反应,停药后可消失。连续用药 3 个月以上者,需添加小剂量雌激素和孕激素,以防止骨质丢失。

3.左炔诺孕酮宫内节育器(LNG-IUS)

治疗初期部分患者会出现淋漓出血、下移甚至脱落等,需加强随访。

(三)手术护理

1.保守手术

如小病灶挖除术或子宫肌壁楔形切除术,可明显减轻症状并增加妊娠概率。指导其术后 6 个月受孕。

2.子宫切除术

年轻或未绝经的患者可保留卵巢;绝经后或合并严重子宫内膜异位症者,可行双卵巢切除术。

(四)心理护理

(1)痛经、月经改变以及贫血影响患者生活质量,患者焦虑烦躁,向患者说明月经时轻度疼痛不适是生理反应,给予舒缓的音乐、舒适的环境,保证足够的休息和睡眠,患者及家属、护士共同制订规律而适度的锻炼计划,家属督促患者适度锻炼,可缓解患者的心理压力。

(2)手术患者担心预后和性生活,应向患者说明子宫切除术后症状可基本消失,生活质量会得到改善。此外,也应说明子宫是月经来潮和孕育胎儿的器官,切除子宫不会男性化,增加对治疗的信心。

(五)健康指导

(1)指导患者随访:手术患者出院后 3 个月到门诊复查,了解术后康复情况。

(2)保守手术和子宫切除患者,术后休息 1~3 个月,3 个月之内避免性生活及阴道冲洗,避免提举重物,防止正在愈合的腹部肌肉用力,并应逐渐加强腹部肌肉的力量。未经医护人员许可避免从事可增加盆腔充血的活动,如跳舞、久站等。

(3)有生殖道阻塞疾病时,嘱患者积极治疗,实施整形手术。

(4)对实施保守手术治疗的患者,指导其术后 6 个月受孕。

(5)注意高危因素与妇科疾病的相关性,定期做好妇科病普查。

五、护理评价

(1)医务人员避免过度刮宫,减少内膜碎片进入肌层的机会。

（2）药物治疗过程中如出现严重的绝经期症状,可酌情反向添加治疗,提高雌激素水平,降低相关血管症状和骨质疏松的发生,也可提高患者的顺应性。

（解玉晶）

第八节　子宫脱垂

子宫脱垂是指子宫从正常位置沿阴道下降,子宫颈外口达到坐骨棘水平以下,甚至子宫部分全部脱出阴道口外,常伴有阴道前后壁膨出。

一、护理评估

(一)健康史

1.病因与发病机制

（1）分娩损伤:分娩损伤是最主要的原因。在分娩过程中,产妇过早屏气,第二产程延长或经阴道手术助产,盆底肌肉、筋膜以及子宫韧带过度伸展,甚至撕裂,分娩后未及时修补或修补不佳。产褥期产妇过早体力劳动,过高的腹压会压迫子宫向下移位发生脱垂。

（2）长期腹压增加:如长期慢性咳嗽、习惯性便秘、久站、久蹲等使腹内压增高,迫使子宫向下移位,导致脱出,产褥期腹压增加更容易导致子宫脱垂。

（3）盆底组织发育不良或退行性变:子宫脱垂偶见于未产妇女,主要为先天性盆底组织发育不良所致。老年妇女盆底组织萎缩退化或支持组织削弱,也可发生子宫脱垂。

2.病史评估

了解患者分娩史,评估其有无第二产程延长、阴道助产等难产史,产后恢复情况;了解患者有无慢性病病史,如长期慢性咳嗽等;是否存在先天性盆底组织发育不良。

(二)身心状况

1.症状

子宫脱垂轻度时（Ⅰ度）可无自觉症状,加重后（Ⅱ、Ⅲ度）出现以下症状。

（1）下坠感及腰背酸痛:常在久站、走路与重体力劳动时加重,卧床休息后症状减轻。

（2）肿物自阴道脱出:走路、蹲或排便等腹压增加时,阴道口有一肿物脱出。轻者平卧休息后可自行恢复,重者不能自行恢复,需用手还纳,甚至用手也难以还纳,行走不便。

（3）阴道分泌物增多:脱出的子宫及阴道壁由于反复摩擦而发生感染,有脓血性分泌物渗出。

（4）大小便异常:由于膀胱、尿道膨出,患者常伴有尿频、尿急甚至尿潴留或压力性尿失禁。直肠膨出的患者可伴有便秘和排便困难等。

2.体征

患者取膀胱截石位,根据患者向下用力屏气时子宫下降的程度,将子宫脱垂分为三度。①Ⅰ度:轻型为子宫颈外口距处女膜处小于 4 cm,但未达处女膜缘;重型为宫颈外口已达处女膜缘,检查时在阴道口可见子宫颈。②Ⅱ度:轻型为宫颈已脱出阴道口,但宫体仍在阴道内;重型为宫颈或部分宫体脱出阴道口外。③Ⅲ度:子宫颈及宫体全部脱出至阴道口外。脱出的子宫及阴道壁由于长期暴露摩擦,导致宫颈及阴道壁可见溃疡,有少量阴道出血或脓性分泌物。

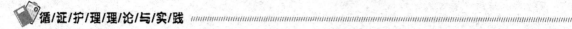

3.心理-社会状况

由于长期的子宫脱垂使患者行动不便,不能从事体力劳动,使工作和生活受到影响,患者感到烦恼、痛苦;严重会影响性生活,患者常出现烦躁、焦虑、情绪低落等。

二、辅助检查

注意检查血常规,注意张力性尿失禁及妇科检查情况。

三、护理诊断及合作性问题

(一)焦虑
与长期的子宫脱出影响日常生活和工作有关。
(二)舒适的改变
与子宫脱出影响行动有关。
(三)组织完整性受损
与外露子宫、阴道前后壁长期摩擦有关。

四、护理目标

(1)患者情绪稳定,能配合治疗、护理活动。
(2)患者病情缓解,舒适感增加。
(3)患者组织完整,无受损。

五、护理措施

(一)一般护理
(1)指导患者保持外阴干燥、清洁,每天用流水冲洗外阴,禁止使用刺激性强的药液。有溃疡者每天用 0.02‰ 高锰酸钾液坐浴 1～2 次,每次 20～30 分钟,勤换内衣裤。

(2)有肿块脱出者及早就医,及时回纳脱出物并教会患者正确的回纳手法,病情重不能回纳者,应卧床休息,减少下地活动次数和时间。

(3)教给患者做盆底肌肉锻炼,如做提肛运动;指导患者避免增加腹压的情形,如咳嗽、久站及久蹲等;保持大便通畅,每天进食蔬菜应保持 500 g。

(4)每天为患者提供酸性果汁,可保持尿液呈酸性,不利于细菌生长;指导患者练习卧床排尿;若有肿块脱出影响排尿,指导患者排尿前先将脱出物还纳;尿潴留留置尿管者,应间歇放尿以训练膀胱功能。排尿功能恢复正常后,鼓励患者每天饮水 2 000 mL 以上。

(5)嘱患者加强营养,进食高蛋白、高维生素食物,增强体质。
(二)心理护理
帮助患者树立战胜疾病的信心,耐心讲解子宫脱垂的知识和预后,鼓励病友间交流沟通,促进积极因素。
(三)病情监护
观察患者有无外阴异物感,子宫脱垂的程度;注意阴道分泌物的颜色、气味、性状。
(四)治疗护理
1.治疗原则
治疗以安全、简单、有效为原则。

（1）非手术治疗。用于Ⅰ度轻型子宫脱垂,年老不能耐受手术或需要生育者。①支持疗法:注意休息,增加营养,保持大便通畅,避免重体力劳动,治疗增加腹压的疾病,加强盆底肌的锻炼。②子宫托:子宫托是一种支持子宫和阴道壁使其维持在阴道内不脱出的工具,适用于各种程度子宫脱垂及阴道前后壁膨出的患者。重度子宫脱垂伴盆底肌明显萎缩以及宫颈或阴道壁有炎症或有溃疡者均不宜使用,经期和妊娠期停用。

（2）手术治疗。适用于非手术治疗无效或Ⅱ度、Ⅲ度子宫脱垂者。手术方式主要包括:阴道前后壁修补术;阴道前后壁修补加主韧带缩短及宫颈部分切除术,也叫曼彻斯特(Manchester)手术;经阴道子宫全切除及阴道前后壁修补术;阴道纵隔成形术等。

2.治疗配合及特殊专科护理

（1）支持治疗的护理:教会患者做盆底肌肉锻炼增强盆底肌肉张力。做缩肛运动,用力收缩3～10秒,放松5～10秒,每次连续5～10分钟,每天3～4次,持续3个月。

（2）教会患者使用子宫托(图6-2)。①放托。患者排空直肠、膀胱,洗净双手,取半卧位或蹲位,双腿分开,一手持子宫托盘呈倾斜位进入阴道内,将托柄向内、向上旋转,直至托盘达子宫颈,向下屏气,使托盘吸附于宫颈,托柄弯曲度朝前,对正耻骨弓后面。②取托。手指捏住托柄轻轻摇晃,待负压消失后向外方牵拉取出。③注意事项:放置子宫托之前阴道应有一定水平的雌激素作用,绝经后的妇女可用阴道雌激素霜剂,4～6周后再使用子宫托;经期和妊娠期停用;选择大小合适的子宫托,以放置后不脱出又无不适为宜;每晚取出洗净,次晨放入,切忌久置不取,以免过久压迫导致生殖道糜烂、溃疡甚至瘘;放托后,分别于第1、3、6个月时到医院检查1次,以后每3～6个月到医院复查。

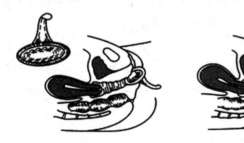

图6-2　喇叭形子宫托及放置

（3）做好术前、术后护理:术前护理同外阴、阴道手术护理。术后除按外阴、阴道手术患者的护理外,应卧床休息7～10天,留尿管10～14天。避免增加腹压,坚持肛提肌锻炼。

六、健康指导

休息3个月,3个月内禁止性生活、盆浴,半年内避免重体力劳动;术后2个月、3个月分别门诊复查;宣传产后护理保健知识,进行产后体操锻炼和盆底肌锻炼,增强体质;积极治疗便秘、慢性咳嗽等长期性疾病;实行计划生育。

七、护理评价

评价护理目标是否达到,护理措施的实施情况,健康指导是否落实到位,有无新的护理问题出现。

（解玉晶）

第九节 子宫肌瘤

子宫肌瘤是女性生殖器官中最常见的一种良性肿瘤,主要由子宫平滑肌组织增生而成,其间还有少量的纤维结缔组织。多见于 30～50 岁女性。由于肌瘤生长速度慢,对机体影响不大。所以,子宫肌瘤的临床报道发病率远比真实的要低。

一、护理评估

(一)健康史

了解患者一般情况,评估月经史、婚育史,是否有不孕、流产史;询问有无长期使用雌激素类药物。如果接受过治疗,还应了解治疗的方法及所用药物的名称、剂量、用法及用药后的反应等。

(二)身体状况

1.症状

了解有无月经异常、腹部肿块、白带增多或贫血、腹痛等临床表现,了解出现症状的时间及具体表现。

2.体征

了解妇科检查结果,子宫是否均匀或不规则增大、变硬,阴道有无子宫肌瘤脱出等情况。了解 B 超检查所示结果中肌瘤的大小、个数及部位等。

(三)心理-社会状况

患者及家属对子宫肌瘤缺乏认识,担心肿瘤为恶性,对治疗方案的选择犹豫不决,对需要手术治疗而焦虑不安,担心手术切除子宫可能会影响其女性特征,影响夫妻生活。

二、护理诊断

(一)营养失调

低于机体需要量:与月经改变、长期出血导致贫血有关。

(二)知识缺乏

缺乏子宫肌瘤疾病发生、发展、治疗及护理知识。

(三)焦虑

与月经异常、影响正常生活有关。

(四)自我形象紊乱

与手术切除子宫有关。

三、护理目标

(1)患者获得子宫肌瘤及其健康保健知识。

(2)患者贫血得到纠正,营养状况改善。

(3)患者出院时,不适症状缓解。

四、护理措施

(一)心理护理

评估患者对疾病的认知程度,尊重患者,耐心解答患者提出的问题,告知患者和家属子宫肌瘤是妇科最常见的良性肿瘤,手术或药物治疗都不会影响今后日常生活和工作,让患者消除顾虑,纠正错误认识,配合治疗。

(二)缓解症状

对出血多需住院的患者,护士应严密观察并记录其生命体征变化情况,协助医师完成血常规及凝血功能检查、备血、核对血型、交叉配血等。注意收集会阴垫,评估出血量。按医嘱给予止血药和子宫收缩剂,必要时输血、补液、抗感染或刮宫止血。巨大子宫肌瘤者常出现局部压迫症状,如排尿不畅者应予以导尿;便秘者可用缓泻剂缓解不适症状。带蒂的浆膜下肌瘤发生扭转或肌瘤红色变性时应评估腹痛的程度、部位、性质,有无恶心、呕吐、体温升高征象。需剖腹探查时,护士应迅速做好急诊手术前准备和术中术后护理。保持患者的外阴清洁干燥,如黏膜下肌瘤脱出宫颈口者,应保持其局部清洁,预防感染,为经阴道摘取肌瘤者做好术前准备。

(三)手术护理

经腹或腹腔镜下行肌瘤切除或子宫切除术的患者按腹部手术患者的一般护理,并要特别注意观察术后阴道流血情况。经阴道黏膜下肌瘤摘除术常在蒂部留置止血钳24~48小时,取出止血钳后需继续观察阴道流血情况,按阴道手术患者进行护理。

(四)健康教育

1.保守治疗的患者

需定期随访,护士要告知患者随访的目的、意义和随访时间。应3~6个月定期复查,期间监测肌瘤生长状况、了解患者症状的变化,如有异常及时和医师联系,修正治疗方案。对应用激素治疗的患者,护士要向患者讲解用药的相关知识,使患者了解药物的治疗作用、使用剂量、服用时间、方法、不良反应及应对措施,避免擅自停药和服药过量引起撤退性出血和男性化。

2.手术后的患者

出院后1个月门诊复查,了解患者术后康复情况,并给予术后性生活、自我保健、日常工作恢复等健康指导。任何时候出现不适或异常症状,需及时随诊。

五、护理评价

(1)患者能叙述子宫肌瘤保守治疗的注意事项或术后自我护理措施。

(2)患者面色红润,无疲倦感。

(3)患者出院时,能列举康复期随访时间及注意问题。

(任爱萍)

第十节　外　阴　癌

外阴癌是女性常见外阴肿瘤,占女性生殖系统恶性肿瘤总数的3%~5%,多见于绝经后妇

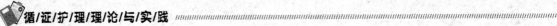

女,以外阴鳞状细胞癌最常见。

外阴癌转移早、发展快、恶性程度高,以直接浸润、淋巴转移常见,血行转移很少。淋巴转移是最主要转移途径,直接浸润时癌灶沿皮肤、黏膜可侵及阴道、尿道,晚期累及膀胱直肠。

一、护理评估

(一)健康史

1.病因与发病机制

外阴癌的病因尚不明确,可能与病毒感染、性传播疾病有关,还可能与免疫功能低下及外阴营养不良等有关。外阴的慢性长期刺激如外阴瘙痒、慢性前庭大腺炎、慢性溃疡等也可能发展成外阴癌。外阴慢性皮肤病中,外阴白色病变有 5%～10% 伴不典型增生者可能发展为外阴癌。

2.病理评估

外阴癌镜检多为高分化鳞癌,大部分发生于大阴唇,其次是小阴唇、阴蒂、会阴、阴道等部位,前庭和阴蒂病灶倾向于低分化或未分化。

(二)身心状况

1.症状

外阴癌早期主要表现为不易治愈的外阴瘙痒,表皮不同形态的肿物,伴外阴皮肤变白。晚期癌灶破溃、继发感染,可出现恶臭分泌物,癌肿深部浸润,可出现明显的疼痛及出血。侵犯直肠或尿道时,产生相应症状。

2.体征

癌灶可生长在外阴任何部位,以大阴唇最多见。早期局部呈结节状、菜花状或溃疡状,晚期见不规则肿块,组织脆而易脱落、溃烂,感染后流出脓性或血性分泌物。若腹股沟淋巴受累,可扪及增大、质硬、固定的肿块。

3.心理-社会状况

外阴部的手术使身体结构发生变化,患者出现自尊低下、自我形象紊乱、预感性悲伤等心理方面的问题。

二、辅助检查

对外阴可疑病变,行活体组织病理检查以明确诊断。

三、护理诊断及合作性问题

(一)恐惧

与癌症的治疗及预后有关。

(二)组织完整性受损

与外阴瘙痒、破损、溃疡和放疗损伤有关。

(三)疼痛

与晚期癌肿侵犯神经、术后创伤有关。

四、护理目标

(1)患者焦虑情绪得到缓解,积极配合治疗与护理。

(2)患者组织无受损。

(3)患者疼痛缓解,舒适感增加。

五、护理措施

(一)一般护理

给患者提供安静、舒适的睡眠环境,保持室内空气流通,保持外阴清洁。指导患者于病变部位涂凡士林软膏,保护局部组织,避免搔抓。指导患者术后缓解疼痛的方法。

(二)心理护理

术前与患者沟通,耐心解释,向患者讲解术前术后注意事项、手术的方式和手术效果及手术将重建切除的外阴等,使患者能积极应对,并取得家属的配合。

(三)治疗护理

1.治疗要点

以手术为主,辅以放疗与化学药物治疗。手术治疗是外阴癌的主要方法,一般行外阴根治术及双侧腹股沟深浅淋巴清扫术。放疗或化学治疗(简称化疗)多用于晚期不能手术者或复发癌患者。

2.治疗配合

(1)术前准备:按外阴手术一般准备外,注意如需植皮者,应将供皮区剃毛、消毒并用治疗巾包裹。术前3~5天给予1:5 000高锰酸钾溶液坐浴,用于清除局部脓性分泌物。

(2)术后护理:①按外阴、阴道术后常规护理。②保持患者会阴清洁干燥,每天擦洗外阴2次,大小便后常规擦洗。③术后协助患者取平卧外展屈膝位,并在腘窝垫一软垫。④保持引流管通畅。⑤观察患者切口有无渗血、感染征象,移植皮瓣的愈合情况等;术后第2天即用支架支起盖被,以利通风;术后第2天,会阴部、腹股沟部可遵医嘱用红外线照射,每次20分钟,每天2次;外阴切口术后5日无异常可间断拆线,腹股沟切口术后7天拆线。⑥术后第5天可遵医嘱给液状石蜡口服,软化大便。

(3)化疗、放疗患者的护理同常规的化疗、放疗护理。

六、健康指导

指导患者出院后继续保持外阴清洁,避免长期应用刺激性强的药液。指导患者注意休息,合理膳食,避免重体力劳动。指导患者定期随访,外阴根治术后3个月复查。放疗患者于放疗后1、3、6个月各随访1次,以后每半年1次,2年以后每年1次,随访5年。

七、护理评价

(1)患者恐惧程度减轻,住院期间,患者疼痛程度逐渐减轻,可以忍受。

(2)患者在诊疗过程中积极主动配合。住院治疗期间,血常规体温正常,患者无感染发生。

(任爱萍)

第十一节 子宫颈癌

子宫颈癌又称宫颈浸润癌,是除乳腺癌以外最常见的妇科恶性肿瘤。虽然它的发病率很高,但是宫颈癌有较长的癌前病变阶段,加上近 40 年来国内外已经普遍开展宫颈细胞防癌普查,使宫颈癌和癌前病变得以早期诊断和早期治疗,宫颈癌的发病率和死亡率也随之不断下降。

一、护理评估

(一)健康史

详细了解年轻患者有无接触性出血、年老患者绝经后阴道不规则流血情况。评估患者有无患病的高危因素存在,如慢性宫颈炎的病史及是否有 HPV、巨细胞病毒等的感染;婚育史、性生活史、高危男子性接触史等。

(二)身体状况

1.症状

详细了解患者阴道流血的时间、量、质、色等,有无妇科检查或性生活后的接触性出血;阴道排液的性状、气味;有无邻近器官受累的症状;有无疼痛,疼痛的部位、性质、持续时间等。全身有无贫血、消瘦、乏力等恶病质的表现。

2.体征

评估妇科检查的结果,如宫颈有无异常、有无糜烂和赘生物,宫颈是否出血、肥大、质硬、宫颈管外形呈桶状等。

(三)心理-社会状况

子宫颈癌确诊早期,患者常因无症状或症状轻微,往往对诊断表示怀疑和震惊而四处求医,希望否定癌症诊断;当诊断明确,患者会感到恐惧和绝望,害怕疼痛和死亡,迫切要求治疗,以减轻痛苦、延长寿命。另外,恶性肿瘤对患者身体的折磨会给患者带来巨大的心理应激,而且手术范围大,留置尿管的时间长,疾病和手术对身体的损伤大,恢复时间长,患者很长时间不能正常地生活、工作。

(四)辅助检查

宫颈癌发展过程长尤其是癌前病变阶段,所以应该积极开展防癌普查,提倡"早发现、早诊断,早治疗"。早期宫颈癌因无明显症状和体征,需采用以下辅助检查。

1.宫颈刮片细胞学检查

普查宫颈癌的主要方法,也是早期发现宫颈癌的主要方法之一。注意在宫颈外口鳞-柱上皮交界处取材,防癌涂片用巴氏染色。结果分 5 级:Ⅰ级正常、Ⅱ级炎症、Ⅲ级可疑癌、Ⅳ级高度可疑癌、Ⅴ级癌。巴氏Ⅲ级及以上细胞,需行活组织检查。

2.碘试验

将碘溶液涂于宫颈和阴道壁,观察其着色情况。正常宫颈阴道部和阴道鳞状上皮含糖原丰富,被碘溶液染成棕色或深赤褐色。若不染色为阳性,说明鳞状上皮不含糖原。瘢痕、囊肿、宫颈炎或宫颈癌等鳞状上皮不含糖原或缺乏糖原,均不染色,所以以本试验对癌无特异性。碘试验主要识别宫颈病变危险区,以便确定活检取材部位,提高诊断率。

3.阴道镜检查

宫颈刮片细胞学检查Ⅲ级或以上者,应行阴道镜检查,观察宫颈表面上皮及血管变化,发现病变部位,指导活检取材,提高诊断率。

4.宫颈和宫颈管活组织检查

宫颈和宫颈管活组织检查是确诊宫颈癌和癌前病变的金标准。可在宫颈外口鳞-柱上皮交界处 3、6、9、12 点 4 处取材或碘试验不着色区、阴道镜病变可疑区取材做病理检查。宫颈活检阴性时,可用小刮匙刮取宫颈管组织送病理检查。

二、护理诊断

(一)排尿异常

与宫颈癌根治术后对膀胱功能影响有关。

(二)营养失调

与长期的阴道流血造成的贫血及癌症的消耗有关。

(三)焦虑

与子宫颈癌确诊带来的心理应激有关。

(四)恐惧

与宫颈癌的不良预后有关。

(五)自我形象紊乱

与阴道流恶臭液体及较长时间留置尿管有关。

三、护理目标

(1)患者能接受诊断,配合各种检查、治疗。

(2)出院时,患者排尿功能恢复良好。

(3)患者能接受现实,适应术后生活方式。

四、护理措施

(一)心理护理

多陪伴患者,经常与患者沟通,了解其心理特点,与患者、家属一起寻找引起不良心理反应的原因,教会患者缓解心理应激的措施,学会用积极的应对方法,如寻求别人的支持和帮助、向别人倾诉内心的感受等,使患者能以最佳的心态接受并积极配合治疗。

(二)饮食与营养

根据患者的营养状况、饮食习惯协助制订营养食谱,鼓励患者进食高能量、高维生素及营养素全面的食物,以满足机体的需要。

(三)阴道、肠道准备

术前 3 天需每天行阴道冲洗 2 次,冲洗时动作应轻柔,以免损伤子宫颈脆性癌组织引起阴道大出血。肠道按清洁灌肠来准备。另外,术前教会患者进行肛门、阴道肌肉的缩紧与舒张练习,掌握锻炼盆底肌肉的方法。

(四)术后帮助膀胱功能恢复

由于手术范围大,可能损伤支配膀胱的神经,膀胱功能恢复缓慢,所以,一般留置尿管 7～14 天,甚至 21 天。

1.盆底肌肉的锻炼

术前教会患者进行盆底肌肉的缩紧与舒张练习,术后第 2 天开始锻炼,术后第 4 天开始锻炼腹部肌肉,如抬腿、仰卧起坐等。有资料还报道改变体位的肌肉锻炼有利排尿功能的恢复,锻炼的强度应逐渐增加。

2.膀胱肌肉的锻炼

在拔除尿管前 3 天开始定时开放尿管,每 2～3 小时放尿 1 次,锻炼膀胱功能,促进排尿功能的恢复。

3.导残余尿

在膀胱充盈的情况下拔除尿管,让患者立即排尿,排尿后,导残余尿,每天 1 次。如残余尿连续 3 次在 100 mL 以下,证明膀胱功能恢复尚可,不需再留置尿管;如残余尿超过 100 mL,应及时给患者再留置尿管,保留 3～5 天后,再行拔管,导残余尿,直至低于 100 mL 以下。

(五)保持负压引流管的通畅

手术创面大,渗出多,同时淋巴回流受阻,术后常在盆腔放置引流管,应密切注意引流管是否通畅,引流液的量、色、质,一般引流管于 48～72 小时后拔除。

(六)出院指导

(1)定期随访:护士应向出院患者和家属说明随访的重要性及随访要求。第 1 年内,出院后 1 个月首次随访,以后每 2～3 个月随访 1 次;第 2 年每 3～6 个月随访 1 次;第 3～5 年,每半年随访 1 次;第 6 年开始每年随访 1 次。如有不适随时就诊。

(2)少数患者出院时尿管未拔,应教会患者留置尿管的护理,强调多饮水、外阴清洁的重要性,勿将尿袋高于膀胱口,避免尿液倒流,继续锻炼盆底肌肉、膀胱功能,及时到医院拔尿管、导残余尿。

(3)康复后应逐步增加活动强度,适当参加社交活动及正常的工作等,以便恢复原来的角色功能。

五、护理评价

(1)患者住院期间能以积极态度配合诊治全过程。

(2)出院时,患者无尿路感染症状,拔管后已经恢复正常排尿功能。

(3)患者能正常与人交往,正确树立自我形象。

(任爱萍)

第十二节　子宫内膜癌

子宫内膜癌发生于子宫体的内膜层,又称子宫体癌。绝大多数为腺癌,故亦称子宫内膜腺癌。多见于老年妇女,是女性生殖器三大恶性肿瘤之一,仅次于子宫颈癌,居第 2 位,近年来我国该病的发病率有上升趋势。腺癌是一种生长缓慢,发生转移也较晚的恶性肿瘤。但是,一旦蔓延至子宫颈,侵犯子宫肌层或子宫外,其预后极差。

一、病因

确切病因尚不清楚,可能与下列因素相关。

(一)体质因素

易发生于肥胖、高血压、糖尿病、绝经延迟、未孕或不育的妇女。这些因素是子宫内膜癌的高危因素。

(二)长期持续的雌激素刺激

在长期持续雌激素刺激而又无孕激素拮抗的情况下,可发生子宫内膜增生症(单纯型或复杂型,伴有或不伴不典型增生),子宫内膜癌发病的危险性增高。临床常见于无排卵性疾病、卵巢女性化肿瘤等。

(三)遗传因素

约20%的子宫内膜癌患者有家族史。

二、病理

(一)巨检

病变多发生于子宫底部内膜,尤其是两侧宫角。根据病变形态及范围分为两种类型。

1.局限型

肿瘤局限于部分子宫内膜,常发生在宫底部或宫角部,呈息肉状或菜花状,表面有溃疡,容易出血,易侵犯肌层。

2.弥漫型

癌肿累及大部分或全部子宫内膜,呈菜花状,可充满宫腔或脱出子宫颈口外。癌组织表面灰白色或淡黄色。质脆,易出血、坏死或有溃疡形成,侵入肌层少。晚期癌灶可侵入深肌层或宫颈,若阻塞宫颈管引起宫腔积脓。

(二)镜检

1.内膜样腺癌

内膜样腺癌最常见,占子宫内膜癌的80%~90%,腺体异常增生,癌细胞大而不规则,核大深染,分裂活跃。

2.腺癌伴鳞状上皮分化

腺癌中含成团的分化良好的良性鳞状上皮称为腺角化癌,恶性为鳞腺癌,介于两者之间为腺癌伴鳞状上皮不典型增生。

3.浆液性腺癌

浆液性腺癌占10%。复杂乳头样结构、裂隙样腺体、明显的细胞复层、芽状结构形成和核异型。恶性程度很高,常见于年老的晚期患者。

4.透明细胞癌

肿瘤呈管状结构,镜下见多量大小不等、背靠背排列的小管,内衬透明的鞋钉状细胞。

三、转移途径

多数生长缓慢,局限于内膜或宫腔内时间较长,也有极少数发展较快,短期内出现转移。

（一）直接蔓延

癌灶沿子宫内膜向上蔓延生长，经子宫角达输卵管，向下蔓延累及宫颈、阴道；向肌层浸润，可穿透浆膜而延及输卵管、卵巢，并广泛种植于盆腔腹膜、子宫直肠陷凹及大网膜。

（二）淋巴转移

淋巴转移为内膜癌的主要转移途径。其转移途径与肿瘤生长的部位有关。宫底部的癌灶可沿阔韧带上部的淋巴管网转移到卵巢，再向上到腹主动脉旁淋巴结。子宫角及前壁的病灶可经圆韧带转移到腹股沟淋巴结。子宫后壁的病灶可沿骶韧带至直肠淋巴结。子宫下段及宫颈管的病灶与宫颈癌的淋巴转移途径相同。

（三）血行转移

血行转移少见，出现较晚，主要转移到肺、肝、骨等处。

四、临床分期

现广泛采用国际妇产科联盟（FIGO）规定的手术病理分期（表 6-1）。

表 6-1　子宫内膜癌临床分期（FIGO）

期别	肿瘤累及范围
0 期	原位癌（浸润前癌）
Ⅰ 期	癌局限于宫体
Ⅰa	癌局限于子宫内膜
Ⅰb	癌侵犯肌层≤1/2
Ⅰc	癌侵犯肌层＞1/2
Ⅱ 期	癌累及宫颈，无子宫外病变
Ⅱa	仅宫颈黏膜腺体受累
Ⅱb	宫颈间质受累
Ⅲ 期	癌扩散至子宫外的盆腔内，但未累及膀胱、直肠
Ⅲa	癌累及浆膜和/或附件和/或腹腔细胞学检查阳性
Ⅲb	阴道转移
Ⅲc	盆腔淋巴结和/或腹主动脉淋巴结转移
Ⅳ 期	癌累及膀胱及直肠（黏膜明显受累），或有盆腔外远处转移
Ⅳa	癌累及膀胱和/或直肠黏膜
Ⅳb	远处转移，包括腹腔内转移和/或腹股沟淋巴结转移

五、临床表现

（一）症状

极早期的患者无明显症状，随着病程进展后出现下列症状。

1.阴道流血

不规则阴道流血为最常见的症状，量一般不多。绝经后患者主要表现为间歇性或持续性出血，量不多；未绝经者则表现为月经紊乱，经量增多、经期延长或经间期出血。

2.阴道排液

少数患者述阴道排液增多,为癌肿渗出液或感染坏死所致。早期多为浆液性或浆液血性白带,晚期合并感染则为脓性或脓血性,有恶臭。

3.疼痛

通常不引起疼痛。晚期癌肿侵犯盆腔或压迫神经,可引起下腹部及腰骶部疼痛,并向下肢放射。若癌肿累及宫颈,堵塞宫颈管致使宫腔积脓时,可出现下腹胀痛或痉挛样疼痛。

4.全身症状

晚期可出现贫血、消瘦、乏力、发热、恶病质、全身衰竭等症状。

(二)体征

早期妇科检查无明显异常。随着病情发展,可有子宫增大、质地变软。有时可见癌组织自宫颈口脱出,质脆,易出血。若并发宫腔积脓,子宫明显增大、有压痛。若周围有浸润,子宫常固定,宫旁、盆腔内可触及不规则结节状物。

六、治疗原则

主要治疗方法为手术、放疗及药物治疗。早期以手术为主,晚期则采用放射、药物等综合治疗。

七、护理评估

(一)健康史

了解患者一般情况,评估高危因素,如老年、肥胖、高血压、糖尿病、不孕不育、绝经期推迟及用雌激素替代治疗等,了解有无家族肿瘤史,了解患者疾病诊疗过程及用药情况。

(二)身体状况

1.症状

评估阴道流血、排液、疼痛及有无肿瘤转移的临床表现。

2.体征

了解妇科检查的结果,如有子宫增大、变软,是否可以触及转移性结节或肿块,有无明显触痛等情况。

(三)心理-社会状况

子宫内膜癌多发生于绝经后妇女,因子女工作忙,疏于对患者的关心,使患者在精神上有较强的失落感;或因未婚、婚后不孕等易产生孤独感;加上恶性肿瘤的发生,更增加了患者的恐惧心理。

(四)辅助检查

根据病史、临床表现及辅助检查做出诊断。

1.分段诊刮

分段诊刮是确诊子宫内膜癌最可靠的方法。先刮宫颈管,再刮宫腔,刮出物分瓶标记送病理检查。刮宫时操作要轻柔,特别是刮出豆渣样组织时,应立即停止操作,以免子宫穿孔或癌肿扩散。

2.B超

可见子宫增大,宫腔内可见实质不均的回声区,形态不规则,宫腔线消失。若肌层中有不规则回声紊乱区,则提示肌层有浸润。

3.宫腔镜检查

可直接观察病变大小、形态,并取活组织病理检查。

4.细胞学检查

用宫腔吸管或宫腔刷取宫腔分泌物找癌细胞,阳性率可达90%。

5.其他

CT、MRI、淋巴造影检查及血清CA125检查等。

八、护理诊断

(一)焦虑

与住院及手术有关。

(二)知识缺乏

缺乏了宫内膜癌相关的治疗、护理知识。

九、护理目标

(1)患者获得有关子宫内膜癌的治疗、护理知识。

(2)患者焦虑减轻,主动参与诊治过程。

十、护理措施

(一)心理护理

帮助患者熟悉医院环境,为患者提供安静、舒适的休息环境。告知患者子宫内膜癌的病程发展慢,是女性生殖系统恶性肿瘤预后较好的一种,以缓解或消除心理压力,增强治病的信心。

(二)生活护理

(1)卧床休息,注意保暖。鼓励患者进食高蛋白、高热量、高维生素、易消化饮食。进食不足或营养状况极差者,遵医嘱静脉补充营养。

(2)严密观察生命体征、腹痛、手术切口、血常规变化;保持会阴清洁,每天用0.1%苯扎溴铵溶液冲洗会阴,正确使用消毒会阴垫,发现感染征象及时报告医师,并遵医嘱及时使用抗生素和其他药物。

(三)治疗配合

对于采用不同治疗方法的患者,实施相应的护理措施。手术患者注意术后病情观察,记录阴道残端出血的情况,指导患者适度地活动。孕激素治疗过程中注意药物的不良反应,指导患者坚持用药。化疗患者要注意骨髓抑制现象,做好支持护理。

(四)健康教育

1.普及防癌知识

大力宣传定期防癌普查的重要性,定期进行防癌检查;正确掌握使用雌激素的指征;绝经过渡期妇女月经紊乱或不规则流血者,应先除外子宫内膜癌;绝经后妇女出现阴道流血者警惕子宫内膜癌的可能;注意高危因素,重视高危患者。

2.定期随访

手术、放疗、化疗患者应定期随访。随访时间:术后2年内,每3~6个月1次;术后3~5年内,每6～12个月1次。随访中注意有无复发病灶,并根据患者康复情况调整随访时间。随访内容:盆腔检查、阴道脱落细胞学检查、胸部X线片(6个月至1年)。

十一、护理评价

(1)患者能叙述子宫内膜癌治疗和护理的有关知识。

(2)患者睡眠良好,焦虑缓解。

(任爱萍)

第十三节 卵 巢 肿 瘤

卵巢肿瘤是女性生殖系统常见肿瘤之一,可发生于任何年龄。由于卵巢位于盆腔深部,卵巢肿瘤早期无症状,又缺乏早期诊断的有效方法,患者就医时,恶性肿瘤多为晚期,预后差。其死亡率已居妇科恶性肿瘤的首位,严重地威胁着妇女生命和健康。

一、护理评估

(一)健康史

卵巢肿瘤病因不清楚,一般认为与遗传和家族史有关,20％～25％卵巢恶性肿瘤患者有家族史;此外,还与饮食习惯(如长期食用高胆固醇食物)及内分泌因素有关。所以需评估患者年龄、生育史、有无其他肿瘤疾病史及卵巢肿瘤的家族史。了解有无相关的内分泌、饮食等高危因素。

(二)身体状况

1.症状

卵巢肿瘤体积较小或发病初期常无症状。产生激素的卵巢肿瘤在发病初期可以引起月经紊乱。随着卵巢肿瘤体积增大,患者会有肿胀感,继续长大可出现尿频、便秘等压迫症状。晚期卵巢肿瘤患者出现消瘦、贫血、恶病质表现。

2.体征

评估患者妇科检查的结果,注意有无腹围增大、有无腹水、卵巢肿瘤的性质、肿瘤的部位及其大小等情况。

(三)心理-社会状况

卵巢肿瘤性质确定之前,患者及家属多表现为紧张不安和焦虑,既想得到确切的结果,又怕诊断为恶性肿瘤。而一旦确诊为恶性,因手术和反复化疗影响其正常生活、疾病可能导致死亡等原因,患者表现为悲观、抑郁甚至绝望的情绪。

(四)辅助检查

1.B超检查

B超检查可了解肿块的位置、大小、形态和性质,与子宫的关系,并可鉴别卵巢肿瘤、腹水或结核性包裹性积液。

2.细胞学检查

腹水或腹腔冲洗液找癌细胞,可协助诊断及临床分期。

3.腹腔镜检查

腹腔镜检查可直接观察肿块的部位、形态、大小、性质,并可行活检或抽取腹腔液进行细胞学检查。

4.肿瘤标志物检查

卵巢上皮性癌患者血清中癌抗原(CA125)水平升高,黏液性卵巢癌时癌胚抗原(CEA)升高,卵巢绒癌时绒毛膜促性腺激素(HCG)升高;甲胎蛋白(AFP)则对内胚窦瘤、未成熟畸胎瘤有诊断意义;颗粒细胞瘤、卵泡膜细胞瘤患者体内雌激素水平升高。睾丸母细胞瘤患者尿中 17-酮类固醇、17-羟类固醇升高。

二、护理诊断

(一)疼痛

与卵巢肿瘤蒂扭转或肿瘤压迫有关。

(二)营养失调,低于机体需要量

与恶性肿瘤、治疗不良反应及产生腹水有关。

(三)预感性悲哀

与卵巢癌预后不佳有关

三、护理目标

(1)患者疼痛减轻或消失。

(2)患者营养摄入充足。

(3)患者能正确面对疾病,焦虑程度减轻。

四、护理措施

(一)心理护理

护理人员应有同情心,关心体贴患者,建立良好的护患关系,详细了解患者的疑虑和需求,认真听取患者的诉说,并对患者所提出的各种疑问给予明确答复;鼓励患者尽可能参与护理计划,鼓励家属参与照顾患者,让患者能感受到来自多方面的关爱,尤其是确定肿瘤是良性者,要及时将诊断结果告诉患者,消除其紧张焦虑心理,从而增强战胜疾病的信心。

(二)饮食护理

疾病及化疗通常会使患者营养失调。应鼓励患者进食高蛋白、高维生素、营养素全面且易消化的食物。进食不足和全身营养状况极差者,遵医嘱静脉补充高营养液及成分输血等,保证治疗效果。

(三)病情观察

术后注意观察切口及阴道残端有无渗血、渗液并及时更换敷料与会阴血垫。对切口疼痛者遵医嘱应用镇痛剂。对行肿瘤细胞减灭术者,术后一般放置腹膜外引流管与腹腔化疗管各 1 根。对留置的化疗管末端用无菌纱布包扎,固定于腹壁,防止脱落,以备术后腹腔化疗所用。引流管接负压引流袋,固定好,保持引流通畅,记录引流量与引流液性质。

(四)接受各种检查和治疗的护理

1.手术后一般护理

一般术后第 2 天血压稳定后取半卧位,利于腹腔及阴道分泌物的引流,减少炎症与腹胀发生。对行肠切除患者应暂禁食,根据医嘱行持续胃肠减压,保持通畅,记录引流量及性质。对未侵及肠管者,于第 2 天可给流质饮食,同时服用胃肠动力药,促进肠蠕动恢复,3 天后根据肠蠕动恢复情况改半流质饮食或普通饮食,保持大便通畅。卧床期间,做好皮肤护理,避免压疮。鼓励床上活动,叩背,及时清除痰液,防止肺部并发症,待病情许可后,协助患者离床活动。

2.腹腔插管化疗的护理

卵巢癌患者术中往往发现盆腹腔各脏器浆膜表面广泛播散粟粒样或较大的植入病灶,经肿瘤减灭术后仍存散在病灶,术后腹腔插管化疗可使化疗药物与病灶直接接触,使局部药物浓度升高,而体循环的药物浓度较低。腹腔化疗能提高疗效并减少因化疗引起的全身反应。化疗方案根据组织学分类而定,多在腹部切口拆除缝线后行第 1 个疗程,或术中腹腔即放置化疗药,待 1 个月后再行第 2 个疗程。腹腔灌注化疗药物时应严格无菌操作,防止感染,注药前先注入少量生理盐水,观察注药管是否通畅,有无外渗。灌注药液量多时,应先将液体适当加温,避免药液过凉,导致患者寒战。灌注完毕,注药管末端包扎,嘱患者翻身活动,使药物在腹腔内均匀分布。

(五)健康教育

1.预防

30 岁以上妇女,应每年进行 1 次妇科检查。高危人群不论年龄大小,最好每半年接受 1 次检查,以排除卵巢肿瘤。

2.出院指导

对手术后患者出院前应进行康复指导,对单纯一侧附件切除的患者也可因性激素水平波动而出现停经、潮热等症状。让患者了解这些症状,有一定心理准备,必要时可在医师指导下接受雌激素补充治疗,以缓解症状。对行卵巢癌根治术后患者应根据病理报告的组织学类型、临床分期和组织学分级,告知家属,并讲清后期化疗的必要性,化疗既可用于预防复发,也可用于手术未能全部切除者。化疗多需 8~10 个疗程,一般为每月 1 次,化疗应在医院进行,以便随时进行各系统化疗不良反应的监测,护士应督促、协助患者克服实际困难,正确指导患者减轻化疗反应,顺利完成治疗计划。

3.做好随访

未手术的患者 3~6 个月随访 1 次,观察肿瘤的大小变化情况。良性肿瘤术后按一般腹部手术后 1 个月常规进行复查。恶性肿瘤术后易于复发,应长期随访。术后 1 年每月 1 次;术后第 2 年每 3 个月 1 次;术后 3~5 年每 3~6 个月 1 次;以后可每年 1 次。

五、护理评价

(1)患者能说出应对疼痛的方法,自述疼痛减轻。

(2)患者合理膳食,能维持体重。

(3)患者能正常与人交往,树立正确自我形象。

(任爱萍)

第十四节　性传播疾病

一、尖锐湿疣

尖锐湿疣是由人乳头瘤病毒（human papilloma virus，HPV）感染引起的鳞状上皮疣状增生性病变的性传播疾病。它已成为女性常见的性传播疾病，其发病率仅次于淋病，居第二位，常与多种性传播疾病同时存在。温暖、潮湿的外阴皮肤、黏膜交界处有利于其生长繁殖，因此见于外阴部、大小阴唇、阴阜、肛门周围，约30%同时见于阴道、宫颈。妊娠、糖尿病、影响细胞免疫功能的全身疾病等使尖锐湿疣生长迅速。

(一)护理评估

1.健康史

(1)病因评估：人乳头瘤病毒是一种最小的DNA（脱氧核糖核酸）病毒，呈球形，分型较多，HPV还与生殖道恶性肿瘤有关。有不洁性生活史及多个性伴侣者最易感染；早年性交、多个性伴侣、免疫力低下、吸烟及高激素水平为高危因素。

(2)传播途径评估：①直接传播，性交是主要传播途径；②间接传播，偶有通过污染的衣物、器械间接传播；③其他传播，孕期有垂直传播的危险，分娩时可通过产道传播。

(3)病史评估：评估性伴侣及性生活史，症状出现的严重程度等。

2.身心状况

(1)症状：大多数患者无症状，部分患者有瘙痒、烧灼痛或性交后疼痛等症状。潜伏期为2周～8个月，多见于20～30岁妇女。病变以性交时容易受损伤的部位多见，如舟状窝附近，大、小阴唇，肛门周围，尿道口，也可累及阴道和宫颈。

(2)体征：初起时为微小散在的乳头状疣，质软，粉色或污灰色。疣逐渐增多增大，互相融合形成鸡冠状或菜花状，顶端可有角化和感染溃烂。对典型病例，肉眼可诊断，对体征不典型者，可通过细胞学检查、病理组织学检查等来确诊。

(3)心理-社会状况：了解病程，了解患者对症状的反应，患者常因不正常的性接触产生自责、愤怒或迁怒及恐惧心理，不及时诊治或找小诊所而错过早期及时诊断治疗的机会，转为慢性或反复发作，严重危害患者的身体健康。

3.辅助检查

(1)涂醋酸试验：有助于鉴别亚临床HPV感染。

(2)阴道镜检查：有助于鉴别亚临床HPV感染和精确取材进行病理组织检查。

(3)病理组织学检查：主要用于不典型病例和排除恶性病变。

(4)聚合酶链反应方法：可以检测极微量的人乳头瘤病毒感染。

(二)护理诊断及合作性问题

1.皮肤或黏膜完整性受损

与人乳头瘤病毒感染有关。

2.舒适改变

与外阴瘙痒、性交疼痛有关。

3.焦虑

与担心预后,怕他人知道自己患性病而不接纳有关。

(三)护理目标

(1)患者皮肤或黏膜完整无受损。

(2)患者主要症状明显改善,甚至完全消失,舒适感增加。

(3)患者焦虑缓解,能积极配合治疗与护理。

(四)护理措施

1.一般护理

指导患者加强营养,注意劳逸结合,增强机体抵抗力,注意外阴清洁卫生。

2.心理护理

以耐心、热情、诚恳的态度对待患者,了解其思想顾虑,为患者介绍疾病相关知识,解除其焦虑心理,鼓励患者及早到医院接受正规诊断和治疗。

3.病情观察

观察有无外阴瘙痒、烧灼痛等。疾病部位的乳头状疣的颜色、质地是否角化或溃烂等。

4.治疗护理

(1)治疗原则:以局部治疗为主,去除疣体,改善症状和体征。治疗方法主要是药物、物理及手术治疗,尽量减少对患者身体的损害,防止配偶、胎儿及新生儿感染。

(2)用药护理:①局部治疗。小病灶选用 30％～50％三氯醋酸、1％酚丁胺软膏、5％氟尿嘧啶等药物涂于患处。干扰素具有抗病毒、调节免疫的作用,可作为辅助用药。氟尿嘧啶、疣敌在妊娠期用时,可引起畸胎,应禁用。使用药物外涂时,保护好正常部位的皮肤不受损伤。②物理疗法。大病灶、有蒂或多次顽固性复发的病灶应及时取活检排除恶性病变,采用手术方法切除病灶,包括激光、微波、冷冻、电灼等。激光治疗后,很少会发生外阴肿胀及出血,也不会出现瘢痕;冷冻、电灼治疗也安全有效,可用于妊娠各期。

(3)孕妇患病的护理:妊娠期应做好外阴护理,由于分娩后病灶可能消退,故主张孕期暂不处理;孕足月病灶局限于外阴者,可冷冻或手术切除;足月或近足月孕妇病灶大,累及阴道或宫颈,影响阴道分娩者应选择剖宫产术。

(五)健康指导

(1)保持外阴清洁卫生,避免混乱的性关系,预防为主,强调配偶或性伴侣同时治疗。

(2)注意隔离,被污染的衣裤、生活用品要及时消毒、暴晒,禁止与婴儿同床,卫生用具分开使用。

(3)坚持复查,反复生长的尖锐湿疣应防止恶变。

(六)护理评价

(1)患者是否无局部瘙痒及疼痛,舒适感是否增加。

(2)患者焦虑情绪是否缓解,是否能正确复述与此疾病的相关知识,积极配合治疗。

二、淋病

淋病是我国近年发病率最高的性传播疾病,是当下性病防治的重点。它由革兰阴性的淋病奈瑟菌(简称淋菌)感染引起,以侵袭生殖、泌尿器官黏膜的柱状上皮及移行上皮为特点,可波及尿道、尿道旁腺、前庭大腺等处,以宫颈管感染最多见。任何年龄均可发生,多见于20～30岁。

(一)护理评估

1.健康史

(1)病因评估:淋病奈瑟菌为革兰阴性双球菌,呈肾形,成双排列,离开人体不易生存,喜潮湿,怕干燥,在微湿的衣裤、毛巾、被褥中可生存10～17小时,离体后在完全干燥情况下1～2小时死亡。一般消毒剂或肥皂液均能使其迅速灭活。

(2)传播途径评估:①直接传播,性交是主要传播途径;②间接传播,接触患者污染的衣物、床上用品、浴盆、坐便器垫及消毒不严格的检查器械等可间接传播;③其他传播方式,如妊娠合并淋菌感染,其发病率为0.5%～5%,分娩时经产道传给新生儿致新生儿结膜炎。

(3)病史评估:评估性伴侣及有无性生活紊乱史,症状出现的严重程度等。

2.身心状况

淋病潜伏期为3～7天。60%～70%的患者无症状,易被忽视。感染初期病变局限于下生殖道、泌尿道,如病情发展可累及上生殖道。

(1)急性淋病:最早症状为尿急、尿痛、尿频等急性尿道炎的症状。白带增多,呈脓性。外阴红肿、有烧灼样痛。继而出现前庭大腺炎、急性宫颈炎的表现。如病程发展至上生殖道时,可发生子宫内膜炎、急性输卵管炎、输卵管卵巢囊肿、盆腔脓肿、弥漫性腹膜炎,甚至中毒性休克。表现为发热、寒战、恶心、呕吐、下腹两侧疼痛等。

(2)慢性淋病:急性淋病未经治疗或治疗不彻底可转为慢性。临床表现为慢性尿道炎、尿道旁腺炎、前庭大腺炎、慢性宫颈炎、慢性输卵管炎、输卵管积水等。淋菌可长期潜伏在尿道旁腺、前庭大腺或宫颈黏膜腺体深处,可引起反复急性发作。

3.心理-社会状况

了解患者对疾病的反应,患者因性生活紊乱而得病常产生自责、愤怒或迁怒及恐惧心理,不及时诊治或找小诊所而错过早期诊治时机,转为慢性或反复发作,严重危害患者的身体健康。

(二)辅助检查

1.涂片检查

取尿道或宫颈脓性分泌物染色涂片,在核心细胞内见到多个革兰阴性双球菌即可初步诊断。

2.宫颈管分泌物淋菌培养

对涂片可疑或临床表现可疑但涂片阴性者,再做分泌物培养。

(三)护理诊断及合作性问题

1.知识缺乏

与不了解病因及预防措施有关。

2.舒适改变

与疼痛、分泌物增多有关。

3.焦虑

与担心预后及对妊娠、胎儿的影响有关。

(四)护理目标

(1)患者正确复述预防及治疗此疾病的相关知识,做到积极配合并坚持治疗。

(2)患者分泌物减少,性状转为正常,舒适感增加。

(3)患者情绪稳定,能配合治疗与护理。

(五)护理措施

1.一般护理

嘱患者卧床休息,保持外阴清洁,做好严密的床边隔离。将患者接触过的生活用品进行严格的消毒灭菌,污染的手需经消毒液浸泡消毒等,防止交叉感染。

2.心理护理

给予患者关心、安慰,解除患者的思想顾虑,帮助患者树立治愈的信心。

3.病情观察

观察患者有无尿急、尿痛、尿频等尿路刺激症状;有无脓性白带、外阴灼痛等急性盆腔炎的症状。

4.治疗护理

(1)治疗原则:治疗原则为尽早、彻底。急性淋病以药物治疗为主,遵循及时、足量、规则用药的原则,目前将第三代头孢菌素作为首选药物。慢性淋病者需综合治疗。

(2)用药护理:①急性淋病患者首选头孢曲松钠加用红霉素、阿奇霉素或多西环素,主张一次大剂量,能彻底治愈,性伴侣同时治疗。淋病合并衣原体感染,需同时治疗。②慢性淋病患者单纯药物治疗效果差,应采用综合疗法,包括支持疗法、对症处理、物理疗法、封闭疗法及手术治疗等。

(3)孕妇患病的护理:①在淋病高发地区,孕妇应于产前常规筛查淋菌,最好在妊娠早、中、晚期各做1次宫颈分泌物涂片镜检淋菌,进行淋菌培养,以便及早确诊并得到彻底治疗。②孕期禁用喹诺酮类和四环素类药。③淋病孕妇娩出的新生儿,应预防性地用青霉素静脉滴注,用红霉素眼药膏涂双眼。新生儿可发生播散性淋病,于生后不久出现淋菌关节炎、脑膜炎、败血症等,治疗不及时可致死亡。

(六)健康指导

(1)治疗期间严禁性交,配偶或性伴侣同时治疗,指导治愈后随访。

(2)治愈标准:一般治疗后7天复查分泌物,以后每月查一次,连续3次阴性,方可确定治愈。

(3)消毒隔离:患者的内裤、毛巾、浴盆应煮沸消毒5～10分钟,患者所接触的物品及器具宜用1‰石炭酸溶液浸泡。

(七)护理评价

(1)患者症状是否消失。

(2)患者焦虑情绪是否缓解,是否能正确叙述疾病的发生、发展及治疗。

(3)患者是否积极治疗,是否能纠正不洁性生活,患病期间是否能禁止性生活。

三、梅毒

梅毒是由苍白密螺旋体引起的慢性、全身性的性传播疾病。苍白密螺旋体可累及全身多个脏器,并可通过胎盘传给胎儿,导致流产、早产、死产和先天梅毒。

(一)护理评估

1.健康史

(1)病因评估:梅毒的病原体是一种苍白密螺旋体,它可存在于梅毒患者皮肤黏膜、皮疹、体液中。当与健康人性交时,螺旋体就随分泌物进入健康人体内有破损的皮肤黏膜(即使很细微的肉眼看不见的损伤),而使接触者感染。苍白密螺旋体在体内可长期生存繁殖,只要条件适宜,它便可繁殖。苍白密螺旋体在体外不易生存,煮沸、干燥、肥皂水和一般的消毒剂容易将其杀死。

(2)传播途径评估:①直接传播,性交是主要传播途径,未经治疗的患者在感染后1年内最具传染性,随病程延长,传染性越来越小;②间接传播,通过输血、哺乳、衣裤、接吻、握手可间接传播;③垂直传播,妊娠可通过胎盘传给胎儿引起晚期流产、早产、死产或分娩先天梅毒儿,也可通过产道感染新生儿。

(3)病史评估:评估性伴侣及有无性生活紊乱史,曾否发生一期、二期、三期梅毒性皮疹史,妇女患者有无流产、早产、死胎及分娩先天梅毒儿史,性伴侣有无梅毒病史及治疗史,疑为先天梅毒者,询问其生母有无梅毒病史。

2.身心状况

60%～70%患者无症状,易被忽视或致他人感染。感染初期病变局限于下生殖道、泌尿道,如病情发展可累及上生殖道。

临床表现:梅毒的潜伏期为2～4周,早期主要表现为皮肤黏膜受损,晚期可侵犯心血管、神经系统等重要脏器,造成劳动力丧失甚至死亡。根据梅毒的症状、体征、发展经过,可将其分为三期。

(1)一期梅毒:又称为硬下疳。①症状为外阴、阴唇、阴蒂、子宫颈等部位出现无痛性红色炎性结节。②体征为大部分发生于生殖器部位,男性多在阴茎、包皮等部位,女性多在大小阴唇、阴蒂等部位。呈圆形,直径1 cm左右,表面呈浅表溃疡,边缘整齐、隆起。经3～8周后常可自行愈合。

(2)二期梅毒:①症状为一期梅毒自然愈合后1～3个月,出现皮肤黏膜的广泛病变,即梅毒疹,并可见骨骼、心血管、神经系统等病变。②体征为躯干、四肢、面部、前额部出现梅毒疹,表现为斑丘疹、疱疹或脓疱疹。

(3)三期梅毒:一类发生于皮肤、黏膜、骨骼,不危及生命,成为良性晚期梅毒;另一类则累及心血管、神经系统等,称为恶性晚期梅毒。

3.心理-社会状况

患者易遭受社会及家庭的歧视,缺乏对梅毒相关知识的认知,或对其了解不透,因此易产生恐惧,故评估患者及伴侣的认知程度及心理状态。

(二)辅助检查

1.梅毒螺旋体血凝试验(TPHA)

在一期梅毒的硬下疳部位取少许血清,放于玻片上,置暗视野显微镜下观察,依据苍白密螺旋体强折光性和运动方式进行检测,对早期梅毒的诊断有重要意义。

2.梅毒血清学检查

硬下疳初期,梅毒血清反应大多呈阴性,以后阳性率逐渐升高,硬下疳出现6～8周后,血清反应全部变为阳性。此检查包括非梅毒螺旋体抗原试验和梅毒螺旋体抗原试验,前者用于普查、婚检、产前检查等筛查及疗效观察,后者用于证实试验,不适用于疗效观察。

3.脑脊液检查(CSF)

晚期梅毒患者,当出现神经症状,经过驱梅治疗无效时,应做脑脊液检查。

(三)护理诊断及合作性问题

1.意识缺乏

与不了解防治方法及对胎儿的影响有关。

2.舒适改变

与感染部位皮肤黏膜受损有关。

3.焦虑

与担心预后及对妊娠、胎儿的影响有关。

4.有感染的危险

与疾病恶化治疗无效有关。

(四)护理目标

(1)患者正确复述预防及治疗此疾病的相关知识,做到积极配合并坚持治疗。

(2)患者皮肤黏膜无受损,舒适感增加。

(3)患者能表达焦虑,与医护人员讨论疾病,积极参与治疗及护理。

(4)患者无感染发生或感染被及时发现和控制。

(五)护理措施

1.一般护理

嘱患者卧床休息,做好饮食护理,必要时静脉补充营养。保持外阴清洁,做好严密的床边隔离,将患者接触过的生活用品进行严格的消毒灭菌,污染过的手需经消毒液浸泡消毒等,防止交叉感染。

2.心理护理

正确对待患者,尊重患者,帮助其建立治愈的信心、恢复生活的勇气。

3.病情监护

观察外阴、阴唇、阴蒂、子宫颈等部位出现的无痛性红色炎性结节,皮肤黏膜的梅毒疹等。观察皮肤、黏膜损害的程度,有无继发感染,局部或全身淋巴结是否肿大,有无神经和心血管的损害。

4.治疗护理

(1)治疗原则:早期明确诊断,及时治疗,用药足量,疗程规则。首选苄星青霉素,对青霉素过敏者行脱敏治疗,治疗无效时可选用头孢类抗生素。治疗期间应避免性生活,男女双方同时接受检查和治疗。

(2)用药护理:①早期梅毒(包括一、二期梅毒及早期潜伏梅毒)应用苄星青霉素 240 万 U 分两侧臀部肌内注射,每周 1 次,共 2～3 次。青霉素过敏者应用盐酸四环素 500 mg,每天 4 次口服,连用 15 天。②晚期梅毒(包括三期皮肤、黏膜、骨骼梅毒,晚期潜伏梅毒)及二期复发梅毒应用苄星青霉素 240 万 U 分两侧臀部肌内注射,每周 1 次,共 3 次。青霉素过敏者应用盐酸四环素 500 mg,每天 4 次口服,连用 30 天。

(3)孕妇患病的护理:孕妇早期和晚期梅毒,首选青霉素疗法,若青霉素过敏,改用红霉素,禁用四环素类药物。

(六)健康指导

(1)养成健康的性行为,治疗期间严禁性交,配偶或性伴侣同时接受检查及治疗。

(2)坚持随访,第 1 年每 3 个月复查 1 次,以后每半年复查 1 次,连续 2～3 年,包括临床表现和血清。对于神经梅毒患者主要是随访脑脊液检查,每半年 1 次,直到脑脊液检查完全转为正常,如在治疗 6 个月内血清滴度不下降或滴度升高 4 倍,应视为治疗无效或再度感染,需加倍治疗。对所有梅毒患者都要进行 HIV 检测。

（七）护理评价

（1）患者焦虑情绪缓解，主观感受良好。

（2）患者能基本明确该疾病的治疗及随访要求。

四、获得性免疫缺陷综合征

获得性免疫缺陷综合征（acquired immune-dificiency syndrome，AIDS，又称艾滋病）是由人类免疫缺陷病毒（human immune-dificiency virus，HIV）引起的一种以人体免疫功能严重损害为临床特征的高度传染性疾病，它造成机体多系统、多器官条件性感染和以恶性肿瘤为特征的致死性传染病。患者机体完全丧失抵御各种微生物侵袭的能力，极易导致各种机会性感染及多种罕见肿瘤，死亡率高，确诊后 1 年病死率为 50％，且目前尚无治疗良方。

（一）护理评估

1.健康史

（1）病因评估。HIV 主要侵袭辅助 T 淋巴细胞，使机体细胞免疫功能部分或完全丧失，患者机体完全丧失抵御各种微生物侵袭的能力，极易导致各种机会性感染及多种罕见肿瘤。HIV 属寄生性病毒，对外界抵抗力较弱，离开人体后不易存活，对热敏感，可被许多化学物质迅速灭活。

（2）传播途径评估。HIV 主要存在于人的血液、体液、精液、眼泪、唾液、阴道分泌物、胎盘和乳汁中，主要传播途径如下。①血液传播：输入污染的血制品、吸毒共用针管等。②性传播：性接触是目前主要的传播途径。③垂直传播：孕妇可通过胎盘传给胎儿。④其他传播：分娩时经软产道及出生后母乳喂养。

（3）病史评估。评估有无性生活紊乱史；有无其他性病史；有无药物依赖史；是否有接受血制品史；性伴侣是否已证实感染 HIV；是否来自 HIV 高发区。

2.身心状况

（1）临床表现：潜伏期 6 个月至 5 年或更长，儿童最短，妇女最长，患病后死亡率高。艾滋病患者常无明显异常，部分患者有原因不明的淋巴结肿大，颈部、腋窝最明显，表现为全身性、进行性病变至衰竭死亡。①机会性感染，感染范围广，发生率高，病原体多为正常宿主中罕见的、对生命威胁大的病原体。主要病原体为卡式肺囊虫、弓形虫、隐球菌、念珠菌、巨细胞病毒、疱疹病毒等。其起病缓慢，全身表现为原因不明的发热、乏力、不适、消瘦；呼吸系统表现为发热、咳嗽、胸痛、呼吸困难等；中枢神经系统表现为头痛、人格改变、意识障碍、局限性感觉障碍及运动神经障碍；消化系统表现为慢性腹泻、体重下降，严重者电解质紊乱，酸中毒死亡。②恶性肿瘤，卡式肉瘤最常见，多见于青壮年，肉瘤呈多发性，除皮肤广泛损害外，常累及口腔、直肠和淋巴。③皮肤表现，存在口腔、咽喉、食管、腹股沟、肛周等部位感染。

（2）心理-社会状况：患者易遭到社会及家庭的歧视，易产生报复心理；缺乏对 HIV 相关知识的认知，或对其了解不透而恐惧，因此易产生自杀行为；由于目前尚无治疗良方，易产生焦虑、抑郁、情感异常反应等心理障碍。

3.辅助检查

（1）HIV 抗体检测：初筛试验包括酶联免疫吸附试验和颗粒凝集试验；确认试验包括免疫印迹试验。

（2）病毒培养：病毒分离培养是诊断 HIV 感染最可靠的方法，但敏感度低。

(3)病毒相关抗原检测:双抗体夹心法检测 HIV 相关抗原。

(4)核酸检测:PCR 技术检测血浆中 HIV 和 RNA。

(二)护理诊断及合作性问题

1.知识缺乏

与不了解相关防护知识有关。

2.绝望

与对疾病治疗的无望性及社会歧视有关。

3.有感染的危险

与疾病不断恶化、无治疗方法有关。

(三)护理目标

(1)患者正确复述预防此疾病的相关知识,做到积极配合并坚持治疗。

(2)患者绝望与焦虑情绪得到缓解,正确对待疾病,积极治疗。

(3)患者感染减轻或感染被及时发现和控制。

(四)护理措施

1.一般护理

正确对待艾滋病患者。在护理过程中,与患者及其家人、朋友一起学习艾滋病的相关知识,帮助人们正确认识和对待艾滋病,为艾滋病患者创造非歧视的社会环境。

2.心理护理

对 HIV 感染和艾滋病患者给予积极的心理护理和心理治疗。

3.病情观察

观察有无发热、乏力、消瘦、咳嗽、胸痛、头痛等症状。

4.治痛护理

(1)治疗原则:目前无特效药物,多为对症治疗。常用的药物为抗病毒药物、干扰素、免疫刺激剂等促免疫功能治疗、对感染的特异性治疗及中医治疗。

(2)药物治疗护理:抗 HIV 药物有较严重的不良反应,可出现恶心、呕吐、发热、头痛等症状,还可引起肝功能损害及骨髓抑制,同时抗病毒药需连续用药才能达到效果。

(3)对症护理:对患者出现的各种症状,如发热、乏力、腹泻、疼痛等进行对症处理,密切观察患者的病情变化。

(4)预防继发感染:口腔及皮肤常成为 HIV 入侵的门户,应加强口腔护理及皮肤护理,预防感染的发生。

(5)新生儿哺乳:母亲感染 HIV,应禁止其哺乳,采用人工喂养新生儿。

(五)健康指导

(1)健康行为宣传。健康行为的宣传教育被认为是当今 HIV 预防最有效的方法,利用各种形式积极、科学地宣传艾滋病的防治知识,呼吁人们洁身自爱,拒绝毒品。

(2)针对高危人群开展大量的宣传教育和行为干预工作,帮助人们建立健康的生活方式,杜绝艾滋病的传播。

(3)对 HIV 阳性者进行随访,防止继续传播,并检查配偶及性伴侣的健康状况。

(4)孕妇感染 HIV 者可引起流产、早产、低体重儿及死胎,在妊娠 20～40 周、分娩过程中、母乳喂养这 3 个阶段易感染,应引起足够的重视,加强宣教。

(六)护理评价

(1)患者焦虑情绪是否得到缓解,是否能平和接受隔离及治疗。

(2)患者对该疾病是否有比较正确的认识及对待。

(3)患者是否能延长生命,提高生活质量。

（任爱萍）

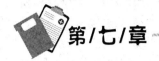

第七章

产 科 护 理

第一节 羊水异常

一、概述

(一)定义及发病率

(1)羊水过多:妊娠期间羊水量超过 2 000 mL 者,称为羊水过多。羊水的外观和性状与正常无异样,多数孕妇羊水增多缓慢,在较长时间内形成,称为慢性羊水过多;少数孕妇可在数天内羊水急剧增加,称为急性羊水过多。其发生率为 0.5%~1%。

(2)妊娠晚期羊水量少于 300 mL 称为羊水过少。羊水过少的发病率为 0.4%~4%。羊水过少严重影响胎儿预后,羊水量少于 50 mL,围生儿的死亡率也高达 88%。

(二)主要发病机制

胎儿畸形羊水循环障碍,多胎妊娠血压循环量增加胎儿尿量增加,胎盘病变、妊娠合并症等导致羊水过多或过少。

(三)治疗原则

取决于胎儿有无畸形、孕周大小及孕妇自觉症状的严重程度,羊水过多时在分娩期应警惕脐带脱垂和胎盘早剥的发生。

二、护理评估

(一)健康史

详细询问病史,了解孕妇年龄、有无妊娠合并症、有无先天畸形家族史及生育史。羊水过少同时了解孕妇自觉胎动情况。

(二)生理状况

1.症状体征

(1)羊水过多:①急性羊水过多较少见。多发生于妊娠 20~24 周,由于羊水量急剧增多,在数天内子宫急剧增大,横膈上抬,患者出现呼吸困难,不能平卧,甚至出现发绀,孕妇表情痛苦,腹部因张力过大而感到疼痛,食量减少。由于胀大的子宫压迫下腔静脉,影响静脉回流,导致孕妇下肢及外阴部水肿、静脉曲张。②慢性羊水过多较多见。多发生于妊娠晚期,羊水可在数周内逐渐增多,多数孕妇能适应,常在产前检查时发现。孕妇子宫大于妊娠月份,腹部膨隆,腹壁皮肤发亮、变薄,触诊时感到皮肤张力大,胎位不清,胎心遥远或听不到。羊水过多孕妇容易并发妊娠期高血压疾病、胎位不正、早产等。患者破膜后因子宫骤然缩小,可以引起胎盘早剥。产后因子宫过大可引起子宫收缩乏力而致产后出血。

(2)羊水过少:孕妇于胎动时感觉腹痛,检查时发现宫高、腹围小于同期正常妊娠孕妇,子宫的敏感度较高,轻微的刺激即可引起宫缩,临产后阵痛剧烈,宫缩不协调,宫口扩张缓慢,产程延长。羊水过少若发生在妊娠早期,可以导致胎膜与胎体相连;若发生妊娠中、晚期,子宫周围压力容易对胎儿产生影响,造成胎儿斜颈、曲背、手足畸形等异常。

2.辅助检查

(1)B超:测量单一最大羊水暗区垂直深度(AFV)≥8 cm 即可诊断为羊水过多,其中,若用羊水指数法,羊水指数(AFI)≥25 cm 为羊水过多。测量单一最大羊水暗区垂直深度≤2 cm 即可考虑为羊水过少;≤1 cm 为严重羊水过少;若用羊水指数法,AFI≤5.0 cm 诊断为羊水过少;<8.0 cm 应警惕羊水过少的可能。除羊水测量外,B超还可判断胎儿有无畸形,羊水与胎儿的交界情况等。

(2)神经管缺陷胎儿的检测:此类胎儿可做羊水及母血甲胎蛋白(AFP)测定。若为神经管缺陷胎儿,羊水中的甲胎蛋白均值超过正常妊娠平均值 3 个标准差以上有助于诊断。

(3)电子胎儿监护:可出现胎心变异减速和晚期减速。

(4)胎儿染色体检查:需排除胎儿染色体异常时可做羊水细胞培养,或采集胎儿脐带血细胞培养,做染色体核型分析,荧光定量 PCR 法快速诊断。

(5)羊膜囊造影:用以了解胎儿有无消化道畸形,但应注意造影剂对胎儿有一定损害,还可能引起胎儿早产和宫腔内感染,应慎用。

3.高危因素

胎儿畸形、胎盘功能减退、羊膜病变、双胎、母胎血型不合、糖尿病、母体妊娠期高血压疾病可能导致的胎盘血流减少等。

4.心理-社会因素

孕妇及家属因担心胎儿可能会有某种畸形,会感到紧张、焦虑不安,甚至产生恐惧心理。

三、护理措施

(一)一般护理

向孕妇及其家属介绍羊水过多或过少的原因及注意事项。包括指导孕妇摄取低钠饮食,防止便秘;减少增加腹压的活动以防胎膜早破。改善胎盘血液供应;自觉胎动监测;出生后的胎儿应认真全面评估,识别畸形。

(二)症状护理

观察孕妇的生命体征,定期测量宫高、腹围和体重,判断病情进展,并及时发现并发症。观察胎心、胎动及宫缩,及早发现胎儿宫内窘迫及早产的征象。羊水过多时人工破膜应密切观察胎心和宫缩,及时发现胎盘早剥和脐带脱垂的征象。产后应密切观察子宫收缩及阴道流血情况,防止产后出血。发生羊水过少时,严格 B超监测羊水量。并注意观察有无胎儿畸形。

(三)孕产期处理

(1)羊水过多:腹腔穿刺放羊水时应防止速度过快、量过多,一次放羊水量不超过 1 500 mL,

放羊水后腹部放置沙袋或加腹带包扎以防血压骤降发生休克。腹腔穿刺放羊水注意无菌操作,防止发生感染,同时按医嘱给予抗感染药物。

(2)羊水过少合并有过期妊娠、胎儿生长受限等需及时终止妊娠者,应遵医嘱做好阴道助产或剖宫产的准备。若羊水过少合并胎膜早破或者产程中发现羊水过少,需遵医嘱进行预防性羊膜腔灌注治疗者,应注意严格无菌操作,防止发生感染,同时按医嘱给予抗感染药物。有国外文献报道羊膜腔输液的治疗方法不降低剖宫产和新生儿窒息的发生率,反而可能增加胎粪吸入综合征的发生率,此项治疗手段现已较少应用。

(四)心理护理

让孕妇及家人了解羊水过多或过少的发生发展过程,正确面对羊水过多或过少可能给胎儿带来的不良结局,引导孕产妇减少焦虑,主动配合参与治疗护理过程。

四、健康指导

羊水过多或过少胎儿正常者,母婴健康平安,做好正常分娩及产后的健康指导;羊水过多或过少合并胎儿畸形者,积极进行健康宣教,引导孕产妇正确面对,终止妊娠,顺利度过产褥期。

五、注意事项

腹腔穿刺放羊水时严格操作注意事项;严密观察羊水量、性质、病情等变化。

(任爱萍)

第二节　脐带异常

脐带异常是胎儿窘迫的首位因素,脐带是子宫-胎盘-胎儿联系的纽带,正常脐带长度30~70 cm(平均为55 cm),是血、氧供应及代谢交换的转运站。

一、病因

如果脐带的结构或位置异常,可因母儿血液循环障碍,造成胎儿宫内缺氧而窘迫,严重者可导致胎儿死亡。

二、临床表现

脐带异常可分为形态异常、生长异常、位置异常及脐带附着异常。形态异常如脐带扭转、打结、缠绕(绕颈、绕躯干、绕四肢),生长异常如脐带过长、过短、单脐动脉,位置异常如脐带先露、脐带脱垂。

(一)脐带缠绕

脐带围绕胎儿颈部、四肢或躯干者,称脐带缠绕是最为常见的脐带异常,其中以脐带绕颈最为多见。脐带缠绕对胎儿的危害主要是缠绕过紧时引起血氧交换循环障碍,而致胎儿缺氧,甚至窘迫或死亡。尤其在分娩过程中,胎头下降后脐带出现相对长度不足,拉紧脐带就会阻断血液循环,或引起胎先露入盆下降受阻、产程延长、胎盘早剥及子宫内翻等并发症。

(二)脐带扭转

脐带过度扭转发生于近胎儿脐轮部时,可使胎儿血运受阻。

(三)脐带打结

有脐带假结和真结两种。假结是由于脐静脉迂曲形似打结或脐血管较脐带长、血管在脐带中扭曲而引起,对胎儿没有危害。另一种是脐带真结,与胎儿活动有关,一般发生在怀孕中期,先是出现脐带绕体,后因胎儿穿过脐带套环而形成真结。如果真结处未拉紧则无症状,拉紧后就会阻断胎儿血液循环而引起宫内窒息或胎死宫内。

(四)脐带长度异常

脐带正常长度为 30～70 cm,平均 55 cm。脐带超过 80 cm 称为脐带过长,不足 30 cm 称为脐带过短。脐带过长易导致脐带缠绕、打结、脱垂、脐血管受压等并发症。脐带过短在妊娠期常无临床征象,临产后因脐带过短,引起胎儿下降受阻,产程延长或者是过度牵拉使脐带及血管过紧、破裂,胎儿血液循环受阻,胎心律失常致胎儿窘迫、胎盘早剥。

(五)单脐动脉

脐带血管中仅一条脐动脉、一条脐静脉称为单脐动脉,临床罕见,大多合并胎儿畸形或胎儿分娩过程中因脐带受压而突然死亡。

(六)脐带先露与脱垂

胎膜未破,脐带位于胎先露之前或一侧称脐带先露。胎膜已破,脐带位于胎先露与子宫下段之间称隐性脐带脱垂;脐带脱出子宫口外,降至阴道内,甚至露于外阴称脐带脱垂。胎先露与骨盆入口不衔接存在间隙(如胎先露异常、胎先露下降受阻、胎儿小、羊水过多、低置胎盘等)时可发生脐带脱垂。

(七)脐带附着异常

正常情况下脐带附着于胎盘的中央或侧方,如果脐带附着于胎盘之外的胎膜上,则脐血管裸露于宫腔内,称为脐带帆状附着,这种情况在双胞胎中较多见,单胎的发生率只有百分之一。如果帆状血管的位置在宫体较高处,对胎儿的影响很小,只有在分娩时牵拉脐带或者娩出胎盘时脐带附着处容易发生断裂,使产时出血的机会增高。如果帆状血管位于子宫下段或脐血管绕过子宫口,血管则容易受到压迫而发生血液循环阻断、血管破裂,对胎儿危害极大。

三、护理评估

(一)健康史

详细了解产前检查结果,有无羊水过多、胎儿过小、胎位异常、低置胎盘等。

(二)生理状况

1.症状

若脐带未受压可无明显症状,若脐带受压,产妇自觉胎动异常甚至消失。

2.体征

出现频繁的变异减速,上推胎先露部及抬高臀部后恢复,若胎儿缺氧严重可伴有胎心消失。胎膜已破者,阴道检查可在胎先露旁或其前方触及脐带,甚至脐带脱出于外阴。

3.辅助检查

(1)产科检查:在胎先露旁或其前方触及脐带,甚至脐带脱出于外阴。

(2)胎儿电子监护:伴有频繁的变异减速,甚至胎心音消失。

（3）B超检查：有助于明确诊断。

（三）心理-社会因素

评估孕产妇及家属有无焦虑、恐慌等心理问题,对脐带脱垂的认识程度及家庭支持度。

四、护理诊断

（一）有胎儿窒息的危险

其与脐带缠绕、受压、牵拉等导致胎儿缺氧等有关。

（二）焦虑

其与预感胎儿可能受到危害有关。

（三）知识缺乏

缺乏对脐带异常的认识。

五、护理措施

（1）脐带异常的判定:应告知孕妇密切注意宫缩、胎动等情况,特别是有胎位不正、骨盆异常、低置胎盘、胎儿过小等情况的孕妇,如果发现12小时内胎动数小于10次,或逐日下降50%而不能复原,说明胎儿宫内窘迫,应立即就诊。B超检查结合电子监护观察胎心变化可以确诊大部分脐带异常的情况。如果经阴道检查在前羊膜囊内摸到搏动的、手指粗的索状物,其搏动频率与胎心率一致而与孕妇的脉率不一致,则可以诊断为脐带先露。此时胎心大多已有明显异常,出现胎动突然频繁增强、胎心率明显减速等。

（2）存在脐带异常的孕妇在分娩前一般不会出现特殊不适,但孕妇在得知有关胎儿的异常情况时,都会出现紧张、担心等心理负担。应该及时、准确地将脐带异常相关知识告知孕妇,并注意安慰孕妇,避免因孕妇紧张焦虑等心理因素进一步影响胎儿。发现早期的脐带异常,如单纯的脐带过长、过短、缠绕、扭转等,如未引起宫内窘迫,应向孕妇讲明可以通过改变体位进行纠正。

（3）嘱孕妇注意卧床休息,一般以左侧卧位为主,床头抬高15°,以缓解膨大子宫对下腔静脉压迫,以增加胎盘血供,改善胎盘循环,有时改变体位还能减少脐带受压。同时可根据情况给予低流量吸氧,通过胎儿电子监护仪观察胎儿宫内变化,并结合胎动计数,必要时行胎儿生物物理评分,能较早发现隐性胎儿宫内窘迫。

（4）如妊娠晚期,因脐带异常而不能继续妊娠时,应协助医师做好待产准备。对于临产的产妇,密切观察产程进展,根据医师要求做好阴道助产或剖宫产准备,对于脐带脱垂或宫内窘迫严重的胎儿应做好新生儿窒息抢救准备。

（任爱萍）

第三节　胎位异常

一、概要

胎位异常是造成难产的常见因素之一。最常见的异常胎位为臀位,占3%~4%。本节仅介绍持续性枕后位、枕横位、臀先露、肩先露。

(一)持续性枕后位、枕横住

在分娩过程中,胎头以枕后位或枕横位衔接。在下降过程中,胎头枕部因强有力宫缩绝大多数能向前转,转成枕前位自然分娩。仅有 5%～10%的胎头枕骨持续不能转向前方,直至分娩后期仍位于母体骨盆后方或侧方,致使分娩发生困难者,称持续性枕后位或持续性枕横位。国外报道发病率均为 5%左右。

(二)臀先露

臀先露是最常见的异常胎位,占妊娠足月分娩总数的 3%～4%,多见于经产妇。臀先露以骶骨为指示点,有骶左前、骶左横、骶左后、骶右前、骶右横、骶右后 6 种胎位。根据胎儿两下肢所取姿势,分为 3 类:单臀先露或腿直臀先露,最多见;完全臀先露或混合臀先露,较多见;不完全臀先露或足位,较少见。

(三)肩先露

胎体纵轴与母体纵轴相垂直为横产式。胎体横卧于骨盆入口之上,先露部为肩,称肩先露,又称横位,占妊娠足月分娩总数的 0.25%,是一种对母儿最不利的胎位。胎儿极小或死胎浸软极度折叠后才能自然娩出外,正常大小的足月胎儿不可能从阴道自产。根据胎头在母体左或右侧和胎儿肩胛朝向母体前或后方,有肩左前、肩左后、肩右前、肩右后 4 种胎位。

二、护理评估

(一)病史

骨盆形态、大小异常是发生持续性枕后位、枕横位的重要原因。胎头俯屈不良、子宫收缩乏力、头盆不称、前置胎盘、膀胱充盈、子宫下段宫颈肌瘤等均可影响胎头内旋转,形成持续性枕横位或枕后位。

肩先露与臀先露发生原因相似:①胎儿在宫腔内活动范围过大,如羊水过多、经产妇腹壁松弛及早产儿羊水相对过多,胎儿容易在宫腔内自由活动形成臀先露。②胎儿在宫腔内活动范围受限,如子宫畸形、胎儿畸形等。③胎头衔接受阻,如狭窄骨盆,前置胎盘易发生。

(二)身心状况与检查

1.持续性枕后位、枕横位

(1)表现:临产后胎头衔接较晚及俯屈不良,常导致协调性宫缩乏力及宫口扩张缓慢,产妇自觉肛门坠胀及排便感,致使宫口尚未开全时过早使用腹压。持续性枕后位常致活跃期晚期及第二产程延长。

(2)腹部检查:在宫底部触及胎臀,胎背偏向母体后方或侧方,在对侧明显触及胎儿肢体。若胎头已衔接,有时可在胎儿肢体侧耻骨联合上方扪到胎儿颏部。胎心在脐下一侧偏外方听得最响亮,枕后位时因胎背伸直,前胸贴近母体腹壁,胎心在胎儿肢体侧的胎胸部位也能听到。

(3)肛门检查或阴道检查:当肛查宫口部分扩张或开全时,若为枕后位,感到盆腔后部空虚,查明胎头矢状缝位于骨盆斜径上。前囟在骨盆右前方,后囟(枕部)在骨盆左后方则为枕左后位,反之为枕右后位。查明胎头矢状缝位于骨盆横径上,后囟在骨盆左侧方,则为枕左横位,反之为枕右横位。当出现胎头水肿,颅骨重叠,囟门触不清时,需行阴道检查借助胎儿耳郭及耳屏位置及方向判定胎位,若耳郭朝向骨盆后方,诊断为枕后位;若耳郭朝向骨盆侧方,诊断为枕横位。

(4)B超检查:根据胎头颜面及枕部位置,能准确探清胎头位置以明确诊断。

（5）危害：①对产妇的影响有胎位异常导致继发性宫缩乏力，使产程延长，常需手术助产，容易发生软产道损伤，增加产后出血及感染机会。若胎头长时间压迫软产道，可发生缺血坏死脱落，形成生殖道瘘。②对胎儿的影响有第二产程延长和手术助产机会增多，常出现胎儿窘迫和新生儿窒息，使围生儿死亡率增高。

2.臀先露

（1）表现：孕妇常感肋下有圆而硬的胎头。常致宫缩乏力，宫口扩张缓慢，产程延长。

（2）腹部检查：子宫呈纵椭圆形，胎体纵轴与母体纵轴一致。在宫底部可触到圆而硬，按压时有浮球感的胎头。若未衔接，在耻骨联合上方触到不规则，软而宽的胎臀，胎心在脐左（或右）上方听得最清楚。衔接后，胎臀位于耻骨联合之下，胎心听诊以脐下最明显。

（3）肛门检查及阴道检查肛门检查时，触及软而不规则的胎臀或触到胎足、胎膝。（图 7-1、图 7-2）

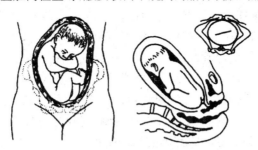

图 7-1　臀先露检查

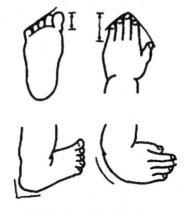

图 7-2　胎手与胎足的鉴别

（4）B超检查：可明确诊断，能准确探清臀先露类型及胎儿大小，胎头姿势等。

（5）危害：①对产妇的影响有容易发生胎膜早破或继发性宫缩乏力，使产后出血与产褥感染的机会增多，容易造成宫颈撕裂甚至延及子宫下段。②对胎儿及新生儿的影响有胎臀高低不平，对前羊膜囊压力不均匀，常致胎膜早破，发生脐带脱垂是头先露的 10 倍，脐带受压可致胎儿窘迫甚至死亡；胎膜早破，使早产儿及低体重儿增多。后出胎头牵出困难，常发生新生儿窒息，臂丛神经损伤及颅内出血。

3.肩先露

（1）表现：分娩初期，因先露部高，不能紧贴子宫下段及宫颈内口，缺乏直接刺激，容易发生宫缩乏力；由于先露部不能紧贴骨盆入口，致前后羊水沟通，当宫缩时，宫颈口处胎膜所承受的压力很大,胎肩对宫颈压力不均,容易发生胎膜破裂及脐带脱垂。破膜后羊水迅速外流,胎儿上肢或脐带容易脱出,导致胎儿窘迫甚至死亡。羊水流出后,胎体紧贴宫壁,宫缩转强,胎肩被挤入盆腔,胎臂可脱出于阴道口外,而胎头和胎体则被阻于骨盆入口之上,称为忽略性横位。此时由于羊水流失殆尽,子宫不断收缩,上段越来越厚,下段异常伸展变薄,出现病理性缩复环,可导致子宫破裂。由于失血、感染及水电解质发生紊乱等,可严重威胁产妇生命,多数胎儿因缺氧而死亡。有时破膜后,分娩受阻,子宫呈麻痹状态,产程延长,常并发严重宫腔感染。

(2)腹部检查:外形呈横椭圆形,子宫底部较低,耻骨联合上方空虚,在腹部一侧可触到大而硬的胎头,对侧为臀,胎心在脐周两旁最清晰。子宫呈横椭圆形,子宫长度低于妊娠周数,子宫横径宽。宫底部及耻骨联合上方较空虚,在母体腹部一侧触到胎头,另侧触到胎臀。肩前位时,胎背朝向母体腹壁,触之宽大平坦;肩后位时,胎儿肢体朝向母体腹壁,触及不规则的小肢体。胎心在脐周两侧最清楚。根据腹部检查多能确定胎位。

(3)肛门检查或阴道检查:在临产初期,先露部较高,不易触及,当宫口已扩开。由于先露部不能紧贴骨盆入口,致前后羊水沟通,当宫缩时,宫颈口处胎膜所承受的压力很大,易发生胎膜破裂及脐带或胎臂脱垂。胎膜未破者,因胎先露部浮动于骨盆入口上方,肛查不易触及胎先露部。若胎膜已破,宫口已扩张者,阴道检查可触到肩胛骨或肩峰,肋骨及腋窝。肩胛骨朝向母体前或后方,可决定肩前位或肩后位。例如,胎头在母体右侧,肩胛骨朝向后方,则为肩右后位。胎手若已脱出于阴道口外,可用握手法鉴别是胎儿左手或右手。

(4)B超检查:能准确探清肩先露,并能确定具体胎位。

三、护理诊断

(一)恐惧
与分娩结果未知及手术有关。
(二)有新生儿受伤的危险
与胎儿缺氧及手术产有关。
(三)有感染的危险
与胎膜早破有关。
(四)潜在并发症
产后出血、子宫破裂、胎儿窘迫。

四、护理目标

(1)产妇恐惧感减轻,积极配合医护工作。
(2)孕产妇及新生儿未出现因护理不当引起并发症。
(3)产妇与家属对胎儿夭折能正确面对。

五、护理措施

(一)及早发现异常并纠正
妊娠期加强围产期保健,宣传产前检查,妊娠发现胎位异常者,配合医师进行纠正。28周以前臀位多能自行转成头位,可不予处理。30周以后仍为臀位者,应设法纠正。常用的矫正方法有以下几种。

1.胸膝卧位

让孕妇排空膀胱,松解裤带,做胸膝卧位姿势,每天 2 次,每次 15 分钟,使胎臀离开骨盆腔,有助于自然转正。为了方便进行早晚各做一次为宜,连做 1 周后复查。

2.激光照射或艾灸至阴穴

激光照射至阴穴,左右两侧各照射 10 分钟,每天 1 次,7 次为 1 个疗程,有良好效果。也可用艾灸条,每天 1 次,每次 15～20 分钟,5 次为 1 个疗程。1 周后复查 B 超。

3.外转胎位术

现已少用。腹壁较松子宫壁不太敏感者,可试外倒转术,将臀位转为头位。倒转时切勿用力过猛,亦不宜勉强进行,以免造成胎盘早剥。倒转前后均应仔细听胎心音。

(二)执行医嘱,协助做好不同方式分娩的一切准备

1.持续性枕后位、枕横位

在骨盆无异常,胎儿不大时,可以试产。试产时应严密观察产程,注意胎头下降,宫口扩张程度,宫缩强弱及胎心有无改变。

(1)第一产程:①潜伏期需保证产妇充分营养与休息。若有情绪紧张,睡眠不好可给予哌替啶或地西泮。②活跃期宫口开大 3～4 cm,产程停滞除外头盆不称可行人工破膜;若产力欠佳,静脉滴注缩宫素。在试产过程中,出现胎儿窘迫征象,应行剖宫产术结束分娩。

(2)第二产程:若第二产程进展缓慢,初产妇已近 2 小时,经产妇已近 1 小时,应行阴道检查。当胎头双顶径已达坐骨棘平面或更低时,可先行徒手将胎头枕部转向前方;若转成枕前位有困难时,也可向后转成正枕后位,再以产钳助产。若以枕后位娩出时,须做较大的会阴后一斜切开。若胎头位置较高,疑有头盆不称,需行剖宫产术,中位产钳禁止使用。

(3)第三产程:因产程延长,容易发生产后宫缩乏力,胎盘娩出后应立即静脉注射或肌内注射子宫收缩剂,以防发生产后出血。有软产道裂伤者,应及时修补。新生儿应重点监护。产后应给予抗生素预防感染。

2.臀先露

臀位分娩的关键在于胎头能否顺利娩出,胎头娩出的难易,与胎儿与骨盆的大小及与宫颈是否完全扩张有直接关系。对疑有头盆不称、高龄初产妇及经产妇屡有难产史者,均应仔细检查骨盆及胎儿的大小,常规做 B 超以进一步判断胎儿大小,排除胎儿畸形。未发现异常者,可从阴道分娩,如有骨盆狭窄或相对头盆不称(估计胎儿体重≥3 500 g),或足先露、胎膜早破、胎儿宫内窘迫、脐带脱垂者,以剖宫取胎为宜。因此,应根据产妇年龄、胎产次、骨盆类型、胎儿大小、胎儿是否存活、臀先露类型及有无并发症,于临产初期做出正确判断,决定分娩方式。

(1)择期剖宫产的指征:狭窄骨盆,软产道异常,胎儿体重≥3 500 g,胎儿窘迫,高龄初产,有难产史,不完全臀先露等,均应行剖宫产术结束分娩。

(2)决定经阴道分娩的处理,分别包括第一、第二、第三产程的处理。

第一产程:待产时应耐心等待,做好产妇的思想工作,以解除顾虑,产妇应侧卧,不宜站立走动,少做肛查,不灌肠,尽量避免胎膜破裂。勤听胎心音,一旦破膜,应立即听胎心。若胎心变慢或变快,应行肛查,必要时行阴道检查,了解有无脐带脱垂。若有脐带脱垂,胎心尚好,宫口未开全,为抢救胎儿,须立即行剖宫产术。若无脐带脱垂,可严密观察胎心及产程进展。若出现协调性宫缩乏力,应设法加强宫缩。臀位接产的关键在于胎头的顺利娩出,而胎头的顺利娩出有赖于产道,特别是宫颈是否充分扩张。胎膜破裂后,当宫口开大 4～5 cm 时,儿臀或儿足出现于阴道口时,消毒外阴之后,用一消毒巾盖住,每次阵缩用手掌紧紧按住使之不能立即娩出,使用堵外阴方法。此法有利于后出胎头的顺利娩出。在堵的过程中,应每隔 10～15 分钟听胎心一次,并注意宫口是否开全。宫口已开全再堵易引起胎儿窘迫或子宫破裂。宫口近开全时,要做好接产和抢救新生儿窒息的准备。堵时用力要适当,忌用暴力,直到胎臀显露于阴道口,检查宫口确已开全为止。堵的时间一般需 0.5～1.0 小时,初产妇有时需 2～3 小时。

第二产程:臀位阴道分娩,有自然娩出、臀位助产及臀位牵引等 3 种方式。①自然分娩,胎儿自然娩出,不作任何牵拉。极少见,仅见于经产妇,胎儿小,宫缩强,骨盆腔宽大者。②臀助产术,当胎臀自然娩出至脐部后,胎肩及后出胎头由接产者协助娩出。脐部娩出后,一般应在 2～3 分钟娩出胎头,最长不能超过 8 分钟。后出胎头娩出有主张用单叶产钳,效果佳。③臀牵引术,胎儿全部由接产者牵拉娩出,此种手术对胎儿损伤大,一般情况下应禁止使用。

第三产程:产程延长易并发子宫收缩乏力性出血。胎盘娩出后,应肌内注射缩宫素或麦角新碱,防止产后出血。行手术操作及有软产道损伤者,应及时检查并缝合,给予抗生素预防感染。

3.肩先露

妊娠期发现肩先露应及时矫正。可采用胸膝卧位,激光照射(或艾灸)至阴穴。上述矫正方法无效,应试行外转胎位术转成头先露,并包扎腹部以固定胎头。若行外转胎位术失败,应提前住院决定分娩方式。

分娩期应根据产妇年龄、胎产次、胎儿大小、骨盆有无狭窄、胎膜是否破裂、羊水留存量、宫缩强弱、宫颈口扩张程度、胎儿是否存活、有无并发感染及子宫先兆破裂等决定分娩方式。

(1)足月活胎,对于有骨盆狭窄、经产妇有难产史、初产妇横位估计经阴道分娩有困难者,应于临产前行择期剖宫产术结束分娩。

(2)初产妇,足月活胎,临产后应行剖宫产术。如为经产妇,宫缩不紧,胎膜未破,仍可试外倒转术,若外倒转失败,也可考虑剖宫产。

(3)破膜后,立即做阴道检查,了解宫颈口扩张情况、胎方位及有无脐带脱垂等。如胎心好,宫颈口扩张不大,特别是初产妇有脐带脱垂,估计短时期内不可能分娩者,应即剖宫取胎。如系经产妇,宫颈口已扩张至 5 cm 以上,胎膜破裂不久,可在全麻麻醉下试做内倒转术,使横位变为臀位,待宫口开全后再行臀位牵引术。如宫口已近开全或开全,倒转后即可作臀牵引。

(4)破膜时间过久,羊水流尽,子宫壁紧贴胎儿,胎儿存活,已形成忽略性横位时,应立即剖宫取胎。如胎儿已死,可在宫颈口开全后做断头术,出现先兆子宫破裂或子宫破裂征象,无论胎儿死活,均应立即行剖宫产术。如宫腔感染严重,应同时切除子宫。

(5)胎儿已死,无先兆子宫破裂征象,若宫口近开全,在全麻下行断头术或碎胎术。

(6)胎盘娩出后应常规检查阴道、宫颈及子宫下段有无裂伤,并及时做必要的处理。如有血尿,应放置导尿管,以防尿瘘形成。产后用抗生素预防感染。

(7)临时发现横位又无条件就地处理者,可给哌替啶 100 mg 或氯丙嗪 50 mg,设法立即转院,途中尽量减少颠簸,以防子宫破裂。

(任爱萍)

第四节 产道异常

产道是胎儿经阴道娩出时必经的通道,包括骨产道及软产道。产道异常可使胎儿娩出受阻,临床上以骨产道异常多见。

一、骨产道异常

(一)疾病概要

骨盆是产道的主要构成部分,其大小和形状与分娩的难易有直接关系。骨盆结构形态异常,或径线较正常为短,称为骨盆狭窄。

1.骨盆入口平面狭窄

我国妇女状况常见有单纯性扁平骨盆和佝偻病性扁平骨盆两种类型。狭窄分级见表7-1。

表 7-1　骨盆入口狭窄分级

分级	狭窄程度	分娩方式选择
1 级临界性狭窄(临床常见)	骶耻外径 18.0 cm 入口前后径 10.0 cm	绝大多数可经阴道分娩
2 级相对狭窄(临床常见)	骶耻外径 16.5～17.5 cm 入口前后径 8.5～9.5 cm	需经试产后才能决定可否阴道分娩
3 级绝对狭窄	骶耻外径≤16.0 cm 入口前后径≤8.0 cm	必须剖宫产结束分娩

2.中骨盆及出口平面狭窄

我国妇女状况常见有漏斗骨盆和横径狭窄骨盆两种类型。狭窄分级见表7-2。

表 7-2　骨盆中骨盆及出口狭窄分级

分级	狭窄程度	分娩方式选择
1 级临界性狭窄	坐骨棘间径 10.0 cm 坐骨结节间径 7.5 cm	根据头盆适应情况考虑可否经阴道分娩。不宜试产,考虑助产或剖宫产结束分娩。
2 级相对狭窄	坐骨棘间径 8.5～9.5 cm 坐骨结节间径 6.0～7.0 cm	
3 级绝对狭窄	坐骨棘间径≤8.0 cm 坐骨结节间径≤5.5 cm	

3.骨盆三个平面狭窄

称为均小骨盆。骨盆形状正常,但骨盆入口、中骨盆及出口平面均狭窄,各径线均小于正常值 2 cm 或以上,多见于身材矮小、体型匀称妇女。

4.畸形骨盆

见于小儿麻痹后遗症、先天性畸形、长期缺钙、外伤以及脊柱与骨盆关节结核病等。骨盆变形,左右不对称,骨盆失去正常形态称畸形骨盆。

(二)护理评估

1.病史

询问孕妇幼年有无佝偻病、脊髓灰质炎、脊柱和髋关节结核及外伤史。对经产妇,应了解既往有无难产史及其发生原因,新生儿有无产伤等。

2.身心状态

(1)骨盆入口平面狭窄的临床表现:①胎头衔接受阻。若入口狭窄时,即使已经临产而胎头仍未入盆,经检查胎头跨耻征阳性。胎位异常如臀先露,颜面位或肩先露的发生率是正常骨盆的3倍。②临床表现为潜伏期及活跃期早期延长。若已临产,根据骨盆狭窄程度,产力强弱,胎儿大小及胎位情况不同,临床表现也不尽相同。

(2)中骨盆平面狭窄的临床表现:①胎头能正常衔接。潜伏期及活跃期早期进展顺利。当胎头下降达中骨盆时,由于内旋转受阻,胎头双顶径被阻于中骨盆狭窄部位之上,常出现持续性枕横位或枕后位。同时出现继发性宫缩乏力,活跃期后期及第二产程延长甚至第二产程停滞。②中骨盆狭窄的临床表现为当胎头受阻于中骨盆时,有一定可塑性的胎头开始变形,颅骨重叠,胎头受压,使软组织水肿,产瘤较大,严重时可发生脑组织损伤,颅内出血及胎儿宫内窘迫。若中骨盆狭窄程度严重,宫缩又较强,可发生先兆子宫破裂及子宫破裂,强行阴道助产,可导致严重软产道裂伤及新生儿产伤。

(3)骨盆出口平面狭窄的临床表现:骨盆出口平面狭窄与中骨盆平面狭窄常同时存在。若单纯骨盆出口平面狭窄者,第一产程进展顺利,胎头达盆底受阻,胎头双顶径不能通过出口横径。强行阴道助产,可导致软产道,骨盆底肌肉及会阴严重损伤。

3.检查

(1)一般检查:测量身高,孕妇身高 145 cm 应警惕均小骨盆。观察孕妇体型、步态有无跛足、有无脊柱及髋关节畸形、米氏菱形窝是否对称、有无尖腹及悬垂腹等。

(2)腹部检查。①腹部形态。观察腹型,尺测子宫长度及腹围,预测胎儿体重,判断能否通过骨产道。②胎位异常:骨盆入口狭窄往往因头盆不称,胎头不易入盆导致胎位异常,如臀先露、肩先露。③估计头盆关系:正常情况下,部分初孕妇在预产期前 2 周,经产妇于临产后,胎头应入盆。如已临产,胎头仍未入盆,则应充分估计头盆关系。检查头盆是否相称的具体方法为孕妇排空膀胱,仰卧,两腿伸直。检查者将手放在耻骨联合上方,将浮动的胎头向骨盆腔方向推压。若胎头低于耻骨联合前表面,表示胎头可以入盆,头盆相称,称胎头跨耻征阴性;若胎头与耻骨联合前表面在同一平面,表示可疑头盆不称,称胎头跨耻征可疑阳性;若胎头高于耻骨联合前表面,表示头盆明显不称,称胎头跨耻征阳性。图 7-3 为头盆关系检查。

(3)骨盆测量:①骨盆外测量各径线＜正常值 2 cm 或以上为均小骨盆。骶耻外径＜18 cm 为扁平骨盆。坐骨结节间径＜8 cm,耻骨弓角度＜90°,为漏斗骨盆。骨盆两侧径(以一侧髂前上棘至对侧髂后上棘间的距离)及同侧(从髂前上棘至同侧髂后上棘间的距离)直径相差大于 1 cm 为偏斜骨盆。②骨盆外测量发现异常,应进行骨盆内测量。对角径＜11.5 cm,骶岬突出为骨盆入口平面狭窄,属扁平骨盆。中骨盆平面狭窄及骨盆出口平面狭窄往往同时存在,应测量骶骨前面弯度,坐骨棘间径,坐骨切迹宽度。若坐骨棘间径＜10 cm,坐骨切迹宽度＜2 横指,为中骨盆平面狭窄。若坐骨结节间径＜8 cm,应测量出口后矢状径及检查骶尾关节活动度,估计骨盆出口平面的狭窄程度。若坐骨结节间径与出口后矢状径之和＜15 cm,为骨盆出口狭窄。图7-4 为"对角径"测量法。

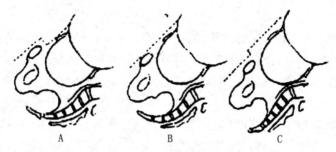

图7-3　头盆关系检查
A.头盆相称;B.头盆可能不称;C.头盆不称

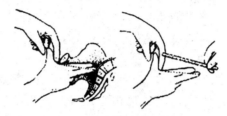

图7-4　"对角径"测量法

(三)护理诊断

1.恐惧

与分娩结果未知及手术有关。

2.有新生儿受伤的危险

与手术生产有关。

3.有感染的危险

与胎膜早破有关。

4.潜在并发症

失血性休克。

(四)护理目标

(1)产妇恐惧感减轻。

(2)孕产妇及新生儿未出现因护理不当引起并发症。

(五)护理措施

1.心理支持及一般护理

在分娩过程中,应安慰产妇,使其精神舒畅,信心倍增,保证营养及水分的摄入,必要时补液。还需注意产妇休息,要监测宫缩强弱,应勤听胎心,检查胎先露部下降及宫口扩张程度。

2.执行医嘱

(1)明确狭窄骨盆类别和程度,了解胎位、胎儿大小、胎心率、宫缩强弱、宫口扩张程度、破膜与否,结合年龄、产次、既往分娩史进行综合判断,决定分娩方式。

(2)骨盆入口平面狭窄在临产前或在分娩发动时有下列情况时实施剖宫产术。①明显头盆不称(绝对性骨盆狭窄):骶耻外径≤16.0 cm,骨盆入口前后径≤8.0 cm,胎头跨耻征阳性者。若胎儿死亡,如骨盆入口前后径<6.5 cm时,虽碎胎也不能娩出,必须剖宫。②轻度狭窄,同时具有下列情况者:胎儿大、胎位异常、高龄初产妇、重度妊高征及胎儿珍贵患者。③屡有难产史且无一胎儿存活者。

(3)试产:骨盆入口平面狭窄属轻度头盆不称(相对性骨盆狭窄),(骶耻外径16.5～17.5 cm,骨盆入口前后径8.5～9.5 cm),胎头跨耻征可疑阳性。足月活胎体重<3 000 g,胎心率和产力正常,可在严密监护下进行试产。试产时应密切观察宫缩、胎心音及胎头下降情况,并注意产妇的营养和休息。如宫口渐开大,胎头渐下降入盆,即为试产成功,多能自产,必要时可用负压吸引或产钳助产。若宫缩良好,经2～4小时(视头盆不称的程度而定)胎头仍不下降、宫口扩张迟缓或停止扩张者,表明试产失败,应及时行剖宫产术结束分娩。若试产时出现子宫破裂先兆或胎心音有改变,应从速剖宫,并发宫缩乏力、胎膜早破及持续性枕后位者,也以剖宫为宜。如胎儿已死,则以穿颅为宜。

(4)中骨盆及骨盆出口平面狭窄的处理:中骨盆狭窄者,若宫口已开全,胎头双顶径下降至坐骨棘水平以下时,可采用手法或胎头吸引器将胎头位置转正,再行胎头吸引术或产钳术助产;若胎头双顶径阻滞在坐骨棘水平以上时,应行剖宫产术。

出口狭窄多伴有中骨盆狭窄。出口是骨产道最低部位,应慎重选择分娩方式。出口横径<7 cm时,应测后矢状径,即自出口横径的中心点至尾骨尖的距离。如横径与后矢状径之和>15 cm,儿头可通过,大都须做较大的会阴切开,以免发生深度会阴撕裂。如二者之和<15 cm,则胎头不能通过,须剖宫或穿颅。

(5)骨盆三个平面狭窄的处理:若估计胎儿不大、胎位正常、头盆相称、宫缩好,可以试产,通常可通过胎头变形和极度俯屈,以胎头最小径线通过骨盆腔,可能经阴道分娩。若胎儿较大,有明显头盆不称,胎儿不能通过产道,应尽早行剖宫产术。

(6)畸形骨盆的处理:根据畸形骨盆种类、狭窄程度、胎儿大小、产力等情况具体分析。若畸形严重、明显头盆不称者,应及时行剖宫产术。

3.其他

预防并发症及加强新生儿护理

二、软产道异常

软产道异常亦可引起难产,软产道包括子宫下段、宫颈、阴道及外阴。软产道异常所致的难产少见,容易被忽视。应于妊娠早期常规行双合诊检查,以了解外阴、阴道及宫颈情况,以及有无盆腔其他异常等,具有一定临床意义。

(一)外阴异常

有会阴坚韧、外阴水肿、外阴瘢痕等。

(二)阴道异常

有阴道横隔、阴道纵隔、阴道狭窄、阴道尖锐湿疣、阴道囊肿和肿瘤等。

(三)宫颈异常

有宫颈外口黏合、宫颈水肿、宫颈坚韧常见于高龄初产妇、宫颈瘢痕、宫颈癌、宫颈肌瘤、子宫畸形等。

（四）盆腔肿瘤

有子宫肌瘤或卵巢肿瘤等。

（任爱萍）

第五节 产力异常

一、疾病概要

产力是以子宫收缩力为主，子宫收缩力贯穿于分娩全过程。在分娩过程中，子宫收缩的节律性，对称性及极性不正常或强度、频率发生改变时，称子宫收缩力异常，简称产力异常。子宫收缩力异常临床上分为子宫收缩乏力和子宫收缩过强两类，每类又分为协调性子宫收缩和不协调收缩性子宫收缩，具体分类见图 7-5。

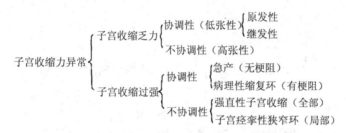

图 7-5　子宫收缩力异常的分类

二、子宫收缩乏力

（一）护理评估

1.病史

有头盆不称或胎位异常；胎儿先露部下降受阻；子宫壁过度伸展；多产妇子宫肌纤维变性；子宫发育不良或畸形；产妇精神紧张及过度疲劳；内分泌失调产妇体内雌激素、缩宫素、前列腺素、乙酰胆碱等分泌不足；过多应用镇静剂或麻醉剂等因素。

2.身心状况

（1）宫缩乏力，有原发性和继发性两种。原发性宫缩乏力是指产程开始就出现宫缩乏力，宫口不能如期扩张，胎先露部不能如期下降，导致产程延长；继发性宫缩乏力是指产程开始子宫收缩正常，只是在产程较晚阶段（多在活跃期后期或第二产程），子宫收缩转弱，产程进展缓慢甚至停滞。

协调性宫缩乏力（低张性宫缩乏力）：子宫收缩具有正常的节律性、对称性和极性，但收缩力弱，宫腔内压力低，表现为持续时间短，间歇期长且不规律，宫缩小于每10分钟2次。此种宫缩乏力，多属继发性宫缩乏力。协调性宫缩乏力时由于宫腔内压力低，对胎儿影响不大。

不协调性宫缩乏力（高张性宫缩乏力）：子宫收缩的极性倒置，宫缩的兴奋点不是起自两侧宫角部，而是来自子宫下段的一处或多处冲动，子宫收缩波由下向上扩散，收缩波小而不规律，频率高，节律不协调；宫腔内压力虽高，但宫缩时宫底部不强，而是子宫下段强，宫缩间歇期子宫壁也不完全松弛,表现为子宫收缩不协调,宫缩不能使宫口扩张,不能使胎先露部下降,属无效宫缩。

(2)产程延长。通过肛查或阴道检查,发现宫缩乏力导致异常(图7-6)。产程延长有以下7种。①潜伏期延长:从临产规律宫缩开始至宫口扩张3 cm,称潜伏期。初产妇潜伏期正常约需8小时,最大时限16小时,超过16小时称潜伏期延长。②活跃期延长:从宫口扩张3 cm开始至宫口开全,称活跃期。初产妇活跃期正常约需4小时,最大时限8小时,超过8小时称活跃期延长。③活跃期停滞:进入活跃期后,宫口扩张无进展达2小时以上,称活跃期停滞。④第二产程延长:第二产程初产妇超过2小时,经产妇超过1小时尚未分娩,称第二产程延长。⑤第二产程停滞:第二产程达1小时胎头下降无进展,称第二产程停滞。⑥胎头下降延缓:活跃期晚期至宫口扩张9~10 cm,胎头下降速度每小时少于1 cm,称胎头下降延缓。⑦胎头下降停滞:活跃期晚期胎头停留在原处不下降达1小时以上,称胎头下降停滞。

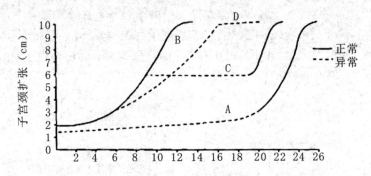

图7-6 产程异常
A.潜伏期延长;B.活跃期延长;C.活跃期停滞;D.第二产程延长

以上7种产程进展异常,可以单独存在,也可以合并存在。当总产程超过24小时称滞产。

(3)对产妇的影响。由于产程延长可出现疲乏无力,肠胀气,排尿困难等,影响子宫收缩,严重时可引起脱水,酸中毒,低钾血症;由于第二产程延长,可导致组织缺血,水肿,坏死,形成膀胱阴道瘘或尿道阴道瘘;胎膜早破及多次肛查或阴道检查增加感染机会;产后宫缩乏力影响胎盘剥离,娩出和子宫壁的血窦关闭,容易引起产后出血。

(4)对胎儿的影响。协调性宫缩乏力容易造成胎头在盆腔内旋转异常,使产程延长,增加手术产机会,对胎儿不利。不协调性宫缩乏力,不能使子宫壁完全放松,对子宫胎盘循环影响大,胎儿在子宫内缺氧,容易发生胎儿窘迫。胎膜早破易造成脐带受压或脱垂,造成胎儿窘迫甚至胎死宫内。

(二)护理诊断

1.疼痛

腹痛,与不协调性子宫收缩有关。

2.有感染的危险

与产程延长、胎膜破裂时间延长有关。

3.焦虑

与担心自身和胎儿健康有关。

4.潜在并发症

胎儿窘迫,产后出血。

(三)护理目标

(1)疼痛减轻,焦虑减轻,情绪稳定。

(2)未发生软产道损伤、产后出血和胎儿缺氧。

(3)新生儿健康。

(四)护理措施

首先配合医师寻找原因,估计不能经阴道分娩者遵医嘱做好剖宫产术准备,或阴道分娩过程中应做好助产的准备。估计能经阴道分娩者应实施下列护理措施:

1.加强产时监护,改善产妇全身状况

加强产程观察,持续胎儿电子监护。第一产程应鼓励产妇多进食,必要时静脉补充营养;避免过多使用镇静药物,注意及时排空直肠和膀胱。

2.协助医师加强宫缩

(1)协调性宫缩乏力应实施下列措施:①人工破膜。宫口扩张 3 cm 或 3 cm 以上,无头盆不称,胎头已衔接者,可行人工破膜。②缩宫素静脉滴注。适用于协调性宫缩乏力,宫口扩张 3 cm,胎心良好,胎位正常,头盆相称者。使用方法和注意事项如下:取缩宫素 2.5 U 加入 5% 葡萄糖液 500 mL 内,使每滴糖液含缩宫素 0.33 mU,从 4～5 滴/分即 12～15 mU/分,根据宫缩强弱进行调整,通常不超过 30～40 滴,维持宫缩为间歇时间 2～3 分钟,持续时间 40～60 秒。对于宫缩仍弱者,应考虑到酌情增加缩宫素剂量。在使用缩宫素时,必须有专人守护,严密观察,应注意观察产程进展,监测宫缩、听胎心率及测量血压。

(2)不协调性宫缩乏力应调节子宫收缩,恢复其极性,要点:①给予强镇静剂哌替啶 100 mg,或地西泮 10 mg 静脉推注,不协调性宫缩多能恢复为协调性宫缩。②在宫缩恢复为协调性之前,严禁应用缩宫素。③若经处理,不协调性宫缩未能得到纠正,或伴有胎儿窘迫征象,或伴有头盆不称,均应行剖宫产术。④若不协调性宫缩已被控制,但宫缩仍弱时,可用协调性宫缩乏力时加强宫缩的各种方法处理。

3.预防产后出血及感染

破膜 12 小时以上应给予抗生素预防感染。当胎儿前肩娩出时,给予缩宫素 10～20 U 静脉滴注,使宫缩增强,促使胎盘剥离与娩出及子宫血窦关闭。

(五)护理教育

应对孕妇进行产前教育,使孕妇了解分娩是生理过程,增强其对分娩的信心。分娩前鼓励多进食,必要时静脉补充营养;避免过多使用镇静药物,注意检查有无头盆不称等,均是预防宫缩乏力的有效措施;注意及时排空直肠和膀胱,必要时可行温肥皂水灌肠及导尿。

三、子宫收缩过强

(一)护理评估

1.协调性子宫收缩过强(急产)

子宫收缩的节律性,对称性和极性均正常,仅子宫收缩力过强、过频。若产道无阻力,宫口迅速开全,分娩在短时间内结束,总产程不足 3 小时,称急产。经产妇多见。

对产妇及胎儿新生儿的影响:宫缩过强过频,产程过快,可致初产妇宫颈,阴道及会阴撕裂伤;接产时来不及消毒可致产褥感染;胎儿娩出后子宫肌纤维缩复不良,易发生胎盘滞留或产后出血;宫缩过强,过频影响子宫胎盘血液循环,胎儿在宫内缺氧,易发生胎儿窘迫,新生儿窒息其至死亡;胎儿娩出过快,胎头在产道内受到的压力突然解除,可致新生儿颅内出血;接产时来不及消毒,新生儿易发生感染;若坠地可致骨折、外伤。

2.不协调性子宫收缩过强

由于分娩发生梗阻或不适当地应用缩宫素,粗暴地进行阴道内操作或胎盘早剥血液浸润子宫肌层等因素造成。引起宫颈内口以上部分的子宫肌层出现强直性痉挛性收缩,宫缩间歇期短或无间歇。产妇烦躁不安,持续性腹痛,拒按。胎位触不清,胎心听不清。有时可出现病理缩复环,血尿等先兆子宫破裂征象。子宫壁局部肌肉呈痉挛性不协调性收缩形成的环状狭窄,持续不放松,称子宫痉挛性狭窄环。狭窄环可发生在宫颈,宫体的任何部分,多在子宫上下段交界处,也可在胎体某一狭窄部,以胎颈、胎腰处常见。

(二)护理措施

(1)有急产史的孕妇,在预产期前1～2周不应外出远走,以免发生意外,有条件应提前住院待产。临产后不应灌肠,提前做好接产及抢救新生儿窒息的准备。胎儿娩出时,勿使产妇向下屏气。若急产来不及消毒及新生儿坠地者,新生儿应肌内注射维生素 K_1 10 mg 预防颅内出血,并尽早肌内注射精制破伤风抗毒素 1 500 U。产后仔细检查软产道,若有撕裂应及时缝合。若属未消毒的接产,应给予抗生素预防感染。

(2)确诊为强直性宫缩,应及时给予宫缩抑制剂,如 25% 硫酸镁 20 mL 加入 5% 葡萄糖液 20 mL 内缓慢静脉推注(不少于 5 分钟)。若属梗阻性原因,应立即行剖宫产术。若仍不能缓解强直性宫缩,应行剖宫产术。

(3)子宫痉挛性狭窄环,应认真寻找导致子宫痉挛性狭窄环的原因,及时纠正,停止一切刺激,如禁止阴道内操作,停用缩宫素等。若无胎儿窘迫征象,给予镇静剂,也可给予宫缩抑制剂,一般可消除异常宫缩。

(4)经上述处理,子宫痉挛性狭窄环不能缓解,宫口未开全,胎先露部高,或伴有胎儿窘迫征象,均应立即行剖宫产术。若胎死宫内,宫口已开全,可行乙醚麻醉,经阴道分娩。

(任爱萍)

第六节 自然流产

流产是指妊娠不足 28 周、胎儿体重不足 1 000 g 而终止者。流产发生于妊娠 12 周前者称早期流产,发生在妊娠 12 周至不足 28 周者称晚期流产。流产又分为自然流产和人工流产,本节内容仅限于自然流产。自然流产的发生率占全部妊娠的 15% 左右,多数为早期流产,是育龄妇女的常见病,严重影响了妇女生殖健康。

一、病因和发病机制

导致自然流产的原因很多,可分为胚胎因素和母体因素。早期流产常见的原因是胚胎染色体异常、孕妇内分泌异常、生殖器官畸形、生殖道感染、血栓前状态、免疫因素异常等;晚期流产多由宫颈功能不全等因素引起。

（一）胚胎因素

胚胎染色体异常是自然流产最常见的原因。据文献报道，46％～54％的自然流产与胚胎染色体异常有关。流产发生越早，胚胎染色体异常的频率越高，早期流产中染色体异常的发生率为53％，晚期流产为 36％。

胚胎染色体异常包括数量异常和结构异常。在数量异常中第一位的是染色三体，占 52％，除 1 号染色三体未见报道外，各种染色三体均有发现，其中以 13、16、18、21 及 22 号染色体最常见，18-三体约占1/3；第二位的是 45,X 单体，约占 19％；其他依次为三倍体占 16％，四倍体占5.6％。染色体结构异常主要是染色体易位，占 3.8％，嵌合体占 1.5％，染色体倒置、缺失和重叠也见有报道。

多数三体胚胎是以流产或死胎告终，但也有少数能成活，如 21-三体、13-三体、18-三体等。单体是减数分裂不分离所致，以 X 单体为多见，少数胚胎如能存活，足月分娩后即形成特纳综合征。三倍体常与胎盘的水泡样变性共存，不完全水泡状胎块的胎儿可发育成三倍体或第 16 号染色体的三体，流产较早，少数存活，继续发育后伴有多发畸形，未见活婴。四倍体活婴极少，绝大多数极早期流产。在染色体结构异常方面，不平衡易位可导致部分三体或单体，易发生流产或死胎。总之，染色体异常的胚胎多数结局为流产，极少数可能继续发育成胎儿，但出生后也会发生某些功能异常或合并畸形。若已流产，妊娠产物有时仅为一空孕囊或已退化的胚胎。

（二）母体因素

1.夫妇染色体异常

习惯性流产与夫妇染色体异常有关，习惯性流产者夫妇染色体异常发生频率为 3.2％，其中多见的是染色体相互易位，占 2％，罗伯逊易位占 0.6％。着床前配子在女性生殖道时间过长，配子发生老化，流产的机会也会增加。在促排卵及体外受精等辅助生殖技术中，是否存在配子老化问题目前尚不清楚。

2.内分泌因素

（1）黄体功能不良（luteal phase defect，LPD）：黄体中期黄体酮峰值低于正常标准值，或子宫内膜活检与月经时间同步差 2 天以上即可诊断为 LPD。高浓度黄体酮可阻止子宫收缩，使妊娠子宫保持相对静止状态；黄体酮分泌不足，可引起妊娠蜕膜反应不良，影响孕卵着床和发育，导致流产。孕期黄体酮的来源有两条途径，一是由卵巢黄体产生，二是胎盘滋养细胞分泌。孕 6～8 周后卵巢黄体产生黄体酮逐渐减少，之后由胎盘产生黄体酮替代，如果两者衔接失调则易发生流产。在习惯性流产中有 23％～60％的患者存在黄体功能不全。

（2）多囊卵巢综合征（polycystic ovarian syndrome，PCOS）：有人发现在习惯性流产中多囊卵巢的发生率可高达 58％，而且其中有 56％的患者 LH 呈高分泌状态。现认为 PCOS 患者高浓度的 LH 可能导致卵细胞第二次减数分裂过早完成，从而影响受精和着床过程。

（3）高催乳素血症：高水平的催乳素可直接抑制黄体颗粒细胞增生及其分泌功能。高催乳素血症的临床主要表现为闭经和泌乳，当催乳素水平高于正常值时，则可表现为黄体功能不全。

（4）糖尿病：血糖控制不良者流产发生率可高达 15％～30％，妊娠早期高血糖还可能造成胚胎畸形的危险因素。

（5）甲状腺功能：目前认为甲状腺功能减退或亢进与流产有着密切的关系，妊娠前期和早孕期进行合理的药物治疗，可明显降低流产的发生率。有学者报道，甲状腺自身抗体阳性者流产发生率显著升高。

3.生殖器官解剖因素

(1)子宫畸形:米勒管先天性发育异常导致子宫畸形,如单角子宫、双角子宫、双子宫、子宫纵隔等。子宫畸形可影响子宫血供和宫腔内环境造成流产。母体在孕早期使用或接触己烯雌酚可影响女胎子宫发育。

(2)Asherman 综合征:由宫腔创伤(如刮宫过深)、感染或胎盘残留等引起宫腔粘连和纤维化。宫腔镜下行子宫内膜切除或黏膜下肌瘤切除手术也可造成宫腔粘连。子宫内膜受损伤可影响胚胎种植,导致流产发生。

(3)宫颈功能不全:是导致中晚期流产的主要原因。宫颈功能不全在解剖上表现为宫颈管过短或宫颈内口松弛。由于存在解剖上的缺陷,随着妊娠的进程子宫增大,宫腔压力升高,多数患者在中、晚期妊娠出现无痛性的宫颈管消退、宫口扩张、羊膜囊突出、胎膜破裂,最终发生流产。宫颈功能不全主要由于宫颈局部创伤(分娩、手术助产、刮宫、宫颈锥形切除、Manchester 手术等)引起,先天性宫颈发育异常较少见;另外,胚胎时期接触己烯雌酚也可引起宫颈发育异常。

(4)其他:子宫肿瘤可影响子宫内环境,导致流产。

4.生殖道感染

有一些生殖道慢性感染被认为是早期流产的原因之一。能引起反复流产的病原体往往是持续存在于生殖道而母体很少产生症状,而且此病原体能直接或间接导致胚胎死亡。生殖道逆行感染一般发生在妊娠 12 周以前,过此时期,胎盘与蜕膜融合,构成机械屏障,而且随着妊娠进程,羊水抗感染力也逐步增强,感染的机会减少。

(1)细菌感染:布鲁菌属和弧菌属感染可导致动物(牛、猪、羊等)流产,但在人类还不肯定。

(2)沙眼衣原体:文献报道,妊娠期沙眼衣原体感染率为 3%～30%,但是否直接导致流产尚无定论。

(3)支原体:流产患者宫颈及流产物中支原体的阳性率均较高,血清学上也支持人支原体和解脲支原体与流产有关。

(4)弓形虫:弓形虫感染引起的流产是散发的,与习惯性流产的关系尚未完全证明。

(5)病毒感染:巨细胞病毒经胎盘可累及胎儿,引起心血管系统和神经系统畸形,致死或流产。妊娠前半期单纯疱疹感染流产发生率可高达 70%,即使不发生流产,也易累及胎儿、新生儿。妊娠初期风疹病毒感染者流产的发生率较高。人免疫缺陷病毒感染与流产密切相关,Temmerman 等报道,HIV-1 抗体阳性是流产的独立相关因素。

5.血栓前状态

血栓前状态是凝血因子浓度升高,或凝血抑制物浓度降低而产生的血液易凝状态,尚未达到生成血栓的程度,或者形成的少量血栓正处于溶解状态。

血栓前状态与习惯性流产的发生有一定的关系,临床上包括先天性和获得性血栓前状态,前者是由于凝血和纤溶有关的基因突变造成,如凝血因子 V 突变、凝血酶原基因突变、蛋白 C 缺陷症、蛋白 S 缺陷症等;后者主要是抗磷脂抗体综合征、获得性高半胱氨酸血症及机体存在各种引起血液高凝状态的疾病等。

各种先天性血栓形成倾向引起自然流产的具体机制尚未阐明,目前研究比较多的是抗磷脂抗体综合征,并已肯定它与早、中期胎儿丢失有关。普遍的观点认为高凝状态使子宫胎盘部位血流状态改变,易形成局部微血栓,甚至胎盘梗死,使胎盘血供下降,胚胎或胎儿缺血缺氧,引起胚胎或胎儿发育不良而流产。

6.免疫因素

免疫因素引起的习惯性流产,可分自身免疫型和同种免疫型。

(1)自身免疫型:主要与患者体内抗磷脂抗体有关,部分患者同时可伴有血小板减少症和血栓栓塞现象,这类患者可称为早期抗磷脂抗体综合征。在习惯性流产中,抗磷脂抗体阳性率约为21.8%。另外,自身免疫型习惯性流产还与其他自身抗体有关。

在正常情况下,各种带负电荷的磷脂位于细胞膜脂质双层的内层,不被免疫系统识别;一旦暴露于机体免疫系统,即可产生各种抗磷脂抗体。抗磷脂抗体不仅是一种强烈的凝血活性物质,激活血小板和促进凝血,导致血小板聚集,血栓形成;同时可直接造成血管内皮细胞损伤,加剧血栓形成,使胎盘循环发生局部血栓栓塞,胎盘梗死,胎死宫内,导致流产。近来的研究还发现,抗磷脂抗体可能直接与滋养细胞结合,从而抑制滋养细胞功能,影响胎盘着床过程。

(2)同种免疫型:现代生殖免疫学认为,妊娠是成功的半同种异体移植现象,孕妇由于自身免疫系统产生一系列的适应性变化,从而对宫内胚胎移植物表现出免疫耐受,不发生排斥反应,妊娠得以继续。

在正常妊娠的母体血清中,存在一种或几种能够抑制免疫识别和免疫反应的封闭因子,也称封闭抗体,以及免疫抑制因子,而习惯性流产患者体内则缺乏这些因子。因此,使得胚胎遭受母体的免疫打击而排斥。封闭因子既可直接作用于母体淋巴细胞,又可与滋养细胞表面特异性抗原结合,从而阻断母儿之间的免疫识别和免疫反应,封闭母体淋巴细胞对滋养细胞的细胞毒作用。还有认为封闭因子可能是一种抗独特型抗体,直接针对 T 淋巴细胞或 B 淋巴细胞表面特异性抗原受体(BCR/TCR),从而防止母体淋巴细胞与胚胎靶细胞起反应。

几十年来,同种免疫型习惯性流产与 HLA 抗原相容性的关系一直存有争议。有学者提出习惯性流产可能与夫妇 HLA 抗原的相容性有关,在正常妊娠过程中夫妇或母胎间 HLA 抗原是不相容的,胚胎所带的父源性 HLA 抗原可以刺激母体免疫系统,产生封闭因子。同时,滋养细胞表达的 HLA-G 抗原能够引起抑制性免疫反应,这种反应对胎儿具有保护性作用,能够抑制母体免疫系统对胎儿胎盘的攻击。

7.其他因素

(1)慢性消耗性疾病:结核和恶性肿瘤常导致早期流产,并威胁孕妇的生命;高热可导致子宫收缩;贫血和心脏病可引起胎儿胎盘单位缺氧;慢性肾炎、高血压可使胎盘发生梗死。

(2)营养不良:严重营养不良直接可导致流产。现在更强调各种营养素的平衡,如维生素 E 缺乏也可造成流产。

(3)精神、心理因素:焦虑、紧张、恐吓等严重精神刺激均可导致流产。近来还发现,嗓音和振动对人类生殖也有一定的影响。

(4)吸烟、饮酒等:近年来育龄妇女吸烟、饮酒,甚至吸毒的人数有所增加,这些因素都是流产的高危因素。孕期过多饮用咖啡也增加流产的危险性。

(5)环境毒性物质:影响生殖功能的外界不良环境因素很多,可以直接或间接对胚胎造成损害。过多接触某些有害的化学物质(如砷、铅、苯、甲醛、氯丁二烯、氧化乙烯等)和物理因素(如放射线、噪音及高温等),均可引起流产。

尚无确切的依据证明使用避孕药物与流产有关,然而,有报道宫内节育器避孕失败者,感染性流产发生率有所升高。

二、病理

早期流产时胚胎多数先死亡,随后发生底蜕膜出血,造成胚胎的绒毛与蜕膜层分离,已分离的胚胎组织如同异物,引起子宫收缩而被排出。有时也可能蜕膜海绵层先出血坏死或有血栓形成,使胎儿死亡,然后排出。8周以内妊娠时,胎盘绒毛发育尚不成熟,与子宫蜕膜联系还不牢固,此时流产妊娠产物多数可以完整地从子宫壁分离而排出,出血不多。妊娠8~12周时,胎盘绒毛发育茂盛,与蜕膜联系较牢固。此时若发生流产,妊娠产物往往不易完整分离排出,常有部分组织残留宫腔内影响子宫收缩,致使出血较多。妊娠12周后,胎盘已完全形成,流产时往往先有腹痛,然后排出胎儿、胎盘。有时由于底蜕膜反复出血,凝固的血块包绕胎块,形成血样胎块稽留于宫腔内。血红蛋白因时间长久被吸收形成肉样胎块,或纤维化与子宫壁粘连。偶有胎儿被挤压,形成纸样胎儿,或钙化后形成石胎。

三、临床表现

(一)停经

多数流产患者有明显的停经史,根据停经时间的长短可将流产分为早期流产和晚期流产。

(二)阴道流血

发生在妊娠12周以内流产者,开始时绒毛与蜕膜分离,血窦开放,即开始出血。当胚胎完全分离排出后,由于子宫收缩,出血停止。早期流产的全过程均伴有阴道流血,而且出血量往往较多。晚期流产者,胎盘已形成,流产过程与早产相似,胎盘继胎儿分娩后排出,一般出血量不多。

(三)腹痛

早期流产开始阴道流血后宫腔内存有血液,特别是血块,刺激子宫收缩,呈阵发性下腹痛,特点是阴道流血往往出现在腹痛之前。晚期流产则先有阵发性的子宫收缩,然后胎儿胎盘排出,特点是往往先有腹痛,然后出现阴道流血。

四、临床类型

根据临床发展过程和特点的不同,流产可以分为7种类型。

(一)先兆流产

先兆流产(threatened abortion)指妊娠28周前,先出现少量阴道流血,继之常出现阵发性下腹痛或腰背痛。

妇科检查:宫颈口未开,胎膜未破,妊娠产物未排出,子宫大小与停经周数相符。妊娠有希望继续者,经休息及治疗后,若流血停止及下腹痛消失,妊娠可以继续;若阴道流血量增多或下腹痛加剧,则可能发展为难免流产。

(二)难免流产

难免流产(inevitable abortion)是先兆流产的继续,妊娠难以持续,有流产的临床过程,阴道出血时间较长,出血量较多,而且有血块排出,阵发性下腹痛,或有羊水流出。

妇科检查:宫颈口已扩张,羊膜囊突出或已破裂,有时可见胚胎组织或胎囊堵塞于宫颈管中,甚至露见于宫颈外口,子宫大小与停经周数相符或略小。

(三)不全流产

不全流产(incomplete abortion)指妊娠产物已部分排出体外,尚有部分残留于宫腔内,由难免流产发展而来。妊娠 8 周前发生流产,胎儿胎盘成分多能同时排出;妊娠 8～12 周时,胎盘结构已形成并密切连接于子宫蜕膜,流产物不易从子宫壁完全剥离,往往发生不全流产。由于宫腔内有胚胎组织残留,影响子宫收缩,以致阴道出血较多,时间较长,易引起宫内感染,甚至因流血过多而发生失血性休克。

妇科检查:宫颈口已扩张,不断有血液自宫颈口内流出,有时尚可见胎盘组织堵塞于宫颈口或部分妊娠产物已排出于阴道内,而部分仍留在宫腔内。一般子宫小于停经周数。

(四)完全流产

完全流产(complete abortion)指妊娠产物已全部排出,阴道流血逐渐停止,腹痛逐渐消失。

妇科检查:宫颈口已关闭,子宫接近正常大小。常常发生于妊娠 8 周以前。

(五)稽留流产

稽留流产(missed abortion)又称过期流产,指胚胎或胎儿已死亡滞留在宫腔内尚未自然排出者。患者有停经史和/或早孕反应,按妊娠时间计算已达到中期妊娠但未感到腹部增大,病程中可有少量断续的阴道流血,早孕反应消失。尿妊娠试验由阳性转为阴性,血清 β-HCG 值下降,甚至降至非孕水平。B 超检查子宫小于相应孕周,无胎动及心管搏动,子宫内回声紊乱,难以分辨胎盘和胎儿组织。

妇科检查:阴道内可少量血性分泌物,宫颈口未开,子宫较停经周数小,由于胚胎组织机化,子宫失去正常组织的柔韧性,质地不软,或已孕 4 个月尚未听见胎心,触不到胎动。

(六)习惯性流产

习惯性流产(habitual abortion)指自然流产连续发生 3 次或 3 次以上者。每次流产多发生于同一妊娠月份,其临床经过与一般流产相同。早期流产的原因常为黄体功能不足、多囊卵巢综合征、高催乳素血症、甲状腺功能低下、染色体异常、生殖道感染及免疫因素等。晚期流产最常见的原因为宫颈内口松弛、子宫畸形、子宫肌瘤等。宫颈内口松弛者于妊娠后,常于妊娠中期,胎儿长大,羊水增多,宫腔内压力增加,胎囊向宫颈内口突出,宫颈管逐渐短缩、扩张。患者多无自觉症状,一旦胎膜破裂,胎儿迅即排出。

(七)感染性流产

感染性流产(infected abortion)是指流产合并生殖系统感染。各种类型的流产均可并发感染,包括选择性或治疗性的人工流产,但以不全流产、过期流产和非法堕胎为常见。感染性流产的病原菌常常是阴道或肠道的寄生菌(条件致病菌),有时为混合性感染。厌氧菌感染占 60% 以上,需氧菌中以大肠埃希菌和假芽孢杆菌为多见,也见有 β-溶血链球菌及肠球菌感染。患者除了有各种类型流产的临床表现和非法堕胎史外,还出现一系列感染相关的症状和体征。

妇科检查:宫口可见脓性分泌物流出,宫颈举痛明显,子宫体压痛,附件区增厚或有痛性包块。严重时感染可扩展到盆腔、腹腔乃至全身,并发盆腔炎、腹膜炎、败血症及感染性休克等。

五、病因筛查及诊断

诊断流产一般并不困难。根据病史及临床表现多能确诊,仅少数需进行辅助检查。确诊流产后,还应确定流产的临床类型,同时还要对流产的病因进行筛查,这对决定流产的处理方法很重要。

(一)病史

应询问患者有无停经史和反复流产史,有无早孕反应、阴道流血,应询问阴道流血量及其持续时间;有无腹痛,腹痛的部位、性质及程度;还应了解阴道有无水样排液,阴道排液的色、量及有无臭味;有无妊娠产物排出等。

(二)体格检查

观察患者全身状况,有无贫血,并测量体温、血压及脉搏等。在消毒条件下进行妇科检查,注意宫颈口是否扩张,羊膜囊是否膨出,有无妊娠产物堵塞于宫颈口内;宫颈阴道部是否较短,甚至消退,内外口松弛,可容一指通过,有时可触及羊膜囊或见有羊膜囊突出于宫颈外口。子宫大小与停经周数是否相符,有无压痛等。并应检查双侧附件有无肿块、增厚及压痛。检查时操作应轻柔,尤其对疑为先兆流产者。

(三)辅助检查

对诊断有困难者,可采用必要的辅助检查。

1.B超显像

目前应用较广,对鉴别诊断与确定流产类型有实际价值。对疑为先兆流产者,可根据妊娠囊的形态、有无胎心反射及胎动来确定胚胎或胎儿是否存活,以指导正确的治疗方法。一般妊娠5周后宫腔内即可见到孕囊光环,为圆形或椭圆形的无回声区,有时由于着床过程中的少量出血,孕囊周围可见环形暗区,此为早孕双环征。孕6周后可见胚芽声像,并出现心管搏动。孕8周可见胎体活动,孕囊约占宫腔一半。孕9周可见胎儿轮廓。孕10周孕囊几乎占满整个宫腔。孕12周胎儿出现完整形态。不同类型的流产及其超声图像特征有所差别,可帮助鉴别诊断。

(1)先兆流产声像图特征:子宫大小与妊娠月份相符,少量出血者孕囊一侧见无回声区包绕,出血多者宫腔有较大量的积血,有时可见胎膜与宫腔分离,胎膜后有回声区,孕6周后可见到正常的心管搏动。

(2)难免流产声像图特征:孕囊变形或塌陷,宫颈内口开大,并见有胚胎组织阻塞于宫颈管内,羊膜囊未破者可见到羊膜囊突入宫颈管内或突出宫颈外口,心管搏动多已消失。

(3)不全流产声像图特征:子宫较正常妊娠月份小,宫腔内无完整的孕囊结构,代之以不规则的光团或小暗区,心管搏动消失。

(4)完全流产声像图特征:子宫大小正常或接近正常,宫腔内空虚,见有规则的宫腔线,无不规则光团。

B超检查在确诊宫颈机能不全引起的晚期流产中也很有价值。通过B超可以观察宫颈长度、内口宽度、羊膜囊突出等情况,能够客观地评价妊娠期宫颈结构,且具有无创伤可重复等优点,近年来临床应用较多。可作为宫颈功能评价的超声指标较多,如宫颈长度、宫颈内口宽度、宫颈漏斗宽度、羊膜囊楔度等。一般认为,宫颈结构随着妊娠进程有所变化,故动态观察妊娠期宫颈结构变化的意义更大。目前国内规定:孕12周时如三条径线中有一异常即提示宫颈功能不全,这包括宫颈长度<25 mm、宽度>32 mm和内径>5 mm。

另外,以超声多普勒血流频谱显示孕妇子宫动脉和胎儿脐动脉,可判断宫内胎儿健康状况及母体并发症。目前常用动脉血流频谱的收缩期速度峰值与舒张期速度最低值的比值,估计动脉血管的阻力。早孕期动脉阻力高者,胎儿血供和营养不足,可诱发胚胎发育停止。

2.妊娠试验

用免疫学方法,近年临床多用试纸法,对诊断妊娠有意义。为进一步了解流产的预后,多选用血清β-HCG的定量测定。一般妊娠后8~9天在母血中即可测出β-HCG,随着妊娠的进程,

β-HCG逐渐升高,早孕期 β-HCG 倍增时间为 48 小时左右,孕 8～10 周达高峰。血清 β-HCG 值低或呈下降趋势,提示可能发生流产。

3.其他激素测定

其他激素主要有血黄体酮的测定,可以协助判断先兆流产的预后。甲状腺功能低下和亢进均易发生流产,测定游离 T_3 和 T_4 有助于孕期甲状腺功能的判断。人胎盘催乳素(HPL)的分泌与胎盘功能密切相关,妊娠 6～7 周时血清 HPL 正常值为 0.02 mg/L,8～9 周为 0.04 mg/L。HPL 低水平常常是流产的先兆。正常空腹血糖值为 5.9 mmol/L,异常时应进一步做糖耐量试验,排除糖尿病。

4.血栓前状态测定

血栓前状态的妇女可能没有明显的临床表现,但母体的高凝状态使子宫胎盘部位血流状态改变,形成局部微血栓,甚至胎盘梗死,使胎盘血供下降,胚胎或胎儿缺血缺氧,引起胚胎或胎儿发育不良而流产。如下诊断可供参考:D-二聚体、FDP 数值增加表示已经产生轻度凝血-纤溶反应的病理变化;而对虽有危险因子参与,但尚未发生凝血-纤溶反应的患者,却只能用血浆凝血机能亢进动态评价,如血液流变学和红细胞形态检测;另外,凝血和纤溶有关的基因突变造成凝血因子 V 突变、凝血酶原基因突变、蛋白 C 缺陷症、蛋白 S 缺陷症,抗磷脂抗体综合征、获得性高半胱氨酸血症及机体存在各种引起血液高凝状态的疾病等均需引起重视。

(四)病因筛查

引发流产发生的病因众多,特别是针对习惯性流产者,进行系统的病因筛查,明确诊断,及时干预治疗,为避免流产的再次发生是必要的。筛查内容包括胚胎染色体及夫妇外周血染色体核型分析、生殖道微生物检测、内分泌激素测定、生殖器官解剖结构检查、凝血功能测定、自身抗体检测等。

六、处理

流产为妇产科常见病,一旦发生流产症状,应根据流产的不同类型,及时进行恰当的处理。

(一)先兆流产处理原则

(1)休息镇静:患者应卧床休息,禁止性生活,阴道检查操作应轻柔,精神过分紧张者可使用对胎儿无害的镇静剂,如苯巴比妥(鲁米那)0.03～0.06 g,每天 3 次。加强营养,保持大便通畅。

(2)应用黄体酮或 HCG:黄体功能不足者,可用黄体酮 20 mg,每天或隔天肌内注射 1 次,也可使用 HCG 以促进黄体酮合成,维持黄体功能,用法为 1 000 U,每天肌内注射 1 次,或 2 000 U,隔天肌内注射 1 次。

(3)其他药物:维生素 E 为抗氧化剂,有利孕卵发育,每天 100 mg 口服。基础代谢率低者可以服用甲状腺素片,每天 1 次,每次 40 mg。

(4)出血时间较长者,可选用无胎毒作用的抗生素,预防感染,如青霉素等。

(5)心理治疗:要使先兆流产患者的情绪安定,增强其信心。

(6)经治疗两周症状不见缓解或反而加重者,提示可能胚胎发育异常,进行 B 超检查及 β-HCG测定,确定胚胎状况,给以相应处理,包括终止妊娠。

(二)难免流产处理原则

(1)孕 12 周内可行刮宫术或吸宫术,术前肌内注射催产素 10 U。

(2)孕 12 周以上可先催产素 5～10 U 加于 5%葡萄糖液 500 mL 内静脉滴注,促使胚胎组织排出,出血多者可行刮宫术。

(3)出血多伴休克者,应在纠正休克的同时清宫。

(4)清宫术后应详细检查刮出物,注意胚胎组织是否完整,必要时做病理检查或胚胎染色体分析。

(5)术后应用抗生素预防感染。出血多者可使用肌内注射催产素以减少出血。

(三)不全流产处理原则

(1)一旦确诊,无合并感染者应立即清宫,以清除宫腔内残留组织。

(2)出血时间短,量少或已停止,并发感染者,应在控制感染后再做清宫术。

(3)出血多并伴休克者,应在抗休克的同时行清宫术。

(4)出血时间较长者,术后应给予抗生素预防感染。

(5)刮宫标本应送病理检查,必要时可送检胎儿的染色体核型。

(四)完全流产处理原则

如无感染征象,一般不需特殊处理。

(五)稽留流产处理原则

1.早期过期流产

宜及早清宫,因胚胎组织机化与宫壁粘连,刮宫时有可能遇到困难,而且此时子宫肌纤维可发生变性,失去弹性,刮宫时出血可能较多并有子宫穿孔的危险。故过期流产的刮宫术必须慎重,术时注射宫缩剂以减少出血,如一次不能刮净可于5~7天后再次刮宫。

2.晚期过期流产

均为妊娠中期胚胎死亡,此时胎盘已形成,诱发宫缩后宫腔内容物可自然排出。若凝血功能正常,可先用大剂量的雌激素,如烯雌酚5 mg,每天3次,连用3~5天,以提高子宫肌层对催产素的敏感性,再静脉滴注缩宫素(5~10 U加于5%葡萄糖液内),也可用前列腺素或依沙吖啶等进行引产,促使胎儿、胎盘排出。若不成功,再做清宫术。

3.预防DIC

胚胎坏死组织在宫腔稽留时间过长,尤其是孕16周以上的过期流产,容易并发DIC。所以,处理前应检查血常规、出凝血时间、血小板计数、血纤维蛋白原、凝血酶原时间、凝血块收缩试验、D-二聚体、纤维蛋白降解产物及血浆鱼精蛋白副凝试验(3P试验)等,并做好输血准备。若存在凝血功能异常,应及早使用纤维蛋白原、输新鲜血或输血小板等,高凝状态可用低分子肝素,防止或避免DIC发生,待凝血功能好转后再行引产或刮宫。

4.预防感染

过期流产病程往往较长,且多合并有不规则阴道流血,易继发感染,故在处理过程中应使用抗生素。

(六)习惯性流产处理原则

有习惯性流产史的妇女,应在怀孕前进行必要的检查,包括夫妇双方染色体检查与血型鉴定及其丈夫的精液检查,女方尚需进行内分泌、生殖道感染、血栓前状态、生殖道局部或全身免疫等检查及生殖道解剖结构的详细检查,查出原因者,应于怀孕前及时纠治。

1.染色体异常

若每次流产均由于胚胎染色体异常所致,这提示流产的病因与配子的质量有关。如精子畸形率过高者建议到男科治疗,久治不愈者可行供者人工授精(AID)。如女方为高龄,胚胎染色体异常多为三体,且多次治疗失败可考虑做赠卵体外受精——胚胎移植术(IVF)。夫妇双方染色体异常可做 AID,或赠卵 IVF 及种植前诊断(PGD)。

2.生殖道解剖异常

完全或不完全子宫纵隔可行纵隔切术。子宫黏膜下肌瘤可在宫腔镜下行肌瘤切除术,壁间肌瘤可经腹肌瘤挖出术。宫腔粘连可在宫腔镜下做粘连分离术,术后放置宫内节育器 3 个月。宫颈内口松弛者,于妊娠前作宫颈内口修补术。若已妊娠,最好于妊娠 14～16 周行宫颈内口环扎术,术后定期随诊,提前住院,待分娩发动前拆除缝线,若环扎术后有流产征象,治疗失败,应及时拆除缝线,以免造成宫颈撕裂。国际上有对于有先兆流产症状的患者进行紧急宫颈缝扎术获得较好疗效的报道。

3.内分泌异常

黄体功能不全者主要采用孕激素补充疗法。孕时可使用黄体酮 20 mg 隔天或每天肌内注射至孕 10 周左右,或 HCG 1 000～3 000 U,隔天肌内注射 1 次。如患者存在多囊卵巢综合征、高催乳素血症、甲状腺功能异常或糖尿病等,均宜在孕前进行相应的内分泌治疗,并于孕早期加用孕激素。

4.感染因素

孕前应根据不同的感染原进行相应的抗感染治疗。

5.免疫因素

自身免疫型习惯性流产的治疗多采用抗凝剂和免疫抑制剂治疗。常用的抗凝剂有阿司匹林和肝素,免疫抑制剂以泼尼松为主,也有使用人体丙种球蛋白治疗成功的报道。同种免疫型习惯性流产采用主动免疫治疗,自 20 世纪 80 年代以来,国外有学者开始采用主动免疫治疗同种免疫型习惯性流产。即采用丈夫或无关个体的淋巴细胞对妻子进行主动免疫致敏,其目的是诱发女方体内产生封闭抗体,避免母体对胚胎的免疫排斥。

6.血栓前状态

目前多采用低分子肝素(LMWH)单独用药或联合阿司匹林的治疗方法。一般 LMWH 5 000 U 皮下注射,每天 1～2 次。用药时间从早孕期开始,治疗过程中必须严密监测胎儿生长发育情况和凝血-纤溶指标,检测项目恢复正常,即可停药。但停药后必须每月复查凝血-纤溶指标,有异常时重新用药。有时治疗可维持整个孕期,一般在终止妊娠前 24 小时停止使用。

7.原因不明习惯性流产

当有怀孕征兆时,可按黄体功能不足给以黄体酮治疗,每天 10～20 mg 肌内注射,或 HCG 2 000 U,隔天肌内注射一次。确诊妊娠后继续给药直至妊娠 10 周或超过以往发生流产的月份,并嘱其卧床休息,禁忌性生活,补充维生素 E 并给予心理治疗,以解除其精神紧张,并安定其情绪。同时,在孕前和孕期尽量避免接触环境毒性物质。

(七)感染性流产

流产感染多为不全流产合并感染。治疗原则应积极控制感染,若阴道流血不多,应用广谱抗生素 2～3 天,待控制感染后再行刮宫,清除宫腔残留组织以止血。若阴道流血量多,静脉滴注广谱抗生素和输血的同时,用卵圆钳将宫腔内残留组织夹出,使出血减少,切不可用刮匙全面搔刮宫腔,以免造成感染扩散。术后继续应用抗生素,待感染控制后再行彻底刮宫。若已合并感染性休克者,应积极纠正休克。若感染严重或腹、盆腔有脓肿形成时,应行手术引流,必要时切除子宫。

七、护理

(一)护理评估

1.病史

停经、阴道流血和腹痛是流产孕妇的主要症状。应详细询问患者停经史、早孕反应情绪;阴道流血的持续时间与阴道流血量;有无腹痛,腹痛的部位、性质及程度。此外,还应了解阴道有无水样排液,排液的色、量和有无臭味,以及有无妊娠产物排出等。对于既往病史,应全面了解孕妇在妊娠期间有无全身性疾病、生殖器官疾病、内分泌功能失调及有无接触有害物质等,以识别发生流产的诱因。

2.身心诊断

流产孕妇可因出血过多而出现休克,或因出血时间过长、宫腔内有残留组织而发生感染。因此,护士应全面评估孕妇的各项生命体征。判断流产类型,尤其须注意与贫血及感染相关的征象(表 7-3)。

表 7-3　各型流产的临床表现

类型	病史			妇科检查	
	出血量	下腹痛	组织排出	宫颈口	子宫大小
先兆流产	少	无或轻	无	闭	与妊娠周数相符
难免流产	中~多	加剧	无	扩张	相符或略小
不全流产	少~多	减轻	部分排出	扩张或有物堵塞或闭	小于妊娠周数
完全流产	少~无	无	全部排出	闭	正常或略大

流产孕妇的心理状况以焦虑和恐惧为特征。孕妇面对阴道流血往往会不知所措,甚至有过度严重化情绪,同时对胎儿健康的担忧也会直接影响孕妇的情绪反应,孕妇可能会表现伤心、郁闷、烦躁不安等。

3.诊断检查

(1)产科检查:在消毒条件下进行妇科检查,进一步了解宫颈口是否扩张、羊膜是否破裂、有无妊娠产物堵塞于宫颈口内;子宫大小与停经周数是否相符、有无压痛等,并应检查双侧附件有无肿块、增厚及压痛等。

(2)实验室检查:多采用放射免疫方法对人绒毛膜促性腺激素(HCG)、人胎盘催乳素(HPL)、雌激素和孕激素等进行定量测定,如测定的结果低于正常值,提示有流产可能。

(3)B超显像:超声显像可显示有无胎囊、胎动、胎心等,从而可诊断并鉴别流产及其类型,指导正确处理。

(二)可能的护理诊断

1.有感染的危险

与阴道出血时间过长、宫腔内有残留组织等因素有关。

2.焦虑

与担心胎儿健康等因素有关。

(三)预期目标

(1)出院时护理对象无感染征象。

（2）先兆流产孕妇能积极配合保胎措施,继续妊娠。

（四）护理措施

对于不同类型的流产孕妇,处理原则不同,其护理措施亦有差异。护理在全面评估孕妇身心状况的基础上,综合病史及诊断检查,明确基本处理原则,认真执行医嘱,积极配合医师为流产孕妇进行诊断,并为之提供相应的护理措施。

1.先兆流产孕妇的护理

先兆流产孕妇需卧床休息,禁止性生活,禁用肥皂水灌肠,以减少各种刺激。护士除了为其提供生活护理外,通常遵医嘱给孕妇适量镇静剂、孕激素等。随时评估孕妇的病情变化,如是否腹痛加重、阴道流血量增多等。此外,由于孕妇的情绪状态也会影响其保胎效果,因此护士还应注意观察孕妇的情绪反应,加强心理护理,从而稳定孕妇情绪,增强保胎信心。护士须向孕妇及家属讲明以上保胎措施的必要性,以取得孕妇及家属的理解和配合。

2.妊娠不能再继续者的护理

护士应积极采取措施,及时采取终止妊娠的措施,协助医师完成手术过程,使妊娠产物完全排出,同时开放静脉,做好输液、输血准备。并严密检测孕妇的体温、血压及脉搏。观察其面色、腹痛、阴道流血及与休克有关的征象。有凝血功能障碍者应予以纠正,然后再行引产或手术。

3.预防感染

护士应检测患者的体温、血常规及阴道流血,以及分泌物的性质、颜色、气味等,并严格执行无菌操作规程,加强会阴部的护理。指导孕妇使用消毒会阴垫,保持会阴部清洁,维持良好的卫生习惯。当护士发现感染征象后应及时报告医师,并按医嘱进行抗感染处理。此外,护士还应嘱患者流产后 1 个月返院复查,确定无禁忌证后,方可开始性生活。

4.协助患者顺利渡过悲伤期

患者由于失去婴儿,往往会出现伤心、悲哀等情绪反应。护士应给予同情和理解,帮助患者及家属接受现实,顺利渡过悲伤期。此外,护士还应与孕妇及家属共同讨论此次流产的原因,并向他们讲解有关流产的相关知识,帮助他们为再次妊娠做好准备。有习惯性流产史的孕妇在下一次妊娠确诊后卧床休息,加强营养,禁止性生活。补充 B 族维生素、维生素 E、维生素 C 等,治疗期必须超过以往发生流产的妊娠月份。病因明确者,应积极接受对因治疗。黄体功能不足者,按医嘱正确使用黄体酮治疗,以预防流产;子宫畸形者须在妊娠前先进行矫正手术。宫颈内口松弛者应在未妊娠前做宫颈内口松弛修补术。如已妊娠,则可在妊娠 14～16 周时行子宫内口缝扎术。

（五）护理评价

（1）护理对象体温正常,血红蛋白及白细胞数正常,无出血、感染征象。

（2）先兆流产孕妇配合保胎治疗,继续妊娠。

（任爱萍）

第七节　异 位 妊 娠

受精卵在于子宫体腔以外着床称为异位妊娠,习称宫外孕。异位妊娠依受精卵在子宫体腔外种植部位不同分为输卵管妊娠、卵巢妊娠、腹腔妊娠、阔韧带妊娠和宫颈妊娠。（图 7-7）

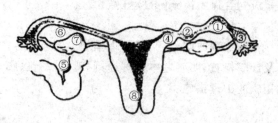

①输卵管壶腹部妊娠;②输卵管峡部妊娠;③输卵管伞部妊娠;④输卵管间
质部妊娠;⑤腹腔妊娠;⑥阔韧带妊娠;⑦卵巢妊娠;⑧宫颈妊娠

图 7-7　异位妊娠的发生部位

异位妊娠是妇产科常见的急腹症,发病率约 1%,是孕产妇的主要死亡原因之一。以输卵管妊娠最常见。输卵管妊娠占异位妊娠 95% 左右,其中壶腹部妊娠最多见,约占 78%,其次为峡部、伞部、间质部妊娠较少见。

一、病因

(一)输卵管炎症

此是异位妊娠的主要病因。可分为输卵管黏膜炎和输卵管周围炎。输卵管黏膜炎轻者可发生黏膜皱褶粘连、管腔变窄。或使纤毛功能受损,从而导致受精卵在输卵管内运行受阻并于该处着床;输卵管周围炎病变主要在输卵管浆膜层或浆肌层,常造成输卵管周围粘连、输卵管扭曲、管腔狭窄、蠕动减弱而影响受精卵运行。

(二)输卵管手术史输卵管绝育史及手术史者

输卵管妊娠的发生率为 10%~20%。尤其是腹腔镜下电凝输卵管及硅胶环套术绝育,可因输卵管瘘或再通而导致输卵管妊娠。曾经接受输卵管粘连分离术、输卵管成形术(输卵管吻合术或输卵管造口术)者,在再次妊娠时输卵管妊娠的可能性亦增加。

(三)输卵管发育不良或功能异常

输卵管过长、肌层发育差、黏膜纤毛缺乏、双输卵管、输卵管憩室或有输卵管副伞等,均可造成输卵管妊娠。输卵管功能(包括蠕动、纤毛活动以及上皮细胞分泌)受雌、孕激素调节。若调节失败,可影响受精卵正常运行。

(四)辅助生殖技术

近年,由于辅助生育技术的应用,使输卵管妊娠发生率增加,既往少见的异位妊娠,如卵巢妊娠、宫颈妊娠、腹腔妊娠的发生率增加。1998 年,美国报道因助孕技术应用所致输卵管妊娠的发生率为 2.8%。

(五)避孕失败

宫内节育器避孕失败,发生异位妊娠的机会较大。

(六)其他

子宫肌瘤或卵巢肿瘤压迫输卵管,影响输卵管管腔通畅,使受精卵运行受阻。输卵管子宫内膜异位可增加受精卵着床于输卵管的可能性。

二、病理

(一)输卵管妊娠的特点

输卵管管腔狭小,管壁薄且缺乏黏膜下组织,其肌层远不如子宫肌壁厚与坚韧,妊娠时不能形成完好的蜕膜,不利于胚胎的生长发育,常发生以下结局。

1.输卵管妊娠流产(tubal abortion)

多见于妊娠8~12周输卵管壶腹部妊娠。受精卵种植在输卵管黏膜皱襞内,由于蜕膜形成不完整,发育中的胚泡常向管腔突出,最终突破包膜而出血,胚泡与管壁分离,若整个胚泡剥离落入管腔,刺激输卵管逆蠕动经伞端排出到腹腔,形成输卵管妊娠完全流产,出血一般不多。若胚泡剥离不完整,妊娠产物部分排出到腹腔,部分尚附着于输卵管壁,形成输卵管妊娠不全流产,滋养细胞继续侵蚀输卵管壁,导致反复出血,形成输卵管血肿或输卵管周围血肿,血液不断流出并积聚在直肠子宫陷窝形成盆腔血肿,量多时甚至流入腹腔。

2.输卵管妊娠破裂(rupture of tubal pregnancy)

多见于妊娠6周左右输卵管峡部妊娠。受精卵着床于输卵管黏膜皱襞间,胚泡生长发育时绒毛向管壁方向侵蚀肌层及浆膜,最终穿破浆膜,形成输卵管妊娠破裂。输卵管肌层血管丰富。短期内可发生大量腹腔内出血,使患者出现休克。其出血量远较输卵管妊娠流产多,腹痛剧烈;也可反复出血,在盆腔与腹腔内形成血肿。孕囊可自破裂口排出,种植于任何部位。若胚泡较小则可被吸收;若过大则可在直肠子宫陷凹内形成包块或钙化为石胎。

输卵管间质部妊娠虽少见,但后果严重,其结局几乎均为输卵管妊娠破裂。由于输卵管间质部管腔周围肌层较厚、血运丰富,因此破裂常发生于孕12~16周。其破裂犹如子宫破裂,症状较严重,往往在短时间内出现低血容量休克症状。

3.陈旧性宫外孕

输卵管妊娠流产或破裂,若长期反复内出血形成的盆腔血肿不消散,血肿机化变硬并与周围组织粘连,临床上称为陈旧性宫外孕。

4.继发性腹腔妊娠

无论输卵管妊娠流产或破裂,胚胎从输卵管排入腹腔内或阔韧带内,多数死亡,偶尔也有存活者。若存活胚胎的绒毛组织附着于原位或排至腹腔后重新种植而获得营养,可继续生长发育,形成继发性腹腔妊娠。

(二)子宫的变化

输卵管妊娠和正常妊娠一样,合体滋养细胞产生HCG维持黄体生长,使类固醇激素分泌增加,致使月经停止来潮、子宫增大变软、子宫内膜出现蜕膜反应。若胚胎受损或死亡,滋养细胞活力消失,蜕膜自宫壁剥离而发生阴道流血。有时蜕膜可完整剥离,随阴道流血排出三角形蜕膜管型(decidual cast);有时呈碎片排出。排出的组织见不到绒毛,组织学检查无滋养细胞,此时血β-HCG下降。子宫内膜形态学改变呈多样性,若胚胎死亡已久,内膜可呈增生期改变,有时可见Arias-Stella(A-S)反应,镜检见内膜腺体上皮细胞增生、增大,细胞边界不清,腺细胞排列成团突入腺腔,细胞极性消失,细胞核肥大、深染,细胞质有空泡。这种子宫内膜过度增生和分泌反应,可能为类固醇激素过度刺激所引起;若胚胎死亡后部分深入肌层的绒毛仍存活,黄体退化迟缓,内膜仍可呈分泌反应。

三、临床表现

输卵管妊娠的临床表现与受精卵着床部位、有无流产或破裂,以及出血量多少与时间长短等有关。

（一）症状

典型症状为停经后腹痛与阴道流血。

1.停经

除输卵管间质部妊娠停经时间较长外，多有 6～8 周停经史。有 20％～30％的患者无停经史，将异位妊娠时出现的不规则阴道流血误认为月经，或由于月经过期仅数天而不认为是停经。

2.腹痛

腹痛是输卵管妊娠患者的主要症状。在输卵管妊娠发生流产或破裂之前，由于胚胎在输卵管内逐渐增大，常表现为一侧下腹部隐痛或酸胀感。当发生输卵管妊娠流产或破裂时，突感一侧下腹部撕裂样疼痛，常伴有恶心、呕吐。若血液局限于病变区，主要表现为下腹部疼痛，当血液积聚于直肠子宫陷凹时，可出现肛门坠胀感。随着血液由下腹部流向全腹，疼痛可由下腹部向全腹部扩散，血液刺激膈肌，可引起肩胛部放射性疼痛及胸部疼痛。

3.阴道流血

胚胎死亡后。常有不规则阴道流血，色暗红或深褐，量少呈点滴状，一般不超过月经量，少数患者阴道流血量较多，类似月经。阴道流血可伴有蜕膜管型或蜕膜碎片排出，由子宫蜕膜剥离所致。阴道流血一般常在病灶去除后方能停止。

4.晕厥与休克

由于腹腔内出血及剧烈腹痛，轻者出现晕厥，严重者出现失血性休克。出血量越多越快，症状出现越迅速越严重，但与阴道流血量不成正比。

5.腹部包块

输卵管妊娠流产或破裂时所形成的血肿时间较久者，由于血液凝固并与周围组织或器官（如子宫、输卵管、卵巢、肠管或大网膜等）发生粘连形成包块，包块较大或位置较高者，腹部可扪及。

（二）体征

根据患者内出血的情况，患者可呈贫血貌。腹部检查：下腹压痛、反跳痛明显，出血多时，叩诊有移动性浊音。

四、处理原则

处理原则以手术治疗为主，其次是药物治疗。

（一）药物治疗

1.化学药物治疗

主要适用于早期输卵管妊娠、要求保存生育能力的年轻患者。符合下列条件可采用此法：①无药物治疗的禁忌证；②输卵管妊娠未发生破裂或流产；③输卵管妊娠包块直径≤4 cm；④血 β-HCG＜2 000 U/L；⑤无明显内出血，常用甲氨蝶呤（MTX），治疗机制是抑制滋养细胞增生，破坏绒毛，使胚胎组织坏死、脱落、吸收。但在治疗中若病情无改善，甚至发生急性腹痛或输卵管破裂症状，则应立即进行手术治疗。

2.中医药治疗

中医学认为本病属血瘀少腹，不通则痛的实证。以活血化瘀、消癥为治则，但应严格掌握指征。

（二）手术治疗

手术治疗分为保守手术和根治手术。保守手术为保留患侧输卵管，根治手术为切除患侧输卵管。手术治疗适用于:①生命体征不稳定或有腹腔内出血征象者;②诊断不明确者;③异位妊娠有进展者(如血β-HCG处于高水平,附件区大包块等);④随诊不可靠者;⑤药物治疗禁忌证者或无效者。

1.保守手术

此适用于有生育要求的年轻妇女,特别是对侧输卵管已切除或有明显病变者。

2.根治手术

此适用于无生育要求的输卵管妊娠内出血并发休克的急症患者。

3.腹腔镜手术

这是近年治疗异位妊娠的主要方法。

五、护理

(一)护理评估

1.病史

应仔细询问月经史,以准确推断停经时间。注意不要将不规则阴道流血误认为末次月经,或由于月经仅过期几天,不认为是停经。此外,对不孕、放置宫内节育器、绝育术、输卵管复通术、盆腔炎等与发病相关的高危因素应予高度重视。

2.身心状况

输卵管妊娠发生流产或破裂前,症状及体征不明显。当患者腹腔内出血较多时呈贫血貌,严重者可出现面色苍白,四肢湿冷,脉快、弱、细,血压下降等休克症状。体温一般正常,出现休克时体温略低,腹腔内血液吸收时体温略升高,但不超过38 ℃。下腹有明显压痛、反跳痛,尤以患侧为重,肌紧张不明显,叩诊有移动性浊音。血凝后下腹可触及包块。

由于输卵管妊娠流产或破裂后,腹腔内急性大量出血及剧烈腹痛,以及妊娠终止的现实都将是孕妇出现较为激烈的情绪反应。可表现为哭泣、自责、无助、抑郁和恐惧等行为。

3.诊断检查

(1)腹部检查:输卵管妊娠流产或破裂者,下腹部有明显压痛或反跳痛,尤以患侧为甚,轻度腹肌紧张;出血多时,叩诊有移动性浊音;如出血时间较长,形成血凝块,在下腹可触及软性肿块。

(2)盆腔检查:输卵管妊娠未发生流产或破裂者,除子宫略大较软外,仔细检查可能触及胀大的输卵管并有轻度压痛。输卵管妊娠流产或破裂者,阴道后穹隆饱满,有触痛。将宫颈轻轻上抬或左右摇动时引起剧烈疼痛,称为宫颈抬举痛或摇摆痛,是输卵管妊娠的主要体征之一。子宫稍大而软,腹腔内出血多时子宫检查呈漂浮感。

(3)阴道后穹隆穿刺:是一种简单、可靠的诊断方法,适用于疑有腹腔内出血的患者。由于腹腔内血液易积聚于子宫直肠陷凹,抽出暗红色不凝血为阳性,说明存在血腹症。无内出血、内出血量少、血肿位置较高或子宫直肠陷凹有粘连者,可能抽不出血液,因而穿刺阴性不能排除输卵管妊娠存在。如有移动性浊音,可做腹腔穿刺。

(4)妊娠试验:放射免疫法测血中 HCG,尤其是 β-HCG 阳性有助诊断。虽然此方法灵敏度高,异位妊娠的阳性率一般可达80%～90%,但 β-HCG 阴性者仍不能完全排除异位妊娠。

(5)血清黄体酮测定:对判断正常妊娠胚胎的发育情况有帮助,血清黄体酮值<5 ng/mL 应考虑宫内妊娠流产或异位妊娠。

(6)超声检查:B 超显像有助于诊断异位妊娠。阴道 B 超检查较腹部 B 超检查准确性高。诊断早期异位妊娠。单凭 B 超现象有时可能会误诊。若能结合临床表现及 β-HCG 测定等,对诊断的帮助很大。

(7)腹腔镜检查:适用于输卵管妊娠尚未流产或破裂的早期患者和诊断有困难的患者,腹腔内有大量出血或伴有休克者,禁做腹腔镜检查。在早期异位妊娠患者,腹腔镜可见一侧输卵管肿大,表面紫蓝色,腹腔内无出血或有少量出血。

(8)子宫内膜病理检查:诊刮仅适用于阴道流血量较多的患者,目的在于排除宫内妊娠流产。将宫腔排出物或刮出物做病理检查,切片中见到绒毛,可诊断为宫内妊娠,仅见蜕膜未见绒毛者有助于诊断异位妊娠。现已经很少依靠诊断性刮宫协助诊断。

(二)护理诊断

1.潜在并发症

出血性休克。

2.恐惧

与担心手术失败有关。

(三)预期目标

(1)患者休克症状得以及时发现并缓解。

(2)患者能以正常心态接受此次妊娠失败的事实。

(四)护理措施

1.接受手术治疗患者的护理

(1)护士在严密监测患者生命体征的同时,配合医师积极纠正患者休克症状,做好术前准备。手术治疗是输卵管异位妊娠的主要处理原则。对于严重内出血并发休克的患者,护士应立即开放静脉,交叉配血,做好输血输液的准备。以便配合医师积极纠正休克,补充血容量,并按急症手术要求迅速做好手术准备。

(2)加强心理护理:护士于术前简洁明了地向患者及家属讲明手术的必要性,并以亲切的态度和切实的行动赢得患者及家属的信任,保持周围环境的安静、有序,减少和消除患者的紧张、恐惧心理,协助患者接受手术治疗方案。术后,护士应帮助患者以正常的心态接受此次妊娠失败的现实,向她们讲述异位妊娠的有关知识,一方面可以减少因害怕再次发生移位妊娠而抵触妊娠的不良情绪,另一方面也可以增加和提高患者的自我保健意识。

2.接受非手术治疗患者的护理

对于接受非手术治疗方案的患者,护士应从以下几方面加强护理。

(1)护士须密切观察患者的一般情况、生命体征,并重视患者的主诉,尤应注意阴道流血量与腹腔内出血量不成比例,当阴道流血量不多时,不要误认为腹腔内出血量亦很少。

(2)护士应告诉患者病情发展的一些指征,如出血增多、腹痛加剧、肛门坠胀感明显等,以便当患者病情发展时,医患均能及时发现,给予相应处理。

(3)患者应卧床休息,避免腹部压力增大,从而减少异位妊娠破裂的机会。在患者卧床期间,护士需提供相应的生活护理。

(4)护士应协助正确留取血标本,以检测治疗效果。

(5)护士应指导患者摄取足够的营养物质,尤其是富含铁蛋白的食物,如动物肝脏、肉类、豆类、绿叶蔬菜及黑木耳等,以促进血红蛋白的增加,增强患者的抵抗力。

3.出院指导

输卵管妊娠的预后在于防治输卵管的损伤和感染,因此护士应做好妇女的健康保健工作,防止发生盆腔感染。教育患者保持良好的卫生习惯,勤洗浴、勤换衣,性伴侣稳定。发生盆腔炎后须立即彻底治疗,以免延误病情。另外,由于输卵管妊娠者中约有10%的再发生率和50%～60%的不孕率。因此,护士须告诫患者,下次妊娠时要及时就医,并且不宜轻易终止妊娠。

(五)护理评价

(1)患者的休克症状得以及时发现并纠正。

(2)患者消除了恐惧心理.愿意接受手术治疗。

(解玉晶)

第八节　过 期 妊 娠

平时月经周期规则,妊娠达到或超过42周(>294天)尚未分娩者,称为过期妊娠。其发生率占妊娠总数的3%～15%。过期妊娠使胎儿窘迫、胎粪吸入综合征、过熟综合征、新生儿窒息、围生儿死亡、巨大儿,以及难产等不良结局发生率增高,并随妊娠期延长而增加。

一、病因

过期妊娠可能与下列因素有关。

(一)雌、孕激素比例失调

内源性前列腺素和雌二醇分泌不足而黄体酮水平增高,导致孕激素优势,抑制前列腺素和缩宫素的作用,延迟分娩发动,导致过期妊娠。

(二)头盆不称

部分过期妊娠胎儿较大,导致头盆不称和胎位异常,使胎先露部不能紧贴子宫下段及宫颈内口,反射性子宫收缩减少,容易发生过期妊娠。

(三)胎儿畸形

如无脑儿,由于无下丘脑,垂体肾上腺轴发育不良或缺如,促肾上腺皮质激素产生不足,胎儿肾上腺皮质萎缩,使雌激素的前身物质16α-羟基硫酸脱氢表雄酮不足,从而雌激素分泌减少;小而不规则的胎儿不能紧贴子宫下段及宫颈内口诱发宫缩,导致过期妊娠。

(四)遗传因素

某家族、某个体常反复发生过期妊娠,提示过期妊娠可能与遗传因素有关。胎盘硫酸酯酶缺乏症是一种罕见的伴性隐性遗传病,可导致过期妊娠。其发生机制是因胎盘缺乏硫酸酯酶,胎儿肾上腺与肝脏产生的16α-羟基硫酸脱氢表雄酮不能脱去硫酸根转变为雌二醇及雌三醇,从而使血雌二醇及雌三醇明显减少,降低子宫对缩宫素的敏感性,使分娩难以启动。

二、临床表现

(一)胎盘

过期妊娠的胎盘病理有两种类型:一种是胎盘功能正常,除重量略有增加外,胎盘外观和镜检均与妊娠足月胎盘相似;另一种是胎盘功能减退,肉眼观察胎盘母体面呈片状或多灶性梗死及钙化,胎儿面及胎膜常被胎粪污染,呈黄绿色。

(二)羊水

正常妊娠 38 周后,羊水量随妊娠推延逐渐减少,妊娠 42 周后羊水减少迅速,约 30％减至 300 mL 以下;羊水粪染率明显增高,是足月妊娠的 2～3 倍,若同时伴有羊水过少,羊水粪染率达 71％。

(三)胎儿

过期妊娠胎儿生长模式与胎盘功能有关,可分以下 3 种。

1.正常生长及巨大儿

胎盘功能正常者,能维持胎儿继续生长,约 25％成为巨大儿,其中 1.4％胎儿出生体重＞4 500 g。

2.胎儿成熟障碍

10％～20％的过期妊娠并发胎儿成熟障碍。胎盘功能减退与胎盘血流灌注不足、胎儿缺氧及营养缺乏等有关。由于胎盘合成、代谢、运输及交换等功能障碍,胎儿不易再继续生长发育。临床分为3期:第 Ⅰ 期为过度成熟期,表现为胎脂消失、皮下脂肪减少、皮肤干燥松弛多皱褶,头发浓密,指(趾)甲长,身体瘦长,容貌似"小老人"。第 Ⅱ 期为胎儿缺氧期,肛门括约肌松弛,有胎粪排出,羊水及胎儿皮肤黄染,羊膜和脐带绿染,同胎儿患病率及围生儿死亡率最高。第 Ⅲ 期为胎儿全身因粪染历时较长广泛黄染,指(趾)甲和皮肤呈黄色,脐带和胎膜呈黄绿色,此期胎儿已经历和渡过第 Ⅱ 期危险阶段,其预后反较第 Ⅱ 期好。

3.胎儿生长受限

小样儿可与过期妊娠共存,后者更增加胎儿的危险性,约 1/3 的过期妊娠死产儿为生长受限小样儿。

三、处理原则

应根据胎盘功能、胎儿大小、宫颈成熟度综合分析,以确诊过期妊娠,并选择恰当的分娩方式终止妊娠,在产程中密切观察羊水情况、胎心监护,出现胎儿窘迫征象,行剖宫产尽快结束分娩。

四、护理

(一)护理评估

1.病史

准确核实孕周,确定胎盘功能是否正常是关键。诊断过期妊娠之前必须准确核实孕周。

2.身心诊断

平时月经周期规则,妊娠达到或超过 42 周(＞294 天)未分娩者,可诊断为过期妊娠。由于孕妇结果的不可预知,恐惧、焦虑、猜测是过期妊娠孕妇常见的情绪反应。

3.诊断检查

实验室检查:①根据 B 超检查确定孕周,妊娠 20 周内,B 超检查对确定孕周有重要意义。妊娠 5～12 周内以胎儿顶臀径推算孕周较准确,妊娠 12～20 周以内以胎儿双顶径、股骨长度推算预产期较好。②根据妊娠初期血、尿 HCG 增高的时间推算孕周。

(二)可能的护理诊断

1.有新生儿受伤的危险

与过期胎儿生长受限有关。

2.焦虑

与担心分娩方式、过期胎儿预后有关。

(三)预期目标

(1)新生儿不存在因护理不当而产生的并发症。

(2)患者能平静地面对事实,接受治疗和护理。

(四)护理措施

1.预防过期妊娠

(1)加强孕期宣教,使孕妇及家属认识过期妊娠的危害性。

(2)定期进行产前检查,适时结束妊娠。

2.加强监测,判断胎儿在宫内情况

(1)教会孕妇进行胎动计数:妊娠超过40周的孕妇,通过计数胎动进行自我监测尤为重要。胎动计数＞30次/12小时为正常,＜10次/12小时或逐日下降,超过50%,应视为胎盘功能减退,提示胎儿宫内缺氧。

(2)胎儿电子监护仪检测:无应激试验(NST)每周2次,胎动减少时应增加检测次数;住院后需每天1次监测胎心变化。NST无反应型需进一步做缩宫素激惹试验(OCT),若多次反复相互现胎心晚期减速,提示胎盘功能减退、胎儿明显缺氧。因NST存在较高假阳性率,需结合B超检查,估计胎儿安危。

3.终止妊娠应选择恰当的分娩方式

(1)已确诊过期妊娠,严格掌握终止妊娠的指征:①宫颈条件成熟;②胎儿体重＞4 000 g或胎儿生长受限;③12小时内胎动＜10次或NST为无反应型,OCT可疑;④尿E/C比值持续低值;⑤羊水过少(羊水暗区＜3 cm)和/或羊水粪染;⑥并发重度子痫前期或子痫。终止妊娠的方法应酌情而定。

(2)引产:宫颈条件成熟、Bishop评分＞7分者,应予引产;胎头已衔接者,通常采用人工破膜,破膜时羊水多而清者,可静脉滴注缩宫素。在严密监视下经阴道分娩。对羊水Ⅱ度污染者,若阴道分娩,要求在胎肩娩出前用负压吸管或吸痰管吸净胎儿鼻咽部黏液。

(3)剖宫产:出现胎盘功能减退或胎儿窘迫征象,不论宫颈条件成熟与否,均应行剖宫产尽快结束分娩。过期妊娠时,胎儿虽有足够储备力,但临产后宫缩应激力的显著增加超过其储备力,出现隐性胎儿窘迫,对此应有足够认识。最好应用胎儿监护仪,及时发现问题,采取应急措施,适时选择剖宫产挽救胎儿。进入产程后。应鼓励产妇左侧卧位、吸氧。产程中最好连续监测胎心,注意羊水性状,必要时取胎儿头皮血测 pH,及早发现胎儿窘迫,并及时处理。过期妊娠时,常伴有胎儿窘迫、羊水粪染,分娩时应做相应准备。胎儿娩出后立即在直接喉镜指引下行气管插管吸出气管内容物,以减少胎粪吸入综合征的发生。过期儿患病率和死亡率均增高,应及时发现和处理新生儿窒息、脱水、低血容量及代谢性酸中毒等并发症。

(五)护理评价

(1)患者能积极配合医护措施。

(2)新生儿未发生窒息。

(解玉晶)

209

第九节 胎 盘 早 剥

妊娠 20 周以后或分娩期正常位置的胎盘在胎儿娩出前部分或全部从子宫壁剥离,称为胎盘早剥(placental abruption)。胎盘早剥是妊娠晚期严重并发症,具有起病急、发展快特点,若处理不及时可危及母儿生命。胎盘早剥的发病率:国外 1%～2%,国内 0.46%～2.10%。

一、病因

胎盘早剥确切的原因及发病机制尚不清楚,可能与下述因素有关。

(一)孕妇血管病变

孕妇患严重妊娠期高血压疾病、慢性高血压、慢性肾脏疾病或全身血管病变时,胎盘早剥的发生率增高。妊娠合并上述疾病时,底蜕膜螺旋小动脉痉挛或硬化,引起远端毛细血管变性坏死甚至破裂出血,血液流至底蜕膜层与胎盘之间形成胎盘后血肿,致使胎盘与子宫壁分离。

(二)机械性因素

外伤尤其是腹部直接受到撞击或挤压;脐带过短(<30 cm)或脐带围绕颈、绕体相对过短时,分娩过程中胎儿下降牵拉脐带造成胎盘剥离;羊膜穿刺时刺破前壁胎盘附着处,血管破裂出血引起胎盘剥离。

(三)宫腔内压力骤减

双胎妊娠分娩时,第一胎儿娩出过速;羊水过多时,人工破膜后羊水流出过快,均可使宫腔内压力骤减,子宫骤然收缩,胎盘与子宫壁发生错位剥离。

(四)子宫静脉压突然升高

妊娠晚期或临产后,孕妇长时间仰卧位,巨大妊娠子宫压迫下腔静脉,回心血量减少,血压下降。此时子宫静脉淤血、静脉压增高、蜕膜静脉床淤血或破裂,形成胎盘后血肿,导致部分或全部胎盘剥离。

(五)其他一些高危因素

如高龄孕妇、吸烟、可卡因滥用、孕妇代谢异常、孕妇有血栓形成倾向、子宫肌瘤(尤其是胎盘附着部位肌瘤)等与胎盘早剥发生有关。有胎盘早剥史的孕妇再次发生胎盘早剥的危险性比无胎盘早剥史者高 10 倍。

二、分类及病理变化

胎盘早剥主要病理改变是底蜕膜出血并形成血肿,使胎盘从附着处分离。按病理类型,胎盘早剥可分为显性、隐性及混合性 3 种(图 7-8)。若底蜕膜出血量少,出血很快停止,多无明显的临床表现,仅在产后检查胎盘时发现胎盘母体面有凝血块及压迹。若底蜕膜继续出血,形成胎盘后血肿,胎盘剥离面随之扩大,血液冲开胎盘边缘并沿胎膜与子宫壁之间经过颈管向外流出,称为显性剥离(revealed abruption)或外出血。若胎盘边缘仍附着于子宫壁或由于胎先露部固定于骨盆入口,使血液积聚于胎盘与子宫壁之间,称为隐性剥离(concealed abruption)或内出血。由于子宫内有妊娠产物存在,子宫肌不能有效收缩,以压迫破裂的血窦而止血,血液不能外流,胎盘后血肿越积越大,子宫底随之升高。当出血达到一定程度时,血液终会冲开胎盘边缘及胎膜外流,称为混合型出血(mixed bleeding)。偶有出血穿破胎膜溢入羊水中成为血性羊水。

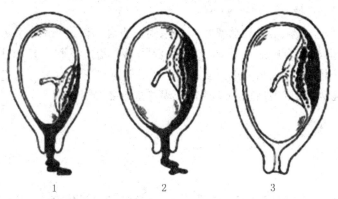

图 7-8 胎盘早剥类型
1.显性剥离;2.隐性剥离;3.混合性剥离

胎盘早剥发生内出血时,血液积聚于胎盘与子宫壁之间,随着胎盘后血肿压力的增加,血液浸入子宫肌层,引起肌纤维分离、断裂甚至变性,当血液渗透至子宫浆膜层时,子宫表面现紫蓝色瘀斑,称为子宫胎盘卒中(uteroplacental apoplexy),又称为库弗莱尔子(Couvelaire uterus)。有时血液还可渗入输卵管系膜、卵巢表面上皮下、阔韧带内。子宫肌层由于血液浸润、收缩力减弱,造成产后出血。

严重的胎盘早剥可以引发一系列病理生理改变。从剥离处的胎盘绒毛和蜕膜中释放大量组织凝血活酶,进入母体血液循环,激活凝血系统,导致弥散性血管内凝血(DIC),肺、肾等脏器的毛细血管内微血栓形成,造成脏器缺血和功能障碍。胎盘早剥持续时间越长,促凝物质不断进入母血,激活纤维蛋白溶解系统,产生大量的纤维蛋白原降解产物(FDP),引起继发性纤溶亢进。发生胎盘早剥后,消耗大量凝血因子,并产生高浓度 FDP,最终导致凝血功能障碍。

三、临床表现

根据病情严重程度,Sher 将胎盘早剥分为 3 度。

(一)Ⅰ度

多见于分娩期,胎盘剥离面积小,患者常无腹痛或腹痛轻微,贫血体征不明显。腹部检查见子宫软,大小与妊娠周数相符,胎位清楚,胎心率正常。产后检查见胎盘母体面有凝血块及压迹即可诊断。

(二)Ⅱ度

胎盘剥离面为胎盘面积 1/3 左右。主要症状为突然发生持续性腹痛、腰酸或腰背痛,疼痛程度与胎盘后积血量成正比。无阴道流血或流血量不多,贫血程度与阴道流血量不相符。腹部检查见子宫大于妊娠周数,子宫底随胎盘后血肿增大而升高。胎盘附着处压痛明显(胎盘位于后壁则不明显),宫缩有间歇,胎位可扪及,胎儿存活。

(三)Ⅲ度

胎盘剥离面超过胎盘面积 1/2。临床表现较Ⅱ度重。患者可出现恶心、呕吐、面色苍白、四肢湿冷、脉搏细数、血压下降等休克症状,且休克程度大多与阴道流血量不成正比。腹部检查见子宫硬如板状,宫缩间歇时不能松弛,胎位扪不清,胎心消失。

四、处理原则

纠正休克、及时终止妊娠是处理胎盘早剥的原则。患者入院时,情况危重、处于休克状态,应积极补充血容量,及时输入新鲜血液,尽快改善患者状况。胎盘早剥一旦确诊,必须及时终止妊娠。终止妊娠的方法根据胎次、早剥的严重程度、胎儿宫内状况及宫口开大等情况而定。此外,对并发症如凝血功能障碍、产后出血和急性肾衰竭等进行紧急处理。

五、护理

(一)护理评估

1.病史

孕妇在妊娠晚期或临产时突然发生腹部剧痛,有急性贫血或休克现象,应引起高度重视。护士需结合有无妊娠期高血压疾病或高血压病史、胎盘早剥史、慢性肾炎史、仰卧位低血压综合征史及外伤史,进行全面评估。

2.身心状况

胎盘早剥孕妇发生内出血时,严重者常表现为急性贫血和休克症状,而无阴道流血或有少量阴道流血。因此,对胎盘早剥孕妇除进行阴道流血的量、色评估外,应重点评估腹痛的程度、性质,孕妇的生命体征和一般情况,以及时、准确地了解孕妇的身体状况。胎盘早剥孕妇入院时情况危急,孕妇及其家属常常感到高度紧张和恐惧。

3.诊断检查

(1)产科检查:通过四步触诊判断胎方位、胎心情况、宫高变化、腹部压痛范围和程度等。

(2)B超检查:正常胎盘B超图像应紧贴子宫体部后壁、前壁或侧壁,若胎盘与子宫体之间有血肿时,在胎盘后方出现液性低回声区,暗区常不止一个,并见胎盘增厚。若胎盘后血肿较大时,能见到胎盘胎儿面凸向羊膜腔,甚至能使子宫内的胎儿偏向对侧。若血液渗入羊水中,见羊水回声增强、增多,是羊水混浊所致。当胎盘边缘已与子宫壁分离,未形成胎盘后血肿,则见不到上述图像,故B超检查诊断胎盘早剥有一定的局限性。重型胎盘早剥时常伴胎心、胎动消失。

(3)实验室检查:主要了解患者贫血程度及凝血功能。重型胎盘早剥患者应检查肾功能与二氧化碳结合力。若并发DIC时进行筛选试验血小板计数、凝血酶原时间、纤维蛋白原测定,结果可疑者可做纤溶确诊试验(凝血酶时间、优球蛋白溶解时间、血浆鱼精蛋白副凝时间)。

(二)可能的护理诊断

1.潜在并发症

弥散性血管内凝血。

2.恐惧

此与胎盘早剥引起的起病急、进展快,危及母儿生命有关。

3.预感性悲哀

此与死产、切除子宫有关。

(三)预期目标

(1)孕妇出血性休克症状得到控制。

(2)患者未出现凝血功能障碍、产后出血和急性肾衰竭等并发症。

（四）护理措施

胎盘早剥是一种妊娠晚期严重危及母儿生命的并发症，积极预防非常重要。护士应使孕妇接受产前检查，预防和及时治疗妊娠期高血压疾病、慢性高血压、慢性肾病等；妊娠晚期避免仰卧位及腹部外伤；施行外倒转术时动作要轻柔；处理羊水过多和双胎者时，避免子宫腔压力下降过快等。对于已诊断为胎盘早剥的患者，护理措施如下。

1.纠正休克

改善患者的一般情况护士应迅速开放静脉，积极补充其血容量，及时输入新鲜输血。既能补充血容量，又可补充凝血因子。同时密切监测胎儿状态。

2.严密观察病情变化

及时发现并发症凝血功能障碍表现为皮下、黏膜或注射部位出血，子宫出血不凝，有时有尿血、咯血及呕血等现象；急性肾衰竭可表现为尿少或无尿。护士应高度重视上述症状，一旦发现，及时报告医师并配合处理。

3.为终止妊娠做好准备

一旦确诊，应及时终止妊娠，以孕妇病情轻重、胎儿宫内状况、产程进展、胎产式等具体状态决定分娩方式，护士需为此做好相应准备。

4.预防产后出血

胎盘早剥的产妇胎儿娩出后易发生产后出血，因此分娩后应及时给予宫缩剂，并配合按摩子宫，必要时按医嘱做切除子宫的术前准备。未发生出血者，产后仍应加强生命体征观察，预防晚期产后出血的发生。

5.产褥期的处理

患者在产褥期应注意加强营养，纠正贫血。更换消毒会阴垫，保持会阴清洁，预防感染。根据孕妇身体情况给予母乳指导。死产者及时给予退乳措施，可在分娩后 24 小时内尽早服用大剂量雌激素，同时紧束双乳，少进汤类；水煎生麦芽当茶饮；针刺足临泣、悬钟等穴位。

（五）护理评价

（1）母亲分娩顺利，婴儿平安出生。

（2）患者未出现并发症。

（解玉晶）

第十节　妊娠期高血压疾病

妊娠期高血压疾病（hypertensive disorders in pregnancy）是妊娠期特有的疾病。发病率我国9.4％～10.4％，国外 7％～12％。本病命名强调生育年龄妇女发生高血压、蛋白尿症状与妊娠之间的因果关系。多数病例在妊娠期出现一过性高血压、蛋白尿症状，分娩后即随之消失。该病严重影响母婴健康，是孕产妇和围生儿患病率及死亡率的主要原因。

一、高危因素与病因

(一)高危因素

流行病学调查发现与妊娠期高血压疾病发病风险增加密切相关有如下高危因素:初产妇、孕妇年龄过小或大于35岁、多胎妊娠、妊娠期高血压病史及家族史、慢性高血压、慢性肾炎、抗磷脂抗体综合征、糖尿病、肥胖、营养不良、低社会经济状况。

(二)病因

妊娠期高血压疾病至今病因不明,多数学者认为当前可较合理解释的原因有如下几种。

1.异常滋养层细胞侵入子宫肌层

研究认为,子痫前期患者胎盘有不完整的滋养层细胞侵入子宫动脉,蜕膜血管与血管内滋养母细胞并存,子宫螺旋动脉发生广泛改变,包括血管内皮损伤、组成血管壁的原生质不足、肌内膜细胞增殖及脂类,首先在肌内膜细胞,其次在吞噬细胞中积聚,最终发展为动脉粥样硬化而引发妊娠期高血压疾病的一系列症状。

2.免疫机制

妊娠被认为是成功的自然同种异体移植。胎儿在妊娠期内不受排斥是因胎盘的免疫屏障作用、母体内免疫抑制细胞及免疫抑制物的作用。研究发现子痫前期呈间接免疫,子痫前期孕妇组织相容性抗原HLA-DR4明显高于正常孕妇。HLA-DR4在妊娠期高血压疾病发病中的作用可能为:①直接作为免疫基因,通过免疫基因产物,如抗原影响R噬细胞呈递抗原;②与疾病致病基因连锁不平衡;③使母胎间抗原呈递及识别功能降低,导致封闭抗体产生不足,最终导致妊娠期高血压疾病的发生。

3.血管内皮细胞受损

炎性介质如肿瘤坏死因子、白细胞介素-6、极低密度脂蛋白等可能促成氧化应激,导致类脂过氧化物持续生成,产生大量毒性因子,引起血管内皮损伤,干扰前列腺素平衡而使血压升高,导致一系列病理变化。研究认为,这些炎性介质、毒性因子可能来源于胎盘及蜕膜。因此,胎盘血管内皮损伤可能先于全身其他脏器。

4.遗传因素

妊娠期高血压疾病的家族多发性提示遗传因素与该病发生有关。研究发现,血管紧张素原基因变异T235的妇女妊娠期高血压疾病的发生率较高。也有人发现,妇女纯合子基因突变有异常滋养细胞浸润。遗传性血栓形成可能发生于子痫前期。单基因假设能够解释子痫前期的发生,但多基因遗传也不能排除。

5.营养缺乏

已发现多种营养如低清蛋白血症、钙、镁、锌、硒等缺乏与子痫前期发生发展有关。研究发现,妊娠期高血压疾病患者细胞内钙离子升高、血清钙下降,导致血管平滑肌细胞收缩,血压上升。

6.胰岛素抵抗

近年研究发现,妊娠期高血压疾病患者存在胰岛素抵抗,高胰岛素血症可导致一氧化氮(NO)合成下降及脂质代谢紊乱,影响前列腺素E_2的合成,增加外周血管的阻力,升高血压。因此认为胰岛素抵抗与妊娠期高血压疾病的发生密切相关,但尚需进一步研究。

二、病理生理变化

本病基本病理生理变化是全身小血管痉挛,内皮损伤及局部缺血,全身各系统各脏器灌流减少。由于小动脉痉挛,造成管腔狭窄、血管外周阻力增大、内皮细胞损伤、通透性增加、体液和蛋白质渗漏,表现为血压上升、蛋白尿、水肿和血液浓缩等。全身各组织器官因缺血、缺氧而受到不同程度损害。严重者脑、心、肝、肾及胎盘等的病理变化可导致抽搐、昏迷、脑水肿、脑出血,以及心、肾衰竭、肺水肿、肝细胞坏死和被膜下出血。胎盘绒毛退行性变、出血和梗死,胎盘早期剥离及凝血功能障碍而导致 DIC 等。主要病理生理变化简示如下(图 7-9)。

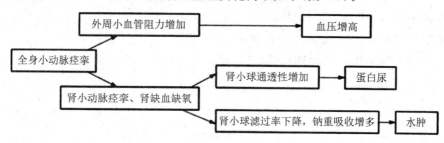

图 7-9　妊娠期高血压疾病病理生理变化

三、临床表现与分类

妊娠期高血压疾病分类与临床表现见表 7-4。

表 7-4　妊娠期高血压疾病分类及临床表现

分类	临床表现
妊娠期高血压	妊娠期首次出现血压≥18.7/12.0 kPa(140/90 mmHg),并于产后 12 周恢复正常;尿蛋白(一);少数患者可伴有,上腹部不适或血小板减少,产后方可确诊
子痫前期	
轻度	妊娠 20 周以后出现血压≥18.7/12.0 kPa(140/90 mmHg);尿蛋白>0.3 g/24 h 或随机尿蛋白(十);可伴有上腹不适、头痛等症状
重度	血压≥21.3/14.7 kPa(160/110 mmHg);尿蛋白>2.0 g/24 h 或随机尿蛋白>(十十);血清肌酐>10^6 mmol/L,血小板低于 $100×10^9$/L;血 LDH 升高;血清 ALT 或 AST 升高;持续性头痛或其他脑神经或视觉障碍;持续性上腹不适
子痫	子痫前期孕妇抽搐不能用其他原因解释
慢性高血压并发子痫前期	血压高血压孕妇妊娠 20 周以前无尿蛋白,若出现尿蛋白>0.3 g/24 h;高血压孕妇妊娠 20 周后突然尿蛋白增加或血压进一步升高或血小板<$100×10^9$/L
妊娠合并慢性高血压	妊娠前或妊娠 20 周前舒张压>12.0 kPa(90 mmHg)(除外滋养细胞病),妊娠期无明显加重;或妊娠 20 周后首次诊断高血压并持续到产后 12 周后

需要注意以下几方面。

(1)通常正常妊娠、贫血及低蛋白血症均可发生水肿,妊娠期高血压疾病之水肿无特异性,因此不能作为其诊断标准及分类依据。

(2)血压较基础血压升高 4.0/2.0 kPa(30/15 mmHg),但低于 18.7/12.0 kPa(140/90 mmHg)时,不作为诊断依据,但必须严密观察。

（3）重度子痫前期是妊娠 20 周后出现高血压、蛋白尿，且伴随以下至少一种临床症状或体征者，见表 7-5。

表 7-5　重度子痫前期的临床症状和体征

收缩压＞21.3～24.0 kPa(160～180 mmHg)，或舒张压＞14.7 kPa(110 mmHg)

24 小时尿蛋白＞3.0 g，或随机尿蛋白(＋＋＋)以上

中枢神经系统功能障碍

精神状态改变和严重头痛(频发，常规镇痛药不缓解)

脑血管意外

视物模糊，眼底点状出血，极少数患者发生皮质性盲

肝细胞功能障碍，肝细胞损伤，血清转氨酶至少升高 2 倍

上腹部或右上象限痛等肝包膜肿胀症状，肝被膜下出血或肝破裂

少尿，24 小时尿量＜500 mL

肺水肿，心力衰竭

血小板＜100×10⁹/L

凝血功能障碍

微血管病性溶血(血 LDH 升高)

胎儿生长受限、羊水过少、胎盘早剥

子痫前可有不断加重的重度子痫前期，但子痫也可发生于血压升高不显著、无蛋白尿或水肿者。通常产前子痫较多，约 25％子痫发生于产后 48 小时。

子痫抽搐进展迅速，前驱症状短暂，表现为抽搐、面部充血、口吐白沫、深昏迷；随之深部肌肉僵硬。很快发展成典型的全身阵挛性惊厥、有节律的肌肉收缩和紧张，持续 1.0～1.5 分钟，期间患者无呼吸动作，此后抽搐停止，呼吸恢复，但患者仍昏迷，最后意识恢复，但有困顿、易激惹、烦躁等症状。

四、处理原则

妊娠期高血压疾病的治疗目的和原则是争取母体可以完全恢复健康，胎儿生后能够存活，以对母儿影响最小的方式终止妊娠。对于妊娠期高血压可住院也可在家治疗，应保证休息，加强孕期检查，密切观察病情变化，以防发展为重症。子痫前期应住院治疗、积极处理，防止发生子痫及并发症。治疗原则为解痉、降压、镇静，合理扩容及利尿，适时终止妊娠。常用的治疗药物如下。

（1）解痉药物：以硫酸镁为首选药物。硫酸镁有预防和控制子痫发作的作用，适用于子痫前期和子痫的治疗。

（2）镇静药物：适用于对硫酸镁有禁忌或疗效不明显时，但分娩时应慎用，以免药物通过而对胎儿产生影响，主要用药有地西泮和冬眠合剂。

（3）降压药物：仅适用于血压过高，特别是舒张压高的患者，舒张压≥14.7 kPa(110 mmHg)或平均动脉压≥14.7 kPa(110 mmHg)者，可应用降压药物。选用的药物以不影响心排血量、肾血流量及子宫胎盘灌注量为宜。常用药物有肼屈嗪、硝苯地平、尼莫地平等。

（4）扩容药物：扩容应在解痉的基础上进行。扩容治疗时，应严密观察脉搏、呼吸、血压及尿

量,防止肺水肿和心力衰竭的发生。常用的扩容剂有清蛋白、全血、平衡液和右旋糖酐-40。

(5)利尿剂:仅用于全身性水肿、急性心力衰竭、肺水肿、脑水肿、血容量过高且伴有潜在肺水肿者。用药过程中应严密监测患者的水和电解质平衡情况,以及药物的毒副反应。常用药物有呋塞米、甘露醇。

五、护理

(一)护理评估

1.病史

详细询问患者与孕前及妊娠 20 周前有无高血压、蛋白尿和/或水肿及抽搐等征象;既往病史中有无原发性高血压、慢性肾炎及糖尿病;有无家族史。此次妊娠经过,出现异常现象的时间及治疗经过。

2.身心状况

除评估患者一般健康状况外,护士需重点评估患者的血压、蛋白尿、水肿、自觉症状,以及抽搐、昏迷等情况。在评估过程中应注意以下几方面。

(1)初测高血压有升高者,需休息 1 小时后再测,方能正确反映血压情况。同时不要忽略测得血压与其基础血压的比较。而且也可经过翻身试验(roll over test,ROT)进行判断,即孕妇左侧卧位时测血压直至血压稳定后,嘱其翻身卧位 5 分钟再测血压,若仰卧位舒张压较左侧卧位≥2.7 kPa(20 mmHg),提示有发生先兆子痫的倾向。

(2)留取 24 小时尿进行尿蛋白检查。凡 24 小时蛋白尿定量≥0.3 g 者为异常。由于蛋白尿的出现及量的多少反映了肾小管痉挛的程度和肾小管细胞缺氧及其功能受损的程度,护士应给予高度重视。

(3)妊娠后期水肿发生的原因除妊娠期高血压疾病外,还可由于下腔静脉受增大子宫压迫使血液回流受阻、营养不良性低蛋白血症及贫血等引起,因此,水肿的轻重并不一定反应病情的严重程度。但是水肿不明显者,也有可能迅速发展为子痫,应引起重视。此外,还应注意水肿不明显,但体重于 1 周内增加超过 0.5 kg 的隐性水肿。

(4)孕妇出现头痛、眼花、胸闷、恶心、呕吐等自觉症状时提示病情的进一步发展,即进入子痫前期阶段,护士应高度重视。

(5)抽搐与昏迷是最严重的表现,护士应特别注意发作状态、频率、持续时间、间隔时间、神智情况,以及有无唇舌咬伤、摔伤,甚至发生骨折、窒息或吸入性肺炎等。

妊娠期高血压疾病孕妇的心理状态与病情程度密切相关。妊娠期高血压孕妇由于身体尚未感明显不适,心理上往往易忽略,不予重视。随着病情的发展,当血压明显升高,出现自觉症状时,孕妇紧张、焦虑、恐惧的心理也会随之加重。此外,孕妇的心理状态还与孕妇对疾病的认识,以及其支持系统的认识与帮助有关。

3.诊断检查

(1)尿常规检查:根据蛋白尿量确定病情严重程度;根据镜检出现管型判断肾功能受损情况。

(2)血液检查。①测定血红蛋白、血细胞比容、血浆黏度、全血黏度,以了解血液浓缩程度;重症患者应测定血小板数、凝血时间,必要时测定凝血酶时间、纤维蛋白原和鱼精蛋白副凝试验(3P 试验)等,以了解有无凝血功能异常。②测定血电解质及二氧化碳结合力,以及时了解有无电解质紊乱及酸中毒。③肝、肾功能测定:如进行丙氨酸氨基转移酶(ACT)、血尿素氮、肌酐及尿酸等测定。④眼底检查:重度子痫前期时,眼底小动脉痉挛、动静脉比例可由正常的 2:3 变为 1:2 甚至 1:4,或出现视网膜水肿、渗出、出血,甚至视网膜剥离、一时性失明等。⑤其他检查,如心电图、超声心动图、胎盘功能、胎儿成熟度检查等,可视病情而定。

(二)护理诊断

1.体液过多

与下腔静脉受增大子宫压迫、血液回流受阻或营养不良性低蛋白血症有关。

2.有受伤的危险

与发生抽搐有关。

3.潜在并发症

胎盘早期剥离。

(三)预期目标

(1)妊娠期高血压孕妇病情缓解,发展为中、重度。

(2)子痫前期病情控制良好、未发生子痫及并发症。

(3)妊娠高血压疾病孕妇明确孕期保健的重要性。积极配合产前检查及治疗。

(四)护理措施

1.妊娠期高血压疾病的预防

护士应加强孕早期健康教育,使孕妇及家属了解妊娠期高血压疾病的知识及其对母儿的危害,从而促使孕妇自觉于妊娠早期开始做产前检查,并坚持定期检查,以便及时发现异常,及时得到治疗和指导。同时,还应指导孕妇合理饮食,增加蛋白质、维生素及富含铁、钙、锌的食物,减少过量脂肪和盐的摄入,对预防妊娠期高血压疾病有一定作用。尤其是钙的补充,可从妊娠20周开始。每天补充钙剂 2 g,可降低妊娠期高血压疾病的发生。此外,孕妇应采取左侧卧位休息以增加胎盘绒毛血供,同时保持心情愉快也有助于妊娠期高血压疾病的预防。

2.妊娠期高血压的护理

(1)保证休息:妊娠期高血压孕妇可在家休息,但需注意适当减轻工作,创造安静、清洁的环境,以保证充分的睡眠(8～10 小时/天)。在休息和睡眠时以左侧卧位为宜,在必要时也可换成右侧卧位,但要避免平卧位,其目的是解除妊娠子宫下腔静脉的压迫,改善子宫胎盘循环。此外,孕妇精神放松、心情愉快也有助于抑制妊娠期高血压疾病的发展。因此,护士应帮助孕妇合理安排工作和生活,既不紧张劳累,又不单调郁闷。

(2)调整饮食:妊娠期高血压孕妇除摄入足量的蛋白质(每天 100 g 以上)、蔬菜,补充维生素、铁和钙剂。食盐不必严格限制,因为长期低盐饮食可引起低钠血症,易发生产后血液循环衰竭,而且低盐饮食也会影响食欲,减少蛋白质的摄入,加强母儿不利。但全身水肿的孕妇应限制食盐的摄入量。

(3)加强产前保健:根据病情需要适当增加检查次数,加强母儿监测措施,密切注意病情变化,防止发展为重症。同时,向孕妇及家属讲解妊娠期高血压疾病相关知识,便于病情发展时孕妇能及时汇报,并督促孕妇每天数胎动。检测体重,及时发现异样,从而提高孕妇的自我保健意识,并取得家属的支持和理解。

3.子痫前期的护理

(1)一般护理:①轻度子痫前期的孕妇需住院治疗,卧床休息。左侧卧位。保持病室安静,避免各种刺激。若孕妇为重度子痫前期患者,护士还应准备呼叫器、床挡、急救车、吸引器、氧气、开口器、产包以及急救药品,如硫酸镁、葡萄糖酸钙等。②每 4 小时测 1 次血压,如舒张压渐上升,提示病情加重。并随时观察和询问孕妇有无头晕、头痛、恶心等自觉症状。③注意胎心变化,以及胎动、子宫敏感度(肌张力)有无变化。④重度子痫前期孕妇应根据病情需要,适当限制食盐摄入量(每天少于 3 g),每天或隔天测体重,每天记录液体出入量、测尿蛋白。必要时测 24 小时蛋白定量,测肝肾功能、二氧化碳结合力等项目。

(2)用药护理:硫酸镁是目前治疗子痫前期的首选解痉药物。镁离子能抑制运动神经末梢对乙酰胆碱的释放,阻断神经和肌肉间的传导,使骨骼肌松弛;镁离子可以刺激血管内皮细胞合成前列环素,降低机体对血管紧张素Ⅱ的反应,缓解血管痉挛状态,从而预防和控制子痫的发作。同时,镁离子可以提高孕妇和胎儿血红蛋白的亲和力,改善氧代谢。护士应明确硫酸镁的用药方法、毒性反应及注意事项。

用药方法:硫酸镁可采用肌内注射或静脉用药。①肌内注射,通常于用药 2 小时后血液浓度达高峰,且体内浓度下降缓慢,作用时间长,但局部刺激性强,患者常因疼痛而难以接受。注射时应注意使用长针头行深部肌内注射,也可加利多卡因于硫酸镁溶液中,以缓解疼痛刺激,注射后用无菌棉球或创可贴覆盖针孔,防止注射部位感染,必要时可行局部按揉或热敷,促进肌肉组织对药物的吸收。②静脉用药,可行静脉滴注或推注,静脉用药后可使血中浓度迅速达到有效水平,用药后约 1 小时血浓度可达高峰,停药后血浓度下降较快,但可避免肌内注射引起的不适。基于不同用药途径的特点,临床多采用两种方式互补长短。

毒性反应:硫酸镁的治疗浓度和中毒浓度相近,因此在进行硫酸镁治疗时应严密观察其毒性作用,并认真控制硫酸镁的入量。通常主张硫酸镁的滴注速度以 1 g/h 为宜,不超过 2 g/h,每天维持用量15~20 g。硫酸镁过量会使呼吸和心肌收缩功能受到抑制,危及生命。中毒现象首先表现为膝反射减弱或消失,随着血镁浓度的增加可出现全身肌张力减退及呼吸抑制,严重者心跳可突然停止。

注意事项:护士在用药前及用药过程中均应检测孕妇血压,同时还应检测以下指标。①膝腱反射必须存在;②呼吸不少于 16 次/分;③尿量每 24 小时不少于 600 mL,或每小时不少于 25 mL,尿少提示排泄功能受抑制。镁离子易蓄积发生中毒。由于钙离子可与镁离子争夺神经细胞上的同一受体,阻止镁离子的继续结合,因此应随时准备好 10% 的葡萄糖酸钙注射液,以便出现毒性作用时及时予以解毒。10% 葡萄糖酸钙 10 mL 在静脉推注时宜在 3 分钟内推完,必要时可每小时重复 1 次,直至呼吸、排尿和神经抑制恢复正常,但 2.1 小时内不超过 8 次。

4.子痫患者的护理

子痫为妊娠期高血压疾病最严重的阶段,直接关系到母儿安危,因此子痫患者的护理极为重要。

(1)协助医师控制抽搐:患者一旦发生抽搐,应尽快控制。硫酸镁为首选药物,必要时可加用强有力的镇静药物。

(2)专人护理,防止受伤:在子痫发生后,首先应保持患者的呼吸道通畅。并立即给氧,用开口器或于上、下磨牙间放置一缠好纱布的压舌板,用舌钳固定舌头,以防咬伤唇舌或发生舌后坠。使患者取头低侧卧位,以防黏液吸入呼吸道或舌头阻塞呼吸道,也可避免发生低血压综合征。必要时,用吸引器吸出喉部黏液或呕吐物,以免窒息。在患者昏迷或未完全清醒时,禁止给予一切饮食和口服药,防止误入呼吸道而致吸入性肺炎。

(3)减少刺激,以免诱发抽搐:患者应安置于单人暗室,保持绝对安静,以避免声、光刺激;一切治疗活动和护理操作尽量轻柔且相对集中.避免干扰患者。

（4）严密监护：密切注意血压、脉搏、呼吸、体温及尿量（留置尿管）、记液体出入量，及时进行必要的血、尿化验和特殊检查，及早发现脑出血、肺水肿、急性肾衰竭等并发症。

（5）为终止妊娠做好准备：子痫发作者往往在发作后自然临产，应严密观察并及时发现产兆，且做好母子抢救准备。如经治疗病情得以控制仍未临产者，应在孕妇清醒后 24～48 小时内引产，或子痫患者经药物控制后 6～12 小时，需考虑终止妊娠。护士应做好终止妊娠的准备。

5.妊娠期高血压疾病

孕妇的产时及产后护理妊娠期高血压疾病孕妇的分娩方式应根据母儿的情形而定。若决定经阴道分娩，在第一产程中，应密切检测患者的血压、脉搏、尿量、胎心和子宫收缩情况，以及有无自觉症状；血压升高时应及时与医师联系。在第二产程中应尽量缩短产程，避免产妇用力，初产妇可行会阴侧切并用产钳助产。在第三产程中，需预防产后出血，在胎儿娩出前肩后立即静脉推注缩宫素（禁用麦角新碱），及时娩出胎盘并按摩宫底，观察血压变化，重视患者的主诉。病情较重者于分娩开始即需开放静脉。胎盘娩出后测血压，病情稳定者，方可送回病房。重症患者产后应继续硫酸镁治疗 1～2 天，产后 21 小时至 5 天内仍有发生子痫的可能，故不可放松治疗及其护理措施。

妊娠期高血压疾病孕妇在产褥期仍需继续监测血压，产后 48 小时内应至少每 4 小时观察 1 次血压，即使产前未发生抽搐，产后 48 小时亦有发生的可能，故产后 48 小时内仍应继续硫酸镁的治疗和护理。使用大量硫酸镁的孕妇，产后易发生子宫收缩乏力，恶露较常人多，因此应严密观察子宫复旧情况，严防产后出血。

（五）护理评价

（1）妊娠期高血压孕妇休息充分、睡眠良好、饮食合理，病情缓解，未发展为重症。

（2）子痫前期预防病情得以控制，未发生子痫及并发症。

（3）妊娠期高血压孕妇分娩经过顺利。

（4）治疗中，患者未出现硫酸镁的中毒反应。

（解玉晶）

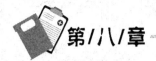

精神科护理

第一节　精神临床特殊症状的护理

一、兴奋躁动

兴奋躁动是指患者整个精神活动处于高度兴奋活动的状态,患者的动作和言语增加,在病程的某一阶段出现。此外,环境的不良刺激,工作人员态度不冷静,也可激惹患者产生躁动,这种状态的出现,不但危害他人与自身的安全,而且影响病房秩序,影响病房管理。护理兴奋患者的原则包括三个方面,其一是预防兴奋症状的发生,其二是减少及避免由于兴奋症状引起的伤害事故,其三是加速治疗,尽量缩短兴奋过程。

(一)安全和生活护理

(1)提供安静的病室环境,引导患者遵守和执行病区安全管理制度与检查制度;将兴奋患者与其他患者分开,以免互相影响,并阻止他人围观和挑逗,严重兴奋的患者应住单间隔离,减少对其他患者的影响,重点监护,确保安全。

(2)建立良好的护患关系,稳定患者的情绪,保证休息,做好日常生活护理,减少外界刺激,鼓励参加个人喜欢并可以自控的活动,并配合恰当的肯定和鼓励,争取病友、家庭和社会支持。

(3)引导鼓励患者按时料理个人卫生及整理床铺。对患者的异常打扮和修饰给予婉转的指正,以便更好地体现个人的修养和身份。

(4)让患者单独进食,减少周围事物的干扰,加强监护,防止暴饮暴食。按时督促和协助患者进食足够的食物和水分。如果患者处于极度兴奋状态,可在多人协助或保护下耐心喂饭。选择适当的时机给患者讲解其饮食无节的原因和危害,引导患者自行控制过度活动,能自行正常进食饮水。

(5)不采取强制性言语和措施,对其过激言语不辩论,但不轻易迁就,应因势利导,鼓励患者按可控制和可接受的方式表达与宣泄激动和愤怒。当劝导无效时,可遵医嘱采取保护性的约束,对约束的患者要加强监护,应清除患者身上的危险物品,并防止其他患者攻击被约束的患者,交接班时详细交代患者的情况和注意事项,严禁用约束对不合作的患者进行惩罚。

(6)在急性期,医护人员有权查阅患者书信,目的在于防止患者在自控能力下降期间,造成权益损失,甚至法律纠纷。

(7)对兴奋躁动的患者要加强基础护理,定期观测体温、脉搏、呼吸、血压,保证摄入足够的营养和液体,注意全身和口腔卫生,防止压疮发生,耐心给患者喂食等。

(二)心理护理

分析患者的合理与不合理要求,适当满足其合理要求,注意对患者进行品德和安全教育。并选择适当的时机,让患者认识自己的情感和行为失控是病态,从主观上能够主动调整情感和行为。

(三)特殊护理

1.兴奋行为的防范

护理人员坚守岗位,加强巡视。对有严重兴奋的患者应安置于重病房,严加监护,班班交接,并有专人护理,严禁单独活动。遵医嘱给予药物对症治疗,并注意观察药物作用与不良反应。对持续躁动的患者,要注意保证患者的营养,每天摄入的水分不能少于 3 000 mL,并注意观察体温、脉搏、呼吸和血压的变化。同时应注意防止患者冲动伤人、毁物和其他意外。检查和治疗时防止损坏器械和用品,不听劝说者应在约束之后进行检查和治疗。

2.冲动时的护理

一旦冲动,应采取有效措施,尽快终止和预防再度发生冲动行为,如难以制止冲动,可隔离或保护约束患者,认真执行保护约束护理常规,并及时报告医师采取进一步治疗措施。

3.冲动后的护理

在冲动后要做好其心理护理,制订切实可行的防范措施。在患者安静合作、解除隔离或约束时,仍要解释隔离或约束的必要性。对于受冲动损害的患者应立即妥善处理。

(四)健康教育

随着病情的好转,教会患者克服性格弱点,正确对待疾病和面对未来,掌握坚持长期治疗、防止复发的具体措施。

二、抑郁状态

抑郁状态的患者主要表现为心境抑郁、悲伤、沮丧、缺乏自信、兴趣降低、动作明显减少,或出现激越、思维迟缓、言语少、声调低,严重者不言不语,卧床不起,多有睡眠障碍和食欲降低、悲观失望或绝望、自责自罪或消极厌世,甚至出现自杀行为。抑郁状态常见于心境障碍、应激障碍、脑器质性疾病、躯体疾病,也可见于精神分裂症、神经症及药源性抑郁等。

(一)安全和生活护理

(1)提供安全舒适的病室环境:将有自杀、自伤危险的患者安置于重症病房,其活动范围不离开护理人员视线,严格交接班,认真执行危险品管理制度和服药检查制度。

(2)严密观察病情,加强沟通,要掌握抑郁状态的患者有昼重夜轻、早醒以及凌晨或病情略有缓解时易采取自杀的特点,严格看护,做到及早发现自杀先兆,适时帮助其分析精神症状。

(3)保证患者定时足量进食食物和饮水。如有罪恶妄想者,可将饭菜泡在一起,让其认为是剩饭而吃掉。对有运动性抑制的患者,要协助喂饭,对拒食者给予鼻饲流质饮食。

(4)教会患者应对失眠和早醒的方法,培养自行按时睡眠的习惯,必要时遵医嘱给予催眠药,并详细记录睡眠和用药情况。

(5)了解患者的兴趣爱好,协助其参加感兴趣的活动,如下棋、做手工等,以减少日间卧床时间。

（二）心理护理

建立良好的护患关系，与患者讨论并接纳其抑郁体验，创造理解和同情的气氛。在急性期只给予支持性心理护理。在恢复期，可给予鼓励性心理护理，鼓励患者表达思想、情感，帮助其树立自信心。针对相关因素加强心理辅导，每天不少于 2 次，每次不少于 10 分钟，如教会患者应对和疏解自杀危机的方法。由于抑郁情绪可传播，应限制与其他抑郁患者接触，并防止将医护人员的抑郁传给其他患者。对于躯体化症状，要排除器质性病变。注意倾听，但避免对每一个主诉都提供照顾。

（三）特殊护理

（1）对有自杀、自伤、不合作或冲动的抑郁患者，必须适当限制其活动，加强巡视，掌握其发生规律，并预见可能发生的后果。有明显危险的患者应严加防范，其活动应控制在工作人员视线范围之内，并认真交接班，必要时设专人护理，禁止单独活动与外出，禁止在危险场所逗留，外出时应严格执行陪伴制度。一旦发生自杀、自伤或受伤等意外，应立即隔离患者，与医师合作实施有效的抢救措施。

（2）帮助有幻觉、妄想的患者采取正确的应对方式，多倾听，支持其合理的应对机制，不宜对患者采取的防卫行为进行辩论和教育。

（3）遵医嘱给予抗抑郁药和抗精神药物，注意观察药物的治疗作用和不良反应。

（四）健康教育

（1）适时运用沟通技巧帮助患者确认非正常的思想、情感和行为表现，减少患者或家属因模糊观念而焦虑、抑郁，鼓励其家属配合治疗护理，争取社会的支持。

（2）随着病情的好转，教育患者克服性格弱点，正确对待疾病，以乐观的态度面对未来。

三、木僵状态

木僵状态是较深的精神运动性抑制的一组症状群，临床表现不语不动，终日卧床及长时间保持一个固定的姿势，生活完全不能自理，肌张力增高或正常，意识可清晰，也可模糊不清，但对周围事物毫无反应，常见的疾病有精神分裂症紧张型、心因性精神障碍、抑郁症及脑器质性精神障碍。

（一）安全和生活护理

（1）提供安静舒适的病室环境，保证患者的安全，加强护理以防止他人对其造成伤害，避免干扰，保持安静。

（2）密切观察患者的病情变化，分裂症的患者有时可在夜深人静的时候自行下床活动，然后返回，仍卧床不动。此时，切不可惊扰患者，要观察患者的活动状态，详细记录交班。患者无主诉能力的应注意早期发现并发症，以免贻误病情。

（3）针对病因，积极配合各种治疗措施，加强治疗护理，严密观察治疗效果和不良反应。

（二）心理护理

关心体贴患者，避免不良的言语刺激。待患者精神运动性抑制缓解时，给予鼓励和指导，帮助其了解病情，以便缓解抑郁、恐惧和焦虑等不良情绪，增强自信心。

（三）特殊护理

（1）对改良电休克治疗者，做好改良电休克治疗术前、术中及术后护理。

（2）保证患者营养和水、电解质平衡，给予补液和鼻饲流质饮食。

（3）做好基础护理，定时做口腔护理，排除口腔积液，保持床铺清洁，皮肤干燥，定时翻身，预防压疮。注意排便，保持大小便通畅。每天定时做肢体按摩，防止肌肉萎缩，将肢体放置于功能位，以防畸形。

（4）精确记录出入量，确保患者需要。

（四）健康教育

在疾病恢复期，鼓励患者进餐及自理生活，争取家庭的理解和支持，教给患者锻炼身体的方法，以尽早恢复体力。

四、强迫状态

强迫状态患者多因幼年时期，受家庭环境和教育等因素的影响而诱发本病。临床表现有强迫观念、强迫行为和强迫意向等，其特点是患者明知是不对，但强烈控制也无法摆脱，因而陷入焦虑和痛苦之中，影响正常的生活。主要见于强迫症患者，也见于精神分裂症、抑郁症和脑器质性精神障碍，但多无自知力和强烈的痛苦体验。

（一）心理护理

要建立良好的护患关系，耐心与患者交流，态度温和，言语委婉，不可讥讽患者的强迫状态的表现。要理解和同情患者的内心体验，鼓励患者克服自身缺陷的意志和勇气。

（二）行为矫正的护理

护理人员要与患者协商，安排行为矫正方案，如日常生活、日程活动，规定起床、更衣、洗漱等时间要求，鼓励并督促患者逐步严格地实施各项要求，以达到预期的目的。鼓励患者积极参加工娱活动，转移注意力，以集体活动代替强迫动作仪式，缓解患者的焦虑情绪。

（三）健康教育

除对患者做好如何面对强迫症状的教育外，主要做好患者家属的教育，使他们了解本病的特点，协助患者适应社会生活，以摆脱强迫状态。

五、意识障碍

意识障碍是一种病理心理状态，此时患者对自我和周围环境的认识和反应能力发生障碍，可表现为意识清晰度的降低、意识范围缩小及意识内容的变化。出现意识障碍的精神病患者，常预示病情较重，临床常见于器质性精神障碍、精神活性物质和非成瘾性物质所致精神障碍，如阿尔茨海默病、脑血管病所致精神障碍、癫痫所致精神障碍、酒精所致精神障碍、抗精神病药物中毒、锂盐中毒、癔症等。

（一）安全和生活护理

（1）给予患者舒适安全的病室环境，防止伤害他人和自伤，或被他人伤害。

（2）密切观察患者的病情变化，意识障碍的患者多为器质性，常有夜重昼轻的特点，故要做好此类患者的夜间护理，详细记录交班，要注意观察有无并发症，以免贻误病情。

（3）针对病因，积极配合治疗措施的实施，加强治疗护理，严密观察疗效及不良反应。

（4）对有严重意识障碍的患者要安置单间病房，保持环境安静，室内光线不宜太暗。此类患者可伴有恐惧性幻觉，以及高热伴有谵妄状态，患者躁动不安，可发生攻击行为，应安排专人护理，设置床档，保证患者安全。必要时，可暂时给予保护性约束，以防意外，要加强护理。

（二）心理护理

关心体贴患者,常与患者沟通,消除患者的误解。待患者的意识障碍改善后,帮助其回忆病时的表现,提高对疾病的认识,消除不良情绪和错误认识。鼓励患者树立战胜疾病的信心,以便配合治疗和护理。

（三）特殊护理

(1)对采取特殊治疗和检查者,如电针治疗、洗胃、改良电休克治疗以及 CT 检查等,应做好术前、术中、术后护理。

(2)对不能自理生活,又因兴奋躁动而消耗体力、加重病情的患者,要保证饮食营养摄入量,以防衰竭。加强基础护理,预防并发症。密切观察生命体征的变化,夜间尤应注意。如发现意识障碍程度加深,常是病情加重的标志,应早期发现,及时报告医师并交班,加强护理。

（四）健康教育

在疾病的恢复期,鼓励患者进餐及自理生活,教给患者锻炼身体的方法,尽早恢复体力。指导用药方法,避免病情复发。

六、妄想

妄想是一种病理性的歪曲信念,是病念的推理和判断。其特点为没有事实根据,与患者所受的教育程度及处境不相符合,患者坚信不疑,不能通过摆事实、讲道理加以说服纠正。临床上常见有被害妄想、关系妄想、物理影响妄想、夸大妄想、罪恶妄想、疑病妄想、钟情妄想、嫉妒妄想和被洞悉感。

（一）安全和生活护理

(1)将患者安置于重症病室,为其提供安静舒适的修养环境,适当限制其活动范围,严格交接班,认真执行危险品管理制度,确保服药到胃。

(2)严密观察病情变化,应深入仔细地与其交流,了解患者可能存在的导致意外行为的妄想内容,并观察其动作、姿势和情感反应,有针对性、有重点地防护,并适时帮助其分析精神症状。

(3)对不同类型的妄想内容进行对症护理,如对有被害妄想的患者,在进餐的时候,护理人员可先吃一口饭菜,再让患者进食,这样也可以缓和患者的情绪。

(4)了解患者的兴趣爱好,督促其参加集体工娱活动,使患者体验集体生活,投入现实生活环境,以减少妄想的频率。

(5)保证患者足够的营养膳食,做好饮食护理。

（二）心理护理

建立良好的护患关系,消除患者的敌对情绪,与患者讨论并接纳其妄想症状的体验,创造友好交流的气氛。鼓励患者表达自己真实的想法和体验,并给予适度的心理辅导。在患者病情稳定时,耐心讲解症状的发生机制和带来的危害,帮助其对疾病的认识,以缓解其不安情绪及增进自控能力。

（三）特殊护理

(1)了解患者的病情以及既往发生意外行为的形式、程度等,掌握住院患者意外行为发生的规律。对存在潜在危险的患者,必须适当限制活动范围,加强巡视,并预见到可能发生的后果,并认真交接班,必要时设专人护理,禁止外出和参加有危险的活动。对有兴奋躁动者给予适当的约束。

（2）帮助患者采取正确的应对方式，在倾听患者症状的基础上，支持其合理的应对机制，避免与其争辩和不适宜的教育。

（3）遵医嘱给予抗精神病药物治疗，注意观察疗效和不良反应。出现不良反应及时汇报医师给予处置，避免加强其被害妄想。

（四）健康教育

及时与患者沟通思想，减少其认识模糊带来的负面情绪，随病情好转，帮助患者掌握坚持长期治疗及防止复发的具体措施。

七、幻觉状态

幻觉状态是一种缺乏外界相应的客观刺激作用于感觉器官时所出现的知觉体验，是一种虚幻的知觉。当出现精神障碍时，人体的五官都可以经历幻觉，但以幻听和幻视在临床上最常见。

（1）不要与患者争辩说话的对象是不存在的，而是尝试去体验患者的感受，产生同理心，只有使自己和患者处于同一环境中，才能了解患者的感受。针对性处理患者情感上的需要比让其承认自己的幻听存在与否来得更实际，因为幻听或其他幻觉可能会导致患者做出冲动或攻击性行为，故情绪上的舒缓对患者是异常重要的。同时应尽量使自己保持稳定的情绪，不被患者所影响。

（2）在急性期时，针对患者的行为尽量顺应患者，让患者先平静下来，然后尽量地转移话题。在适当时机，可对其病态体验提出合理解释，澄清事实，缓解情绪。

（3）减少周围环境的刺激，组织患者参加一些喜爱的活动，以转移注意力，减少幻觉对患者的影响。应密切观察患者幻觉的类型、内容及性质，是否有发生自杀、自伤等情况，及时采取安全防范措施，重点交接班，防止发生意外。

（4）遵医嘱给予抗精神障碍的药物，并要严格执行给药制度，严防患者藏药或吐药，以保证疗效，并注意观察药物的治疗作用及不良作用。

八、拒食

拒食是指在意识清晰的状态下有意拒绝进食，有时还拒绝饮水。分析患者拒食的原因，采用不同的劝食方法。

（1）对有罪恶妄想、自认罪大恶极、低人一等、感到自己不配进食的患者，可将饭菜拌杂，使其误认为是他人的残汤剩饭而考虑进食。

（2）对有被害妄想、疑心饭菜内有毒而不敢进食的患者，对有幻嗅、幻味认为饭内有怪味等而拒食的患者，宜集体用膳，饭菜任其挑选，或由其他患者先试尝，适当满足要求，以解除疑虑，促使进食。

（3）对有幻听吸引其注意力而不愿进食的患者，可在其耳边以较大的声音劝导提醒，以干扰幻听促使患者进食。

（4）对受阵发性行为紊乱、躁动不安而不肯进食的患者，可不受常规进餐时间的限制，可留下饭菜待发作过后，稍安静、较合作时劝说或喂其进食。

（5）对木僵、紧张症状群的拒食患者，宜在夜深人静或置于幽暗宁静的环境中，试予以喂食，以弥补鼻饲的不足。

（6）伴有发热、内外科疾病的患者，因食欲缺乏而不愿进食，应耐心劝说，并尽力设法调配患者喜爱的饮食使其进食。

（7）给拒食患者喂食时,应先清洁口腔,再用小碗,以少量饭菜试喂。可先用调羹的边缘湿润嘴唇,刺激食欲,往往吃下第一口即能继续进食。拒食患者的每餐进食应由专人负责关心,确经劝说无效时,再予以鼻饲或静脉补液治疗,做好进食情况的详细记录,并做好重点交班。对长期拒食的患者,要认真做好口腔护理,密切注意躯体情况,出现不良变化应及时报告医师。

九、藏药

精神病患者藏药是最常见的,如果护理人员责任心不强,就会被患者骗过。由于部分患者否认自己有精神病,或认为服药是害了自己,所以,患者会千方百计地想要欺骗护理人员。若发生患者有藏药行为,应及时通报,让医护人员都了解这个患者,使大家在给患者服药时都引起足够的重视。

必须严格执行医嘱,保证服药到胃,投药时先易后难,用压舌板细致检查口腔,让患者多饮水,服后半小时禁止去厕所,避免患者吐药。有的患者藏药后存起来,企图一次性吞服,应引起足够的重视。投药时最好两个护理人员一起合作,要有秩序,严防患者自行取药、抢药或服错药。重点患者要做到床头服药,以避免藏药带来的不良后果。

（陈小英）

第二节　阿尔茨海默病

阿尔茨海默病又称为老年性痴呆,是发生于老年和老年前期,以进行性认知功能障碍和行为损害为特征的中枢神经系统退行性病变,是老年期痴呆最常见的类型。随着年龄的增长,患病率逐渐上升。

一、概述

(一)临床表现

1.症状

阿尔茨海默病是一种隐袭发生、缓慢进展、以痴呆为主要症状的疾病。首发症状常为记忆力(尤其是近事记忆)减退,随后所有的皮质功能均可受损,引起定向力障碍、判断力障碍及注意力不集中,出现失语、失用、失认、失写,情绪改变呈抑郁、淡漠、易激惹、多疑,在疾病早期人格相对保持完好,至疾病晚期,尿便失去控制,生活完全不能自理,智力达到丧失的地步,食量减少,体重下降,因并发吸入性肺炎和感染而死亡。一般症状持续进展,病程通常为5～10年。

2.体征

疾病早期神经系统检查无异常发现,疾病进展到一定时期,易引出抓握反射和吸吮反射,活动明显减少或缄默,步态不稳与步幅减小,可查及强直(肌张力增高)、运动减少等锥体外系受累的征象,偶见肌阵挛和舞蹈指痉样多动,晚期患者立行不能,四肢蜷曲,卧床不起。

(二)辅助检查

1.脑电图检查

阿尔茨海默病的早期脑电图改变主要是波幅降低和 α 节律减慢。少数患者早期就有脑电图

α波明显减少,甚至完全消失;随病情进展,可逐渐出现较广泛的θ活动,以额、顶叶明显。晚期则表现为弥漫性慢波。

2.影像学检查

CT检查见脑萎缩、脑室扩大;头颅MRI检查显示双侧颞叶、海马萎缩;SPECT灌注成像和PET成像可见顶叶、颞叶和额叶,尤其是双侧颞叶的海马区血流和代谢降低。使用各种配体的PET成像技术可见脑内的β淀粉样蛋白沉积。

3.神经心理学检查

对阿尔茨海默病的认知评估领域应包括记忆功能、言语功能、定向力、应用能力、注意力、知觉和执行功能七个领域。临床上常用的工具可分为如下几种:①大体评定量表,如简易精神状况检查量表、蒙特利尔认知测验、阿尔茨海默病认知功能评价量表、长谷川痴呆量表、Mattis痴呆量表、认知能力筛查量表等。②分级量表,如临床痴呆评定量表和总体衰退量表。③精神行为评定量表,如痴呆行为障碍量表、汉密尔顿抑郁量表、神经精神问卷。④用于鉴别的量表,哈金斯基缺血指数量表。还应指出的是,选用何种量表,如何评价测验结果,必须结合临床表现和其他辅助检查结果综合得出判断。

(三)诊断要点

阿尔茨海默病的诊断主要根据患者详细的病史、临床资料、结合精神量表检查及有关的辅助检查。诊断准确性可达85%～90%。目前临床应用较广泛是美国国立神经病、语言交流障碍和卒中研究所-老年性痴呆及相关疾病协会的诊断标准,此标准由美国卒中研究所-老年性痴呆及相关疾病协会专题工作组(1984年)推荐应用,将阿尔茨海默病分类为确诊、很可能及可能三种。PET或SPECT或MRI发现额叶、颞叶、顶叶代谢率减低,基因检查发现相关基因突变等有助于诊断。

可能为阿尔茨海默病的诊断标准:①临床检查确认痴呆,简易精神状况检查量表及Blessed行为量表等神经心理测试支持。②必须有2个或2个以上认知功能障碍。③进行性加重的记忆和其他智力障碍。④无意识障碍,可伴有精神和行为异常。⑤发病年龄为40～90岁,多在65岁以后。⑥排除其他可以导致进行性记忆和认知功能障碍的脑部疾病。确诊则根据病理诊断。

二、治疗

对于阿尔茨海默病尽早诊断、及时治疗、终身管理。目前尚缺乏特殊的病因治疗措施,阿尔茨海默病的治疗主要包括社会心理治疗和药物治疗。现有的抗阿尔茨海默病药物虽然不能逆转疾病,但是可以延缓病情的进展,应使患者尽可能地坚持长期治疗。对于阿尔茨海默病所伴发的精神行为症状,在必要时可使用精神药物,但应定期评估药物疗效和不良作用,避免长期使用。

(一)社会-心理治疗

对轻症患者应加强心理支持与行为指导,鼓励患者参加适当活动;对重症患者应加强生活上的照顾和护理,注意患者的饮食和营养。社会心理治疗的目的是尽可能保持患者的认知和社会生活功能,确保患者的安全,以减缓其精神衰退。开展社会心理治疗的重要措施之一是告知家属有关疾病的知识,包括临床表现、治疗方法、疗效、预后及转归等,同时要让家属或照料者熟悉基本的护理原则,主要包括:①对患者的提问,应给予简单明了的回答;②提供有利于患者定向和记忆的提示,如日历、标出常用物品的名称、指出卧室和卫生间的方位等;③不要和患者发生争执;

④对兴奋和吵闹的患者应进行劝阻;⑤鼓励患者适当活动;⑥应定期和医师联系,及时得到医师的指导。

(二)药物治疗

1.改善认知的药物

(1)多奈哌齐:为胆碱酯酶抑制剂,能通过竞争性和非竞争性抑制乙酰胆碱酯酶,从而提高神经元突触间隙的乙酰胆碱浓度。多奈哌齐的推荐起始剂量是 5 mg/d,对药物较敏感者,初始剂量可为 2.5 mg/d,1 周后增加至 5 mg/d,1 个月后剂量可增加至 10 mg/d。如果能耐受,尽可能用 10 mg/d 的剂量,使用期间应定期复查心电图。常见的不良反应包括腹泻、恶心、睡眠障碍,较严重的不良反应为心动过缓。

(2)卡巴拉汀:为胆碱酯酶抑制剂,属氨基甲酸类,能同时抑制乙酰胆碱酯酶和丁酰胆碱酯酶。1 天的剂量大于 6 mg 时,其临床疗效较为肯定,但高剂量治疗时,不良反应也相应增多。

(3)美金刚:可作用于大脑中的谷氨酸-谷胺酰胺系统,为具有中等亲和力的非竞争性 N-甲基-D-天冬氨酸拮抗剂。初始剂量为 5 mg,第 2 周可加量至 10 mg,第 3 周加量至 15 mg,第 4 周加量至 20 mg,每天 1 次,口服。对肾功能有损害的患者,美金刚剂量应酌减。对中度或中重度的阿尔茨海默病患者,使用1 种胆碱酯酶抑制剂和美金刚联合治疗可以获得更好的认知、日常生活能力和社会功能,改善精神行为症状。

2.针对精神行为症状的药物

应根据相应的精神行为症状,给予针对性的精神药物治疗。在治疗过程中,应注意药物的不良反应,特别是药物的相互作用。当症状改善后,宜及时停药。

(1)抗精神病药:主要用于控制严重的幻觉、妄想和兴奋冲动症状。常用的药物如下。①利培酮,起始剂量 0.25~0.50 mg/d,最大剂量 2 mg/d,分 1~2 次给药;②奥氮平,1.25~2.50 mg/d,最大剂量 10 mg/d,分 1~2 次给药;③喹硫平,12.5 mg/d,最大剂量 200 mg/d,分 1~3 次给药。

(2)抗抑郁药:主要用于治疗抑郁、轻度激越和焦虑。常用的药物包括曲唑酮(25~100 mg)、舍曲林(25~100 mg)、米氮平(7.5~30 mg)等。

(3)心境稳定剂:可以缓解冲动和激越行为等症状。常用药物如丙戊酸钠(250~1 000 mg)。

三、护理

(一)护理评估

1.基本情况评估

评估患者的年龄、病史、生命体征、营养状况、进食、睡眠、大小便、皮肤状况、实验室检查及影像学检查等其他检查结果,生活习惯、家族史、家庭及社会支持系统、康复治疗环境等。

2.痴呆筛选量表

简易精神状况检查量表是国内外最普及、最常用的痴呆筛查量表,但不能用于痴呆的鉴别。共 19 项检查,包括时间定向、地点定向、即刻记忆、注意力和计算能力、短程记忆、物体命名、语言复述、阅读理解、语言理解、言语表达和图形描画等内容。该量表测试内容易受到患者教育程度影响,对文化程度较高的老人有可能忽视轻度认知损害而出现假阴性,对低等教育及说方言者也有可能出现假阳性。

3.记忆功能评估

临床上,阿尔茨海默病患者认知障碍首发表现为记忆功能障碍,这就要求对患者的记忆状况进行客观的评估。韦氏记忆量表是应用较广的成套记忆测验,也是神经心理测验之一。共有10项分测验,分测验 A～C 测长时记忆,D～I 测短时记忆,J 测瞬时记忆,记忆商数值表示记忆的总水平。本测验也有助于鉴别器质性和功能性记忆障碍。

4.注意力评估

注意是对事物的一种选择性反应。常用的有听认字母测试、背诵数字、声辨音、视跟踪、划消测验、连线测验等以评定听觉注意和视觉注意。

5.认知障碍评估

(1)失认症评估:失认症是指患者丧失了对物品、人、声音、形状或者气味的识别能力。常见的评估类型包括视觉失认、触觉失认、疾病失认、躯体失认等。

(2)失用症评估:失用症是指在运动、感觉、反射均无异常的情况下,患者不能完成某些以前通过学习而会用的动作。常见的评估类型包括结构性失用、运动性失用、意念性失用、意念运动性失用、穿衣失用、步行失用等。

6.躯体功能评定

针对患者可能存在的躯体功能障碍,如关节活动度、肌力、肌张力、平衡、步态、言语、吞咽等问题,应选择相应的量表进行评定。

7.日常生活能力评定

日常生活能力评估量表可用于评定患者日常生活功能损害程度。该量表内容有两部分:一是躯体生活自理能力量表,即测定患者照顾自己生活的能力;二是工具使用能力量表,即测定患者使用日常生活工具的能力。后者更易受疾病早期认知功能下降的影响。

8.社会功能评定

可采用社会生活能力量表评定社会生活能力状况。

(二)护理诊断

1.记忆受损

与记忆进行性减退有关。

2.自理缺陷

与认知行为障碍有关。

3.思维过程紊乱

与思维障碍有关。

4.语言沟通障碍

与思维障碍有关。

(三)护理目标

1.加强健康教育

对老人和家属进行阿尔茨海默病的健康教育,积极预防和延缓阿尔茨海默病的发生、发展。

2.早期筛查

早期筛选出阿尔茨海默病患者,并遵医嘱对症治疗,以延缓疾病的进程。

3.积极参与康复治疗

对生活自理能力存在障碍的阿尔茨海默病患者应予以积极对症的康复治疗,提高阿尔茨海默病患者的生活自理能力,提高生存质量,或者教会患者家属康复护理的要点。

(四)基础护理

1.安全护理

老年患者感觉迟钝、行动不便,要防止烫伤、跌伤、砸伤及自伤等意外伤害。要避免过多的刺激,如噪声、光线、活动等,治疗护理时动作尽量轻。提供娱乐活动,防止对自己或他人有损伤的危险,必要时使用软的束缚带束缚患者的腕、手腿、腰等部位。

2.饮食护理

应给予高蛋白、低脂肪、低糖、低盐、高维生素、粗纤维的食品,要考虑患者的嗜好,同时限制食物量,防止暴饮、暴食。对进餐困难者,辅助患者进餐,进食速度要慢。

3.生活护理

首先保证患者的营养摄入等生活需要,根据患者生活自理能力评估,指导、协助患者洗脸、刷牙、穿衣、整理床单位等,鼓励自我照顾,鼓励患者起床外出活动,将生活自理能力训练融入日常生活中。同时要避免压疮的发生,嘱患者常翻身,更换体位减轻局部受压,配合皮肤按摩,减少局部组织缺血、缺氧。轻度痴呆患者要提醒、督促早晚刷牙,每餐之后用清水漱口。

4.心理护理

爱护关心患者,使患者避免焦虑、抑郁、绝望等不良心理,保持平和安静心态,减少情绪变化,树立信心,积极配合治疗,争取达到最佳康复水平。

5.睡眠护理

环境中的不合适刺激可增加患者原有的烦躁不安。睡眠紊乱的患者易导致行为异常,甚至攻击行为。为患者安排丰富的日间活动,尽量不安排睡眠时间,采用亮光刺激或设计室内光线(自然或人工)体现白天和黑夜的不同;睡前不大量进食,限制水的饮用;睡前可少量饮用牛奶等安神食品,必要时可服用中药成分的镇静安眠剂。

6.用药护理

指导监督患者服药,以免发生漏服或错服;对于服药的患者一定要看服,确认咽下,防止患者将药吐掉;观察药物不良反应,报告医师,便于及时调整给药方案。

(五)康复护理

1.记忆功能训练

护士及患者家属要经常与阿尔茨海默病患者进行回忆交流,当阿尔茨海默病患者由衷地回忆起往事时,他们的心情变得愉悦,语言也会变得较流畅,医护人员能够取得患者的信任,同时也能改善患者的记忆状况。临床上常用的记忆训练的方法很多,重点介绍以下几种。

(1)视觉记忆:先将3~5张绘有日常生活中熟悉物品的图片卡放在患者面前,给患者5秒的时间记忆卡片上的内容,看后将卡片收回,请患者叙述卡片上物品的名称,反复数次,加深患者的记忆。根据患者痴呆的程度,降低或者增高记忆训练的难度,减少或增加图片的数量。

(2)地图作业:在患者面前放一张大的、有街道和建筑物而无文字标明的城市地图,告诉患者先由护士用手指从某处出发,沿其中街道走到某一点停住,让患者将手指放在护士手指停住处,从该处找回到出发点,反复10次,连续2天无错误,再增加难度,如设置更长的路程、绕弯更多等。

(3)彩色积木块排列:用6块2.5 cm×2.5 cm×2.5 cm的不同颜色的积木块和1块秒表,以每3秒1块的速度向患者展示木块,展示完毕,让患者按护士所展示的次序展示积木块,正确的记"＋",不正确的记"－",反复10次,连续2天均10次完全正确时,加大难度进行。

(4)缅怀治疗:利用患者所拥有的记忆作媒介,去鼓励患者与人沟通及交往。由于远期记忆是一些实在材料,患者可以在没有压力下抒发自己的意见及情感。缅怀治疗可用不同形式进行,包括个别回想、与人面谈、小组分享、展览、话剧及老幼共聚等。

2.智力障碍训练

阿尔茨海默病患者在治疗师的指导下进行逻辑联想及思维灵活性训练、分析和综合能力训练、理解和表达能力训练、社会适应能力训练、常识训练、数字概念和计算能力训练;同时鼓励阿尔茨海默病患者多参加社会活动,多动手动脑,或进行适当的益智活动,如读书写字、打麻将、下棋等,以保持头脑灵敏,锻炼脑细胞反应敏捷度,延缓大脑老化。

3.定向能力训练

定向能力训练是一种以恢复定向力为中心的综合认知功能康复方法,又称为真实定向技术。核心就是用正确的方法反复提醒。主要训练原则:①尊重阿尔茨海默病患者;②通过检查或评估了解阿尔茨海默病患者的认知功能水平,尽量多谈论熟悉的人或事;③鼓励阿尔茨海默病患者尽量自己完成饮食起居等日常生活活动,以保持同现实生活的接触和日常生活能力;④当阿尔茨海默病患者训练答题正确或成绩提高时,要及时给予反馈信息,进行奖励、言语鼓励,也可以用点头或微笑表示称赞。

4.日常生活能力训练

(1)轻度阿尔茨海默病患者:督促、指导、协助患者料理自己的生活,如做饭菜、修剪花草、个人卫生、整理床单位等,选择自己喜欢并适合的着装,鼓励患者参加社会活动,以缓解大脑功能衰退。

(2)中度阿尔茨海默病患者:鼓励、协助患者料理自己的生活,如梳头、刷牙、洗澡、刮胡子、剪指甲、整理床铺、穿脱鞋子、穿脱衣服、上厕所、便后冲洗、根据天气情况选择适合穿着等。

(3)重度阿尔茨海默病患者:尽量保存患者残存的功能。

5.音乐治疗

有证据显示音乐治疗通过对痴呆患者听觉、视觉的刺激,可以增强轻度阿尔茨海默病患者记忆的能力和语言功能,可以减少阿尔茨海默病患者激越。

6.心理康复治疗

主要是支持性心理康复治疗,使患者及家属正确认识和接受现实,调整心态,保持身心的舒适与安全,积极配合康复治疗,参加力所能及的活动,最大限度地维持患者的认知和社会功能。

(六)健康教育

目前对阿尔茨海默病患者无特效药物治疗,重点是要将医院、社区和家庭联系起来,阿尔茨海默病患者的社区、家庭的康复护理有时不亚于医院治疗的效果。由于老年患者常患多种慢性病,这些慢性病多数不可能痊愈,所以只在急性发作期短期住院,在疾病相对稳定期主要在家中疗养,故有以下建议。

1.专家指导,定期随诊

需要有康复医师指导,建立家庭病房,由医师定期上门服务,送医送药,进行定期检查随访。

2.注意饮食

阿尔茨海默病患者的护理除了生活护理外,还要注意合理调制饮食。均衡摄取食物纤维、蛋白质、维生素和矿物质。常吃富含胆碱的食物,如豆类及其制品、蛋类、花生、核桃、鱼、瘦肉等;富含 B 族维生素的食物,如贝类、海带等。饮食需注意低盐、低动物性脂肪、低糖饮食,降低血脂,减少动脉硬化,降低血管性痴呆的发生率。

3.加强心理护理

鼓励患者积极参加社会活动,与家人建立良好的亲情关系。通过社会心理治疗尽可能维持患者的认知和社会生活功能,同时指导家属关心患者,保证患者的安全和舒适。平时注意观察患者的言谈举止,督促按时服药,按时复诊。

4.劳逸结合

护士及阿尔茨海默病患者的家属应鼓励患者做一些轻柔的活动,勤动脑,劳逸结合,循序渐进地进行锻炼。经常让患者听广播,看报纸,每天可安排一定时间看电视。退休后应鼓励老人培养适宜的兴趣爱好,让头脑得到活动的机会,保持大脑的灵活性,保持积极乐观的心态,增强与人交往的能力,树立战胜疾病的信心,提高生活质量。

5.家庭积极参与

医护人员要与患者家庭保持密切联系,并且要教会家庭照料者基本的互利原则,包括:①回答患者的问题时,语言要简明扼要,以免使患者迷惑。②患者生气和发怒时不必与之产生争执。③如果患者吵闹应冷静坚定地予以劝阻。④不要经常变换对待患者的方式。⑤功能明显减退或出现新症状时应及时找医师诊治。⑥尽可能提供有利于患者定向和记忆的提示或线索,如日历,使用物品标注名称,厕所、卧室给予适当的图示。此外,医师还可向家属或照料者讲解一些处理行 为问题的心理学方法和技巧。⑦可采取一些措施,如给患者佩戴写有住址、联系人姓名、联系人电话的腕带,以防止患者走失。

(七)护理评价

经过预防、治疗和护理干预后,老人的认知能力有所提高,并能最大限度地保持社交能力和日常生活自理能力,生活质量有所提高。

(陈小英)

第三节 血管性痴呆

血管性痴呆是指由于脑血管病变引起的痴呆,其起病急缓不一,病程具有波动性,多呈阶梯式发展,常伴有局限性神经系统体征,是老年期痴呆病因中的第二位原因,约占痴呆的20%。

一、概述

(一)病因及发病机制

多发性脑梗死是血管性痴呆最常见的病因,而脑梗死继发于血栓或栓塞,血栓形成多为脑动脉硬化的并发症,脑栓塞的来源大多源于心脏;高血压不仅使大中动脉粥样硬化加重,也是小动脉管壁玻璃样变性的主要原因。其次为动脉硬化性皮质下白质脑病。此外,某些特定部位(额叶底面、颞叶海马、丘脑等)的梗死、脑低灌流综合征所致的全脑缺血缺氧、蛛网膜下腔出血、慢性硬膜下血肿、脑出血及其他一些不常见的脑血管病,均可导致血管性痴呆。

(二)临床表现

血管性痴呆临床表现形式与病损部位、大小及梗死次数有关。其主要包括:早期症状、局限性神经系统症状和痴呆症状。

1.早期症状

早期多无明显痴呆表现,主要表现如下:①情感障碍为典型症状,表现为持续的情绪不稳定,情感脆弱,严重时表现情感失禁;②各种躯体不适症状,常见的症状有头痛、眩晕、肢体麻木、睡眠障碍和耳鸣等。

2.局限性神经系统症状及体征

由于脑血管受损部位不同,可出现不同的症状和体征。如位于左大脑半球皮质的病变,可能有失语、失用、失读、失写等症状;位于右大脑半球皮质的病变,可能有视空间障碍;丘脑病损的病变可能表现以遗忘、情绪异常、嗜睡等精神症状为主等。

3.痴呆症状

早期出现记忆障碍,随着病情不断发展,痴呆症状呈阶梯式加重。到晚期也表现为全面性痴呆,记忆力、计算力、思维能力、自知力、定向力等均发生障碍。

(三)诊断

血管性痴呆的诊断标准很多,诊断要点:①神经心理学检查证实的认知功能明显减退,并有显著的社会功能下降。②通过病史、临床表现以及各项辅助检查,证实有与痴呆发病有关的脑血管病依据。③痴呆发生在脑血管病后 3～6 个月以内,痴呆症状可突然发生或缓慢进展,病程呈波动性或阶梯样加重。④排除其他引起痴呆的病因。

二、治疗

血管性痴呆治疗原则:防治脑卒中,改善认知功能和控制精神行为症状。

(一)对因治疗

血管性痴呆目前尚无特殊的治疗方法,预防和治疗脑血管病的危险因素是血管性痴呆治疗的基础。包括积极控制高血压、糖尿病,降低胆固醇,降低颅内压;对脑卒中急性期治疗,应根据卒中类型采取适当的抗凝、扩血管、止血治疗;戒烟、戒酒等。

(二)改善认知治疗

改善认知治疗是目前被证明有效的治疗措施。如应用胆碱酯酶抑制剂、兴奋性氨基酸受体拮抗剂、脑血液循环促进剂、钙通道阻滞剂、脑细胞代谢激活剂、抗氧化药、血管扩张药等改善患者认知功能。

(三)精神和行为症状治疗

对出现的精神症状、各种不良的行为、睡眠障碍等应及时使用小剂量抗精神病药治疗。

三、护理

(一)护理评估

1.基本情况评估

询问患者及家属是否有高血压、冠心病、糖尿病、心房颤动、脑卒中等;是否有痴呆家族史;是否吸烟、饮酒;是否保存自理能力;营养状况,皮肤、排泄情况;睡眠形态;观察患者生命体征、有无神经系统阳性体征等。

2.心理(症状)评估

(1)认知功能障碍:血管性痴呆的早期核心症状是近事记忆障碍。早期患者虽然出现记忆障碍,但在相当长的时间内,自知力保持良好,智能损害只涉及某些局限的认知功能如计算、命名等困难,而一般推理、判断能力长时间保持正常,人格也相对完整,日常生活自理能力保持良好状态,又称"局限性痴呆""网眼样痴呆"。但随着病情的加重,认知功能损害加剧,情绪不稳或失禁更为突出,易激惹。此外还可出现定向障碍、语言障碍等。

(2)行为精神症状:部分患者可有精神病性症状如幻觉、妄想等;在行为及人格方面也逐渐地发生相应的改变,如变得自私、吝啬、收集废物、无目的的徘徊等。病情进展具有波动性、阶梯样恶化的特点。

(3)社会功能减退:在痴呆的发展过程中,生活自理能力逐渐下降,到晚期生活完全不能自理,不知饥饱,外出走失,大小便失禁,不认识亲人,达到全面痴呆。

3.社会方面评估

患者的家庭和社会支持系统:患者亲属与患者的关系如何,负责照顾的家人是否觉得负担太重且不能得到放松;家人是否热心照顾患者。

(二)护理诊断

1.营养失调,低于机体需要量

与患者咀嚼或吞咽困难、情绪抑郁及老年人因缺齿、味觉改变等有关。

2.排便异常

与长期卧床、精神科药物及神经肌肉功能障碍等有关。

3.睡眠形态紊乱

与脑部病变导致缺氧、环境改变及焦虑、恐惧、兴奋、抑郁不良情绪等有关。

4.躯体移动障碍

与神经、肌肉受损,肌肉无力等有关。

5.语言沟通障碍

与认知功能下降、神经系统病变有关。

6.有走失的危险

与定向力障碍有关。

7.社交能力受损

与思维过程改变、认知功能下降等有关。

8.生活自理障碍

与认知功能、神经功能、肌肉功能障碍等有关。

9.有皮肤完整性受损的危险

与大小便失禁、长期卧床有关。

10.有受伤的危险

与智能下降、感觉减退、定向力障碍等有关。

11.有自杀的危险

与抑郁情绪有关。

(三)护理目标

(1)患者能够摄入足够营养与水分,保证营养。

(2)患者大小便通畅,能形成按时排便习惯。

(3)患者能够得到充分睡眠,睡眠质量有所改善。

(4)患者肢体功能恢复良好。

(5)患者能最大限度地保持沟通能力,使用剩余的语言能力或手势、延伸进行交流。

(6)患者能正确表达自己需求,最大限度推迟患者思维衰退。

(7)患者最大程度保持自理能力。

(8)照顾者和周围人不发生受伤。

(9)患者皮肤完好,未发生受损情况。

(10)患者能够减少或不发生外伤的危险,避免自杀。

(四)基础护理

1.安全护理

血管性痴呆患者往往伴有思维混乱、记忆力减退、感觉迟钝、肢体功能运动障碍等,这些均为安全问题的危险因素。

(1)防跌倒:对每一位住院痴呆患者均需做好防跌倒风险评估,对跌倒高风险患者,切实落实好防跌倒措施。如注意环境设施的安全,为患者提供安全的休养环境,地面要防滑,保持干燥,特别是浴室要装扶手,便于患者如厕及行走,选择坐式的便器,高度适宜;患者衣着大小应适宜,裤脚过长应及时协助卷起,鞋底应防滑等。

(2)防自杀:在血管性痴呆的早期,患者的认知功能损害较轻,具有完好的自知力。当患者意识到自己的记忆力、工作和学习能力日渐下降,引起一系列的心理反应,如焦虑、抑郁等。患者在这种不良情绪或幻觉、妄想等支配下可能会发生的自我伤害,因此,护理人员必须做好防自杀风险评估,加强高风险自杀患者管理,有效落实防自杀护理措施,如加强巡视,严密观察病情变化;加强危险品、药品管理等。

(3)防暴力:患者在幻觉、妄想支配下可能会出现暴力行为。护理人员应做好防暴力风险评估,密切观察有暴力倾向的患者,及时发现暴力行为先兆,进行有效护理干预,尽量把暴力行为消灭在初期。一旦患者出现暴力行为应保持镇定,设法引开患者注意力,迅速控制局面,及时找出引起暴力原因,针对不同原因采取相应措施,避免类似事件发生。

(4)防出走:血管性痴呆患者伴有记忆障碍、定向障碍,离开病区时必须由护理人员或家属陪伴,避免发生走失或其他意外事件。

2.饮食护理

应结合患者的健康状况,给予易消化、营养丰富、低脂肪、低糖、充足蛋白质及维生素饮食,以增加患者抵抗力。对轻、中度痴呆患者可鼓励自行进食,速度要慢,不可催促,以防噎食。对重度痴呆患者应协助喂食,喂食时注意喂食速度和进食姿势,尽量取坐位或半坐卧位,以免发生呛咳。若患者拒食,则不应勉强,可先让患者做些别的活动,转移注意力后再劝其进食。对失语及吞咽困难的患者应及早进行吞咽功能训练,对严重吞咽困难的患者,可给予静脉输液或鼻饲,以补充能量。

3.生活护理

痴呆患者由于认知能力下降、精神行为异常、定向力障碍导致生活能力下降,护理时应根据不同患者的不同病情因人制宜地采取个性化的护理措施。对于轻、中度的痴呆患者,除了给予适度的生活照顾外,应尽量指导其自理日常生活和保持良好的卫生习惯,采取适当措施制止患者的不卫生行为,并根据天气变化及时建议患者添减衣服,经常为病房开窗换气。长期卧床的患者要为其定期翻身、拍背。对大小便失禁的患者,要及时协助处理大小便,保持皮肤、床铺的整洁、干燥,以减少发生感染、皮肤病及压疮的危险。

4.心理护理

建立良好的护患关系,尽量了解患者的内心感受,理解患者,帮助患者分析并鼓励其改变错误的认知方式,重新建立积极健康的看法和态度,加强治愈的信心。因人而异地进行心理护理,改变患者的不良心理状态。尊重患者的人格,尽量满足其合理需求。

5.睡眠护理

首先要为患者创造良好的入睡条件,尽量减少或消除影响患者睡眠形态的相关因素,周围环境要安静、舒适;入睡前用温水泡脚;不要进行刺激性谈话或观看刺激性电视节目等;不要给老人饮浓茶、咖啡、吸烟,以免影响睡眠质量;对严重失眠者可给予药物辅助入睡。每天应保证有 6～8 小时的睡眠。对于昼夜颠倒的患者,如病情许可,白天要让其有适度的活动,尽量不让患者在白天睡觉,增加活动,保持兴奋,以使他们能在夜间休息,保证患者足够的休息和睡眠。

6.用药护理

对于吞咽困难的痴呆患者,可将药片掰成小粒或研碎后溶于水中服用;对于不能吞咽或昏迷的患者,应由胃管注入药物;对于拒药、藏药行为的患者,应及时了解拒药、藏药原因,耐心做好解释工作,并且严格执行发药规范,确保患者将药物服下。用药过程中密切观察用药作用与不良反应,如有异常及时通知医师处理。

(五)康复护理

1.认知功能训练

(1)记忆训练:临床对痴呆患者进行记忆锻炼的方法有瞬时记忆法(念一串不按顺序的数字,从三位数起,每次增加一位数,念完后立即让患者复述,直至不能复述为止),短时记忆法(给患者看几件物品,让患者回忆刚才看过的东西),长时记忆法(回忆最近探望过的家人、朋友,看过的电视内容等)。进行记忆训练时可根据患者记忆损害的程度采取不同的锻炼方式和内容,每次时间不宜过长,循序渐进,并经常给予鼓励。

(2)语言功能训练:痴呆患者均有不同程度的语言功能障碍,进行语言功能训练时必须注意,护理人员要有足够的耐心,利用一切护理、治疗的机会,主动与患者交流。交流时注意力要集中,目光亲切,态度温和,让对方觉得自己非常关注彼此交流。说话自然、语调适中、吐词清晰、语言尽量简单通俗。早期可用单词或短语加视觉信号来进行训练,如卡片、图片等。

(3)定向力训练:临床常用现实定向治疗,即护理人员反复向患者提供关于目前情况的信息,如当前日期、时间、地点、周围人物、个人身份等,使患者逐渐恢复时间、地点、人物等定向力。

(4)思维障碍的护理:加强病情观察,从患者言行中,及时了解幻觉、妄想发生的时间、内容、频率等,耐心倾听患者对幻觉内容的感受,给予安慰,使患者感到被关心、理解,千万不要与患者争辩,有些患者出现幻觉有规律性,可在其幻觉出现时鼓励患者参加感兴趣的活动,转移其注意力;对有妄想的患者,护理人员应态度和蔼亲切,语言恰当,注意谈话技巧,不可贸然触及患者的妄想内容。

2.肢体功能训练

针对患者不同喜好及疾病严重程度,进行一些运动量适度的运动,如医疗保健操、慢跑等。轻、中度痴呆患者鼓励其主动运动,如关节活动度练习、肌力抗阻练习、呼吸练习、平衡练习、协调性练习及上下楼梯等,运动时间依患者具体情况而定,一般为 20～30 分钟。对重症患者应加强护理,维持机体功能体位,定时翻身拍背并按摩受压部位,做好肢体关节和肌肉的被动运动,必要

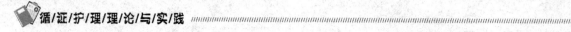

时可做理疗,并协助患者生活自理。

(六)健康教育

血管性痴呆重在早期预防,因此,必须积极防治高血压病、高脂血症、糖尿病、脑卒中等;养成良好的生活习惯,生活有规律,适当运动,戒烟酒,注意劳逸结合;合理饮食,少食动物脂肪及胆固醇高的食物,多食蔬菜、水果,保持大便通畅。照护痴呆老人是一个漫长的阶段,由于家属缺乏照护知识,特别是护理技能的缺乏,给家属带来了许多压力。所以,应加强对家属进行痴呆疾病常识的宣教及护理技能的指导,使他们能够正确对待患者,掌握疾病相关知识和发展规律,增强战胜疾病信心,提高照料能力,以提高中晚期老年痴呆患者的生活质量,延缓病情发展。

(七)护理评价

经过治疗和护理,患者的营养状态良好,没有误吸、噎食等的发生;患者能最大限度地保持记忆能力、语言沟通能力和社交能力,定向力、语言能力、肢体活动能力等得到改善;患者能与外界有效地沟通,生理需求得到满足,无不良情绪、暴力、自杀行为的发生;患者的大小便正常,睡眠充足,日常生活能部分或全部自理;晚期痴呆患者无便秘、尿路感染、无皮肤受损、无坠床等意外发生;家属对疾病知识有一定了解,掌握帮助患者进一步恢复生活和社会功能的方法。

(陈小英)

第四节 恐 惧 症

恐惧症是以恐惧症状为主要临床表现的神经症。患者对某种特定的客体、处境或与人交往时产生持续的和不合理的恐惧,并主动采取回避方式来解除。

一、病因与发病机制

遗传调查发现广场恐惧症患者的家属中有 19% 的人患有类似疾病,且女性亲属的患病率较男性亲属高 2~3 倍。恐惧症患者具有一定人格特征,如害羞、被动、信赖、焦虑等。生化研究约 50% 的社交恐惧症患者,在出现恐怖的同时有血浆肾上腺素含量的升高,惊恐发作则无。社会-心理因素精神分析理论认为成人单纯性恐惧症来源于儿童时期曾有过的体验,随着年龄的增长,一般至青春期消失,但当人体因疾病而变得软弱或被新的精神刺激所诱发,过去经历过的恐惧就可能再显出来。条件反射理论认为恐惧症是由于某些无害的事物或情境与令人害怕的刺激多次重叠出现,形成条件反射,成为患者恐怖的对象,促使患者采取某种行为去回避它。如果回避行为使患者的焦虑得到减轻或消除,便合成为一种强化因素,通过操作性条件反射,使这种行为本身固定下来,持续下去。

二、临床表现

恐惧症的中心症状是恐怖,并因恐怖引起剧烈焦虑甚至达到惊恐的程度。恐惧症的共同特征是:①某种客体或情境常引起强烈的恐惧;②恐惧时常伴有明显的自主神经症状,如头晕、晕倒、心悸、心慌、战栗、出汗等;③对恐惧的客体和情境极力回避,因为要回避常影响正常的生活,愈是回避说明病情愈重;④患者知道这种恐惧是过分的或不必要的,但不能控制。常见的临床类型有以下 3 种。

(一)场所恐惧症

场所恐惧症又称广场恐惧症、旷野恐惧症、聚会恐惧症等,在恐惧症中最为常见,约 60%。多起病于 25 岁左右,35 岁左右为发病高峰,女性多于男性。患者看到周围都是人或空无一人时,会产生剧烈的恐怖,担心自己无法自控或晕倒,或出现濒死感或焦虑不安。有时候害怕较小的封闭空间,如害怕使用公共交通工具,如乘坐汽车、火车、地铁、飞机。害怕到人多拥挤的场所,如剧院、餐馆、菜市场、百货公司等;对高空、黑暗等产生恐怖,而不愿立足于高处,甚至不敢在高楼上居住,或不敢独自一人处于黑暗之中;害怕排队等候;害怕出远门等。严重的患者,可长年在家,不敢出门,甚至在家中也要人陪伴。有的患者在有人陪伴时恐惧症状有所减轻。

(二)社交恐惧症

主要表现为在社交场合中出现恐怖,患者害怕出现在众人面前,在大庭广众面前害怕被别人注意,害怕会当众出丑,因此当着他人的面不敢讲话、不敢写字、不敢进食,不敢与人面对面就座,甚至不敢如厕,严重者可出现面红耳赤、出汗、心跳、心慌、震颤、呕吐、眩晕等。患者可因恐怖而回避朋友,与社会隔绝而仅与家人保持接触,甚至失去工作能力。

如果患者害怕与他人对视,或自认为眼睛的余光在窥视别人,因而惶恐不安者,则称为对视恐怖。如果患者害怕在与人相处时会面红或坚信自己有面红,则称为赤面恐怖。

(三)特定的恐惧症

特定的恐惧症或称特定的单纯恐惧症。表现为对以上两种类型以外的某些特殊物体、情境或活动的害怕。单纯恐惧症症状恒定,多只限于某一特殊对象,但部分患者在消除对某一物体的恐惧之后,又出现新的恐惧对象。多起始于童年,女性多见。

1.物体恐惧症

患者主要表现为对某些特定的物体如动物等产生恐怖,患者害怕的往往不是与这些物体接触,而是担心接触之后会产生可怕的后果,如害怕猫、老鼠、狗、鸟类或昆虫等小动物。在青春期前,对动物恐怖的男女患者比例相近,成人后则以女性为多。有些患者表现为对尖锐物体的恐怖,而不敢接触尖锐物体,害怕自己或别人会受到这些物体的伤害,也有的患者可表现为害怕见到血液等。

2.自然现象恐惧症

对打雷、闪电、波浪等恐惧。对雷雨恐怖者,不仅对雷雨觉得恐怖,而且对可能发生雷雨的阴天或湿度大的天气也可能感到强烈的不安。甚者为了解除焦虑主动离开这些地方,以回避雷雨发生。

以上各种恐惧症可单独出现,也可合并存在。

三、诊断标准

恐惧症是一种以过分和不合理地惧怕外界客体或处境为主的神经症。患者明知没有必要,但仍不能防止恐惧发作,恐惧发作时往往伴有显著的焦虑和自主神经症状。患者极力回避所害怕的客体或处境,或是带着畏惧去忍受。

(1)符合神经症的诊断标准。

(2)以恐惧为主,须符合以下 4 项:①对某些客体或处境有强烈恐惧,恐惧的程度与实际危险不相称。②发作时有焦虑和自主神经症状。③有反复或持续的回避行为。④知道恐惧过分、不合理,或不必要,但无法控制。

（3）对恐惧情景和事物的回避必须是或曾经是突出症状。

（4）排除焦虑症、精神分裂症、疑病症。

四、护理诊断

(一)社交障碍
与社交恐怖有关。

(二)个人应对无效
与缺乏信心、无助感有关。

(三)精力困扰
与过度紧张有关。

(四)有孤立的危险
与社交恐怖有关。

(五)自尊紊乱
与因恐惧症状而自卑有关。

(六)情境性自我贬低
与感觉自己无法控制局面有关。

五、护理措施

(一)心理护理
护士应以非评判性态度,认真倾听,多鼓励患者,及时肯定其进步。帮助患者认识其性格特点,认清各种负面想法,培养良好的个性。鼓励患者接触自己恐惧的事物和情景,根据患者的不同特点选用不同的方法。有的只是想象恐惧对象,有的真实面对,有的采用系统性脱敏方法,有的直接面对最高刺激,采取暴露疗法等。应鼓励患者主动反复练习,直至适应。患者接触恐惧对象时注意陪同,给予支持性心理护理。教会患者放松的方法,指导在面对恐惧对象和场合时,用放松方法对抗。鼓励患者参加文娱治疗,降低自我专注倾向,转移注意力。还可采用团体方式,让患者彼此讨论社交焦虑发病时情况及其带来的困扰,使患者知道自己的问题不是孤立的,并提供面对面与人交往的机会。

(二)观察
观察患者恐惧的类型、恐惧对象、恐惧发生时间,给予记录;观察患者睡眠情况、情绪变化,有无严重自主神经功能紊乱等,观察用药治疗后的不良反应。

(三)对症护理
患者出现恐惧情绪时,尽量安慰;欲晕厥时,可报告医师给予地西泮或普萘洛尔口服。对新入院患者,详细介绍住院环境和病友,消除其陌生感,尽快熟悉病房环境。患者产生焦虑时,应允许其来回走动,让其表达和倾诉。当患者为了避免紧张不安,产生回避行为时,护理人员要鼓励患者循序渐进接近恐惧对象,避免患者回避社会和社交而产生退缩行为。

六、健康指导

(一)患者
向患者介绍疾病的相关知识,教育患者认识自己错误的认识方式,改变不良性格特征。循序渐进地使自己暴露在恐惧的对象和环境中,正视恐惧的体验,不回避害怕的对象。遵医嘱使用药物辅助治疗。

(二)家属

帮助家属认识恐惧症特点,明确患者恐惧的对象。帮助家属采取正确态度对待患者,鼓励及陪同患者接触恐惧的场合及对象。

(陈小英)

第五节　焦　虑　症

焦虑症是以焦虑、紧张的情绪障碍,伴有自主神经功能兴奋和过分警觉为特征的一种慢性焦虑障碍。焦虑并非由于实际的威胁所致,其紧张惊恐的程度与现实情况很不相称。焦虑症是一种普遍的心理障碍,发病于青壮年期,女性发病率比男性高一倍。临床分为广泛性焦虑障碍与惊恐障碍两种主要形式。

一、病因与发病机制

焦虑症的起因,不同学派的研究者有不同的意见,这些意见相互补充。

(一)遗传

已有资料支持遗传因素在焦虑障碍的发生中起一定作用,如 Kendler 等(1992 年)研究了 1 033 对女性双生子,认为焦虑障碍有明显的遗传倾向,其遗传度约为 30%,且认为这不是家庭和环境因素的影响。但是某些研究表明,上述遗传倾向主要见于惊恐障碍,而在广泛性焦虑障碍患者中并不明显。

(二)生化因素

焦虑症患者有去甲肾上腺素能活动的增强,焦虑状态时,脑脊液中去甲肾上腺素的代谢产物增加。另外,许多主要影响中枢 5-羟色胺的药物对焦虑症状有效,表明 5-羟色胺参与了焦虑的发生,但确切机制尚不清楚。此外,苯二氮䓬类常用于治疗焦虑症取得良好效果,提示脑内苯二氮䓬受体异常可能为焦虑的生物学基础。

(三)心理因素

行为主义理论认为,焦虑是对某些环境刺激的恐惧而形成的一种条件反射。心理动力学理论认为,焦虑源于内在的心理冲突,是童年或少年期被压抑在潜意识中的冲突在成年后被激活,从而形成焦虑。焦虑症患者的病前性格大多为胆小怕事,自卑多疑,做事思前想后,犹豫不决,对新事物及新环境不能很快适应。在有生活压力事件或自然灾害发生的情况下,焦虑症患者比一般人更倾向于把模棱两可的,甚至是良性的事件解释成危机的先兆,从而出现焦虑症,压力事件还可使焦虑症状维持下去。

二、临床表现

焦虑症的具体症状包括以下特点,这些症状可以单独出现,也可以一起出现。

(1)身体紧张:焦虑症患者常常觉得自己不能放松,全身紧张。

（2）自主神经系统反应性过强。

（3）对未来无名的担心：担心自己的亲人、财产、健康等。

（4）过分机警：患者对周围环境充满警惕，影响了其他工作，甚至影响睡眠。焦虑症有两种主要的临床形式，惊恐障碍和广泛性焦虑。

（一）惊恐障碍

惊恐障碍又称急性焦虑症，据统计约占焦虑症的41.3%。发作的典型表现常是患者在日常活动中，突然出现强烈恐惧，对外界刺激易出现惊恐反应，常伴有睡眠障碍，如入睡困难、睡眠不稳、做噩梦、易惊醒。患者感到心悸，有濒死感，有胸闷、胸痛、气急、喉头堵塞窒息感，因此惊叫、呼救或跑出室外。有的伴有显著自主神经症状，如过度换气、头晕、多汗、口干、面部潮红或苍白、震颤、手脚麻木、胃肠道不适等，也可有人格解体、现实解体等痛苦体验。

发作并不局限于任何特定的情况或某一类环境，发作无明显而固定的诱因，以致发作不可预测。发作突然，中止迅速，10分钟内达到高峰，一般持续5～20分钟，发作时意识清晰，事后能回忆发作的经过。此种发作虽历时较短暂，但不久又可突然再发，两次发作的间歇期，没有明显症状。大多数患者在间歇期因担心再次发病而紧张不安，并可出现一些自主神经活动亢进症状，称为预期性焦虑。在发作间歇期，多数患者因担心发作时得不到帮助，因此主动回避一些活动，如不愿单独出门、不愿到人多的场所、不愿乘车旅行等。惊恐发作患者也可有抑郁症状，有的有自杀倾向，需注意防范。

（二）广泛性焦虑症

广泛性焦虑症又称慢性焦虑症，是焦虑症最常见的表现形式。起病缓慢常无明显诱因，有显著的自主神经症状、肌肉紧张和运动性不安，患者难以忍受又无法解脱。

1.焦虑和烦恼

对未来可能发生的、难以预料的某种危险或不幸事件的经常担心是焦虑症的核心症状。患者常有恐慌的预感，终日心烦意乱，坐卧不宁，忧心忡忡，注意力难以集中，对日常生活中的事物失去兴趣，导致生活和工作受到严重影响。尽管知道这是一种主观的过虑，但患者不能控制使其颇为苦恼。

2.运动性不安

表现为搓手顿足、来回走动、不能静坐等，手指和面肌有轻微震颤，精神紧张时更为明显。患者可出现紧张性头痛，常表现为顶、枕区的紧压感。有的患者肌肉紧张和强直，特别在背部和肩部，经常感到疲乏。

3.自主神经功能兴奋

以交感神经系统活动过度为主，如心慌、心跳加速、胸闷、气急、头晕、多汗、面部潮红或苍白、口干、吞咽梗阻感、胃部不适、恶心、腹痛、腹胀、腹泻、尿频等。有的可出现勃起功能障碍、早泄、月经紊乱和性欲缺乏等性功能障碍。

4.过分警觉

表现为惶恐、易惊吓、对声音过敏、注意力不集中、记忆力下降等。难以入睡和容易惊醒，同时可合并抑郁、疲劳、恐惧等症状。

三、诊断标准

（1）在过去6个月中的大多数时间里，对某些事件和活动过度担心。

(2)个体发现难以控制自己的担心。

(3)焦虑和担心与至少下面 5 个症状中的 3 个(或更多)相联系(至少有某些症状至少在过去 6 个月中的大多数时间里出现,在儿童中,只要一个症状就可以):①坐立不安;②容易疲劳,难以集中注意力,心思一片空白;③易激惹;④肌肉紧张;⑤睡眠问题(入睡困难、睡眠不稳或不踏实)。

(4)焦虑和担心的内容不是其他神经症障碍的特征内容。

(5)焦虑、担心和躯体症状给个体的社交、工作和其他方面造成了有临床显著意义的困难。

(6)上述症状不是由于药物的生理作用或者躯体疾病所引起,也不仅仅是发生在情绪障碍、精神病性障碍或普遍发展障碍之中。

四、护理诊断

(一)焦虑

与担心再次发作有关。

(二)恐惧

与惊恐发作有关。

(三)精力困扰

与精力状态改变有关。

(四)孤立的危险

与担心发作而采取回避方式有关。

(五)睡眠障碍

与焦虑有关。

(六)有营养失调的危险

与焦虑、食欲差有关。

五、护理措施

(一)心理护理

建立良好的护患关系,在尊重、同情、关心患者的同时,又要保持沉着冷静的态度。帮助患者认识焦虑时的行为模式,护士要接受患者的病态行为,不进行限制和批评。鼓励患者用语言表达的方式疏泄情绪,表达焦虑感受。教会患者放松技巧,鼓励其多参加文娱治疗,转移注意力,减轻焦虑。

(二)观察

观察患者的面部表情、目光、语调、语气等,评估患者的焦虑程度、持续时间和躯体症状;观察用药后病情变化及睡眠情况;对伴自杀倾向的患者更要严密观察,防止意外。

(三)生活护理

改善环境对住院患者的不良影响,保持病室安静、整洁、舒适,避免光线、噪声等不良刺激,尽量排除其他患者的不良干扰。关注睡眠环境,必要时根据医嘱使用催眠药物。观察用药的情况及不良反应,及时报告医师给予处理。饮食障碍患者,要合理安排饮食,鼓励进食。

(四)对症护理

对焦虑患者应耐心倾听其痛苦和不安,可按医嘱给予抗焦虑药物;改善患者的焦虑情绪和睡眠,鼓励患者参加力所能及的文娱活动和体育锻炼。患者出现坐立不安、血压升高、心率增快、口干、头痛等症状时,要说明这些症状往往随着焦虑的控制而缓解,并配合生物反馈疗法减轻躯体不适。患者出现睡眠障碍时,注意保持生活规律,按时作息。避免导致患者情绪激惹的因素或话题,允许患者倾诉自己的情感,允许来回走动,发泄自己的情绪。

六、健康指导

(一)患者

介绍焦虑症的有关知识,寻找产生焦虑症的原因并避免,使患者明确躯体症状的产生原因,学会控制焦虑的技巧。积极参加各种活动,转移注意力。自信缺乏的患者要充分发挥自己的积极因素,提高自信。

(二)家属

介绍疾病相关知识,协助患者分析产生焦虑的原因。学会对患者支持的方法,主动督促患者参加各种社交活动。在焦虑发作时注意保护患者安全,并给予安慰。

(陈小英)

第六节 强 迫 症

强迫症是一种以强迫症状及强迫行为为主要临床症状的神经症,其共同特点为:①患者意识到这种强迫观念、意向和动作是不必要的,但不能靠主观意志加以控制。②患者为这些强迫症状所苦恼和不安。③患者可仅有强迫观念和强迫动作,或既有强迫观念又有强迫动作,强迫动作可认为是为了减轻焦虑不安而做出来的准仪式性活动。④患者自知力保持完好,求治心切。女性发病率略高,通常在青少年期发病,也有起病于儿童时期。一般而言,强迫症预后不良,部分患者能在 1 年内缓解。病情超过 1 年者通常呈持续波动的病程表现,可长达数年。

一、病因与发病机制

(一)遗传因素

该症有一定的家族遗传倾向。研究表明强迫症患者中 A 型血型较高,而 O 型血型较低。家系调查表明,强迫症患者的一级亲属中焦虑障碍发病危险率明显高于对照组,但患强迫症的危险率并不高于对照组。患者组父母的强迫症状危险率明显高于对照组父母,单卵双生子中的同病率高于双卵双生子。

(二)生化因素

有人认为强迫症患者 5-羟色胺能神经系统活动减弱导致强迫症产生,用增加 5-羟色胺生化递质的药物可治疗强迫症。

(三)器质性因素

现代脑影像学研究发现,强迫症患者可能存在涉及额叶和基底节的神经回路的异常。

(四)社会-心理因素

行为主义理论认为强迫症是一种对特定情境的习惯性反应,患者认为强迫行为和强迫性仪式动作可减轻焦虑,从而导致了重复的仪式行为的发生。生活事件和个体的人格特征(强迫型人格)在疾病的发生中也起了一定的作用。如工作环境的变化、处境困难、担心意外或家庭不和、性生活困难、怀孕、分娩造成的紧张等压力源的存在,可促发强迫症状。患者往往表现为墨守成规、优柔寡断、过分仔细、做事古板、苛求完美、力求准确的个性特征。但亦有部分患者没有强迫性格。

二、临床表现

(一)强迫观念

强迫观念多表现为同一意念的反复联想,患者明知多余,但欲罢不能,这些观念可以是毫无意义的。

1.强迫怀疑

患者对自己行为的正确性产生疑虑,虽然明知这种怀疑没有必要,但却无法摆脱。如患者离家后怀疑屋门是否锁好、煤气是否关闭、电灯是否熄灭。在此基础上,患者出现强迫行为,总是疑虑不安,常驱使自己反复查对才能放心,严重时可以影响工作及日常生活。

2.强迫性穷思竭虑

对于日常生活中的琐事或自然现象,明知毫无必要,但无休止地思索。如患者反复思考“天为什么会下雨”“先有鸡还是先有蛋”等,但更多的则是日常生活中遭遇某种事情后出现。

3.强迫联想

患者看到或在脑子里出现一个观念或一个词语时,便不由自主联想到另一观念或词语,而大多是对立性质的,此时叫强迫性对立思维。如看到“温暖”即想到“寒冷”,看见“安全”便想到“危险”,造成内心紧张。

4.强迫表象

患者头脑里反复出现生动的视觉体验(表象),常具有令人厌恶的性质,无法摆脱。

5.强迫回忆

患者对于经历过的事情,不由自主地反复显现于脑海中,虽然明知无任何实际意义,但却无法摆脱。

(二)强迫意向

在某些场合下,患者出现一种与当时情况相违背的念头,而且被这种意向纠缠。患者明知这是违背自己意愿的,但却无法控制其出现。如患者见到墙壁上的电插座,就产生“触摸”的冲动;站在高楼上,就有“跳下去”的冲动。但是患者决不采取行动,患者意识到这种冲动的不合理,事实上也不曾出现过这一动作,但冲动的反复出现却使患者焦虑不安、忧心忡忡,以致患者回避这些场合,损害社会功能。

(三)强迫行为

1.强迫性洗涤

因害怕不清洁而偎患某种传染病,患者接触某物后反复洗手,明知手已洗干净,无须再洗,但却无法控制。

2.强迫性检查

常常表现为核对数字是否有误,检查门、窗、煤气炉是否关好,如患者将门锁上后,担心未锁紧,用钥匙打开验证,每开一次都证明确实已锁牢,但仍不放心,如此反反复复数十次,患者甚感痛苦。

3.强迫性计数

与强迫联想有关的不可克制的计数。患者不自主地计数一些事物,如计数自己的脚步、路边楼房的玻璃窗、公路旁边的标志灯。患者自知无任何意义,但无法控制。

4.强迫性仪式动作

强迫性仪式动作是某种并无实际意义的程序固定的刻板的动作或行为,但患者欲罢不能。此种仪式性动作往往对患者有特殊的意义,象征着吉凶祸福,患者完成这种仪式从而使内心感到安慰。如一患者进门时先进二步,再退一步,表示能逢凶化吉;进门时要完成一套动作表示他孩子的病就能逢凶化吉,自己明知毫无意义,但如不做到则焦虑不安。

5.强迫性迟缓

临床少见,这些患者可能否认有任何强迫观念,缓慢的动机是努力使自己所做的一切都非常完美。由于以完美、精确、对称为目标,所以常常失败,因而增加时间。患者往往不感到焦虑。

三、诊断标准

(1)符合神经症的诊断标准,并以强迫症状为主,至少有下列 1 项:①以强迫思想为主,包括强迫观念、回忆或表象,强迫性对立观念、穷思竭虑、害怕丧失自控能力等。②以强迫行为(动作)为主,包括反复洗涤、核对、检查或询问等。③上述的混合形式。

(2)患者称强迫症状起源于自己内心,不是被别人或外界影响强加的。

(3)强迫症状反复出现,患者认为没有意义,并感到不快,甚至痛苦,因此试图抵抗,但不能奏效。

(4)社会功能受损。

(5)符合症状标准至少已 3 个月。

(6)排除其他精神障碍的继发性强迫症状,排除脑器质性疾病特别是基底节病变的继发性强迫症状。

四、护理诊断

(一)焦虑

与强迫症状有关。

(二)睡眠障碍

与强迫观念有关。

(三)社交障碍

与强迫症状所致活动受限有关。

(四)保持健康能力改变

与强迫行为有关。

(五)生活自理能力下降

与强迫行为有关。

(六)有皮肤完整性受损的危险

与强迫行为有关。

五、护理措施

(一)心理护理

护士应与患者建立良好的护患关系,给予患者有力支持,使患者获得安全感和信任感,能主动与医护人员配合。在患者接受症状和相互信任的基础上,让患者参与护理计划的制订,使患者感到被关注和信任,减少焦虑情绪和无助感。帮助患者进行放松训练或进行生物反馈治疗,消除精神紧张及精神压力,转移注意力。用行为训练,如厌恶疗法等消除强迫行为及强迫思维。在患者的病情有所改善时,及时予以肯定和鼓励,让患者对疾病的康复抱有乐观的态度。

(二)生活护理

1.睡眠障碍

评估患者的睡眠状况并记录,做好交班。为患者创造良好的睡眠环境,维持病室的安静。白天督促患者多参加文娱活动,指导患者养成良好的睡眠习惯。必要时遵医嘱给予患者适量的催眠药物。

2.保持皮肤黏膜完整

每天详细评估患者洗涤处皮肤的情况,了解其损伤的程度,并做交班记录。洗涤时选择性质温和、刺激性小的肥皂,注意水温不能过热或过冷。临睡前,在皮肤上涂上护肤的营养霜或药膏。为患者制订每天的活动计划,督促患者多参加文娱活动,转移注意力。尽可能避免让患者在有水的地方停留过长的时间,以减少患者洗涤的次数和时间。对症状顽固者应适当限定其活动范围和施行必要的保护。

(三)安全护理

在疾病久治不愈、反复发作的情况下,患者可产生悲观厌世的情绪,严重者可出现自杀观念和行为。首先应与患者建立有效的沟通,了解患者的内心体验,及时、准确地掌握患者的情绪变化,并采取必要的防范措施。注意沟通技巧,避免使用中伤性的语言和使用粗暴的行为去制止患者的强迫动作和行为。以支持心理治疗为主,坚定患者的治疗信心。观察患者有无反常行为和语言,对有强烈自杀企图和行为的患者进行保护性约束时,要向患者讲清保护的目的,避免患者误解为是对他的惩罚而出现极端的行为反应。

六、健康指导

(一)患者

介绍强迫症的有关知识。教导患者采取顺应自然的态度,学习应付各种压力的积极方法和技巧。进行自我控制训练和放松训练,学会用合理的行为模式代替原有的不良行为模式,减少强迫症状和焦虑情绪。转移注意力,多关注日常生活、学习和工作,多参加体育锻炼。

(二)家属

帮助家属了解疾病知识和患者的心理状态,正确对待患者。教家属配合患者实施自我控制的强化技能,协助患者安排生活和工作。

(陈小英)

第七节 心境障碍

一、躁狂发作

(一)临床表现

躁狂发作主要有 3 个临床特征,即情感高涨或易激惹、思维奔逸和精神运动性兴奋,又称三高症状。如果上述症状一次发作持续在 1 周以上,称为躁狂发作(或称躁狂症)。

1.情感高涨

情感高涨是躁狂发作必备的症状。患者主观体验愉快,自我感觉良好,整天兴高采烈,欢欣喜悦,感到天空格外晴朗,周围事物的色彩格外绚丽,自己无比快乐和幸福。心境高涨往往生动、鲜明,与内心体验和周围环境相协调,具有感染力,常引起周围人的共鸣。患者虽然失眠,但自感精力充沛,心情舒畅。

有的患者情绪反应不稳定、易激惹,时而欢乐愉悦,时而激动暴怒。部分患者以愤怒、易激惹、敌意为特征,并不表现为情感高涨,动辄暴跳如雷、怒不可遏,甚至可出现破坏及攻击行为,但常常很快转怒为喜或赔礼道歉。

2.思维奔逸

患者表现为联想迅速,自觉大脑反应格外敏捷,思维内容丰富多变,概念接踵而至,有时感到说话跟不上思维的速度,常表现为说话声大、语速变快、高谈阔论、滔滔不绝、手舞足蹈、眉飞色舞。但讲话内容较肤浅,且凌乱无意义,常给人以信口开河之感。患者注意力不集中,常随境转移,讲话的内容常从一个主题很快转到另一个主题,表现为意念飘忽,有的患者可出现音联和意联。

3.活动增多

患者精力显得异常旺盛,兴趣范围扩大,喜热闹、交往多,精力旺盛,忙碌不停,爱管闲事,好打抱不平,兴趣广泛但无定性。动作快速敏捷,活动明显增多,但做任何事常常是虎头蛇尾,有始无终。对自己的行为缺乏正确判断,如任意挥霍钱财,乱购物,处事欠深思熟虑,行为轻率不顾后果。注重打扮装饰,但并不得体,行为轻浮,好接近异性。工作上,自认为有过人的才智,乱指挥别人,训斥同事,狂妄自大,但毫无收获。自觉精力充沛,不知疲倦,睡眠明显减少。病情严重时,自我控制能力下降,举止粗鲁,甚至有冲动毁物行为。

4.躯体症状

患者很少有躯体不适主诉,可有交感神经功能兴奋症状,表现为面色红润、双目有神、瞳孔轻度扩大、心率加快、便秘等。因患者体力过度消耗,容易引起失水、体重减轻等。患者食欲增加,性欲亢进,睡眠需要减少,往往影响周围人的正常休息。

5.精神病性症状

部分患者在情绪高涨的基础上可能出现幻觉与妄想。幻觉多为幻听,内容多是称赞自己的才能和权力,与其情绪相符合。妄想的内容常与其自我评价过高密切相关,甚至形成夸大妄想,但内容并不荒谬,与现实联系紧密,经过努力可能办到;而且妄想很少是固定不变的。有时也可出现关系妄想、被害妄想等,一般持续时间不长。

6.其他症状

躁狂发作时患者的主动和被动注意力均有增强,但不能持久,易为周围事物所吸引。在急性发作期这种随境转移的症状最为明显。部分患者有记忆力的增强,常常充满许多细节琐事,对记忆的时间常失去正确的分界,以致与过去的记忆混为一谈而无连贯。在发作极为严重时,患者呈极度的兴奋躁动状态,可有短暂、片段的幻听,行为紊乱而毫无指向,伴有冲动行为;也可出现意识障碍,有错觉、幻觉及思维不连贯等症状。多数患者在疾病的早期即丧失自知力。

躁狂发作临床表现较轻者称为轻躁狂。患者可存在持续至少数天的情感高涨、精力充沛、活动增多,有显著的自我感觉良好,注意力不集中,也不能持久,轻度挥霍,社交活动增多,性欲增强,睡眠需要减少。有时表现为易激惹,自负自傲,行为较莽撞,但不伴有幻觉、妄想等精神病性症状,对患者社会功能有轻度的影响。部分患者有时达不到影响社会功能的程度,一般人常不易觉察。

老年躁狂发作的患者临床上表现为心境高涨的较少,主要表现为易激惹,狂妄自大,有夸大观念及妄想,言语增多,但常较啰唆,可有攻击行为。意念飘忽和性欲亢进等症状亦较少见。病程较为迁延。

(二)病程和预后

无论是单次躁狂发作,还是复发性躁狂症,大多数为急性或亚急性起病,好发季节为春末夏初。躁狂症的发病年龄在 30 岁左右,当然也有的发病较早,在 5～6 岁发病,也有的在 50 岁以后发病,但 90％以上的病例起病于 50 岁以前。

躁狂发作的自然病程,一般认为持续数周到 6 个月,平均为 3 个月,有的病例只持续数天,个别病例可达 10 年以上。有人认为反复发作的躁狂症,每次发作持续时间几乎相仿,多次发作后可成慢性,有少数患者残留轻度情感症状,社会功能也未完全恢复至病前水平。现代治疗最终能使 50％的患者完全恢复。有人认为在一生中只发作一次的病例仅占 5％,但也有人认为可高达50％。在最初的 3 次发作,每次发作间歇期会越来越短,以后发作间歇期持续时间不再改变。对每次发作而言,显著和完全缓解率为 70％～80％。

(三)诊断标准

以情感高涨为主,与其处境不相称,可以从高兴愉快到欣喜若狂,某些病例仅以易激惹为主。病情轻者社会功能无损害或仅有轻度损害,严重者可出现幻觉、妄想等精神病性症状。

(1)症状:以情绪高涨或易激惹为主,并至少有下列 3 项(若仅为易激惹,至少需 4 项)。①注意力不集中或随境转移。②语量增多。③思维奔逸(语速增快、言语急促等)。④联想加快或意念飘忽的体验。⑤自我评价过高或夸大。⑥精力充沛、不感疲乏、活动增多、难以安静,或不断改变计划和活动。⑦鲁莽行为(如挥霍、不负责任,或不计后果的行为等)。⑧睡眠需要减少;性欲亢进。

(2)严重标准:严重损害社会功能,或给别人造成危险或不良后果。

(3)病程标准:符合症状标准和严重标准至少已持续 1 周。可存在某些精神分裂性症状,但不符合精神分裂症的诊断标准,若同时符合精神分裂症的症状标准,在精神分裂症状缓解后,满足躁狂发作标准至少 1 周。

(4)排除标准:排除器质性精神障碍,或精神活性物质和非成瘾物质所致躁狂。

(四)护理评估

1.评估主观资料

(1)认知活动:评估患者有无联想障碍、注意力障碍,有无夸大观念、妄想,以及对自己精神状态的认识能力和程度。

(2)情感活动:评估患者的情绪有无不稳定、自我感觉很好、容易激惹、急躁,评估患者的心情是否高涨。

(3)意志行为活动:评估患者有无活动明显增多、行为异常,是否为兴奋状态,自我控制能力如何,有无冲动、攻击行为等。

2.评估客观资料

(1)躯体状况:评估患者有无睡眠需要减少、精力异常旺盛,以及食欲情况,有无交感神经兴奋表现等。

(2)对精神疾病的认知:评估患者有无自知力及损害程度。

(3)社会-心理状况:评估患者的家庭环境、各成员之间关系是否融洽、经济状况、受教育情况、工作环境及社会支持系统。

(4)既往健康状况:评估患者的家族史、患病史、药物过敏史。

(5)治疗用药情况:评估患者以往治疗用药情况、药物不良反应,有无碳酸锂中毒等情况。

(6)实验室及其他辅助检查:评估患者的血、尿、便常规,血生化、心电图、脑电图检查,以及特殊检查等结果。

(五)护理诊断

1.有暴力行为的危险

与情感控制力下降、激惹状态、挑衅滋事、意识障碍所致谵妄和错乱等有关。

2.有外走的危险

与情绪控制力下降、缺乏自知力有关。

3.营养失调:低于机体需要量

与极度兴奋、活动过多,消耗增加、摄入不足等有关。

4.睡眠形态紊乱

入睡困难、睡眠需求减少,与精神运动性兴奋有关。

5.思维过程障碍

与躁狂所致的思维联想过程和思维内容障碍有关。

6.个人应对不良

与好管闲事、情绪不稳定、易激惹有关。

7.自知力不全或缺乏

与疾病所致精神症状有关。

8.生活自理能力下降

与极度兴奋有关。

9.便秘

与生活起居无规律、饮水量不足等有关。

10.感知改变

与躁狂的感知改变有关。

11.不合作

与自知力缺乏有关。

12.社交障碍

与极度兴奋、易激惹有关。

(六)护理目标

(1)减少过度活动及体力消耗。

(2)患者住院期间不会伤害自己和他人。

(3)建立和维持营养、水分、排泄、休息和睡眠等方面的适当生理功能。

(4)建立良好的护患关系并协助患者建立良好的人际关系。

(5)帮助患者完成自己制订的各项活动计划。

(6)指导患者及其家属认识疾病、预防复发。

(七)护理措施

1.一般护理

(1)提供安全和安静的环境:躁狂患者情绪兴奋,躁动不安,且注意力增强,很容易受周围环境影响,因此应提供一个较宽大的空间,居室须安静、舒适,保持空气新鲜、避免阳光刺激。室内物品要求颜色淡雅、整洁,尽量简化以避免患者兴奋毁物。应与其他冲动易激惹的患者分开管理,以减少患者间情绪相互感染。密切注意患者的精神状态,对情绪亢奋、行为不能自制者,须防止其毁物伤人;对情绪低落者,须防止其自杀。

(2)维持适当的营养:患者由于极度兴奋,整日忙碌于他认为有意义的活动,而忽略了最基本的生理需求,护理人员必须以少量多餐的方式主动地提供高营养、易消化的食物及充足的饮水,满足患者的生理需求。同时,合理地安排患者活动、休息和睡眠的时间,并提示患者维持适当的穿着及个人卫生。

(3)指导患者重建规律的睡眠模式:指导并督促患者每天养成定时休息习惯,如有入睡困难,应做好安眠处理,以保证患者足够的休息时间,这有利于控制症状,安定情绪,促使病情早日康复。

(4)引导患者正确消耗过剩的精力:躁狂症患者往往精力充沛、不知疲倦,加之急躁不安、自控力差、易激惹,容易使精力发泄变成破坏性行为,护理人员应正面引导患者做不需要专心、又无竞争性的活动,以发泄过剩的精力,如参加文娱治疗、打球、跑步、拔河比赛、擦地板等活动,并加以鼓励和肯定。

2.症状护理

部分躁狂症患者以愤怒、易激惹、敌意为特征,甚至可出现破坏和攻击行为。护理人员需及时了解患者既往发生暴力行为的原因,是否有新的诱发因素出现,设法消除或减少这些因素。护理人员要善于早期发现暴力行为的先兆,如情绪激动、无理要求增多、有意违背正常秩序、出现辱骂性语言、动作多而快等,以便及时采取预防措施,避免暴力行为的发生。对处在疾病急性阶段的患者,应尽可能地满足其大部分要求,对于不合理、无法满足的要求也应尽量避免采用简单、直接的方法拒绝,以避免激惹患者。当确定患者有明显的暴力行为先兆时,应立刻按照暴力行为的防范措施处理。

3.用药护理

躁狂患者有不同程度的自知力缺乏,不安心住院,甚至拒绝治疗。应耐心劝说,鼓励患者表达对治疗的感觉和看法,针对个体进行帮助分析并设法解决。在用药的过程中,护理人员应密切观察患者的合作性、药物的耐受性和不良反应,特别是对应用锂盐治疗的患者要更加关注,注意血锂浓度的监测,防止发生锂盐中毒。对恢复期的患者,应明确告知维持用药对巩固疗效、减少复发的意义,并了解患者不能坚持服药的原因,与患者一起寻找解决的办法。对容易忘记服药的患者,则必须与其商量将吃药与日常活动配合在一起的方法并取得家属配合。

4.心理护理

建立良好的护患关系。患者常常兴奋好动,语言增多。患者诉说的诸多感受,往往并非是真正的内心感受和体验,而是用否认的意念来逃避真正的想法。因此,建立良好的护患关系有利于护患间的沟通和交流,让患者表达内心的真实想法,以利病情的缓解。

(八)健康指导

1.患者

(1)协助患者认识疾病的有关知识,教会患者控制情绪的方法,学习新的应对技巧。

(2)指导患者掌握症状复发的先兆,预防复发。

(3)教患者掌握药物的不良反应,坚持用药。

(4)定期门诊复查。

3.家属

(1)指导家属疾病知识及预防复发的知识,教会家属为患者创造良好的家庭环境,锻炼患者的生活和工作能力。

(2)指导家属学会识别、判断疾病症状的办法。

(3)使家属了解督促和协助患者按时服药、定期复查的重要性。

(九)护理评价

(1)患者情绪稳定。

(2)患者营养状况良好,维持正常睡眠,生活自理能力恢复。

(3)患者的精神症状得到缓解或消失,自知力恢复。

(4)患者能与护士和病友正常地进行交谈,能反映心理问题与心理需要。

(5)患者配合治疗和护理,积极参与文娱治疗活动。

(6)患者的社交能力、社会适应能力恢复。

二、抑郁发作

(一)临床表现

抑郁发作以明显而持久的心境低落为主,并有相应的思维和行为改变,病情严重者可有精神病性症状,表现可分为核心症状、心理症状群与躯体症状群3个方面。如果抑郁症状一次发作持续存在2周以上即为抑郁发作,也称抑郁症。

1.核心症状

核心症状包括心境或情绪低落、兴趣缺乏及乐趣丧失3个主征,是抑郁的关键症状。

(1)情绪低落:患者终日忧心忡忡、愁眉苦脸,可从轻度心情不佳、闷闷不乐到忧伤、悲观、绝望。此种低落的情绪不为喜乐的环境而改变,患者即使碰到令人高兴的事也高兴不起来,对现在感到无用和无助,对将来感到无望。患者常常可以将自己在抑郁状态下体验的悲观、悲伤情绪与丧亲所致的悲哀相区别。有时患者也会察觉到自己与别人不同,因而尽力掩饰伪装,称之为微笑性抑郁。典型的病例其抑郁心境具有晨重夜轻节律的特点,清晨或上午陷入心境低潮,下午或傍晚渐见好转,此时能进行简短交谈和进餐。

(2)兴趣缺乏:丧失既往生活、工作的热忱,对任何事都兴趣索然。患者行为缓慢,活动减少,生活被动、疏懒,多终日独坐一处,不想做事,不愿和周围人接触交往,逐渐发展到不去工作、疏远亲友、回避社交。

(3)乐趣丧失:患者无法从生活中体验到乐趣,或称为快感缺失。

2.心理症状

(1)焦虑:常是抑郁症的主要症状,常与抑郁伴发,患者表情紧张、恐惧,坐立不安,惶惶不可终日,搓手顿足、来回踱步等,特别是更年期和老年抑郁症患者更明显。伴发的躯体症状可以掩盖主观的焦虑体验而成为临床主诉。

(2)自罪自责:在情感低落的影响下,患者自我评价过低,往往以消极和否定的态度看待自己,过分贬低自己的能力、才智,对过去感到自责自罪,严重时可达妄想程度。

(3)自杀观念和行为:患者最危险的症状。有些患者病理性意志增强,可反复出现自杀观念和行为,不惜采用各种手段和途径,进行周密计划以达到自杀目的。抑郁者的自杀率是正常人的20倍,约有67%的患者有自杀观念,有10%～15%的患者有自杀行为,有过一次重度抑郁(达到要住院的程度)的人群中,最后有1/6死于自杀。抑郁症自杀行为可出现在疾病的任何时期,但往往发生在缓解期,可能是重症期精神运动性抑制而不能将自杀行为付诸行动。

(4)精神病性症状:抑郁症患者悲观失望,有罪过感、无价值感,在此基础上形成妄想。如罪恶妄想、疾病妄想、被害妄想等。可有轻度的感知觉障碍,如幻听、幻视,但抑郁心境缓解后不持续存在。对疾病缺乏自知力。

(5)认知症状:主要是注意力和记忆力的下降。这类症状可逆,随治疗的有效而缓解。认知扭曲也是重要特征,如对各种事物均做出悲观解释,将周围一切都看成灰色的。

(6)精神运动性迟滞:患者思维联想速度缓慢,反应迟钝,注意力集中困难,记忆力减退。临床表现为主动言语减少,回答问题拖延很久,语速明显减慢,声音低沉,患者感到脑子不能用了,思考问题困难,工作和学习能力下降。有的患者回答问题过程中,声音越来越小,语速越来越慢,词语越来越减少,严重者无法进行交流。严重时可达木僵状态,称为抑郁性木僵。部分患者可出现激越症状。

3.躯体症状

(1)睡眠障碍:典型的睡眠障碍是早醒,比平时早醒2～3小时,醒后不能再入睡,在早醒的同时常伴有情绪的低潮。有的表现为入睡困难,睡眠不深,少数患者表现为睡眠过多。

(2)食欲减退、体重减轻:多数患者都有食欲缺乏、胃纳呆症状,患者不思茶饭或食之无味,味同嚼蜡,常伴有体重减轻。体重减轻与食欲减退不一定成比例,少数患者可表现为食欲增强、体重增加。

(3)性功能减退:疾病早期即可出现性欲减低,男性可能出现勃起功能障碍,女性患者有性感缺失。

(4)非特异性躯体症状:患者可表现身体任何部位的疼痛,躯体不适主诉可涉及各脏器,自主神经功能失调的症状也较常见。抑郁发作临床表现较轻者称之为轻度抑郁,主要表现为情感低落、兴趣和愉快感的丧失、易疲劳,自觉日常工作能力及社交能力有所下降,不会出现幻觉和妄想等精神病性症状,但临床症状较环性心境障碍和恶劣心境为重。老年抑郁症患者除有抑郁心境外,多数患者有突出的焦虑烦躁情绪,有时也可表现为易激惹和敌意。精神运动性迟缓和躯体不适主诉较年轻患者更为明显。因思维联想明显迟缓及记忆力减退,可出现较明显的认知功能损害症状,类似痴呆表现,如计算力、记忆力、理解和判断能力下降,国内外学者将此种表现称之为抑郁性假性痴呆。躯体不适主诉以消化道症状较为常见,如食欲减退、腹胀、便秘等,常常纠缠于某一躯体主诉,并容易产生疑病观念,进而发展为疑病、虚无和罪恶妄想。病程较漫长,易发展成为慢性。

(二)病程和预后

抑郁症大多数表现为急性或亚急性起病,好发季节为秋冬季。女患者可在月经期间发病。60 岁后首次发病者较少。每次发作持续时间因人而异,持续时间比躁狂症长,病程为 6～8 个月,少数发作持续长达 1～2 年。病程长短与年龄、病情严重程度及发病次数有关。一般认为发作次数越多,病情越严重,伴有精神病性症状,年龄越大,病程持续时间就越长,缓解期也相应缩短。

心境障碍的预后与遗传、人格特点、躯体疾病、社会支持、治疗充分与否等因素有关,预后一般较好,间隙期精神状态基本正常。但反复发作、慢性、老年、有心境障碍家族史、病前为适应不良人格、有慢性躯体疾病、缺乏社会支持系统、未经治疗和治疗不充分者,预后往往较差。研究发现,大多数经治疗恢复的抑郁症患者,仍有 30% 在一年内复发;有过 1 次抑郁发作的患者,其中 50% 的患者会再发;有过 2 次抑郁发作的患者,今后再次发作的可能性为 70%;有 3 次抑郁发作患者,几乎 100% 会复发。

(三)诊断标准

以情感低落为主,与其处境不相称,可以从闷闷不乐到悲痛欲绝,甚至发生木僵,严重者可出现幻觉、妄想等精神病性症状,某些病例的焦虑与运动性激越很显著。

(1)以情感低落为主,并至少有下列 4 项:①兴趣丧失、无愉快感;②精力减退或疲乏感;③精神运动性迟滞或激越;④自我评价过低、自责,或有内疚感;⑤联想困难或自觉思考能力下降;⑥反复出现想死的念头或有自杀、自伤行为;⑦睡眠障碍,如失眠、早醒,或睡眠过多;⑧食欲降低或体重明显减轻。⑨性欲减退。

(2)严重标准:社会功能受损,或给本人造成痛苦或不良后果。

(3)病程标准:符合症状标准和严重标准至少已持续 2 周。可存在某些精神分裂性症状,但不符合精神分裂症的诊断。若同时符合精神分裂症的症状标准,在精神分裂症状缓解后,满足抑郁发作标准至少 2 周。

(4)排除标准:排除器质性精神障碍,或精神活性物质和非成瘾物质所致抑郁。

(四)护理评估

1.评估主观资料

(1)认知活动:评估患者有无自责自罪观念及妄想、疑病观念、疑病妄想、被害妄想和关系妄想,有无自卑、无价值感,有无无助、无望及无力感,以及对自己疾病的认识情况。

(2)情感活动:评估患者是否兴趣减退或丧失,有无愁眉不展、唉声叹气、悲观绝望、哭泣流泪、焦虑恐惧、自罪感、负罪感等。

(3)意志行为活动:评估有无意志活动减少、不愿参加平素感兴趣的活动,有无懒于生活料理及不顾个人卫生,有无自杀自伤的消极企图及行为。

2.评估客观资料

(1)躯体状况:评估患者有无疲乏无力、心悸、胸闷、胃肠不适、便秘、性功能下降等,有无体重明显减轻或增加。

(2)对疾病的认识:评估患者的自知力和损害程度。

(3)社会-心理状况:评估患者的家庭环境、经济状况、受教育情况、工作环境及社会支持系统。

(4)既往健康状况:评估患者的家族史、患病史、药物过敏史。

(5)治疗用药情况:了解患者以往用药情况、药物不良反应等。

(6)实验室及其他辅助检查:评估患者的血、尿、便常规,血生化、心电图、脑电图的结果。

(五)护理诊断

1.有自伤(自杀)的危险

与抑郁、悲观情绪、自责自罪观念、自我评价低、无价值感等有关。

2.焦虑

与情绪抑郁、无价值感、罪恶感、内疚、自责、疑病等因素有关。

3.营养失调:低于机体需要量

与抑郁所致食欲下降,自罪、木僵状态等所致摄入量不足有关。

4.睡眠形态紊乱

早醒、入睡困难,与情绪低落等因素有关。

5.思维过程障碍

与认知障碍、思维联想受抑制有关。

6.个人应对无效

与情绪抑郁、无助感、精力不足、疑病等因素有关。

7.自知力不全或缺乏

与精神疾病症状有关。

8.自我防护能力改变

与精神运动抑制、行为反应迟缓有关。

9.生活自理能力下降(缺失)

与精神运动迟滞、兴趣减低、无力照顾自己有关。

10.便秘与尿潴留

与日常活动减少、胃肠蠕动减慢、药物不良反应有关。

11.情境性自我贬低

与抑郁情绪、自我评价过低、无价值感等有关。

12.不合作

与自知力缺乏有关。

13.社交孤立

与抑郁悲观情绪、社会行为不被接受、社会价值不被接受等有关。

14.绝望

与严重的抑郁情绪、认知功能障碍等有关。

(六)护理目标

(1)患者住院期间不会伤害自己。

(2)建立和维持营养、水分、排泄、休息和睡眠等方面的适当生理功能。

（3）与患者建立良好的护患关系并协助患者建立良好的人际关系。

（4）患者能以言语表述问题，能显现自我价值感的增强。

（5）患者能主动在病房群体中与病友和工作人员相处。

（6）患者能以有效的途径解决问题，进而减轻无力感。

（7）没有明显的妄想及病态的思维。

（七）护理措施

1.一般护理

（1）饮食护理：食欲缺乏、便秘是抑郁患者常出现的症状。饮食种类应选择患者较喜欢的食物，食物宜含有充足热量、蛋白质、维生素及富含纤维。可采取少量多餐的进食方式。若患者有低价值感或自罪妄想不愿进食或拒食时，按相应护理措施处理。若患者坚持不肯进食，或体重持续减轻，则必须采取进一步的护理措施，如喂食、鼻饲、静脉输液等。

（2）生活护理：抑郁患者由于情绪低落、悲观厌世、毫无精力和情绪顾及自己的卫生及仪表，对轻度抑郁患者护理人员可鼓励其在能力范围内自我料理；重度抑郁患者则应帮助其洗脸、洗脚、口腔护理、会阴护理、更衣、如厕、仪表修饰，使患者感到整洁、舒适。允许患者适度的依赖，有助于减轻心理压力。

（3）保证充足睡眠：患者大部分时间卧床不动、不易入睡、睡眠浅、易醒或早醒，而这些又会加剧患者的情感低落，患者的许多意外事件，如自杀、自伤等，就发生在这种时候。护理人员应主动陪伴和鼓励患者白天参加多次短暂的文娱活动，如打球、下棋、唱歌、跳舞等。为患者创造舒适安静的入睡环境，可采取睡前喝热饮、热水泡脚或洗热水澡等协助患者入睡，避免看过于兴奋、激动的电视节目或会客、谈论病情。

2.安全护理

与患者建立良好的治疗性人际关系，随时了解患者自杀意志的强度及可能采取的方法，密切观察有无自杀的先兆症状，尤其在交接班时间、吃饭时、清晨、夜间或工作人员较少时，不让患者单独活动，可陪伴患者参加各种团体活动。谨慎地安排患者生活和居住的环境，安置患者住在护理人员易观察的房间，环境设施安全，光线明亮，整洁舒适，墙壁以明快色彩为主，以利于调动患者积极良好的情绪。严格管理制度，定期巡视。加强对病房设施的安全检查，严格做好药品及危险物品的保管工作，杜绝不安全因素。

3.心理护理

建立良好的护患关系，要有温和、接受的态度，对患者要有耐心和信心，鼓励患者抒发自身的感受，帮助患者了解抑郁症的知识，护理人员应设法打断患者的一些负性思考，帮助患者回顾自己的优点、长处、成就，培养正性的认知方式。严重抑郁患者思维过程缓慢，思维量减少，护理人员应鼓励患者表达自己的想法，引导患者增加对外界的兴趣，协助患者完成某些建设性的工作和参与社交活动，为患者创造和利用各种个人或团体人际接触的机会，以协助患者改善处理问题、人际互动的方式，增强社交的技巧。

（八）健康指导

1.患者

（1）向患者介绍疾病的有关知识，指导患者识别疾病复发的先兆及预防复发方法。

（2）教患者掌握药物的不良反应和预防措施，鼓励患者坚持用药，定期到门诊复查。

（3）鼓励患者积极主动参加家庭和社会活动，锻炼自理能力和社会适应能力。

(4)帮助患者面对和恰当处理现实环境中的各种应激源。

2.家属

(1)指导家属有关疾病知识和预防疾病复发的常识,为患者创造良好的家庭环境和人际互动关系。

(2)指导家属帮助患者管理药物并监护患者按时服药,密切观察病情变化和药物不良作用,保护患者不受冲动或自残行为的伤害。

(陈小英)

第八节 品 行 障 碍

品行障碍是以显著而持久、重复出现的行为模式为特点,这些行为模式通常具有社交紊乱、攻击或对抗的色彩。这些行为模式迥异于儿童常见的幼稚性调皮捣蛋或青春期的反抗行为,严重背离人们对与该年龄相称的社会性预期。孤立的反社会或者犯罪行为模式才是真正的问题所在。国内调查发现患病率为 $1.45\% \sim 7.35\%$,男女之比为 9:1,患病高峰年龄为 13 岁。可能由生物学因素、家庭因素和社会环境因素相互作用引起。

一、临床表现

临床形式表现多样,但主要有下列几点。

(一)反社会性行为

反社会性行为指一些不符合道德规范及社会准则的行为。表现为偷窃钱物、勒索或抢劫他人钱财;强迫与别人发生性关系,或有猥亵行为;对他人故意进行躯体虐待或伤害;故意纵火;经常撒谎、逃学、离家出走,不顾父母的禁令而经常在外过夜;参与社会上的犯罪团伙,一起从事犯罪行为等。

(二)攻击性行为

表现为对他人或财产的攻击,如经常挑起或参与斗殴,采用打骂、折磨、骚扰及长期威胁等手段欺负他人;虐待弱小、残疾人和动物;故意破坏他人或公共财物等。

(三)对立违抗性行为

对立违抗性行为指对成人,尤其是对家长的要求或规定不服从、违抗。表现为不是为了逃避惩罚而经常说谎,暴怒或好发脾气,喜欢怨恨和责怪他人、好记仇或心存报复,与成人争吵、与父母或老师对抗,故意干扰别人,违反校规或集体纪律,不接受批评等。

(四)合并问题

常合并多动、情绪抑郁或焦虑、情绪不稳或易激惹,也可伴有发育障碍,如语言表达和接受能力差、阅读困难、运动不协调、智商偏低等。品行障碍患儿一般以自我为中心,喜欢招人注意,好指责或支配别人,为自己的错误辩护,自私,缺乏同情心。

二、诊断要点

ICD-10 关于品行障碍的常见分类以及诊断要点如下。

(一)局限于家庭的品行障碍

本诊断要求患儿在家庭环境以外没有显著的品行紊乱,家庭以外的社会交往也在正常范围内,大多由患儿与某一位或几位核心家庭成员的关系恶化而引起。

(二)未社会化的品行障碍

与同伴玩不到一块是本障碍与社会化的品行障碍的关键区别,这个区别比所有其他区别都更重要。与同伴关系不良主要表现为被其他儿童孤立和排斥,或不受欢迎;在同龄人中缺乏亲密朋友,也不能与同龄人保持持久、交心和相互的关系;与成人的关系倾向于不和谐、敌意和怨恨。

(三)社会化的品行障碍

鉴别本障碍的关键特征是患儿与其他同龄人有着持久良好的友谊。与有权威的成人关系常常不好,但与其他人却可有良好的关系,情绪紊乱通常很轻。

(四)对立违抗性障碍

本型品行障碍特别见于 9 岁或 10 岁以下的儿童。定义为具有显著的违抗、不服从和挑衅行为,但没有更严重的触犯法律或他人权利的社会紊乱性或攻击性活动。

三、护理评估

(一)健康史

询问患儿既往的健康状况,有无较正常儿童易于罹患某些疾病。

(二)生理功能

与同龄孩子比较,躯体发育指标如身高、体重有无异常;有无躯体畸形和功能障碍;有无饮食障碍;有无营养失调及睡眠障碍;有无受伤的危险(跌倒,摔伤);有无容易感染等生理功能下降。

(三)心理功能

1.情绪状态

有无焦虑、抑郁、恐惧、情绪不稳、易激惹或淡漠迟钝等异常情绪,有无自卑心理。

2.认知功能

有无注意力、记忆和智能方面的障碍。

3.行为活动

患儿的主要异常行为有哪些,严重程度如何,哪些是最需要解决的行为问题。

(四)社会功能

1.生活自理能力

有无穿衣、吃饭、洗澡,大小便不能自理等。

2.环境的适应能力

学习能力,有无现存或潜在的学习困难;语言能力,有无言语沟通困难;自我控制与自我保护能力,有无现存或潜在的自我控制力、自我防卫能力下降;社交活动,有无人际交往障碍,是否合群。

(五)其他

有无家庭养育方式不当、父母不称职、家长对疾病有无不正确的认知;有无现存的或潜在的家庭矛盾和危机;家庭能否实施既定的治疗方案;是否伴随有多动障碍、违拗障碍、情绪障碍及发育障碍。

四、护理诊断

(一)社会交往障碍
与反社会性行为、攻击性行为、对立违抗性行为有关。

(二)语言沟通障碍
与疾病所致行为与社会要求不相一致、不被社会所接受有关。

(三)个人应对无效
与社会交往障碍、语言沟通障碍有关。

(四)有暴力行为的危险
与社会交往障碍、语言沟通障碍、反社会性行为、攻击性行为、对立违抗性行为等有关。

(五)自我概念紊乱
与疾病所致多动、情绪抑郁或焦虑、情绪不稳或易激惹等有关。

(六)知识缺乏
与缺乏心理方面的相关知识有关。

(七)焦虑、恐惧
与个人行为不能自主控制、又不能被社会所接受和理解有关。

(八)父母角色冲突
与语言沟通障碍、反社会性行为、攻击性行为、对立违抗性行为有关。

(九)执行治疗方案无效
与疾病所致遵医行为缺陷、不能按医嘱准确执行方案有关。

(十)生活自理能力缺陷
与疾病所致生活自理能力下降有关。

(十一)睡眠形态紊乱
与疾病所致情绪抑郁、焦虑、情绪不稳或易激惹有关。

五、护理目标

(1)行为更符合道德规范和社会准则。

(2)情绪稳定,破坏性、攻击性行为减少。

(3)患儿的社交能力、学习能力、人际关系得到改善。

(4)患儿的家庭关系得到改善。

六、护理措施

(一)生活、安全及生理方面的护理
培养良好的生活规律,从日常生活小事中培养患儿遵纪守法的习惯。

(二)心理护理
以耐心、关爱、同情、包容的态度与患儿建立良好的护患关系,取得患儿的信任和合作。讲解疾病的性质,使患儿对自己的病态行为有正确的认识。以支持、肯定和给予希望的语言与患儿交流,使患儿树立起战胜疾病的信心。

(三)行为矫正训练

行为矫正训练主要有行为治疗和认知行为治疗两种方式。可采用个别治疗和小组治疗的形式,小组治疗的环境对患儿学会适当的社交技能更为有效。最好是家长、老师及医护人员在一起讨论,制定认识统一的治疗方案,切忌在患儿面前表现出不同的意见和争执。进行行为矫正技术应注意以下几点。

(1)将精力集中在处理主要问题上。

(2)行为指令要明确而不含糊,使患儿易于理解和执行。

(3)父母、照料者和老师要统一规则。

(4)奖罚结合:奖励的东西最好不是钱物,而是患儿喜欢而又无害的活动。较常用的阳性强化方式如周末推迟就寝时间、适当延长玩耍时间或给予一个选择就餐方式的机会。典型的阴性强化是关在房子里或不准看电视。

(5)对攻击行为不明显的患儿可以应用忽视技术,对患儿的病态行为不表现出情感反应,使患儿感觉得不到注意而减少负性强化。

(四)认知治疗

对冲动性行为有效,要点包括:让患儿学习如何去解决问题;学会预先估计自己的行为所带来的后果,克制自己的冲动行为;识别自己的行为是否恰当,选择恰当的行为应对方式。

(五)督促服药

对需要服药者,应让家长和患儿理解药物治疗的好处和可能的不良反应,消除他们的顾虑,配合医师治疗;告知家长应经常与医师保持联系,定期接受咨询。

七、健康指导

包括对父母的训练和对老师的训练,提高家长的识别和处理能力,正确认识疾病和协调家庭关系,老师应协助家长观察患儿表现,强化其在家庭中所取得的成绩,提高识别和处理问题的能力。强化不导致品性障碍的保护因素,消除不利于品行障碍恢复的因素,如增强患儿的社交能力,减少患儿的应激,避免负性强化,限制看与暴力、物质滥用、性行为有关的电视和杂志等。

八、护理评价

(1)患儿的饮食、睡眠等生理状况是否改善。

(2)患儿伴随的病态症状是否控制,如注意缺陷、多动障碍、抑郁、焦虑、情绪不稳等。

(3)患儿不良行为是否改善,反社会行为、冲动行为、对立违拗行为是否减少或消除。

(4)患儿社会功能是否有改善,包括社会交往能力、学习能力、社会适应能力、与周围环境的接触、伙伴关系等。

(5)家庭功能是否改善,家庭参与、配合的程度是否提高,家庭态度和教养方式是否变得合理,家属对疾病的性质是否有正确理解等。

(季凤娟)

第九节　抽动障碍

　　抽动障碍是一种起病于儿童时期,以抽动为主要临床表现的神经精神性疾病,为一组原因未明的运动障碍,主要表现为不自主的、反复的、快速的、无目的的一个部位或多部位肌肉运动性抽动或发声性抽动,并可伴有多动、注意力不集中、强迫性动作和/或其他精神行为症状。抽动障碍的抽动症状可以时轻时重,呈波浪式进展,间或静止一段时间。新的抽动症状可以代替旧的抽动症状,或在原有抽动症状的基础上出现新的抽动症状。

　　抽动障碍的病因尚不明确,其发病是遗传、生物、心理和环境等因素相互作用的综合结果。症状较轻者无须特殊治疗,症状影响了学习、生活和社交活动的患儿需及时治疗,采用药物与心理调适相结合的综合治疗方法。抽动障碍经常共病注意缺陷多动障碍、强迫障碍、睡眠障碍、情绪障碍等心理行为障碍,给病情带来一定的复杂性,同时也给临床治疗带来一定的难度。

一、临床表现

　　主要表现为运动抽动或发声抽动,包括简单或复杂性抽动两种形式。简单的运动抽动表现为眨眼、耸鼻、张口、歪嘴、耸肩、转肩、摇头或斜颈;复杂的运动抽动如蹦跳、跑跳和拍打自己等动作。简单的发声抽动表现为类似咳嗽、清嗓、咳嗽、嗤鼻或犬吠的声音,或"啊""呀"等单调的声音;复杂的发声抽动表现为重复语言、模仿语言、秽语等。抽动可发生在单一部位或多个部位,有的抽动症状可从一种形式转变为另一种形式。

　　抽动症状的特点是不随意、突发、快速、重复和非节律性。若患者有意控制可以在短时间内不发生,但却不能较长时间地控制自己不发生抽动症状。患者在遭遇不良心理因素、情绪紧张、躯体疾病或其他应激情况下发作较频繁,睡眠时症状减轻或消失。

二、临床类型

(一)短暂性抽动障碍

　　短暂性抽动障碍为最常见类型。主要表现为简单的运动抽动症状,多首发于头面部。少数表现为简单的发声抽动症状,也可见多个部位的复杂运动抽动。抽动症状每天多次出现,持续2周以上,病程一年以内,部分患者可能发展为慢性抽动障碍或发声与多种运动联合抽动障碍。

(二)慢性运动或发声抽动障碍

　　多数患者表现为简单或复杂的运动抽动,少数患者表现为简单或复杂的发声抽动,但不会同时存在运动抽动和发声抽动。抽动部位除头面部、颈部和肩部肌群外,也常发生在上下肢或躯干肌群。某些患者的运动抽动和发声抽动交替出现。抽动可能每天发生,也可断续出现,发作间隙期不超过2个月。慢性抽动障碍病程1年以上。

(三)发声与多种运动联合抽动障碍

　　发声与多种运动联合抽动障碍又称 Tourette 综合征,是以进行性发展的多部位运动抽动和发声抽动为特征的抽动障碍,部分患者伴有模仿言语、模仿动作,或强迫、攻击、情绪障碍,及注意缺陷等行为障碍,起病于童年。一般首发症状为简单运动抽动,以面部肌肉的抽动最多,少数患者的首发症状为简单的发声抽动。随病程进展,抽动的部位增多,逐渐累及到肩部、颈部、四肢或躯干等部位,表现形式也由简单抽动发展为复杂抽动,由单一运动抽动或发声抽动发展成两者兼有,发生频度不断增加,约 30% 出现秽语症或猥亵行为。多数患者每天都有抽动发生,少数呈间断性,但发作间隙期不超过 2 个月。病程持续迁延,对患者的社会功能影响很大。

三、其他症状及共病

部分患者伴有重复语言、重复动作、模仿语言和模仿动作。患者中 30%～60% 共病强迫障碍,30%～50% 共病注意缺陷多动障碍,还有与心境障碍或其他焦虑障碍共病者。

四、实验室及其他检查

(一)颅脑 CT 检查

大多数抽动障碍患者的颅脑 CT 检查无异常发现,仅在少部分患者显示有孤立的不重要的脑结构改变,包括脑室轻度扩大、外侧裂明显加深、蛛网膜囊肿、透明隔间腔和大脑皮层轻度萎缩等。

(二)颅脑磁共振检查

抽动障碍患者的脑内皮质-纹状体-丘脑-皮质环路功能存在异常,功能磁共振成像研究发现环路内腹侧纹状体、额前皮质、壳核、皮质辅助运动区等部位激活异常。

(三)单光子发射型计算机断层扫描

显示抽动障碍患者的基底神经节、额叶、颞叶、枕叶等部位存在局限性血流灌注减低区。

五、诊断要点

抽动障碍诊断标准主要涉及 3 个诊断系统,包括 CCMD-3、ICD-10 和 DSM-Ⅴ。目前国内外多数学者倾向采用 DSM-Ⅴ 中抽动障碍诊断标准作为本病的诊断标准。其实,DSM-Ⅴ 诊断标准与 ICD-10 和 CCMD-3 中所涉及的诊断标准条目类同。目前我国学者倾向于采用 CCMD-3 或 DSM-Ⅴ 诊断标准作为抽动障碍诊断标准。

(一)CCMD-3 关于抽动障碍的诊断标准

1.短暂性抽动障碍

(1)有单个或多个运动抽动或发声抽动,常表现为眨眼、扮鬼脸或头部抽动等简单抽动。

(2)抽动天天发生,1 天多次,至少已持续 2 周,但不超过 12 个月。某些患者的抽动只有单次发作,另一些可在数月内交替发作。

(3)18 岁前起病,以 4～7 岁儿童最常见。

(4)不是由于 Tourette 综合征、风湿性舞蹈病、药物或神经系统其他疾病所致。

2.慢性运动性或发声性抽动障碍

(1)不自主运动抽动或发声,可以不同时存在,常 1 天发生多次,可每天或间断出现。

(2)在 1 年中没有持续 2 个月以上的缓解期。

(3)18 岁前起病,至少已持续 1 年。

(4)不是由于 Tourette 综合征、风湿性舞蹈病、药物或神经系统其他疾病所致。

3.Tourette 综合征

(1)起病于 18 岁之前。

（2）表现为多种运动抽动和一种或多种发声抽动,运动和发声抽动同时存在。

（3）抽动1天内发生多次,可每天发生或间断出现,病程持续1年以上,但1年之内症状持续缓解期不超过2个月。

（4）日常生活和社会功能明显受损,患者感到十分痛苦和烦恼。

（5）排除小舞蹈症、药物或神经系统其他疾病所致。

（二）DSM-Ⅴ关于抽动障碍的诊断标准

1.短暂性抽动障碍

（1）一种或多种运动性抽动和/或发声性抽动。

（2）自从首发抽动以来,抽动的病程少于1年。

（3）18岁以前起病。

（4）抽动症状不是由某些药物(如可卡因)或内科疾病(如亨廷顿舞蹈病或病毒感染后脑炎)所致。

（5）不符合慢性运动性或发声性抽动障碍或Tourette综合征的诊断标准。

2.慢性运动性或发声性抽动障碍

（1）一种或多种运动性抽动或发声性抽动,但在病程中仅有一种抽动形式出现。

（2）自从首发抽动以来,抽动的频率可以增多和减少,病程在1年以上。

（3）18岁以前起病。

（4）抽动症状不是由某些药物(如可卡因)或内科疾病(如亨廷顿舞蹈病或病毒感染后脑炎)所致。

（5）不符合Tourette综合征的诊断标准。

3.Tourette综合征

（1）具有多种运动性抽动及一种或多种发声性抽动,而不必在同一时间出现。

（2）自从首发抽动以来,抽动的频率可以增多和减少,病程在1年以上。

（3）18岁以前起病。

（4）抽动症状不是由某些药物(如可卡因)或内科疾病(如亨廷顿舞蹈病或病毒感染后脑炎)所致。

六、护理措施

（一）病情观察

抽动障碍患儿大多数以运动性抽动为首发症状,其中以眨眼最多,家长对此病缺乏认识,以为是不良习惯而加以训斥,或者错误就诊于眼科,因而延误诊断与治疗。护士要认真观察抽动障碍患者抽动发作的部位、形式、频率、强度、复杂性及干扰程度等,并做详细记录,以作为临床诊断和疗效观察的依据。充分了解引起抽动症状加重或减轻的因素,同时要注意观察有无发作先兆或诱因。

（二）用药护理

抽动障碍患儿常需服用硫必利、氟哌啶醇、可乐定、阿立哌唑等药物治疗,应向患儿及家长主动介绍药物的名称、用药时间、方法、剂量,药物的作用,注意事项及可能出现的不良反应。指导家长给患儿按时、按量服药,防止少服、漏服和多服;并告诉家长不要随便换药或改变剂量,需要调整用药时一定要在医师指导下进行;要求家长注意观察用药期间可能出现的不良反应及告知处理方法,减轻患儿及家长对药物治疗的顾虑及产生不良反应时的恐惧心理。如果出现不良反应,轻者不需要特殊处理,临床观察即可;重者应在医师的指导下减少药物剂量或更换药物品种,并进行必要的相关处理。

(三)生活护理

1.日常生活

应合理地安排好抽动障碍患儿的日常生活,做到生活有一定的规律性,如每天的作息时间相对比较固定等。要保证患儿有充足的睡眠时间,避免过度疲劳、紧张或兴奋激动等。患儿的饮食可以和正常儿童一样,但最好给予富于营养易于消化的食物,多食清淡含维生素高的蔬菜和水果,不食辛辣、刺激性食物,勿暴饮暴食。保持良好的生活习惯,注意头发不宜过长,衣领不可过高过硬。

当然,有部分抽动障碍患儿可因抽动给其生活带来不便,如头颈部抽动可影响患儿的进食;四肢抽动可影响患儿穿衣;膈肌的抽动可引起呕吐;膀胱肌肉抽动可引起尿频;还有的患儿出现频繁的强迫性咬唇、咬嘴、咬牙等症状,造成躯体感染。对于这部分患儿,在生活上必须给予照顾,如喂饭、协助穿衣、协助大小便等。

此外,抽动障碍患儿可以按时进行常见传染病的疫苗预防接种;如果因患其他方面的疾病万一需要手术时,也可以采用各种麻醉方法实施外科手术。

2.居室环境

抽动障碍患儿的居室环境除了要注意开窗通风、湿度、温度以外,最重要的是要求环境安静,减少噪声。噪声是一种公害,频率高低不一、振动节律不齐、难听的声音被称为噪声。过强的噪声会打乱人的大脑皮层兴奋与抑制的平衡,影响神经系统正常的生理功能,有害于健康。长期生活在较强噪声环境里,可使人感觉疲倦、不安、情绪紧张、睡眠不好。严重时则出现头晕、头痛、记忆力减退。抽动障碍患儿存在着中枢神经系统功能紊乱,如噪声长期干扰,必将加重病情或诱发抽动。所以,当儿童患有抽动障碍后,要保证居室安静,尽量减少噪声,如空调、冰箱、洗衣机等要离患儿居室远些;不要大声放摇滚乐、打击乐,可适当放些古典乐、小夜曲等缓慢、柔和的音乐。使患儿生活在一个相对安静的环境中,将有利于疾病的康复。

3.管教

对抽动障碍患儿的管教,应当像普通小孩一样去正常管教,不要娇惯。管教方式应该是耐心地说服教育,不要打骂或体罚。家长不要担心患儿有病就不敢管,否则,最后患儿的病治好了,却留下一身坏毛病,如不懂礼貌、任性、脾气暴躁、打骂父母等。关于游戏活动,不要让患儿玩电子游戏机或者电脑游戏,禁止看一些惊险、恐怖的影片或电视节目,对于武打片要少看甚至不看,以避免精神过度紧张而诱发抽动症状加重。对于秽语患儿,要正确引导使用文明语言。

4.上学

由于抽动障碍患儿的智力一般不受影响,故可以正常上学,但要注意患儿的学习负担不要过重,家长更不要对患儿提一些不切实际的要求,比如要求各门功课达到多少分以上,更不要过分强求患儿课外学习。患儿通常可以参加学校组织的各种活动,如春游、参观和课外文娱活动等。患儿也可以参加体育活动,至于参加哪种体育活动,可以根据患儿的年龄特点及兴趣选择,但要注意运动不要过量,有一定危险的活动应有人在旁边照看。但是,当患儿抽动发作特别频繁、用药不能控制或同时伴发比较严重的行为问题时,就需暂时停学一段时间,待临床症状明显减轻或基本控制后,再继续上学。

(四)心理护理

抽动障碍患儿虽然没有生命危险,但可能影响患儿的心理健康,影响患儿与家长、老师、同学及朋友的交流;长大成人后还可能影响社会交往,产生自卑,失去自信。因此,抽动障碍患儿的心理护理十分重要。首先应向抽动障碍患儿家长、老师和同学进行本病的特点、性质的解释与宣教工作,争取全社会对本病的了解及对患儿的理解和宽容。尤其是家长更要主动配合医师治疗,对患儿出现的抽动症状不给予特别注意或提醒,努力造就患儿良好的性格,保持一个稳定的情绪。

医护人员应对抽动障碍患儿进行精神安慰与正面引导,建立良好的护患关系,以友好的方式去主动接触患儿,主动与患儿交谈,语言和蔼,多使用表扬和鼓励的语言;耐心地了解患儿的心理活动,决不可表现出不耐烦和焦虑。当患儿发脾气时,不要激惹他(她),更不能训斥,而要耐心劝导、讲道理,以理服人。尽可能不谈及患儿不愉快的事情,用医护人员的爱心、耐心和同情心去关心体贴患儿,使患儿对我们充满着信任感。此外,在与患儿接触和交谈过程中,要树立医护人员的威信,为患儿办事认真求实,说一不二,答应的事一定办到。对年长患儿还要辅以奖励的正强化方法,以增强患儿的自知力,从而达到治疗之目的。

在心理护理中另一不可缺少的环节是争取家庭和社会配合,以保证患儿的情绪稳定性。家长应给患儿以耐心和关怀,平时要多关心照顾,合理安排生活。当患儿犯错误时,不能辱骂、殴打或大声吵闹,要细心开导,耐心说服,以使患儿的情绪平稳顺从。要与学校老师取得联系,让老师多给以正面引导,让同学们多给予帮助,其目的在于不要让同学或周围人对患儿有歧视,让患儿觉得到处都是温馨和安全的环境,让患儿感到生活中有快乐感,从而消除自卑心理,降低心理防御水平,有利于缓解抽动症状。

对于学习有可能的患儿,应给与主动帮助,不可训斥,以免加大精神压力。家长要正确评估患儿的能力,创造轻松愉快的学习环境,促进儿童健康成长,提高生活质量。

七、健康指导

(一)家长

就家长而言,当小孩患抽动障碍被确诊后,家长要尽量保持平静的心态,与医师做好配合对患儿进行治疗。虽然此病治疗较麻烦,但大部分预后良好,特别不要在患儿面前讲此病的难治性,更不要不时在患儿面前过多提及或过分关注其所表现的症状。患儿所表现的抽动症状为病理情况,并非患儿品质问题或坏习惯,家长不要认为是小孩故意捣乱,进而责骂甚至殴打。要知道,患儿对症状无控制能力,责骂或殴打会加重精神负担,可能使病情加重或反复,还将造成父母之间、父母和小孩之间的矛盾。另外,夫妻吵架、激烈动画片及电影、紧张惊险的小说等均对儿童不利,家长要尽量避免此类因素对患儿的影响。个别患儿有自残及伤害他人行为,家长要把利器、木棒等放在适当位置,不让孩子容易拿到。另外,也不要认为小孩有病就过分溺爱、顺从,以免促使患儿养成任性、固执、暴躁或不合群等不良性格。

家长要配合医师对患儿进行必要的治疗,认为没有治疗的必要,待青春期自愈的观点是不对的,特别是伴有行为异常的患儿更应积极干预治疗。如由于注意力不集中及无目的的活动太多,造成学习困难,长此以往必将影响学业,即使青春期抽动停止,但学习成绩下降,行为讨厌,也必将受到周围人们太多的批评,使儿童幼小天真的心灵受到伤害,形成自卑心理,对成年后进入社会不利。所以,当小孩患抽动障碍后,家长应积极主动地配合医师对患儿进行早期治疗,虽然短期内给家长及患儿带来一些麻烦,但对患儿以后的学习及身心健康是有好处的。此外,对抽动障碍的治疗不要频繁更换医师,因为本病是一种病程长易于反复的疾病,在治疗期间,要克服急于求成的心理,配合医师寻找一种合适的药物和剂量。抽动障碍虽然有通用的治疗方法,但不是对每例患者都有效,医师也各有自己的治疗经验和体会,当一种方法疗效不佳时,要酌情及时调整治疗方法,直至病情得到控制。在临床上可以见到一些家长见患儿服几次药效果不明显后,就认为这位医师治法不好,赶紧换一位医师,屡次换医师对每一位医师来说,都是第一次治疗该患儿,摸不准剂量及方法,对患儿非常不利。更有甚者,有的家长让患儿同时服用好几位医师的药,多种神经阻滞剂同时服用,这样不仅对患儿的治疗不利,而且还可能带来较多的不良作用。

(二)患儿

在小孩患有抽动障碍的家庭里,抽动障碍患儿像所有其他小孩一样,首先要了解他们自己及周围的世界。正是家庭给了他们对疾病的最初认识,也使得患儿的自我约束、自知力、自信及自尊等得到提高。抽动障碍多起病于学龄前期或学龄期儿童,这个年龄组的儿童,具备了一定的思考判断能力,家长要把此病适当地告诉儿童。当患儿知道自己的疾病后,可以充分调动主观能动性,对疾病的康复是有好处的。

为了促进病情的康复,建议儿童要做到以下几点:①树立战胜疾病的信心,了解自己的病是有可能治好的,积极主动地配合家长和医师的治疗。②了解自己的不可控制症状是因疾病而致,就像头痛时捂头一样自然,同学们是可以理解的,不要自己看不起自己。主动和同学交往,以增进友谊。③当影响学习使成绩下降时,要知道是暂时的,通过加倍努力后会追上或超过别人的。④避免情绪波动。平时少看电视,不玩游戏机,不看恐怖影视片。与同学和睦相处,不打架斗殴。

(三)社会

抽动障碍被确定诊断后,如何让患者本人及其家人、师长和朋友了解并接受抽动障碍比任何治疗方式都重要,而社会开明到可以完全接纳抽动障碍患者尤为重要。尽量帮助家长开始适应他们这种变化了的家庭生活,接纳家长的愤怒和倾听他们诉说的犯罪感,使他们从日益增加的失望、愤怒、犯罪感的循环中解脱出来。对患儿的学习能力和神经心理问题进行评估,当发现有异常后,要及时与家长取得沟通,做出相应的矫正对策。帮助家长关注患儿的全面发展,包括自尊、自信,以及自我保护能力,积极参与活动的能力,离开家庭结交朋友的能力。还应该考虑对抽动障碍患儿的同胞兄弟或姊妹提供帮助。如果患儿的同胞抽动症状比较轻,可能容易被人们所忽视,但他们常常担心其症状会同他们的兄弟或姐妹一样变得严重。对于未患抽动障碍的同胞常常担心他们将来有可能会患该病,内心总是充满着恐惧感。因此,在提供任何家庭帮助的同时,也应为患儿的同胞提供教育和支持。

(季凤娟)

第十节　注意缺陷多动障碍

注意缺陷多动障碍又称多动症,以在需要认知参与的活动中难以保持注意力的集中,缺乏对冲动行为的控制以及不分场合的多动为核心临床表现的神经发育性障碍。由于诊断标准不统一和诊断工具的差异,该障碍的患病率在各个国家和地区之间差异比较大,一般报告为 $3\% \sim 5\%$,近半数 4 岁以前起病,男性多于女性。

一、临床表现

(一)注意障碍

注意障碍是此病的最主要症状,表现出与其年龄不相称的注意力不集中,容易因外界刺激而分心,做事往往有始无终,或不断从一种活动转向另一种活动。活动中不注意规矩和细节,交谈时心不在焉,做事丢三落四,经常遗失随身物品,忘记日常的生活安排。

(二)活动过度

活动过度是此病的突出症状,表现为与儿童年龄或所处场合不相称的活动过多、小动作过多和语言过多,不能较长时间静坐,常常在座位上扭来扭去。手常闲不住,凡是能碰到的东西都要碰一下,因喜欢招惹别人,常与同学争吵或打架。缺乏控制力,做事不计后果,在危险场所行事鲁莽,无视社会规范,如强行打断或加入别人的活动,因而不受欢迎。情绪常不稳定,易发脾气。

(三)冲动控制能力差

冲动控制能力差是此病的第三大主要症状,表现为耐力差,不能等待,遇事容易冲动,在集体活动或比赛中不能遵守游戏规则,不能静等按顺序轮流进行活动或游戏,总是插队抢先,被老师认为是不守纪律或不遵守规则,经常干扰别人的活动,往往与同伴发生冲突,不受人欢迎,平时行动鲁莽,在采取行动前缺乏思考、不顾后果、凭一时兴趣或冲动行事,而造成不良后果。

(四)其他表现

学习困难、品行不佳、社交受阻、情绪调节不良。

二、诊断要点

ICD-10 的诊断标准比美国 DSM-Ⅳ 偏严格,ICD-10 要求在注意缺陷以及多动、冲动各项领域均需要具备至少一定数量的症状,而现行 DSM 系统则要求在注意缺陷或多动、冲动领域至少分别具有 6 条以上症状。因此,ICD-10 多动性障碍不能再进一步分类为临床亚型,而根据现行 DSM 系统,则可进一步划分为注意缺陷为主型、多动冲动为主型或混合型 3 类,国内更为普遍地接受后者的观念。但两者均强调引人注目的注意缺陷或行为多动与冲动至少持续 6 个月以上。

(一)ICD-10 关于多动性障碍的症状学诊断标准

1.注意障碍

下列注意缺陷的症状至少具有 6 条,持续时间至少 6 个月,达到适应不良的程度,并且患儿的发育水平不一致。

(1)常常不能仔细地注意细节,或在做功课或其他活动中出现漫不经心的错误。

(2)在完成任务或做游戏时常常无法保持注意。

(3)别人对他(她)讲话时,常常显得没注意听。

(4)常常无法遵守指令,无法完成功课、日常或工作中的义务。

(5)组织任务或活动的能力常常受损。

(6)常常回避或极其厌恶需要保持精神努力的任务,如家庭作业。

(7)常常丢失某种物品,如笔、玩具等。

(8)常易被外界刺激吸引过去。

(9)在日常活动中常常忘记事情。

2.多动

下列多动症状至少有 3 条,至少持续 6 个月。

(1)双手或双脚常常不安稳,或坐着时动来动去。

(2)在课堂上或其他要求保持坐位的场合离开位子。

(3)常常在不适当的场合奔跑或登高爬梯。

(4)游戏时常常不适当的喧哗,或难以安静地参与集体活动。

(5)表现出持久的运动过分,社会环境或别人的要求都无法改变。

3.冲动性

下列冲动性症状至少具备两条,持续时间至少 6 个月。

(1)常在提问未完时,抢先说出答案。

(2)在游戏或有组织的场合常不能排队按顺序等候。

(3)经常打扰或干涉他人。

(4)常说话过多,不能对社会规则做出恰当的反应。

(二)DSM-Ⅳ关于注意缺陷多动障碍的症状学诊断标准

DSM-Ⅳ关于注意缺陷多动障碍的症状学诊断标准只需满足注意缺陷或多动冲动症状的任何一类症状就可以。

1.注意缺陷

必须具备至少 6 项症状,且持续 6 个月以上,并且显著影响适应或与发育水平不一致。

(1)粗心大意。

(2)难以在活动过程中保持注意力。

(3)不留心听讲。

(4)做事不能坚持。

(5)做事缺乏组织性。

(6)遗漏重要物件。

(7)容易分心。

(8)日常生活中比较健忘。

(9)逃避或讨厌需要集中注意力才能完成的任务。

2.多动或冲动症状

必须具备至少 6 项症状,持续 6 个月以上,并且显著影响适应或与发育水平不一致。

(1)在座位上扭来扭去或手脚动个不停。

(2)不能安心坐下。

(3)过于活跃地奔跑或攀爬。

(4)不能安静地游戏或做事。

(5)忙忙碌碌,就像装了马达。

(6)言语过多。

(7)回答问题时不假思索地脱口而出。

(8)不能按序排队。

(9)插嘴,打扰他人。

三、护理评估

(一)生理方面
患儿的身体状况。

(二)活动方式
将患儿与同年龄、同性别、同智龄的儿童比较,他的活动是否增多;观察患儿在什么环境中活动多,活动的性质是否具有危险性等。

(三)注意力评估
注意力是否集中,是否主动注意减弱,被动注意增强而易受外界刺激分心,上课时是否能专心听讲、完成作业,有无学习困难,学习成绩是否很差。

(四)情绪状态
有无情绪不稳、冲动、激惹或反应迟钝、平淡;或情感脆弱,情绪极易波动。

(五)交往状况
在无智力障碍的情况下与同龄儿童的交往情况及相处关系,能否有耐心好好和同学游戏,并遵守游戏规则。

四、护理诊断

(一)社会交往障碍
与注意障碍、活动过度、冲动控制能力差有关。

(二)语言沟通障碍
与注意障碍、冲动控制能力不够有关。

(三)个人应对无效
与注意障碍、冲动控制能力差有关。

(四)有暴力行为的危险
与冲动控制能力差有关。

(五)生活自理缺陷
与注意缺陷、社交受阻、情绪调节不良有关。

(六)父母角色冲突
与疾病所致个人角色缺失有关。

(七)执行治疗方案无效
与疾病所致维护个人健康能力,遵医行为降低有关。

五、护理目标

(1)患儿在上课学习时能集中注意力,学习能力逐步改善,遵守纪律。

(2)患儿在一些特殊的缺陷方面建立起自信。

(3)患儿在社会交往中掌握一些技巧,社交能力逐步改善。

(4)能有效减少或避免患儿攻击行为。

(5)患儿的个人生活自理能力逐步改善。

(6)患儿的家庭功能改善。

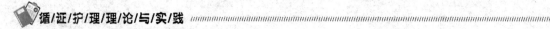

（7）患儿父母的角色冲突减轻或消除。

六、护理措施

（1）制定合理的作息时间，培养良好的生活规律，保证充足的睡眠，从每件小事培养患儿专心的习惯。

（2）组织患儿参加一些需要精力的活动同时强调注意安全，如登山、打球、跑步等，以发泄患儿多余的精力。

（3）督促患儿按时服药，观察药物疗效与不良反应。

（4）经常了解患儿的心理状态，了解有无心理应激或烦躁，帮助患儿有效的应付心理压力。

（5）家长教育：向家长讲解有关疾病知识；教育家长面对现实，要意识到在培养、教育、管理上要花更多精力和时间，不要过高要求孩子。与家长一起帮助患儿消除可能有的心理压力与烦恼。要求家长平时要密切保持与老师的联系，随时了解患儿在学校的情况，家长、老师、同学、医护人员共同合作来帮助孩子。

七、健康指导

（一）对疾病认知的指导

改变家长和老师把患儿当成是不服管教的坏孩子这一错误认识，教育他们用赞扬、鼓励的正性强化方式代替单纯的惩罚教育。

（二）干预措施指导

让家长学会如何解决家庭问题，学会如何与患儿相处，如何共同制定明确的奖惩协定，如何使用阳性强化方式鼓励患儿的良好行为，如何使用惩罚方式消除患儿的不良行为等。

1.确定训练目标

训练目标要从患儿实际出发，简单明了，循序渐进，不要拿他们与正常孩子比较，挫伤患儿的自尊心。

2.增加交流沟通

家长应给患儿解释的机会，让患儿把不满和意见都讲出来，然后一起分析讨论，对的加以肯定，错的加以纠正，使孩子懂得事情可以通过沟通而获得解决，使患儿体会到民主、平等、被重视的感觉，这样有利于改善患儿与家长的关系，减少对立，配合治疗。

3.合理安排时间

多动症儿童做事没有头绪，父母每天要帮助孩子安排游戏、活动和学习的内容，合理分配好时间，使孩子意识到每天该做的事一件也不能少。患儿精力旺盛，可适当安排郊游、跑步、踢球等安全而又消耗体力的活动，给患儿过多的精力以发泄的渠道。

4.培养学习兴趣

对学习困难者，要积极鼓励、耐心辅导，消除其自卑情绪，培养学习兴趣，切忌讽刺挖苦与歧视贬低，树立患儿的自信心。对任何一点进步都要及时表扬鼓励，以求保持。

5.注意言传身教

家长要加强自身修养，身教重于言教。凡要求孩子做到的，家长首先要做到；家长不要将自己的不良情绪发泄到孩子身上；不能单纯依靠药物治疗或老师和医师的教育来对待孩子；家庭成员之间要融洽相处而不要相互指责，为患儿提供一个有利于疾病康复的环境。

6.沟通

建立家长、老师和医护人员治疗联盟互相沟通信息,共同商量制定解决问题的办法。

(三)学校教育

应使学校教师了解疾病的性质,学会观察评估患儿的病态表现,了解针对这类患儿的教育训练方法,避免歧视、体罚或其他粗暴的教育方法,恰当运用表扬和鼓励方式提高患儿的自信心和自觉性,通过语言或中断活动等方式否定患儿的不良行为,课程安排要考虑到给予患儿充分的活动时间。

八、护理评价

(1)患儿注意缺陷是否改善,听课、做作业等时是否能集中注意力。

(2)患儿异常活动水平是否改善,行为多动是否明显减少或消失。

(3)患儿社会功能是否改善,如社会交往、适应能力及同伴关系是否改善,攻击冲动等不良行为是否改善。

(4)患儿的不良情绪如焦虑、恐惧、发脾气等是否减少或消除。

(5)患儿家庭功能是否增强,家庭参与、配合培训的程度是否提高,家庭养育态度和方式是否合理,家属认识和处理疾病的能力是否加强。

(季凤娟)

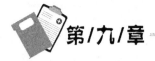

第/九/章

肿瘤化学治疗的护理

第一节 概 述

应用化学药物治疗恶性肿瘤的方法称为化学治疗(简称化疗)。化疗是治疗恶性肿瘤的重要手段。肿瘤化疗始于 20 世纪 40 年代。在 1942 年被用于治疗淋巴瘤取得惊人的疗效,因此被认为是肿瘤化疗的开端。随后进入 20 世纪 50 年代,发现不少有效的药物如氟尿嘧啶(5-FU)、环磷酰胺(CTX)等,并在临床上取得相当的成功,被认为是肿瘤内科治疗的第二个里程碑。20 世纪 60 年代,大部分目前常驻用化疗药物被子发现,并通过联合化疗治疗小儿急性淋巴细胞白血病和霍奇金病取得根治效果,从而将联合化疗应用于实体瘤的治疗。20 世纪 70 年代,顺铂、多柔比星应用于临床以及化疗方案进一步成熟,化疗疗效进一步提高,被认为是前进中的第三里程碑。肿瘤化疗已经从姑息治疗为目的向根治性治疗发展。近 20 年来手术后化疗(辅助性化疗),由于控制了亚临床微小病灶,使部分肿瘤治愈率提高。目前,利妥昔单抗的出现,成为淋巴瘤治疗的又一里程碑。

一、抗肿瘤药物的临床应用

(一)化疗的基本形式

1.根治性化疗

根治性化疗用于化疗可能治愈的肿瘤,如绒毛膜上皮癌、急性淋巴细胞白血病、恶性淋巴瘤、睾丸癌等。

2.辅助化疗

辅助化疗是指部分肿瘤在采取有效的局部治疗后(手术或放疗)使用的化疗。主要是针对可能存在的微转移病灶,以防止复发和转移。

3.新辅助化疗

新辅助化疗指临床表现为局限性肿瘤,可用局部治疗手段者(手术或放疗),在手术或放疗前先用使用化疗,使局部肿瘤缩小,减少手术或放疗造成的损伤;或使部分局部晚期难以手术的患者获得手术机会。

4.姑息性化疗

对临床晚期病例,已失去手术的价值,实行姑息性化疗可减轻患者的痛苦,提高生活质量,延长寿命。

5.研究性化疗

研究性化疗应符合临床药物试验的 GCP 标准化疗方案的形成主要通过Ⅰ期临床试验确定最大耐受剂量和主要毒性,Ⅱ期临床试验证明安全有效,Ⅲ期临床试验证明优越性,同时需要重复验证确立肯定的疗效。

(二)化疗药物给药途径及方法

1.静脉给药

静脉给药是常用的给药方法,先用无菌生理盐水建立静脉通道,确保针头在血管内给药前、中、后注意评估血管及局部情况,倾听患者主诉,如局部有无刺痛、烧灼感等。常用静脉给药方法如下。

(1)静脉推注。

(2)中心静脉置管给药。

(3)静脉冲入法。

(4)静脉滴注法。

(5)电子化疗泵持续静脉给药法。

2.肌内注射给药

对组织无刺激的药物如博来霉素,可采用深部肌内注射,以利药物吸收。

3.口服给药

口服药物相对毒副作用少,口服药需装入胶囊或制成肠溶制剂,以减轻药物对胃黏膜的刺激。常用口服化疗药有卡培他滨。

4.腔内化疗

腔内化疗是指胸、腹腔内化疗和心包腔化疗。药物特性为:可重复使用,药物刺激较小、抗瘤活性好的药物,如顺铂(DDP)。每次注药前抽尽积液,注药后 2 小时内每 15 分钟协助患者更换体位,使药液充分与胸腹腔接触,最大限度发挥作用。

5.鞘内化疗给药

可通过腰椎穿刺给药。其特点有药物分布均匀、有效浓度高、复发率低。注药后患者平卧一段时间,可明显改善药物分布。

6.动脉内化疗给药

(1)直接动脉注射。

(2)通过导管动脉注射。

二、使用化疗药的注意事项

(1)化疗药给药前要认真阅读说明书,遵守药物给药原则,尽量能让病经外周中心静脉给药。

(2)严格按药品说明书要求进行药品的储存和保管。

(3)化疗药物的配制应在生物安全柜内进行,准确抽取药品剂量,现配现用。

(4)注意配伍禁忌,如某些化疗药物只能用葡萄糖稀释,禁止用生理盐水稀释。

(5)按要求使用专用的输液器,若需避光则按要求执行。

(6)严格执行化疗前用,按药物特性严格控制给药滴速,必要时给予心电监护。

(7)及时发现并处理输液反应及并发症。

三、化疗患者的一般护理

(1)做好患者心理护理,多给予安慰解释,讲解化疗相关知识,增强患者对治疗的信心,取得合作。

(2)熟悉常用抗癌药物的作用、给药方法及毒性反应,了解患者的治疗方案,采取正确的给药途径及方法,按时准确给药。

(3)做好化疗前常规检查,遵医嘱定时查血象变化,及时发现感染征象,做好消毒隔离工作。

(4)首次化疗患者做好 PICC 置管宣教,未置管患者,注意保护血管,按化疗选用血管的原则进行,防止静脉炎和药物外渗引起的组织损伤。

(5)给予患者高营养的少油清淡饮食,少食多餐,多食新鲜水果、蔬菜。

(6)胃肠道反应较重者,睡前可适当给予胃黏膜保护剂,必要时加用镇静剂或止痛剂。

(7)注意保护口腔黏膜,保持口腔清洁,及时发现口腔黏膜变化。

(8)严密观察病情,注意患者的排尿、排便情况,及时发现肾功能不全、肠梗阻等。

(9)化疗期间密切观察药物的其他毒性反应程度,及时报告医师予以对症处理。

(10)对于疼痛的患者,评估疼痛的部位、性质及持续时间,遵医嘱给予三阶梯止痛药物,并观察药物疗效及不良反应,做好心理护理。

(赵慧慧)

第二节　恶性淋巴瘤化学治疗的护理

一、护理要点

(一)评估患者身体状况和对既往治疗的反应

通过病史、体格检查并结合功能性检查,了解患者有无基础疾病及程度、是否存在肿瘤急症或发生急症的高危风险因素;同时对患者的一般状况进行正确评估,如营养状况、自理能力、活动能力、心理状况、对疾病的了解程度。

(二)与患者及家属沟通

了解患者及家属的心理状况、经济能力以及治疗意愿。向患者及家属介绍疾病及治疗的相关知识,对疾病的预后和和治疗方法做简单的讲解,给予一些相关的健康教育。

(三)完善评估,制订护理计划

与医师及时沟通,了解治疗目的,根据综合治疗方案及时制订个体化护理计划。护理人员应对患者再次进行全面评估,一般认为患者满足以下条件可耐受化疗,包括:一般情况良好,血常规中性粒细胞绝对值$\geq 1.5 \times 10^9/L$、血小板$\geq 80 \times 10^9/L$,肝肾功能无明显异常。以下情况时,禁用化疗或在治疗过程中需严密观察,包括高龄,一般情况差,心肺肝肾或肾上腺等脏器功能异常,明显的造血功能不良(贫血、白细胞或血小板减少),骨髓浸润或多发骨浸润,既往放化疗后出现严重骨髓抑制,合并感染,存在消化道出血穿孔风险,及可能发生肿瘤溶解综合征等。

(四)化疗前的准备

了解治疗方案,向患者及家属简单介绍药物治疗的时间和可能出现的不良反应;帮助患者及家属做好治疗前的心理准备及个人卫生处置;选择输液通路,提倡应用深静脉置管。

(五)规范给药,保证化疗方案的实施

正确执行医嘱,按照药物特性严格遵医嘱用药,如给药时间、速度、顺序等,尤其是对于化疗毒性解救药物(如四氢叶酸)的剂量和使用时间应严格掌握。对于特殊给药途径,应实施相应的护理措施。治疗期间加强巡视,严密观察,重视患者主诉。

(六)毒副作用的观察

护理人员须熟悉治疗方案中药物的不良反应及观察要点,及时发现病情变化,在治疗过程中提供有效可靠的动态信息。在化疗期间,一般每周查血常规 2～3 次,每周期至少查肝肾功能 1 次,必要时增加检查次数。如需应用其他辅助用药,如粒细胞集落刺激因子,应观察患者相应的用药反应。

(七)化疗间歇期的护理

化疗期间应指导患者严格遵医嘱复查血常规等,注意饮食、活动,劳逸结合,保持个人卫生,注意观察有无乏力、食欲下降、恶心、呕吐、便秘、腹泻等不适,情况严重应及时就诊。严格按照下一周期的时间返院治疗。

二、化疗药物分类

(一)传统的分类方法

根据药物的化学结构、来源及作用原理将化疗药物分为以下六类:烷化剂、抗代谢类药物、抗肿瘤抗生素、抗肿瘤植物药、激素类、其他。

(二)按作用靶点分类

1.作用于 DNA 化学结构的药物

包括烷化剂、蒽环类和铂类化合物。

2.影响核酸合成的药物

主要是抗代谢药物。

3.作用于 DNA 模板影响 DNA 转录或抑制 RNA 合成的药物

主要是抗生素类药物。

4.影响蛋白质合成的药物

如三尖杉碱、紫杉类、长春碱和鬼臼碱类等。

5.其他类型药物

激素、生物反应调节剂、单克隆抗体。

(三)细胞增殖动力学

1.概念

细胞周期是细胞分裂增殖的一个连续复杂的过程。了解肿瘤细胞周期的动态变化对控制其的增殖及治疗肿瘤患者有重要意义。肿瘤细胞基本上可分为如下三大类群。

(1)增殖细胞群:是指在细胞增殖周期中按指数分裂增殖的恶性肿瘤细胞。占整个恶性肿瘤细胞的比例称为生长比率(GF)。各种肿瘤的 GF 不同,肿瘤早期 GF 较大。GF 高的肿瘤,瘤体生长迅速,对化疗药物敏感。因此理想的化疗应在肿瘤生长的早期开始。

（2）静止细胞群（G_0期细胞,休止细胞）:这部分细胞是后备细胞,有增殖能力而暂不进入细胞增殖周期,当某些因素使增殖细胞群大量伤亡时,此期的细胞即可进入细胞增殖周期。G_0期细胞对药物的敏感性低,是肿瘤化疗的主要障碍,同时也是肿瘤复发的根源。

（3）无增殖能力细胞群:这部分细胞既不增殖也不丢失。在恶性肿瘤组织中比例低,与肿瘤生长、复发无关,对治疗的意义不大。

三类细胞群不是静止不变的,而是处于相对运动中。增殖细胞亦可变成 G_0 期细胞、无增殖能力细胞或死亡。

2.细胞周期

细胞周期是研究增殖细胞群中单个肿瘤细胞的生长变化,是指细胞从上次分裂结束开始到下一次分裂完成的时间间隔。肿瘤细胞周期可分为以下 4 个阶段。

（1）G_1期:即 DNA 合成前期。分裂出来的子细胞继续长大合成 RNA 及酶蛋白等为 S 期做准备。此期的长短在不同种肿瘤细胞差异较大,可由数小时到数天。

（2）S 期:即 DNA 合成期。是进行 DNA 复制的时期,S 期末 DNA 含量加倍。除合成 DNA 之外,也合成蛋白质、RNA,微粒蛋白的合成也在此期开始。占细胞周期的 1/4,多数为 10~30 小时。

（3）G_2期:DNA 合成后期。此期 DNA 合成结束,完成细胞分裂的准备工作,继续合成与肿瘤细胞分裂有关的蛋白质和微管蛋白,所占时间 1~12 小时。

（4）M 期:即有丝分裂期。每个肿瘤细胞分裂为 2 个子细胞,此期又分为前、中、后、末 4 个时相,所占时间约 1 小时。

增殖周期完成后,一般只有部分细胞进入 G_1 期开始第二个细胞周期,另一部分处于静止状态（G_0期）。

（四）化疗药物与细胞周期

化疗药物进入人体内后既可影响正常细胞,也可影响肿瘤细胞。虽然两种细胞都可因抗肿瘤药引起细胞的不可逆损伤而死亡,但正常细胞的修复能力较强,损伤较小可继续生存。肿瘤化疗正是利用了上述差别得以临床应用。

按化疗药物对各期肿瘤细胞的敏感性不同,可将其分成两大类,即细胞周期非特异性药物（CCNSA）和细胞周期特异药物（CCSA）。

1.细胞周期非特异性药物（CCNSA）

CCNSA 如烷化剂、抗生素、激素类、植物碱类特殊药物,能杀死各时相的肿瘤细胞,包括 G_0期细胞。

细胞周期非特异药物的作用特点是呈剂量依赖性,杀死肿瘤细胞的疗效和剂量成正比,即剂量增加,疗效随之增强,其剂量作用反应曲线直线下降。以大剂量冲击治疗为宜,但由于毒性随之增加,故大剂量间期给药是发挥疗效的最佳选择。

2.细胞周期特异性药物（CCSA）

细胞周期特异性药物主要作用于增殖周期中某一时相的细胞,对 G_0期细胞不敏感,主要是作用于 S 期和 M 期细胞,包括抗代谢药和抗肿瘤植物药。

细胞周期特异性药物的特点是呈给药时间依赖性。即给药开始其杀伤肿瘤细胞的疗效和剂量成正比,剂量作用反应曲线呈指数下降,但达到一定剂量时,杀伤肿瘤细胞则为恒定,不再发展,只有延长作用,方可达到继续杀灭肿瘤细胞的目的。因此临床常以小剂量持续给药。

3.细胞增殖动力学和联合化疗

联合化疗指两种或两种以上的不同种类化疗药物的联合应用,旨在通过多种药物杀伤肿瘤细胞的协同作用,达到提高疗效,降低毒性和减少耐药性的作用。联合化疗的原则如下。

(1)合理用药,而非几种药物的任意堆集。

(2)选用的药物一般在单独用药时有效,只有在已知有增效作用的情况下方可选用单用时无效或低效的药物。例如,单药应用蒽环类药物治疗乳腺癌有效率较高,故被作为乳腺癌联合用药方案的基本药物。

(3)应尽量选择几种作用机制、作用时相不同的药物组成联合化疗方案。如将细胞周期非特异性药物和细胞周期特异性药物联合应用,可提高对肿瘤细胞的杀伤率。

(4)应选择毒性作用的靶器官不同,或者作用于同一靶器官,但作用时间不同的药物联合,以免加重毒性反应。例如,不将同时对骨髓有强抑制作用的化疗药物联合使用,避免引起严重的骨髓抑制。

(5)各种药物之间无交叉抗药性。

三、化疗药物给药途径

(一)给药途径分类

肿瘤细胞的特性在于能通过血液或淋巴液蔓延至全身。依据药物的药动学、溶解后稳定性、酸碱性;肿瘤的大小、部位、是否转移,患者一般生理及血管的可用性而选择合理的给药方式。不同给药方式所需治疗时间、不良反应及并发症也存在差异。

1.系统性给药

包括口服、静脉注射、皮下注射及肌内注射。目的在于达到血液中特定的有效药物浓度杀死肿瘤细胞;同时尽可能降低药物对正常组织的伤害。

(1)口服:用药方法简便,易被患者所接受,但常刺激胃黏膜,并可被胃酸所破坏,引起食欲缺乏、恶心、呕吐和腹泻等。

(2)肌内注射:只限于对局部组织无刺激性的药物,易溶于水,药物吸收比口服好,可在血内保持一定浓度。

(3)静脉给药:包括静脉推注、静脉冲入、静脉滴注、静脉泵连续给药,是目前临床化疗药物中最常用的给药方法。

2.局部性给药

包括脊髓内(脑室)注射、经动脉注射途径器官内给药、膀胱灌洗及腹腔内给药。此种给药方式不仅能提高局部组织或器官的药物浓度,也能因药物在全身循环的浓度降低而减少不良反应的发生。

(1)动脉给药:包括动脉注射、动脉泵给药、动脉插管给药、动脉插管皮下埋泵和介入治疗。这种方法可有效增加肿瘤局部药物浓度,提高疗效并减少全身性毒性反应。

(2)胸腹腔内给药:是化疗给药的有效途径,可使腔内药物浓度高、疗效好。

(3)心包腔内给药:用于心包腔内积液有明显压迫症状,可行心包穿刺抽液和给药。

(4)膀胱腔内给药:膀胱癌术后预防复发灌注。

(5)脊髓腔内给药:用于急性白血症和恶性脑、脊髓膜侵犯。

(6)肿瘤内注射:对局部刺激性较小的抗癌药物才可用作肿瘤内局部注射。

(7)药物外敷:化疗药物涂于肿瘤溃疡表面,促进伤口愈合。

由于每一种给药方式可能对患者造成不同的问题,如何依照患者的需要提供个体性护理,是对肿瘤护理人员的一大挑战。因此安全性给药是护理人员在临床上的最主要的职责。

(二)依据药物作用机制规范给药

1.作用于 DNA 化学结构的药物

(1)烷化剂又称细胞毒药物,为细胞周期非特异性药物。是最早问世并应用于临床的有效药物的代表。在联合化疗中仍占有重要的地位。①作用机制:通过细胞烷化作用,阻断 DNA 的合成,使 DNA 的复制出现错误,导致细胞分裂增殖停止或死亡。②药物类型:氮芥类及其衍生物、氮芥(HN_2)、环磷酰胺(CTX)、异环磷酰胺(IFO)。③给药规范:此类药物应大剂量间断给药;HN_2禁止口服、皮下及肌内注射;此类药物的水溶液稳定性差,应现配现用;出血性膀胱炎是氮芥类药物的主要不良反应,使用时应做好水化及碱化。

(2)铂类化合物。①作用机制为属细胞周期非特异性药物,为铂类金属络合物,其中的铂原子对抗肿瘤作用具有重要意义。具有烷化剂双功能基团作用,引起 DNA 复制障碍而抑制肿瘤细胞分裂。②常用药物:a.顺铂(顺氯氨铂,DDP)是第一代铂类抗癌药,消化道反应与肾毒性是最常见的不良反应;b.卡铂(CBP)是第二代铂类抗癌药,血液毒性为主要的限制性毒性反应;c.奥沙利铂(草酸铂,L-OHP)是第三代铂类抗癌药,主要不良反应为神经毒性;d.奈达铂血液毒性较大,肾毒性和消化道反应较小。③给药规范:均需避光输注;使用 DDP 时应给予相应的水化利尿,每天入量达 3 000 mL;使用 DPP 时应注意询问患者有无耳鸣,及时发现,停药观察;CBP、L-OHP 只能溶于 5%葡萄糖溶液;输注 L-OHP 时应避免冷刺激。

(3)蒽环类。①常用药物有多柔比星(ADM)、柔红霉素(DNR)、吡柔比星(THP)、表柔比星(E-ADM)。②给药规范:强刺激性化疗药物,外渗后可引起局部组织坏死,须选用深静脉给药。心脏毒性与累积剂量相关,6%～30%的患者可出现心电图改变,表现为室上性心动过速、室性期前收缩及 ST-T 段改变。总量不能超过 450～550 mg/m²。

2.影响核酸合成的药物

(1)抗代谢药物。①作用机制为通过干扰细胞的正常代谢过程,抑制肿瘤细胞的分裂和增殖,导致细胞死亡,为细胞周期特异性药物。②药物类型:叶酸拮抗类有甲氨蝶呤(MTX);嘧啶拮抗剂类有氟尿嘧啶(5-FU)、氟尿嘧啶脱氧核苷(5-FUDR);胞苷类拮抗剂类有阿糖胞苷(Ara-c)。③给药规范:MTX 可通过鞘内给药治疗脑转移;静脉大剂量应用 MTX,黏膜炎最常见,可给予 CF 解救,并应用 CF 漱口;5-FU 缓慢静脉注射的效果最好;滴注前应用 CF 可解毒增效;Ara-c 可通过血-脑屏障,在脑脊液的半衰期为 2～11 小时,因此通常为每 12 小时给药一次。

(2)拓扑异构酶抑制剂。①作用机制为细胞周期特异性药物,作用于 S 期,为喜树碱衍生物,拓扑异构酶Ⅰ抑制剂。②常见药物:伊立替康(开普拓,CPT-11)、拓扑替康(金喜素,TPT)。③给药规范:CPT-11 在用药 24 小时后易出现延迟性腹泻,发生率 80%～90%,使用大剂量洛哌丁胺治疗有效,用药期间患者避免食用可能引起腹泻的食物和饮料;TPT 需避光输注,用药后可引起严重骨髓抑制,临床应密切观察血象,可以预防性使用升白药物。

3.作用于 DNA 模板影响 DNA 转录或抑制 RNA 合成的药物。

(1)作用机制:由微生物产生具有抗癌活性的化学物质,采用不同机制影响 DNA/RNA 及蛋白质的生物合成,使细胞发生变异,影响细胞分裂导致细胞死亡。

(2)常见药物:①乙撑亚胺类,如丝裂霉素(自力霉素,MMC)。②糖肽类,如博来霉素

(BLM)、平阳霉素(A5)。③放线菌素类,如放线霉素 D(更生霉素,ACD)。

(3)给药规范:输注前应常规给予激素治疗,输注后应观察体温变化。

4.影响蛋白质合成的药物:植物类化疗药物

(1)作用机制:属细胞周期特异性药物。抑制 DNA 或 RNA 合成,与细胞微管蛋白结合,阻止微小管的蛋白装配,干扰增殖细胞的纺锤体的生成,从而抑制有丝分裂,导致细胞死亡。

(2)药物分类:①生物碱类,如长春碱(VLB)、长春新碱(VCR)、长春地辛(VDS)、长春瑞滨(NVB)。②木脂体类,如依托泊苷(VP-16)、替尼泊苷(VM-26)。③其他,如三尖杉碱、高三尖杉碱、紫杉醇(PTX)、多西他赛。

(3)给药规范:①强刺激性化疗药物,外渗可导致组织坏死,须使用深静脉给药。②变态反应,发生率为 39%,多于用药的 10 分钟内,输注时间维持在 3~4 个小时,输注前应遵医嘱给予抗过敏治疗,给药的前 15 分钟应维持在 15 滴/分,观察 30 分钟后无变态反应发生再适当调节滴数 40 滴/分,用药期间,观察生命体征。③紫杉醇注射液须使用一次性非 PVC 材料输液瓶和输液管,不得用 PVC 材料的输液瓶和输液管。紫杉醇是一种无色或略带黄色黏性溶液,其溶媒由 50%聚氧乙基蓖麻油和 50%无水乙醇配制而成,具有高度的亲脂性,在使用 PVC 材料输液瓶(袋)会引起邻苯二甲酸(DEHP)的析出,引起肝脏毒性。邻苯二甲酸(DEHP)作为柔软剂用于生产 PVC 医用器具中及一次性输血袋,DEHP 在 PVC 输血袋配方中占 45%为增塑剂,动物实验表明具有广泛的不良反应,主要表现为肝脏毒性和睾丸萎缩,对人体影响主要是荷尔蒙系统,有类雌激素作用,干扰内分泌物质的正常分泌。

5.其他化疗药物——激素类

激素治疗目前已成为肿瘤治疗的重要手段,主要用于治疗乳腺癌和前列腺癌。激素治疗有效的先决条件是肿瘤细胞上具有激素受体,并且肿瘤细胞的生长和繁殖在一定程度上仍受激素控制,通过改变机体激素水平,有效的控制肿瘤生长。临床上常用药物如下。

(1)雄性激素:丙酸睾酮、甲基睾酮。

(2)抗雄性激素类:氟他胺。

(3)雌性激素:己烯雌酚(DES)、雌二醇。

(4)抑制雌激素合成药物:他莫昔芬(TAM)。与身体雌激素竞争性的与肿瘤细胞的雌激素受体结合,产生抗激素作用。适用于年龄较大、绝经后期患者,常见的不良反应为面部潮红。

(5)黄体酮类:甲羟孕酮、甲地孕酮。抑制雌激素,可增加食欲,改善患者厌食,也可减轻癌症引起的疼痛。不良反应为水钠潴留。

(6)肾上腺皮质激素:泼尼松(PDN)、地塞米松(DXM)、泼尼松(PDNN)。

(7)甲状腺激素类:甲状腺素。

四、化疗的评估及护理

(一)化疗前的准备和评估

入院后护理人员应对患者进行全面的健康评估,包括精神、心理状况、卫生习惯、饮食习惯、营养及其家庭支持情况,以便针对性的对患者实施个性化宣教。

1.对患者进行充分的化疗前评估,掌握病史

了解患者各系统的功能状态,如造血功能、肝肾功能、心肺功能等;了解患者是否患有其他全身疾病,如糖尿病、冠心病等,以决定是否适宜化疗。

2.评价患者的机体活动状态

治疗前对患者的一般健康状态做出评价,常用的重要指标是评价活动状态(PS)。活动状态是通过患者的体力状况了解其一般健康状态和对治疗耐受能力。国际上常用 KPS 评分表(表 9-1),若评分在 40 分以下,治疗反应常不佳,很难耐受化疗反应。美国东部肿瘤协作组(ECOG)(表 9-2)则制定了一个较简化的活动状态评分表,将患者的活动状态分为 0～5 共 6 级,一般认为活动在 3～4 级的患者不宜进行化疗。

表 9-1　Karnofsky 功能状态评分标准

体力状况	评分
正常,无症状和体征	100 分
能进行正常活动,有轻微症状和体征	90 分
勉强进行正常活动,有一些症状或体征	80 分
生活能自理,但不能维持正常生活和工作	70 分
生活能大部分自理,但偶尔需要别人帮助	60 分
常需要人照料	50 分
生活不能自理,需要贴别照顾和帮助	40 分
生活严重不能自理	30 分
病重,需要住院和积极的支持治疗	20 分
危重,临近死亡	10 分
死亡	0 分

表 9-2　Zubrod-ECOG-WHO(ZPS,5 分法)

体力状况	评分
正常活动	0 分
症状轻,生活自在,能从事清体力活动	1 分
能耐受肿瘤的症状,生活自理,但白天卧床时间不超过 50%	2 分
症状严重,白天卧床时间超过 50%,但还能起床站立,部分生活能够自理	3 分
病重卧床不起	4 分
死亡	5 分

得分越高,健康状况越好,越能忍受治疗给身体带来的不良反应,因而也就有可能接受彻底的治疗。得分越低,健康状况越差,若低于 60 分,许多有效的抗肿瘤治疗就无法实施。Karnofsky 评分一般要求不小于 70、ZPS 评分一般要求不大于 2 才考虑化疗。

3.做好静脉的评估

在化疗过程中应帮助患者进行静脉选择,首选中心静脉,包括 CVC、PICC。若患者存在上腔静脉综合征等症状时,应选择股静脉穿刺。如患者不能进行深静脉置管,则选择留置针穿刺,其最佳的穿刺部位,即前臂大静脉,切勿在靠近肌腱、韧带、关节等处注药,以防造成局部损伤;也应避免在有皮下血管或淋巴索的病生理部位上的静脉选择穿刺点,如曾做过放疗的肢体、乳腺手术后患侧肢体、淋巴水肿等部位不宜实施静脉穿刺;还应避免在 24 小时内被穿刺过静脉点的下方重新穿刺,以免化疗药物从前一次穿刺点外溢。

4.化疗前应正确执行医嘱

评估患者的血常规及肝肾功能情况,白细胞总数不低于 $4.0×10^9/L$ 或血小板计数不低于 $80×10^9/L$,同时需了解医师对患者的生活质量评价标准,卡氏评分≥60 分或 ECOG≤2 分,方可进行化疗。

(二)化疗观察

在化疗过程中应密切观察患者是否存在化疗不良反应,及时发现、及时处理,保证患者用药安全。

1.静脉的观察

化疗过程中应首选深静脉进行化疗;如为外周静脉则应尽量选择粗直的、前臂外侧的静脉。加化疗药过程中首先观察沿静脉走行有无液体外渗、红、肿及疼痛,观察回血通畅,证实针头确在血管内方可加入化疗药物,强刺激性化疗药物必须有护士在床旁守护,随时观察静脉情况。化疗结束后,沿静脉走行观察有无条索状红线,有无红、肿、热、痛等炎性症状,并观察静脉周围有无水疱及破溃。

2.化疗反应的观察

(1)恶心、呕吐:观察呕吐物的性质、次数、颜色、量,呕吐的时间并鉴别恶心呕吐的原因。

(2)腹泻:观察腹泻的次数、排泄物的性质、颜色、量,及便后肛周情况,如有无红肿、破溃。

(3)便秘:观察患者大便的性状,排便间隔时间,并观察肛周有无因便秘造成的破溃等。

(4)尿:化疗期间观察患者的尿量、色、性状以及 pH。

(5)饮水:指导观察患者的饮水量,以及饮用水的种类。

(6)变态反应:观察患者有无体温升高、寒战、皮疹、喉头水肿及皮肤潮红等变态反应。

(7)口腔黏膜:观察口腔黏膜是否完整,有无溃疡,口周有无疱疹,有无疼痛。

3.血象的观察

观察患者有无乏力、体温升高、感染症状、全身酸痛,眼底、口唇、甲床颜色,全身皮肤有无出血点,口腔黏膜有无出血点及血疱,观察患者有无颅内出血及消化道出血症状,定期监测血常规。

4.具体药物特殊症状观察

(1)泌尿系统毒性药物:包括 CTX、IFO、DDP、CBP、MTX、MMC、HCPT,观察饮水量、尿量、尿色、性质以及有无尿路刺激征。

(2)心肌毒性药物:包括 ADM、E-ADM、DNR、THP 等,输注前应了解患者心电图及心脏彩超情况,在输注过程中应行心电监护,倾听患者主诉。

(3)强刺激性药物:包括 NVB、ADM、E-ADM、MMC、吉西他滨、米托蒽醌等,输注过程中,护士床旁严密观察,输液后随时观察静脉情况,静脉有无红、肿、热、痛等炎性反应及有无皮下渗漏、水疱的形成。

(4)胃肠道毒性药物:包括 5-FU、FUDR、CPT-11、紫杉类药物等,观察患者大便情况,如便秘患者应观察大便形状及肛周情况;腹泻患者观察大便性质、次数、颜色及全身症状有无脱水,肛周有无破溃,坐浴后的效果。易导致恶心呕吐的药物包括 DDP、ADM 等,需要观察患者胃肠道反应,有无恶心、呕吐及程度,呕吐物的性质、颜色、量,监测电解质情况。

(5)黏膜改变:包括 MTX、Ara-C 等,观察患者唇、颊、舌、口底、齿龈有无充血、红斑、糜烂、溃疡等;并观察肛门周围情况,如有异常及时坐浴,并评价效果。

(6)容易产生变态反应药物:包括 PTX、草酸铂、紫杉类药物,输入药物半小时严密观察,观察患者有无面色潮红、喉头痉挛、体温升高、寒战、皮疹等。

(7)神经毒性药物:包括 VDS、VCR、L-OHP 等,观察患者神经末梢反应,有无指趾端麻木、肠麻痹、尿潴留、四肢及躯干有无异常、麻木、肌无力、腱反射低下或消失及喉肌痉挛等。

(8)皮肤毒性反应(包括皮炎、色素沉着、脱发等症状):包括希罗达、ADM、CTX、美法仑等,观察皮肤局部或全身有无色素沉着,甲床色素沉着,皮肤角化增厚指甲变形。

(9)肝脏毒性:包括 CTX、BCNU、MTX、VCR、VP-16 等,观察患者有无乏力、食欲缺乏、恶心呕吐、有无黄疸出现。

(10)肺脏毒性:包括博来霉素、白消安、MMC、WM-26、VDS、NVB、Ara-C 等,观察患者有无干咳无力、胸痛、发热、咯血、呼吸困难、哮喘。

(11)发热反应:如博来霉素,用药后 2 小时观察患者有无寒战、体温升高。

五、化疗药物不良反应的预防及护理

(一)概述

抗肿瘤药物能抑制肿瘤细胞的生长和发育,然而多数抗癌药物在杀伤或抑制肿瘤细胞的同时,对机体的正常细胞,特别是对增殖旺盛的上皮细胞,如骨髓细胞、消化道黏膜上皮细胞、生殖细胞等损伤尤为严重;对机体重要器官也有一定毒性。护理人员需了解并掌握化疗药物毒性反应,以便能给予更有针对性的护理。

(二)不良反应分类

1.性质分类

(1)一般分类:①急性毒性;②亚急性毒性;③慢性毒性。

(2)WHO 分类:①急性毒性和亚急性毒性;②慢性毒性和后期毒性。

(3)临床分类:①立即反应有过敏性休克、心律失常、注射部位疼痛;②早期反应有恶心、呕吐、发热、变态反应、流感样症状、膀胱炎;③近期反应有骨髓抑制、口腔炎、腹泻、脱发、周围神经炎、麻痹性肠梗阻、免疫抑制;④迟发反应有皮肤色素沉着、心毒性、肝毒性、肺毒性、内分泌改变、不育症、致癌作用。

(4)按脏器分类:①造血器官;②胃肠道;③肝;④肾和尿路系统;⑤肺;⑥心脏;⑦神经系统;⑧皮肤;⑨血管和其他特殊器官;⑩全身反应,如发热、倦怠、变态反应、感染、免疫抑制、致畸性和致癌性等。

(5)按转归分类:①可逆性;②非可逆性。

(6)按后果分类:①非致死性;②致死性。

2.程度分类

(1)Kamofsky 分级:①轻度反应(+),不需治疗;②中度反应(++),需要治疗;③重度反应(+++),威胁生命;④严重反应(++++),促进死亡或致死。

(2)WHO 分级:分 0、1、2、3、4 度。

(3)ECOG 分级:分 0、1、2、3、4 度,因毒性死亡者为 5 度。

(三)化疗药物不良反应处理

1.局部反应

(1)化疗性静脉炎:由于化疗药物对血管内膜刺激性较大,引起化学性静脉炎。表现为静脉条索状红线,发热疼痛,而后形成色素沉着。

主要药物有氮芥、丝裂霉素、多柔比星、长春新碱、长春碱、异长春碱等。

防治及护理:充分稀释,减少刺激;应用中心静脉置管;外周静脉输注时使用硫酸镁或中药湿敷;外周静脉输入化疗药后应使用生理盐水或葡萄糖溶液冲洗。

(2)药物外渗:化疗药物在静脉给药过程中意外渗漏,导致局部皮肤及软组织非特异性炎症。表现为局部疼痛、肿胀、组织坏死。根据药物对组织的损伤程度将药物分为三类。①发疱性药物,外渗后可引起局部组织坏死的药物,如蒽环类药物、氮芥、长春碱类等。②刺激性药物,外渗后可引起灼伤或轻度炎症而无坏死的药物,如依托泊苷、草酸铂。③非发疱性药物,无明显发疱或刺激作用的药物,如甲氨蝶呤、环磷酰胺、博来霉素、阿糖胞苷等。

主要药物有多柔比星、丝裂霉素、长春新碱、表柔比星等。

防治及护理:①由专业护士操作;②选择条件好的静脉;③可选用深静脉用药;④用药前向患者做好解释,出现意外,立即处理;⑤应用强刺激药物时护士必须守候至用药完毕;⑥发生外渗,应立即处理。

2.胃肠道毒性反应

多数化疗药物对增殖旺盛的胃肠道上皮细胞有抑制作用,表现为食欲减退、恶心、呕吐、腹泻、腹痛、便秘。

(1)恶心、呕吐,是化疗药物引起的最常见的毒副作用。①主要药物:铂类药物为主。②发病机制:药物直接刺激;心理反应异常;化疗药物刺激肠壁嗜铬细胞释放 5-HT,5-HT 作用化学感受诱发区延髓的呕吐中枢,引起恶心、呕吐。③化疗引起呕吐可分为急性呕吐、延缓性呕吐和预期性呕吐。急性呕吐是指化疗 24 小时以内发生的呕吐,多发生于用药后 1~2 小时,多见于初次化疗者;延缓性呕吐是指化疗 24 小时后至第 5~7 天所发生的呕吐。预期性呕吐是指患者在第一个治疗周期中,经历了急性呕吐之后,在下一次化疗给药前所发生的呕吐。是一种条件反射,甚至化疗结束后仍可持续很久,发展成迟发型呕吐,处理困难。因此化疗初期有效止吐剂的使用尤为重要。

防治及护理:①化疗最初阶段应选用有效的止吐剂,预防恶心、呕吐的发生;②实施有效的健康教育,减轻患者心理压力;③减少不良刺激;④调整给药时间,如果有条件尽量睡前给药;⑤遵医嘱准确给药(5-HT3 拮抗剂);⑥饮食护理。

(2)黏膜炎:指化疗药物引起口腔、食管、胃、肠的黏膜炎症。表现为唇颊等充血、红斑、糜烂、溃疡、腹泻、便秘。主要药物有 MTX、5-FU、ADM、VCR、Ara-C、VLB。

防治及护理:①预防为主,加强口腔卫生,忌烟忌酒,饭前饭后以清水或漱口液漱口。②化疗期间定期检查口腔情况,保持口腔清洁和湿润。③对已发生溃疡对症处理。④口腔炎患者宜进温流质或无刺激饮食,注意维生素和蛋白质的摄入。对大面积口腔炎或食管炎者应使用全胃肠外营养。⑤根据腹泻及便秘对症处理。

3.骨髓抑制

80%~90%的化疗药物可出现骨髓抑制。红细胞的半衰期为 120 天,血小板为 5~7 天,粒细胞为 6~8 小时,故化疗后通常先出现白细胞减少,然后出现血小板减少。粒细胞减少是最多见的骨髓抑制,易造成感染。若白细胞在 1×10^9/L 或粒细胞绝对数低于 0.5×10^9/L,持续五天以上,则有风险发生细菌感染,必须进行保护性隔离和预防感染,再联合升白细胞治疗。血小板减少是化疗中仅次于白细胞的毒性反应,当血小板减少至 50×10^9/L 时会有出血的危险;当血小

板低于 $10\times10^9/L$ 时,容易发生中枢神经系统出血,胃肠道出血及呼吸道出血。主要药物有 NH_2、BCNU、CCNU、MMC、CPB、CTX、DTIC、5-FU、DDP。

防治及护理:①严格掌握化疗适应证,化疗前检查血象及骨髓情况。②化疗期间观察血象过低给予药物治疗。③调整饮食。④WBC 过低时预防感染,有条件者住单间病房或增加病房消毒,减少探视,严密监测体温,必要时预防性给予抗生素。白细胞低于 $1\times10^9/L$ 时应置层流床,采取保护性隔离措施。⑤血小板降低时预防出血,嘱患者少活动、慢活动,协助生活护理,减少磕碰,避免挤压鼻子、使用电动剃须刀,拔针后加强按压时间等,同时避免服用阿司匹林或含阿司匹林的药物。必要时给予白介素-11(IL-11)、促血小板生成素(TPO)皮下注射或输注血小板。⑥血红蛋白低于 70 g/L 可给予成分血输注,亦可给予促红细胞生成素(EPO)皮下注射。

4.心脏毒性

表现为气促、心悸、心律失常、窦性心动过速、T 波低平等。主要药物有 ADM、MTT、DNR、EPI、THP、CTX、VCR、VLB 等。

防治及护理:①化疗前了解患者有无心脏病病史;②ADM 总剂量不超过 500 mg/m^2;③严密观察病情,给予心电监护监测;④采用心脏保护药物。

5.肝脏毒性

表现为乏力、食欲缺乏、恶心呕吐、转氨酶升高。主要药物有 CTX、BCNU、MTX、VCR、VLB、VP-16、DTIC 等。

防治及护理:①化疗前后进行肝功能检查;②化疗过程中密切观察,了解患者不适主诉,及时发现异常对症处理;③遵医嘱给予保肝药物;④饮食以清淡为主,适当增加蛋白质、维生素摄入量;⑤做好心理护理,减轻焦虑,注意休息。

6.肺毒性

表现为干咳、乏力、胸疼、发热、呼吸困难。主要药物有 CTX、BCNU、MMC、BLM、MTX、Ara-C 等。

防治及护理:①严格掌握适应证,老年人肺功能不全,慢性支气管炎患者禁用。②用药期间严密观察肺部症状及体征,定期型 X 线检查。③博来霉素肺毒性与其剂量累积有关,总剂量应限制在 500 mg/m^2 以下。停药后 2~4 个月仍可发生肺纤维变,嘱患者定期复诊。

7.泌尿系统毒性

(1)肾脏毒性:表现为尿中出现 RBC、WBC、肌酐升高、肌酐清除率升高。主要药物有 DDP、MMC、MTX、DNR。

防治及护理:①观察尿量、颜色;②化疗过程中密切监测肾功能;③化疗期间水化碱化尿液,保护肾脏。

(2)出血性膀胱炎:表现为尿频、尿急、尿痛、血尿。主要药物有 CTX、IFO、HCPT 等。

防治及护理:①化疗期间做好水化碱化尿液;②应用尿路保护剂美司钠。

(3)尿酸性肾病:表现为少尿或无尿,出现尿毒症。对化疗敏感的肿瘤,如急慢性白血病、淋巴瘤在联合化疗后,大量肿瘤细胞被迅速破坏,血液中尿酸急骤增加,在肾脏集合管形成结晶,影响尿液生成。

防治及护理:①化疗前进行肾功能检查;②化疗时鼓励患者多饮水,尿量维持在 2 000~3 000 mL/d;③使用 DDP、大剂量的 MTX 和大剂量的 CTX 时需进行水化和碱化尿液;④护士应密切观察尿量、意识等。

8.神经系统毒性

(1)末梢神经炎：表现为四肢及躯干感觉异常、麻木、肌无力、腱反射低下或消失。自主神经病变可发生便秘、麻痹性肠梗阻、尿潴留等。剂量过大可致永久性神经损伤。主要药物有 VCR、DDP、L-OHP 等。

防治及护理：①鼓励患者进食富含 B 族维生素饮食；②指导患者避免冷刺激；③做好安全教育，防止受伤。

(2)脑功能障碍：表现为嗜睡、意识障碍、人格改变、智力减退、定向力障碍等。多为一过性改变。主要药物有 5-FU、MTX、左旋天冬酰胺酶。

防治及护理：①联合用药时注意有无毒性增加，药物剂量不宜过大；②密切观察毒性反应，一旦出现立即停药或改药，并遵医嘱给予神经营养药物治疗；③加强护理，防止患者发生意外。

9.皮肤毒性反应

(1)皮炎：表现为大小不等的荨麻疹。主要药物有 MTX、5-FU、ADM、DNR、BLM、CTX 等。

防治及护理：①遵医嘱用抗过敏药物或激素治疗；②嘱患者不可挠抓或过热水清洗，以免加重或破溃，造成感染；③使用温水轻轻擦洗，严重时可停药。

(2)色素沉着：表现为局部或全身皮肤色素沉着、甲床色素沉着等。主要药物有 CTX、5-FU、ADM、BLM、白消安。

防治及护理：主要做好心理护理，减轻焦虑。

(3)脱发：表现为用药后 2～3 周头发脱落，重者腋下、阴阜以及面部毛发全部脱落。

主要药物有 BLM、CTX、5-FU、DNR、ADM、VCR、IFO、MTX、MMC、PTX、VP-16、VLB。作用机制为化疗药物使毛发根部细胞有丝分裂受到抑制，细胞不能更新发生萎缩引起脱发。

防治及护理：①化疗前做好患者的心理护理，消除顾虑；②帮助患者选择合适的假发减少负性情绪；③脱发后及时为患者清理，减少不良刺激。

10.变态反应

多数抗癌药物可引起变态反应，但变态反应发生率为 5% 的药物仅占少数。表现为典型的 Ⅰ 型变态反应，包括支气管痉挛、喘鸣、瘙痒、皮疹、焦虑、低血压等，极少数可出现过敏性休克。还可引起神经肌肉毒性，表现为外周神经病变，主要是温痛觉感觉障碍、运动神经和自主神经病变、肢端麻木、刺痛感或烧灼感等。主要药物有左旋天冬酰胺酶、紫杉醇。

防治及护理：①了解患者的过敏史；②给药前做好预防措施，准备好抢救物品；③给药后严密观察病情，特别是用药后 15 分钟监测生命体征，做好记录，若出现轻度症状，如潮红、皮肤反应等，不需中断用药，若出现严重变态反应时，应立即停药，就地抢救；④PTX 给药前常用地塞米松 20 mg 分别于给药前 12 小时和 6 小时口服，用药前 30 分钟给苯海拉明 50 mg 口服或静脉注射，西咪替丁 400 mg 静脉滴注，预防过敏发生；⑤紫杉醇给药时禁止使用聚氯乙烯输液装置，稀释的紫杉醇应贮藏于塑料袋内，并采用聚乙烯类输液器给药。

11.其他

除上述毒性外，化疗药还可引起远期毒性。如生殖系统毒性，对生殖细胞有致突变作用以及对胎儿有致畸作用；亦可发生第二恶性肿瘤的危险。

（赵慧慧）

第三节　妇科恶性肿瘤化学治疗的护理

一、概述

妇科恶性肿瘤的化疗是指通过化疗药物杀灭癌细胞达到预防和治疗妇科恶性肿瘤疾病的方法(简称妇科化疗)。妇科化疗是一种全身治疗的手段,是目前治疗妇科恶性肿瘤最有效的手段之一。

二、病情观察与评估

(一)生命体征

监测生命体征,观察患者有无体温升高及呼吸异常。

(二)症状体征

(1)观察患者有无恶心、呕吐、口腔炎、消化道溃疡、腹痛、腹泻、便秘等胃肠道反应。

(2)观察有无如头晕、乏力、心悸、发热、皮肤瘀点、皮肤瘀斑、牙龈出血、血尿等血细胞减少表现。

(3)观察有无静脉血管发红、疼痛、色素沉着及血管变硬等静脉炎表现。

(4)观察有无嗜睡、筋疲力尽、兴趣及活动减少、敏感或易怒、注意力减弱等癌因性疲劳表现。

(三)安全评估

(1)评估患者有无因化疗不良反应或癌因性疲劳导致的跌倒/坠床的危险。

(2)评估患者有无因骨髓抑制导致的感染和出血危险。

三、护理措施

(一)饮食护理

(1)化疗时和化疗后第 2 周内是化疗反应较重的阶段,为减少恶心呕吐,应避免油腻食品及甜食,鼓励患者少量多餐,每次进食以不吐为度,间隔时间以下次进食不吐为准,一般化疗晨可进食少量营养丰富的早餐,化疗后 4～6 小时内最好不进食。

(2)不宜进食坚果类和油炸食品,避免损伤口腔黏膜。宜多食新鲜水果蔬菜等富含维生素 C 的食物。

(3)化疗期间多饮水,使尿量维持在每天 2 000 mL 以上。

(二)休息与卧位

腹腔内化疗时注意变动体位,顺序为平卧→头低脚高(抬高床尾 15°～30°)→头高脚低(抬高床头 15°～30°)→左侧卧→右侧卧,每个体位保持 15～30 分钟,以便化疗药物充分作用于腹腔。

(三)用药护理

1.选择正确溶剂

(1)氮芥(HN₂)、环磷酰胺(CTX)、博来霉素(BLM)、依托泊苷(VP16)、顺铂(DDP)等需用 0.9%氯化钠注射液作为溶剂。

(2)甲氨蝶呤(MTX)、吡柔比星(THP)、卡铂(CBP)、草酸铂等需用5%葡萄糖注射液作溶剂。

2.用药方式及装置选择

需快速注入的药物(如阿霉素、表柔比星),应选择静脉推注;需缓慢注入的药物(如5-FU)最好使用输液泵或注射泵持续滴注;需避光的药物(如顺铂)使用避光罩或避光输液器。

3.给药途径及给药顺序

根据不同化疗方案合理安排给药顺序及给药途径,如PF方案顺序为先顺铂静脉注射再5-FU维持;TP方案里先用紫杉醇再用顺铂;如平阳霉素、博来霉素一般采用肌内注射,氮芥一般采用静脉推注;对肾功能损害的药物如顺铂,给药前后给予水化。

(四)化疗不同给药途径的护理

1.口服给药

按时发药,协助患者服药到口,避免漏服。

2.肌内注射

注意患者出凝血时间是否异常;注意药物对局部组织的刺激或损害;长针头深部肌内注射并轮换注射部位。

3.静脉给药

注意配伍禁忌并能有效预防和及时处理药物外渗。

4.腔内给药

严格无菌操作,做好导管护理,预防感染,指导患者采取合理体位。

5.鞘内给药

严格无菌操作,观察患者有无头痛、颈项强直、发热或意识改变等。

6.动脉内给药

做好导管护理,监测生命体征,观察有无腹痛、栓塞、感染及出血现象。

(五)不良反应的预防和处理

1.局部不良反应的预防和处理

(1)合理选择输注途径,应选择PICC、CVC输注化疗药物。

(2)用药前先注入少量生理盐水,确认针头在静脉内后再注入化疗药物,化疗结束前用生理盐水冲管。

(3)输液过程中加强巡视,一旦发现药液外渗,立即停止注入,根据药物性质及时处理,必要时遵医嘱用普鲁卡因或生理盐水局部封闭,拔出针头后应避免加压于注射处,防止药物扩散,抬高患肢并局部冷敷(部分药物不可以冷敷,如奥沙利铂等),每次15~20分钟,每天至少4次,持续24~48小时,之后可用50%硫酸镁溶液湿敷或遵医嘱应用外用膏药。

2.急性变态反应的处理

(1)用药前做好急救准备,用药过程中密切观察患者的反应和主诉,必要时心电监护。

(2)关注高危人群,如老年人、营养状态不良者、有药物过敏史者等,怀疑出现变态反应,立即停药,报告医师,遵医嘱给予急救药物等。

3.口腔护理

(1)保持口腔清洁,进食前后用消毒溶液漱口,预防口腔感染。

(2)口腔黏膜充血疼痛者,局部喷西瓜霜等粉剂;溃疡患者,做溃疡面分泌物培养,根据药物敏感试验选用抗生素和维生素 B_{12} 液混合涂于溃疡面促进愈合。

4.呕吐护理

(1)化疗前后遵医嘱给予止吐剂,合理安排用药时间以减少化疗所致的恶心、呕吐。

(2)患者呕吐严重时应补充液体,以防电解质紊乱。

5.骨髓抑制护理

(1)遵医嘱定期监测血常规、肝肾功,及时了解白细胞计数结果。

(2)白细胞计数低于 $3.0 \times 10^9/L$,报告医师是否需暂停化疗药物的使用。

(3)白细胞计数低于 $1.0 \times 10^9/L$,进行保护性隔离,遵医嘱应用升白细胞药物、抗生素、输入新鲜血液或白细胞浓缩液、血小板浓缩液等。

6.动脉化疗并发症的护理

(1)密切观察动脉穿刺点有无渗血、皮下淤血或大出血。

(2)沙袋压迫穿刺部位 6 小时,穿刺肢体制动 8 小时,卧床休息 24 小时。

(3)渗出、出血应及时更换敷料,出现血肿或大出血者立即对症处理。

(六)PICC 导管维护

(1)首次维护应在导管置入后 24~48 小时。

(2)冲管禁止使用小于 10 mL 的注射器,严禁对非耐高压导管进行高压注射。

(3)不能用含血液和药液混合的盐水冲洗导管。

(4)如果经导管内抽血、输血或输注脂肪乳、人血白蛋白、TPN、20%甘露醇等,必须脉冲式冲管后再输注其他液体。

(5)不可以重力静脉滴注方式代替脉冲式冲管。

(七)跌倒/坠床预防

化疗期间患者恶心、呕吐频繁,体力不支时尽量卧床休息,协助患者进食、洗漱等生活护理,活动及外出时需有人陪护,避免因体力不支导致跌倒/坠床。

(八)心理护理

了解患者对化疗的认识、心理状况及情绪反应。主动与家属沟通,关爱和支持患者,必要时可求助于专业心理咨询,增强其战胜疾病的信心。

四、健康指导

(一)住院期

(1)告知患者化疗的目的、常见毒副反应及预防措施。

(2)告知患者化疗药物渗漏风险及危害,合理选择化疗方式。

(3)使用性质温和的洗护用品,注意皮肤清洁、避免搔抓和长期暴露于紫外线中。

(4)PICC 导管指导:①置管后 24 小时内置管侧肢体减少活动,避免过度外展、上举、旋转运动,可以适当做握拳运动,防止穿刺点出血及导管移位。②睡觉时尽量不要压迫置管侧手臂,防止因血流缓慢导致静脉血栓的发生。③更衣时避免将导管拔出,应选择宽大袖口的衣服,也可将袖口沿缝线拆开,用弹力绷带或专用固定套保护。④输液时注意观察液体滴速,如出现不明原因的滴速明显减慢或导管有漏液现象,要及时通知护士进行妥善处理。⑤做增强 CT 检查时,切勿从非耐高压导管进行注射,防止导管断裂;PICC 导管一般不用于抽血,紧急情况、患者血管条件特别差或凝血功能障碍者除外。⑥住院期间每周由专业护士进行导管维护 1~2 次。

(二)居家期

(1)注意休息,避免劳累或受寒。

(2)化疗期间避免到人群密集处,尤其骨髓抑制期,预防感染发生。

(3)养成良好生活习惯,戒烟戒酒。

(4)定期检查血常规、肝肾功能,发现异常,及时就诊。

(5)PICC 导管指导:①带管期间每 7 天进行维护换药一次。如使用纱布换药,应不超过 48 小时更换。穿刺点出现渗血、渗液,敷料打湿或卷边,导管内见回血等,应及时维护。②导管留置期间,进餐、扫地、开车等日常生活不受影响,但不能提超过 2.5 kg 的重物、穿刺肢体不能做旋转运动、洗澡时保护好穿刺点。③避免在置管侧肢体测血压、避免锐器划伤导管、避免重力撞击导管。④要保持良好的个人卫生,防止细菌在导管周围皮肤繁殖引起感染。⑤可加强置管侧手部抬高、握拳活动,若无禁忌每天饮水 2 000 mL 以上,防止血栓形成。⑥如出现不明原因的胸闷或心慌气紧、发热、肢体红肿、胀痛等,应及时到院就诊,排除导管异位、感染、血栓等并发症并对症处理。

(赵慧慧)

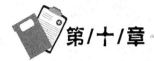

公共卫生护理

第一节　医疗服务与公共卫生服务

医疗机构是公共卫生服务体系重要的组成部分,也是公共卫生服务的重要环节。随着社会经济的快速发展和广大人民群众健康需求的日益提高,医疗机构在公共卫生工作中的地位也日渐突出,大量的疾病控制和妇女儿童保健等工作需要医疗机构共同合作完成,医疗机构与专业公共卫生机构、医疗服务与公共卫生服务的关系也日益紧密。

一、公共卫生基本知识

(一)公共卫生基本概念

公共卫生内涵随着社会经济的发展和人类对健康认识的加深而不断发展。19 世纪,公共卫生在很大程度上被理解为环境卫生和预防疾病的策略,如疫苗的使用。20 世纪,公共卫生扩大到包括环境卫生、控制疾病、进行个体健康教育、组织医护人员对疾病进行早期诊断和治疗,发展社会体制,保障公民都享有应有的健康权益。目前,学术界通常采用 WHO 的定义:公共卫生是一门通过有组织的社区活动来改善环境、预防疾病、延长生命与促进心理和躯体健康,并能发挥个人更大潜能的科学和艺术。

公共卫生就是组织社会共同努力,改善环境卫生条件,预防控制传染病和其他疾病流行,培养良好卫生习惯和文明生活方式,提供医疗卫生服务,达到预防疾病,促进健康的目的。

(二)公共卫生基本职能

公共卫生的基本职能指的是影响健康的决定因素、预防和控制疾病、预防伤害、保护和促进人群健康、实现健康公平性的一组活动。具体来说,基本职能包括以下服务内容。

(1)疾病预防控制管理。

(2)公共卫生技术服务。

(3)卫生监督执法。

(4)妇女儿童保健。

(5)健康教育与健康促进。

(6)突发性公共卫生事件处理等。

(三)公共卫生基本特点

公共卫生是以促进人群健康为最终目标、以人群为主要研究重点、强调防治结合和广泛的社会参与、以多学科公共卫生团队为支撑,具有以下基本特点。

1.社会性

公共卫生服务是一项典型的社会公益事业,是人民的基本社会福利之一,因此公共卫生服务不能以营利为目的。

2.公共性

公共卫生服务表现为纯公共产品或准公共产品的供给,具有排他性和消费共享性的特点。

3.健康相关性

公共卫生服务的直接目的是保障公民的健康权益,所采取的措施和方法必须遵循医学科学理论和技术。

4.政府主导性

公共卫生服务的提供是政府公共服务职能的一个重要内容,政府必须承担公共卫生服务的供给责任:统一组织、领导和直接干预,提供必要的公共财政支出。

二、医疗服务与公共卫生服务的关系

(一)医疗机构与公共卫生专业机构

医疗机构和专业公共卫生机构均是依据相关法规设立的具有独立法人代表资格的机构,前者主要依据《医疗机构管理条例》而设立,为当地居民提供临床诊疗服务以及部分公共卫生服务,主要包括临床综合医院和肿瘤、口腔、眼科、传染病、妇产、儿童等专科医院。后者主要依据《中华人民共和国传染病防治法》《精神卫生法》《中华人民共和国食品卫生法》《职业卫生法》等设立的专业公共卫生机构,主要包括:疾病预防控制中心、卫生监督中心(所)、妇幼保健中心(院)、职业病防治院(中心)、健康教育和健康促进中心(所)、精神卫生中心(所)等。在同一地区医疗机构和专业公共卫生机构均隶属同级卫生行政部门管理。

医疗机构在医院内部为了统筹协调、指导和监督落实院内公共卫生服务工作,预防与控制医院内感染的发生和流行,并联系相关专业公共卫生机构,依据《医疗机构管理条例》的要求,设立了预防保健科(或公共卫生科)和医院感染控制科。在我国绝大部地区医院都设立预防保健科和医院感染控制科。近年来,我国许多地方卫生行政部门为了进一步明确医疗机构公共卫生职能,规定医院统一设置公共卫生科,便于辖区内公共卫生工作的衔接。无论称谓是预防保健科,还是公共卫生科,其基本职责都是统筹协调院内公共卫生服务工作,指导和监督院内各有关科室开展公共卫生服务工作,联系并接受专业公共卫生机构业务技术指导。

公共卫生专业机构是以开展和完成区域内公共卫生服务业务为主的部门,负责区域内公共卫生规划、计划的制订,公共卫生监测,开展专项调查研究,提出并落实预防与控制措施,分析和评估实施效果。

公共卫生专业机构与医疗机构之间是密不可分的合作伙伴关系,在公共卫生服务中,医疗机构离不开公共卫生机构,公共卫生机构也离不开医疗机构,两者间应实行无缝衔接。

(二)公共卫生服务与医疗服务的关系

医疗服务主要是针对个体,为个体提供诊断、治疗、预防保健方面服务。与医疗服务相比,公共卫生服务是针对群体,以人群为主要重点,强调防治结合和广泛的社会参与,以多学科公共卫生团队为支撑。公共卫生服务是一项典型的社会公益事业,不能以营利为目的,表现为纯公共产品或准公共产品的供给。除了基本医疗服务以外,医疗服务都不能列为公共产品。因此,公共卫生服务的提供是政府公共服务职能的一个重要内容,政府在公共卫生领域的主要职能包括:制定政策法规,制订和实施公共卫生发展规划计划,协调部门的公共卫生职责,执行公共卫生监督执法,组织、领导和协调公共卫生的应急服务。

三、医疗机构在公共卫生工作中的地位和作用

公共卫生工作离不开医疗机构,医疗机构是公共卫生体系不可或缺的重要组成部分,无论是传染病、慢性病、寄生虫病、地方病、职业病、因病死亡,还是突发公共卫生事件、食物中毒的发现都离不开医疗机构,其报告也依赖医疗机构,新生儿预防接种、妇女儿童保健、疾病监测、健康教育与干预,以及实施传染病的预防控制和传染病的救治、慢性病的治疗与控制均在医疗机构内完成。

医疗机构本身是传染病传播的高危场所,也是院内感染发生的高危场所,因而对医院在预防控制传染病的播散和医院内感染的发生提出了更高的要求,医院的规划、设计、布局,空调通风冷暖系统,给排水及污水处理系统,人流和物流系统,传染病门诊、洁净手术室、洗消供应室和 ICU 室等设置必须充分考虑满足控制传染病播散和院内感染发生的需要。医疗机构的医务工作者应掌握公共卫生基本知识,有承担公共卫生的责任意识,还应按相应法律、法规的要求切实履行其职责,及时、准确地发现报告传染病、精神病、职业病、糖尿病、高血压等疾病,实施重要传染病的监测、控制工作,做好就诊者的健康教育和干预工作。

(李臣娟)

第二节　医疗机构公共卫生基本职能

医疗机构种类繁多,有综合医院,也有专科医院。医疗机构的级别也不尽相同,有三级甲(乙)医院,也有二级甲(乙)等医院,还有一级医院、门诊等。不同类型的医疗机构所承担的公共卫生职能不尽统一,根据国家有关法律法规以及我国医疗机构开展公共卫生工作的实际,医疗机构的公共卫生基本职能主要包括以下几方面:突发公共卫生事件的报告及应急处理;食物中毒的发现报告与救治;传染病的发现报告及预防控制;预防接种服务;主要慢性病的发现报告与管理;职业病的发现与报告;精神病的发现与报告;医院死亡病例的报告;妇女儿童保健服务;健康教育与健康促进;放射防护和健康监测;医院感染与医疗安全管理。

一、突发公共卫生事件的发现报告及应急处理

突发公共卫生事件发现。无论是重大传染病,还是食物中毒和职业中毒,当患者感到身体不适时,首先就诊地点为医疗机构,医疗机构医师生根据诊疗规范、诊断标准和专业知识,进行疑似或明确诊断。

(一)突发公共卫生事件报告

医疗机构发现突发公共卫生事件或疑似突发公共卫生事件,医院应及时启动突发公共卫生事件处置应急程序,逐级汇报。

(二)患者救治或转诊

医疗机构在报告的同时要做好患者救治工作,特殊情况需要转诊者,应做好相应转诊工作。

二、食物中毒发现报告与救治

患者食用了被生物性(如细菌、病毒、生物毒素等)、化学性(如亚硝酸钠等)有毒有害物质污染的食品,出现急性或亚急性中毒症状。

(一)食物中毒的发现

患者到医疗机构就诊,医疗机构医师生根据食物史、患者症状,结合相关诊断标准确认食物中毒或疑似食物中毒。

(二)食物中毒的报告

医疗机构发现群体性食物中毒,应及时启动疑似食物中毒事件处置应急程序,逐级汇报,并协助疾病预防控制机构进行事件的调查及确证工作。

(三)食物中毒患者救治

医疗机构在报告的同时做好中毒患者的救治工作。

三、传染病的发现报告及预防控制

传染病的预防控制是医疗机构主要工作内容之一,包括传染病的发现、报告、监测、预防控制、救治及转诊工作。

(一)传染病的发现

医疗机构医师接诊疑似传染病患者,应按《传染病诊断标准》对疑似传染病例进行诊断,必要时请会诊予以明确诊断。

(二)传染病的报告

医疗机构发现疑似或确诊传染病后,要按《中华人民共和国传染病防治法》规定的内容及时限,录入中华人民共和国国家疾病预防控制信息系统进行网络直报。

(三)传染病监测

医疗机构应按公共卫生专业机构要求,开展传染病的监测工作,报送相关监测信息。做好传染病阳性标本留样,传送给疾病预防与控制中心实验室复核。

(四)传染病预防控制

在医疗机构中实施传染病的预防与控制,如预防控制艾滋病乙肝梅毒母婴传播项目,孕产妇进行筛查、随访、治疗,都需在医疗机构内实施。

(五)传染病的救治

传染病治疗和重症传染病的救治都需依赖医疗机构。

(六)慢性传染病患者的转诊

有些传染病发现后需转至专门机构进行随访治疗,如疑似麻风患者(临床诊断为主)、疑似肺结核患者(临床诊断和胸部 X 线片结果为主)医疗机构除报告外,还要转诊至辖区慢性病防治院或传染病医院进行治疗。

四、预防接种服务

预防接种是最有效、最经济的预防控制疾病的措施,预防接种服务主要在社区健康服务中心完成,医疗机构主要承担新生儿疫苗接种,犬伤后狂犬疫苗接种及冷链的管理。

(一)新生儿疫苗接种

孕妇在医院生产后,医院应及时为新生儿免费接种乙肝疫苗、卡介苗,接种时应严格按疫苗接种规范操作。

(二)狂犬疫苗接种

对动物咬伤的就诊者,医疗机构应根据狂犬病暴露预防处置工作规范处理伤口及接种狂犬疫苗,必要时注射狂犬免疫球蛋白。

(三)冷链管理

医疗机构应严格按预防用生物制品保存要求执行存放(在冷藏或冷冻区)、领取、运输等。

五、主要慢性非传染病的发现报告与管理

主要慢性非传染病是指高血压、糖尿病,以及恶性肿瘤、脑卒中和冠心病等,医疗机构承担患者发现、报告、治疗及转诊工作。

(一)患者的发现

医疗机构要积极主动发现高血压、糖尿病患者,落实首诊测血压措施。

(二)病例的报告

医疗机构一旦发现高血压、糖尿病患者,以及恶性肿瘤、脑卒中和冠心病病例,按要求报告给公共卫生专业机构。

(三)患者的治疗

一旦明确诊断,医疗机构应采取合适的措施对患者进行治疗。

(四)患者的转诊

医疗机构待患者病情稳定后转诊至所在的社区健康服务中心,由社区健康服务中心进行随访管理。

六、职业病的发现与报告

医疗机构对有职业接触的疑似职业病的病例,应结合职业接触史和临床表现进行诊断和鉴别诊断,必要时邀请职业病防治机构的专家会诊,一旦发现疑似的职业病,应及时按要求进行报告,必要时转诊至相应的专业机构进行治疗。

七、重症精神病的发现与报告

医疗机构对疑似精神病患者应进行诊断和鉴别诊断,必要时邀请精神病专科医院专家会诊,一旦发现疑似精神病患者,按要求进行报告,必要时转诊至精神病专科医院进行明确诊断和治疗。

八、死亡病例的报告

医疗机构出现死亡病例,应按要求及时、准确填报死亡医学证明,专人定期收集全院死亡医学证明信息,组织病案管理室给予规范编码,录入国家死因登记信息报告系统并网络上传。

九、妇女儿童保健服务

具有相应资质的医疗机构提供孕产妇保健服务和儿童保健服务,并管理出生医学证明和妇

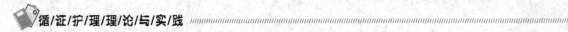

幼保健信息。

(一)孕产妇保健

医疗机构为育龄期妇女开展孕前妇女保健检查和咨询,对孕期妇女提供定期产检服务和相关疾病的筛查,以及适宜的生产技术,指导母乳喂养,发现与报告孕产妇死亡情况。

(二)儿童保健

医疗机构提供新生儿疾病筛查、儿童保健服务,发现与报告新生儿和 5 岁以下儿童死亡情况。

(三)出生医学证明管理

专人管理、核发出生医学证明,并及时上报。

(四)妇幼信息管理

医疗机构负责管理妇幼保健信息系统和母子保健手册,准确录入妇幼保健相关内容,按权限完成相应工作,按期完成妇幼保健报表的统计、核实、报送等工作。

十、健康教育与健康促进

医疗机构根据其特殊性提供健康教育宣传、健康处方、健康指导,并带头做好控烟工作。

(一)健康教育

各医疗机构各专业科室应根据自身专业特点,定期制作健康教育宣传栏,宣传相关知识。

(二)健康处方

各专业科室编写本专业诊治疾病的健康处方,对就诊者进行宣传,普及相关专业知识。

(三)健康指导

医务人员适时对患者或家属进行健康指导,住院部医务人员应对患者进行健康教育指导并在病历记录。

(四)控制吸烟

禁烟标识张贴、劝止吸烟行动、医院内吸烟现况监测,带头控烟。

十一、放射防护与健康监测

医疗机构为了疾病的诊断和治疗配备了许多带有放射性的装置,如 X 线机、CT 等,因而要加强辐射防护,并做好医护人员和就诊者的保护。

(一)放射防护

对带有放射性的装置,其选址、布局及防护设计要合理,设计方案应报批,竣工后要通过专业部门验收,场所要进行防辐射处理。

(二)放射人员防护

放射工作人员要做好个人防护,上班时佩戴个人放射剂量仪,定期进行健康体检。

(三)患者的防护

医疗机构在给患者进行带有放射线装置检查或治疗时,要做好防护,尤其是敏感部位务必采取有效的防护措施。

十二、医院感染与医疗安全管理

医院内感染控制是医疗机构的重要职责,包括医院感染的报告与处理,医院消毒效果监测,医疗废弃物管理,实验室感染控制,以及感染性职业暴露处置等工作内容。

(一)医院感染的报告与处理

医务人员按《医院感染诊断标准(试行)》发现院内感染个案时,应及时报告。如果发生医院感染暴发,要按医院感染暴发处理程序进行调查、报告,必要时请专业机构协助处理,提出感染控制措施并部署实施。

(二)医院消毒效果监测

医院感染管理部门应定期对消毒剂、消毒产品、医务人员的手、空气、物体表面等进行消毒效果监测,并向当地专业公共卫生机构报告,接受公共卫生机构督导检查。

(三)废弃物管理

医院机构应按《医疗废物管理条例》要求做好医院污水处理,定期监测污水处理后的卫生指标,定期检查医疗废物处理是否规范。如果发生医用废物的流失、泄漏、扩散等意外事故应及时报告并做好相应处理。

(四)实验室感染控制

医疗单位实验室,尤其是感染性实验室要严格按照实验室生物安全要求进行规范操作,做好个人防护,菌种保藏、运输等安全防范工作。

(五)感染性职业暴露处理

医务人员要严格执行各项诊疗操作规范,发生感染性职业暴露要及时报告、评估并给予医学处理,根据职业暴露级别定期随访。

(李臣娟)

第三节 公共卫生与社区护理

一、公共卫生

(一)公共卫生护理的定义

美国耶鲁大学公共卫生教授温斯乐早在 1920 年即指出:"公共卫生是一种预防疾病、延长寿命、促进身心健康和工作效能的科学与艺术。通过有组织的社会力量,从事环境卫生、传染病控制及个人卫生教育;并组织医护事业,使疾病能获得早期预防及诊断治疗;进而发展社会机构,以保证社会上每一个人都能维持其健康的生活;使人人都能够实现其健康及长寿的权利。"

公共卫生的定义是:"公共卫生是通过有组织的社会力量,以维持、保护和增进群众健康的科学和艺术。它除了提供特殊团体的医疗服务和关心疾病的防治外,对需要住院的群众,尤其贫穷的群众更是如此,以此保护社会。"

(二)目的及重要性

公共卫生的目的,主要是保护和促进整个社区人群的健康、预防疾病、早期发现、早期诊断和早期治疗疾病,如遇不可避免的残障及某些疾病,寻求最有效的措施,并争取服务对象的参与,以发挥每个人最大的潜能。因此,社区医疗与社区护理应运而生。自解放尤其是改革开放以来,我国的政治、经济、文化、教育等方面均有长足发展,社区卫生从死亡率的降低、平均寿命的延长、急性传染病的有效控制、医疗人力资源的增长及医疗设施的不断提高等方面,更显示出社区医疗和社区护理工作的成效及重要性。

(三)目标

公共卫生的目标是减少不应发生的死亡、残障、疾病和不适,同时要保护、维持和促进人们的健康,以保证整体社区的福利。

二、公共卫生与社区护理

(一)公共卫生的业务范围

公共卫生业务是为解决大众健康问题而设的,它随时代的不同而异,可概分为"环境问题"与"卫生服务"两大类。

1.公共卫生的范围

自温斯乐及世界卫生组织的定义来分析公共卫生的范围如下。

(1)以"人"为对象:包括孕产妇、婴幼儿、托儿所、幼稚园学童、学生、员工等。

(2)环境:如环境卫生、安全用水、食物、营养、农药污染、噪音等。

(3)法规:如传染病防治条例、医疗法、护理人员法等法规的制定。

(4)医护人员训练、流行病学等调查、各项研究、卫生计划的执行及评价、生命统计、电脑化等。

(5)其他:如法律、政治体制、经济生活、生物环境、农业、工业、住宅、交通、教育等。

2.亨伦将公共卫生工作归纳为七类

(1)需以社区为基础来处理的活动。

(2)防范易引起疾病、残障或夭折的疾病因子或环境因子。

(3)综合性健康照顾活动。

(4)生命统计资料的收集、保存、分析和管理。

(5)开展个人及社区民众的卫生教育。

(6)从事卫生计划及评估。

(7)从事医学、科学、技术及行政管理的研究工作。

我国的业务范围:预防、医疗、保健、康复、健康教育、计划生育、技术服务。

综合以上可知,凡是能够促进健康、维护健康、预防疾病、早期诊断、早期治疗、加强复健及安宁照护等医学及与健康息息相关的非医学部门的业务,都是公共卫生的业务范围。

(二)社区护理的业务范围

社区保健服务中心是直接提供群众公共卫生护理的服务单位,而其护理人员亦是公共卫生团体中与群众接触最频繁的人员,以下就护理人员在社区保健服务中心的业务介绍如下。

1.医疗

门诊、转介服务,如在山区等医疗资源缺乏的边远地区另设有观察床及急救设施。

2.预防及传染病管理

各项预防接种、性病防治、肝炎防治、寄生虫防治、结核病控制、慢性病(高血压、糖尿病、精神病、脑卒中)防治。

3.家庭计划

应加强两性平等平权教育、家庭咨商、组织家庭的意义及功能、降低离婚率、单亲家庭子女的辅导。目前的工作着重在优生保健及有偶妇女的生育管理与宣导,并将低收入户、身体功能障碍(智障、残障)、精神科患者、不孕夫妇等列入优先服务对象。

4.妇幼卫生

将孕产妇、婴幼儿有遗传疾病等高危险群列为优先服务,并作子宫颈癌、乳癌筛检、婴幼儿发展测验等服务。

5.卫生教育

对预防、保健、医疗、复健、营养、视力保健、减少抽烟、嚼槟榔等,制定每个月宣导活动的主题,并透过义工、社区事业促进委员会的宣导,使群众获得足够的知识,改变态度,进而影响个人及家庭成员的行为,达到自我照顾的目的。

6.社区评估

评估社区年龄、疾病、十大死因、教育程度、性别、职业、交通等情形,另借由门诊、地段管理、转介及居家护理服务来评估个人、家庭、社区人口的卫生问题。

7.卫生行政

各项资料的搜集、统计、分析,并配合研究、流行病调查开展各项活动,推行政府卫生政策。

三、社区护理的特性、功能、目标与执行方法

(一)社区护理的特性

(1)社区护理的特性随着卫生所设立的宗旨而有所不同。一般而言,卫生所以防疫、传染病管制、促进健康、维持健康及预防保健为主,医疗为辅,对辖区所有群众提供服务。

(2)它运用社区护理专业知识、技术、理论、方法及评价方式来开展工作。

(3)以"家庭"为基本服务单位。

(4)服务对象为社区整体,包括健康与疾病、残障或临终者、家庭、团体、各年龄层及各社会阶层的人群。

(5)提供具有就近性、连续性、方便性、主动性、政策性、综合性、独立性及初级医疗性服务。

(6)运用社区组织力量,如妈妈教室、社区事业促进委员会、家政班等,以及群众的参与来推展工作。

(二)社区护理的功能

(1)控制传染病的发生及蔓延。

(2)发现除个人以外家庭、社区的共同性健康问题,并予以彻底治疗,解决卫生问题。

(3)以最少的预算达到最大的效果,即以预防保健为主,医疗为辅,达四两拨千斤之功能。

(4)以卫生教育的教导方式普及保健常识,群众能达到自我照顾的能力。

(5)社区评估,以社区群众的需求为导向,更切合社区群众的实际需要。运用流行病学的概念,及早发现疾病开始流行前的征兆,以抑制其扩大。

(三)社区护理的目标

公共卫生护理的立足之本是预防疾病,促进和维护健康,它的主要目标是培养社区群众解决健康问题的能力,进而能独立实行健康生活。

1.启发及培养保健观念

公共卫生护理工作步骤中以健康教育最为重要,而健康教育又以学校为基础。"世界卫生组织对学校健康教育主要强调保健教育普及,以及健康行为的养成"。一般公共卫生护理人员在筛

检或团体活动时所做的护理指导或保健教育,其效果远不及家庭访视这种一对一的、密集的、针对个案专门问题的服务来得大。在中老年病服务中,年龄大的个案行为改变非常慢,若不经常家访并改变家人的观念,其饮食及行为改变将更加困难。培养群众正确的保健观念,不仅可减少疾病发生率,更可使人们获得高度的健康状态。

2.协助群众早期发现疾病、早期治疗

公共卫生护理人员接触群众的次数多、时间久,如有基本身体评估技巧及高筛检率,对潜在罹患疾病的个案能及早发现,所获得早期治疗的效果最佳。平时妇女防癌抹片检查、乳房自我检查、量血压、验血糖及个案的一些早期表现(如蜘蛛痣为肝硬化的先兆)等,均为协助群众早期发现疾病并能早期治疗,以及早去除不健康行为,而减少许多疾病的发生及不幸。

3.帮助群众建立健康的生活方式

生活习惯自幼即养成,父母教育及托儿所、幼儿园及其他就学期间培养健康行为较容易。影响健康生活的因素甚多,重要是要辅导群众自助助人,成立志愿者团体或运用社区促进委员会、家政班、妇女会发挥力量,做到保健人人一起来,使社会更健康。

四、社区护理的实施方式

公共卫生护理的执行方式可分为二大类。

(一)综合性的社区护理方式

综合性的公共卫生护理方式采取"社区管理"的不分科护理方式。此种护理方式即由社区护理人员负责该区域与健康有关的一切问题,包括社区的护理需要评估、诊断、计划、执行及评价;而其服务的对象则包括各年龄层、各社会阶层的人口群体,以及各种潜在或已存在的健康问题。

1.优点

(1)护理人员容易与家庭建立专业性人际关系,并取得家庭的信任。

(2)由于对该社区有较深入的了解,因此社区护理人员较能发现群众的真正问题,而所提供的服务也较能满足群众的健康需求。

(3)可减少对社区、家庭的干扰。

(4)可减少护理人力的浪费。

(5)社区护理人员较能以"家庭"整体为中心来考虑健康需要。

2.缺点

护理人员不可能样样专精,因此当其遇到无法解决的问题时,必须有能力去寻求社会资源,并做转介。

(二)分科的社区护理方式

分科的社区护理方式依护理业务的特性来分配工作,每一个护理人员均负责某一特定的业务,如家庭计划、结核病防治等。

1.优点

由于护理人员容易对其所负责的业务专精而成为该方面的专家。

2.缺点

分科的社区护理方式的缺点即为无法达到综合性的社区护理方式的优点。

(李臣娟)

第四节 健 康 教 育

一、健康教育的基本概念

(一)健康的内涵

1948 年,世界卫生组织将健康定义为:"健康不仅仅是没有疾病或不虚弱,而是身体的、精神的健康和社会适应的完美状态。"在《阿拉木图宣言》中,世界卫生组织不但重申了该定义,还进一步指出:"达到尽可能高的健康水平是世界范围内一项最重要的社会性目标,而其实现则要求卫生部门及社会各部门协调行动。"我国也在宪法中明确规定,维护全体公民的健康和提高各族人民的健康水平,是社会主义建设的重要任务之一。这些均说明健康是人们的基本权利,促进人群的健康是政府及相关部门所应承担的责任。社区卫生服务机构作为卫生部门的基层单位,在维护和促进人群健康的工作中起着举足轻重的作用。社区护士也应当学习和掌握相关知识,做好居民健康"守门人"。

对于健康的理解,应当注意以下两个方面内容。首先,健康是一个全方位的概念,包括生理健康、心理健康及社会适应能力良好。每一个人都是一个完整的整体,不应将其割裂成不同的部分。同样的,一个人的健康也应当是身体、精神的健康和社会适应完好状态,而不仅仅是不得病。基于这种理解,社区护士在工作中应当努力促进居民各方面健康水平的提高,而不仅仅将工作重点放在对躯体疾病的管理上。其次,从健康到疾病是一个连续变化的过程,即健康与疾病之间不存在明确的界限。真正绝对健康和极重度疾病的人在人群中都是极少数,绝大多数人是在两个极端之间的位置上不断地变化。换句话说,健康与疾病的状态是可以相互转化的。如果有适宜的干预,人们就能向更健康的水平发展,反之则可能向疾病的方向变化。因此,社区护士可以积极地采取健康教育、健康促进等干预措施,以便提高人群的健康水平。

(二)影响健康的因素

影响健康的因素种类繁多,基本可以归纳为以下 4 类。

1.行为和生活方式因素

行为和生活方式因素是指因自身不良行为和生活方式,直接或间接给健康带来的不利影响。如冠心病、高血压、糖尿病等均与行为和生活方式有关。

(1)行为因素:行为是影响健康的重要因素,许多影响健康水平的因素都通过行为来起作用。因此,改变不良行为是健康教育的根本目标。按照行为对自身和他人健康状况的影响,健康相关行为可以分成促进健康的行为与危害健康的行为两种。①促进健康行为指朝向健康或被健康结果所强化的基本行为,客观上有益于个体与群体的健康。促进健康行为可以分成基本健康行为、预警行为、保健行为、避开环境危险的行为和戒除不良嗜好 5 种。a.基本健康行为指日常生活中一系列有益于健康的基本行为,如平衡膳食、合理运动等。b.预警行为指预防事故发生和事故发生以后正确处置的行为,如交通安全、意外伤害的防护等。c.保健行为指正确合理地利用卫生保健服务,以维持身心健康的行为,如定期体检、患病后及时就诊、配合治疗等。d.避开环境危险的行为指主动地以积极或消极的方式避开环境危害的行为。例如,离开污染的环境、避免情绪剧烈波动等。e.戒除不良嗜好指戒除生活中对健康有危害的个人偏好,如吸烟、酗酒等。②危害健康的行为是指偏离个人、他人乃至社会的健康期望,客观上不利于健康的行为。危险行为可以分成不良生活方式与习惯、致病行为模式、不良疾病行为和违反社会法律、道德的危害健康行为4种。a.不良生活方式是一组习以为常、对健康有害的行为习惯,常见的有高脂饮食、高盐饮食、缺乏锻炼等。这些不良生活方式与肥胖、心血管系统疾病、癌症和早亡等密切相关。b.致病行为模式是指导致特异性疾病发生的行为模式。常见的是 A 型行为模式和 C 型行为模式。A 型行为模式是与冠心病密切相关的行为模式,其特征为高度的竞争性和进取心,易怒,具有攻击性。而 C 型行为模式是与肿瘤发生有关的行为模式,核心行为表现是情绪过分压抑和自我克制。c.不良疾病行为指个体从感知到自身有病到完全康复这一过程中所表现出的一系列行为,不良疾病行为多为疑病、讳疾忌医、不遵从医嘱等。d.违反社会法律、道德的危害健康行为,如吸毒、药物滥用、性乱等。

(2)生活方式:生活方式是一种特定的行为模式,是建立在文化、社会关系、个性特征和遗传等综合因素及基础上逐渐形成的稳定的生活习惯,包括饮食习惯、运动模式、卫生习惯等。生活方式对健康有巨大影响。有资料显示,只要有效控制不合理饮食、缺乏体育锻炼、吸烟、酗酒和滥用药物等不良生活方式,就能减少 40%～70% 的早死,1/3 的急性残疾,2/3 的慢性残疾。

2.环境因素

人的健康不仅仅包括个体的健康,还包括个体与环境的和谐相处。良好的环境可以增进健康水平,反之可能危害健康。一般环境可以分为内环境和外环境:①内环境指机体的生理环境,受到遗传、行为和生活方式以及外环境因素的影响而不断变化。②外环境则包括自然环境与社会环境。a.自然环境包括阳光、空气、水、气候等,是人类赖以生存和发展的物质基础,是健康的根本。良好的自然环境对于维持和促进健康具有重要意义。b.社会环境包括社会制度、法律、经济、文化、教育、人口、职业、民族等与社会生活相关的一切因素,这些因素对健康的影响主要通过影响个体的健康观念、健康行为来实现。

3.生物学因素

常见的生物学因素包括遗传因素、病原微生物以及个体的生物学特性。

(1)遗传因素:遗传因素主要影响了个体在某些疾病上的发病倾向。有些人由于遗传缺陷而在出生时即表现为某些先天遗传病,也有些人则由于某些基因的变化而更容易罹患某些慢性疾病,如高血压、糖尿病和肿瘤。

(2)病原微生物:病原微生物导致的感染曾经是引起人类死亡的主要原因,而随着社会的发展,生活方式因素对健康的影响越来越大。但是,在儿童和老年人中间,病原微生物导致的感染仍然十分常见。

(3)个人的生物学特征:个人的生物学特征包括年龄、性别、健康状态等。不同的生物学特征导致个体对疾病的易感性不同。例如,结核病在老人、儿童和体弱的人群中更容易发生。

4.健康服务因素

健康服务又称卫生保健服务,是维持和促进健康的重要因素。社区卫生服务机构就是提供卫生保健服务的重要部门。健康服务水平的高低直接影响到人群的健康水平。

(三)社区健康教育

1.社区健康教育的概念和目标

健康教育是通过有计划、有组织、有系统的社会和教育活动,促使人们自愿改变不良的健康行为和影响健康行为的相关因素,消除或减轻影响健康的危险因素,预防疾病,促进健康和提高生活质量。社区健康教育是在社区范围内,以家庭为单位,社区居民为对象,以促进居民健康为目标,有计划、有组织、有评价的健康教育活动。其目的是发动和引导社区居民树立健康意识,关心自身、家庭和社区的健康问题,积极参与社区健康教育活动,养成良好的卫生行为和生活方式,以提高自我保健能力和群体健康水平。

社区健康教育的目标是:①引导和促进社区人群健康和自我保护意识。②使居民学会基本的保健知识和技能。③促使居民养成有利于健康的行为和生活方式。④合理利用社区的保健服务资源。⑤减低和消除社区健康危险因素。健康教育的核心目标是促使个体或群体改变不健康的行为和生活方式。然而,改变行为和生活方式是一项艰巨而复杂的任务。很多不良行为受到社会习俗、文化背景、经济条件和卫生服务状况的影响。仅凭社区卫生服务人员一己之力是很难达到理想效果的。因此,真正的健康教育除了包括卫生宣传,还要提供改变不良行为所必需的条件以便促使个体、群体和社会的不良行为改变。因此,社区护士在工作中,除了要出色地完成健康教育讲座等卫生宣传工作,还要有意识地与社区中各种部门或组织合作,努力创造适宜的环境与完备的条件,以便提高健康教育的效果。

2.社区健康教育的重点对象及主要内容

社区健康教育是面对社区全体居民的,因此,社区健康教育的对象不仅仅包括患者群,还包括健康人群、高危人群及患者的家属和照顾者。

(1)健康人群:健康人群是社区中的主体人群,他们由各个年龄阶段的人群组成。对于这类人群,健康教育主要侧重于促进健康与预防疾病的知识与技能。目的是帮助他们保持健康、远离疾病。由于年龄段不同,各个群体的健康教育重点也不尽相同。儿童的主要健康教育内容包括生长发育的促进、常见病的预防、意外伤害的防治、健康生活习惯的建立等。成年人的主要健康教育内容包括良好生活习惯的维持、避免不良生活刺激、老年期疾病的早期预防、心理健康保健等。女性则还要增加生殖健康、围产期保健、更年期保健等。老年人的主要健康教育内容包括养生保健、老年期常见病的预防以及心理健康等。

(2)具有致病危险因素的高危人群:高危人群主要是指那些目前仍然健康,但本身存在某些致病的生物因素或不良行为及生活习惯的人群。这一类人群发生某些疾病的概率高于一般健康人群,如果希望减少疾病发生率,这类人群是干预的重点。对高危人群的健康教育重点依然是健康促进与疾病预防,但与高危因素有关的疾病预防应当作为首选教育内容。高危人群主要健康教育内容包括对危险因素的认识、控制与纠正。

(3)患者群:患者群包括各种急、慢性病患者。这类人群依据疾病的分期可以分为临床期患者、恢复期患者、残障期患者及临终患者。对前三期患者的健康教育重点是促进疾病的康复,主要健康教育内容是与疾病治疗和康复相关的知识与技能。临床期患者更侧重于与治疗相关的内容,恢复期及残障期患者更侧重于康复的内容。对于临终患者,健康教育重点是如何轻松地度过人生的最后阶段,主要健康教育内容包括正确认识死亡、情绪的宣泄与支持等。

(4)患者的家属和照顾者:患者家属和照顾者与患者长期生活在一起,一方面他们可能是同类疾病的高危人群,另一方面长期的照顾工作给他们带来了巨大的生理和心理压力,因此对他们的健康教育也十分必要。对于这类人群,健康教育的重点是提供给他们足够的照顾技巧以及自我保健知识。主要健康教育内容包括疾病监测技能、家庭护理技巧以及自我保健知识等。

3.社区医护人员的健康教育职责

依照《中华人民共和国执业医师法》等有关法律法规,对患者进行健康教育是社区医护人员必须履行的责任和义务。中国卫生部在2001年11月印发的《城市社区卫生服务基本工作内容(试行)》中,将健康教育列为社区卫生服务的一项基本工作任务。因此,健康教育是社区医护人员向社区居民提供社区卫生服务的一项重要手段,社区医护人员是社区健康教育的主要实施者,其具体任务如下。

(1)做好辖区内的社区诊断,掌握影响社区居民健康的主要问题。

(2)依据市、区健康教育规划和计划要求,结合本社区的主要健康问题,制订社区健康教育工作计划和实施方案。

(3)普及健康知识,提高社区居民健康知识水平,办好社区健康教育宣传。

(4)针对社区不同人群,特别是老人、妇女、儿童、残疾人等重点人群,结合社区卫生服务,组织实施多种形式的健康教育活动。

(5)负责社区疾病预防控制的健康教育,针对社区主要危险因素,对个体和群体进行综合干预。

(6)对社区居民进行生活指导,引导社区居民建立科学、文明、健康的生活方式。

(7)对社区健康教育效果进行评价。

(8)指导辖区学校、医院、厂矿、企业、公共场所的健康教育工作。

二、健康教育计划的制订

健康教育计划是社区卫生服务人员根据实际情况,通过科学的预测和决策,制定出的在未来一定时期内所要达到的健康教育目标以及实现这一目标的方法、途径的规划表。同时,健康教育计划也应当是质量控制的标尺和效果评价的依据。制订健康教育计划的步骤与护理程序的实施步骤相仿,包括需求评估、确认问题、制订目标、制订计划与评价标准。

(一)健康教育需求评估

社区健康教育需求评估是社区护士通过各种方式收集有关教育对象和教育环境的资料,并对此进行分析,了解教育对象对健康教育的需求,为健康教育诊断提供依据。当社区护士希望在一个社区开展健康教育工作之前,一般需要进行以下两方面的评估。

1.教育对象的评估

在社区中,健康教育的对象可以是人群、小组或个人。对教育对象进行评估的主要目的是掌握教育对象的一般状况、各种健康问题及相对应的各种危险因素的发生率、分布、频率、强度,并了解教育对象的学习能力、学习态度和动机等。教育对象的一般状况包括年龄分布、性别构成、职业状况、受教育程度、家庭经济条件以及一般的生活习惯等,这部分资料可以通过问卷调查的方式获得。健康问题与危险因素则可以通过健康体检和相关因素调查来获得。学习能力可以通过观察、测量、考核等方式确定,学习态度和动机可以通过访谈、问卷调查等方式进行考察。

除了上述常用指标外,在对社区人群进行评估时,还可以调查居民对健康知识的了解程度、对相关信息的信任程度以及健康相关行为实施情况。例如,社区护士希望将高血压的防治作为下一步的健康教育内容,则可以通过访谈或调查问卷的方式了解社区居民是否了解高血压防治的相关知识,他们是否相信自己可以控制高血压,他们是否愿意通过改变自己的生活方式来防治高血压,他们实际的生活方式是什么样的等问题。通过对居民健康知识、健康信念和健康行为现状的评估,还可以发现他们真正的健康教育需求,为进一步开展健康教育工作做好准备。

2.社区环境评估

主要是指对社区的社会环境进行评估,以此了解居民的生产生活环境及可能存在的健康风险。一般包括两方面内容:①社区物理环境。常用的有明确社区边界范围;医疗保健服务地点距离居民居住地的远近,提供的服务是否及时;自然环境是否适宜居住,有无污染源或危险环境;人工建筑是否与自然环境协调,是否会威胁社区安全等。②人文社会环境。主要包括各种社会系统,如保健系统、福利系统、教育系统、经济系统、宗教系统、娱乐系统、沟通系统、安全与运输系统等。

单独依靠社区护士一般难以进行全面详细的社区环境评估,此时就需要借助社区内的其他资源,如居委会、业主委员会等机构,通过它们的协助了解社区基本的生活设施、卫生条件、交通状况及周边单位的性质等。社区护士通过分析获得的信息,可以发现社区内的健康风险并提供相应的健康指导。例如,通过环境评估,社区护士发现某小区有大量建设年代久远的楼房,走廊内的照明条件较差而且楼梯较陡,而在其中又居住了大量离退休老人。通过分析,护士认为这些老人发生跌落伤的可能性高于其他地区的老人,因此,在对这些老人进行合理运动的健康教育时,可以适当增加一些改善关节灵活性的运动方法,以减少老人发生跌落伤的概率。

社区护士在进行健康教育需求评估时,需要注意的问题是,所谓的健康教育需求,并不仅仅指社区居民主动提出希望了解的健康知识,还包括一些隐性的健康教育需求,即通过调查分析所发现的健康问题或健康风险。

(二)确认优先进行健康教育的问题

社区护士通过社区健康教育需求评估,常常会发现社区的需求是多方面的,此时就需要明确优先进行健康教育的问题。它应当是社区居民最迫切需要的,并且教育效果最为明显的问题。确认优先问题的基本原则如下。

1.依据对社区居民健康威胁的严重程度选择

优先选择致残致死率高者进行健康教育;优先选择发病率高者进行健康教育;优先选择相关危险因素影响面大者进行健康教育;优先选择与疾病转归结局有密切联系的内容进行健康教育。以本章开始案例中的社区为例,该社区经过评估,发现社区居民高血压患病率为25%,冠心病为13%,高血脂为11%,糖尿病为10%,脑卒中为3%。在这5类疾病中直接致残致死的疾病应当为糖尿病和脑卒中,但发病率最高者却是高血压,而且与另外几种疾病之间又有一定的联系,因此可以将高血压定为需要优先选择的健康教育问题。

2.依据危险因素的可干预性选择

优先选择明确的致病因素进行健康教育;优先选择可测量可定量评价的项目进行健康教育;优先选择可以预防控制、有明确健康效益的项目进行健康教育;优先选择社区居民能够接受、操作简便的项目进行健康教育。以我国老年人群常见的慢性病为例,高血压、冠心病、高血脂、糖尿病都与肥胖有密切联系,已有的大量研究资料都证实了肥胖与这些疾病的关系。此外,肥胖程度的变化可以通过测量身高体重和腰围等方法进行定量评价,因此,可以选择控制体重作为优先选择的健康教育内容。控制体重的方法有很多,最为简便易行的方法就是改变饮食习惯与适度运动,所以社区护士可以选择从这两方面内容开始进行健康教育活动。

3.按照成本-效益估计选择

优先选择能用最低成本达到最大的效果的项目进行健康教育。

4.分析主客观因素选择

优先选择居民最迫切希望了解而且外部客观环境较为理想的项目进行健康教育。如在2003年"非典"流行的时期,社区护士可以有针对性地对社区居民进行家庭消毒隔离知识的健康教育。

(三)制定健康教育目标

任何一个健康教育计划都必须有明确的目标,这是计划实施和效果评价的依据,如果目标制定不当,将直接影响健康教育计划的执行效果。

1.计划的总体目标

总体目标是计划希望达到的最终结果,是总体上的努力方向。如社区糖尿病管理的总体目标可以是"人人保持正常血糖"。这个目标一般较为宏观,需要长时间的努力才能达到,有时计划制订者本人并不能看到其实现,但正是因为总体目标的存在,可以使健康教育工作具有连续性和明确的方向。

2.计划的具体目标

具体目标是为实现总体目标而设计的具体、量化的指标。其基本要求是具体、可测量、可完成、可信并有时间限制。在实际工作中,经常出现的问题是目标不具体,如"通过健康教育使居民改变不良生活习惯",这个目标就过于笼统。目标不具体的直接表现就是目标的可测量性较差。例如,在上述目标中,不良生活习惯的改变就难以测量。此外,可完成和可信也是容易受到忽视的方面。以某社区糖尿病干预计划为例,其目标是"通过一年的健康教育,降低该社区糖尿病患者的死亡率和并发症的发生率与致残率。"在这个目标中,降低糖尿病患者的死亡率与致残率已经属于三级预防的目标,单纯依靠社区医疗力量已经无法达到。另一方面,降低并发症的发生率虽然属于二级预防目标,但也不是仅仅依靠安排十几次讲座就可以达到的,而是需要综合运用讲座、社区护士个体化咨询、患者同伴教育等手段来完成的。因此,一个良好的具体目标应当可以回答"对谁? 将实现什么变化? 在多长时间之内实现这种变化? 在什么范围内实现这种变化? 变化程度多大? 如何测量这种变化?"例如,"通过1年的健康教育,使社区内体质指数超过28的老年人中有30%体质指数下降到24以内"就是一个较好的具体目标的例子。在这个目标中明确回答了对谁(体质指数超过28的老年人),实现什么变化(体质指数控制在24以内),在多长时间之内实现这种变化(1年),在什么范围内实现这种变化(社区内),变化程度多大(30%的目标老人)等问题;对于如何测量的问题则可以在计划中详细阐述。

(四)制订健康教育计划

当健康教育目标确定以后,就需要制订健康教育计划了,其目的是准确地阐明健康教育的内容,即确定具体培训哪些内容,给予多少知识和技能以及如何培训这些技能。健康教育计划的制订主要是通过任务分析的方法来完成。

1.任务分析

设计健康教育的具体内容,首先应对教育对象所要完成的任务进行分解剖析(图10-1),从分解后的每一部分任务中去寻找需要进行教育的具体内容。其基本原则就是把每一项工作看成是由一系列任务组成的,每一个任务包含不同的子任务,每个子任务的执行都需要一定的能力和技能,而这些能力与技能就是需要进行健康教育的内容。换而言之,健康教育的实质就是培训那些为完成任务所必须具备的知识、态度、交流技能、操作技能和决策技能,而后三者又可以看作为行为技能。

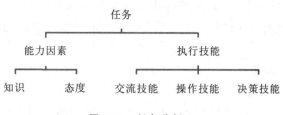

图 10-1 任务分析

下面以对社区糖耐量受损人群进行健康教育为例进行任务分析和确定健康教育内容的示例。

依据《中国糖尿病防治指南》中的要求,为减少糖耐量受损人群糖尿病的发生率,需要完成的任务包括重点人群筛查、生活方式干预和药物干预。其中,生活方式干预这一任务又包含下列子任务:使体质指数达到或接近 24,或体重至少减少 5％～7％;至少减少每天总热量 400～500 kcal(1 673～2 092 kJ);饱和脂肪酸摄入占总脂肪酸摄入的 30％以下;体力活动增加到250～300 分钟/周。根据任务分析可以确定培训内容。

(1)知识:体质指数的定义;食物的热量和饱和脂肪酸的含量;食物烹调方法对热量摄入的影响;有益于减少热量摄入和饱和脂肪酸摄入的食品;体力活动的定义。

(2)态度:相信减低体质指数可以降低糖尿病的发生率;认为可以通过调整饮食和适度运动来控制体重;相信自己可以改变以往的生活习惯。

(3)交流技能:能够向医护人员描述自己目前的生活习惯;能够与同伴交流改变不良健康行为的好处;能够正确寻求医护人员的协助。

(4)操作技能:学会/掌握正确的体重称量方法;正确的食物烹调方法;正确的运动方法。

(5)决策技能:正确选择低热量、低饱和脂肪酸的食品;正确选择适宜的运动;合理安排每天运动时间以便长期坚持。

如果觉得这样的分析还是较为笼统,可以进一步分析子任务的子任务,如在上述例子中可以再进一步分析"饱和脂肪酸摄入占总脂肪酸摄入的 30％以下"这个子任务所需要的能力因素和技能因素,以便使健康教育的内容更为具体化。

2.选择评价方法

通过任务分析得出教育内容之后,可以根据需要培训的内容选择评价方法。知识性的内容可以通过让社区居民复述、解释、判断正误及举例说明的方法来评价其对知识的掌握程度。态度方面的内容可以通过访谈、观察等方法进行评价。交流技能可以通过实例示范或访谈的方法来评价。操作技能可以通过让居民实际操作演示的方法评价。决策技能则可以通过观察、示范、判断正误的方法来评价。

3.完成健康教育计划

明确的健康教育计划可以帮助社区护士准备教学内容、用具以及合理安排时间及准备评价用具,同时还可以使不同的护士在进行相同的健康教育内容时保持一致。

三、社区健康教育方法与技巧

所谓"工欲善其事,必先利其器",要想获得良好的健康教育效果,必须合理选择教育方法。在社区中进行健康教育可以针对个人、家庭和群体,采取多种多样的方法。社区护士常用的健康教育方法有健康教育专题讲座、健康咨询、发放健康教育宣传材料等。社区护理人员掌握健康教育的基本方法和技能，将大大促进社区卫生服务中健康教育的开展，不断提高为社区居民健康服务的水平。

(一)健康教育专题讲座

健康教育专题讲座是专业人员就某一专题向社区的相关人群进行理念、知识、方法、技能等的传授。如糖尿病患者的饮食治疗、高血压患者的家庭用药指导等。在健康教育专题讲座中可能用到的方法和技巧主要有讲授、提问与讨论、角色扮演与案例分析、示教与反示教等。在具体实践过程中，社区护士可以根据教育对象的特点和教育内容的不同，综合选择这些技巧和方法。

1.讲授

讲授适用于传授知识，是最常用的教育方法，常常用来传授机制、定义或概念性的知识等，用其他方法不容易表达清楚，必须使用讲解、逻辑推理等方法方能阐明的部分。社区健康教育中的讲授最好能满足短小精悍、重点突出、直观生动的特点。

(1)短小精悍：是指讲座规模与讲座时间不宜过大过长。一般社区健康教育活动每次人数不超过30个，这样有利于护士和听课者之间的互动，能够提高居民听课的兴趣，也有利于护士观察居民的反应。每次讲授的时间也不要过长，最好不要超过2小时，一般以30～60分钟为宜。一般成年人注意力集中的时间大约在1小时，过长的时间容易引起听课者的疲劳，降低讲授效果。

(2)重点突出：在制订健康教育计划时，应当明确所讲的核心知识点是什么。所谓核心知识点，就是在任务分析中确定的为了达到目标所必须掌握的各种知识与技能。讲授时要给重点内容留出充分的讲授时间，以保证居民可以充分理解所讲的内容。需要的话还可以结合其他的方法反复强调或解释重点内容。

(3)直观生动：讲授时选用的教具以直观教具为宜，如挂图、模型等。直观的教具可以加深居民的理解，提高讲授效果。讲课的语言则应当生动鲜活。用居民可以理解的生活用语代替专业用词，用居民身边的例子代替枯燥的说教的方式可以起到提高讲授效果的作用。

以讲解高血压的监测为例，可以先用小区里高血压患者发生的危险情况作为开端，吸引居民关注高血压的危害性。接下来讲解什么是高血压，此时注意用"高压""低压"代替"收缩压""舒张压"这样的专业术语。接下来就是有关血压监测的意义和方法的讲解，这应当是这一次课的重点，至少要将一半以上的时间留给这部分内容。此外，还可以辅助以常用的血压监测仪器的实物或照片，以便加深居民的印象。

讲授时容易出现的问题是护士单方面向居民灌输知识，此时教育效果不如启发居民学习的动机、与居民产生双向互动的效果好。在上面的例子里，讲授开始时使用的实际例子就是启发居民学习动机的方法，而在讲解血压测量的方法时，还可以向居民提问或请居民协助做示范，这种互动既可以提高居民的学习兴趣，又可以改善居民的注意力，提高讲课效果。

2.提问与讨论

提问和讨论是鼓励居民参与到健康教育互动中来的最常用的方法。一般由护士提出希望大家回答或讨论的问题，然后通过居民的反馈或讨论来了解其对相关内容的认知程度、态度或其他相关技能的掌握程度。提问既可以用于讲授或讨论前的评估，也可以用于健康教育后的评价手段。而讨论则可以通过居民之间的互相交流、互相启发，起到调动居民学习积极性、丰富教学内容、提高教学效果的作用。提问和讨论适用于培训知识、态度、交流技能、决策技能，是使用广泛的健康教育方法。

（1）提问的要点：①问题应当是经过精心准备的，或者能够激发学习兴趣，或者可以开启思路，或者用于评估或评价。②提问之后要给居民留有充分的时间进行思考和反馈，让听众有时间消化问题才能强化认识、加深思考，问题与答案连接得过分紧密会降低提问的效果。③当居民对问题进行反馈或讨论时，不要急于评价正确与否，应当为居民提供充分发表自己意见的机会。过快地对居民的看法进行评价容易打消其思考和表达的积极性，对以后类似的活动造成阻碍。④不要过度使用提问。每一次提问都可以吸引居民的注意力，提高他们听课的兴奋性，但过度使用会导致听众疲劳，减弱教育效果。

（2）讨论的要点：①控制分组讨论的人数。如果希望讨论气氛热烈、每个人都能够发表看法，则应控制每组讨论人数以 5～6 人为宜，最多不要超过 15～20 人。②明确需要讨论的内容。要提前充分准备，对需要讨论的内容和中间可能出现的问题要做到心中有数，以便控制讨论的节奏与方向。③讨论的时间要充分。根据讨论内容决定讨论时间，一般至少需要 5～10 分钟。这样才能保证每个人都能有时间思考和表达。④护士在讨论中起到主持的作用。由护士根据讨论的内容和预期的目的来引导讨论的方向与节奏，同时可以做记录。注意在讨论过程中也不要评价居民反应正确与否，以防阻碍讨论的进行。⑤在讨论结束后要及时总结。每一次讨论都有其预期的目的。如果是评估，则在讨论后要将评估的结果予以小结；如果是评价，则在讨论后应当对居民的反应予以评判，说明其对知识或技能的掌握程度如何，应当如何保持或改进。

以促进母乳喂养的健康教育为例，在开始课程之前可以先提问，"请各位妈妈们都说说你们现在用的是哪种喂养方法呀？为什么你们愿意使用这种方法喂养孩子呢？"这是对喂养现状的评估。根据评估结果，护士可以讲授母乳喂养与人工喂养相比所具有的优点。之后，可以组织妈妈们讨论：目前导致她们不愿意母乳喂养的原因是什么？那些选择了母乳喂养的妈妈是如何克服这些困难的？此时应当鼓励听众踊跃表达自己的看法，护士仅仅起到记录和鼓励所有人都发言的作用。在讨论之后护士还应当总结大家的意见，针对干扰母乳喂养的因素提出一些解决的方法或建议。整体时间控制在 1 小时左右，根据参加人数，保证讨论时间不少于 5 分钟。

3.角色扮演与案例分析

角色扮演是一种独特的教学方法，它主要用于改善态度和交流技能，培训决策技能时也可以使用这种方法。而案例分析主要用于培训决策技能和解决问题的方法。这两种方法有很多相似的地方，在实际工作中有时会混合使用。为完成一次角色扮演或案例分析，一般经过下列几个步骤。

（1）编写脚本或案例：编写的内容必须与教育内容密切相关，同时应当具有典型的背景、人物、人物关系。为提高教育效果，可以准备正反两个脚本，或者可以选择社区中实际发生的案例进行改编。

（2）组织角色扮演或案例分析：首先，确定角色时本着自愿的原则，决不能强迫。接下来护士需要给表演者解释剧情和各自扮演的角色的特点，保证其能够按照角色的特点表演。之后向观众解释他们需要观察的内容。整体表演时间以 5～10 分钟为宜，过于冗长会令人厌烦。表演结束后，护士可以提问观众对表演的反应，或者请扮演者陈述自己的感受，最后进行小结。组织案例分析的过程一般包括介绍案例、讨论案例、汇报与总结 3 个步骤，与分组讨论的方法相似，在此不再加以赘述。

4.示教与反示教

要达到最好的教育效果，必须同时提供给受教育者听、看和动手实践的机会，示教与反示教就是这样一种教育方法。所谓示教与反示教是指由教育者为教育对象演示一个完整程序及正规的操作步骤,然后由教育对象在教育者的帮助指导下重复这一正确操作的全过程。示教与反示教是培训操作技能的最重要的方法。在进行示教与反示教时应当注意以下几个问题。

(1)充分准备:教育者在进行示教前必须对所示教的内容有充分了解。以示教血压测量为例,护士不但要能够正确进行血压测量的步骤,还要对血压测量过程中容易出现的问题和需要注意的地方有深刻认识,这样在示范的时候才能够既准确又有针对性。此外,在社区开展的健康教育活动一定要立足于居民实际生活情景。还以测量血压为例,护士不但要能够正确使用水银血压计,还要能够使用家庭中常见的电子血压计。因此在准备教具的时候,不能仅仅准备医院里常见的,更应当准备家庭中常见的用具。还要注意的是,为保证练习效果,需要准备数量充足的教具,以便每个受教育者都有机会练习。

(2)分解示范:对居民不太熟悉的各种操作,尤其是较为复杂的操作,或者教育对象是年纪较大的老人,应当把整个操作过程分解成一个个简单的步骤,让受教育者掌握每一个分解步骤之后,再连贯操作。护士可以先连贯地将操作过程示范一次,然后分解示范每一个步骤,并同时讲解每个步骤的操作要点,最后再连贯示范全过程一次。

(3)指导反示教:在护士讲解和示范完毕后,应当让居民进行反示教,即练习。当居民在反示教的过程中,护士需要仔细观察居民每一个步骤是否正确,及时给予指导或纠正。首先可以让居民对每一个步骤单独练习,当每一个步骤都正确无误之后,则开始连贯地进行全部操作的反示教,此时主要是增加受教育者的熟练度。

(二)健康咨询

咨询就是通过帮助咨询对象分析明确他们的问题和提供正确的信息,帮助咨询对象自己做出正确的决定。健康咨询则是围绕健康问题展开的咨询。作为健康教育的形式之一,社区护士进行的健康咨询常常是一对一、面对面的咨询,此时护士不但要有丰富的医学护理知识,还要能够正确运用人际交流技巧。

1.健康咨询的基本步骤

健康咨询有6个基本步骤,而每一步骤又都需要不同的交流技能,各步骤间是相互衔接并需要不断地反复循环使用于咨询过程中。

(1)问候:咨询中的问候不是一般的寒暄,而是与咨询对象建立良好关系的关键性开始,特别是初次见面时的问候。护士不仅要衣着整洁、热情、大方,还要态度真诚。此时,要合理运用语言与非语言沟通技巧,尤其是非语言沟通技巧,让居民产生亲切和信任的感觉,这样才会将自己的真实问题告诉护士。需要注意的是,护士不要将自己的情绪带进咨询过程中,在整个咨询过程中都应该保持积极、宽容的心态,这样才能使健康咨询顺利进行。

(2)询问:询问先从一般性问题问起,逐渐深入到问题的本质。此时宜多使用开放性问题。如"今天感觉如何?""这两天血糖控制得如何?"在交谈中,护士要认真倾听,不要随便打断对方的讲话,以免导致其不能充分表达自己的问题。当居民提出问题之后护士还要注意自己的反应,应当以正面、积极的反应为主,尽量不要简单评价对与错。

例如,一名新近诊断为糖尿病的老人对护士倾诉:"自从诊断为糖尿病以后,我就什么都不敢吃了。以前我一顿可以吃四两米饭,现在最多吃一两,饿的我好难受!"护士适宜的反应可以是:"是呀,饭量从一顿四两一下子减到一顿一两,这样恐怕谁都难以适应。可是糖尿病患者也可以吃饱呀。您如果有时间的话,我就给您说说怎么才能吃得饱又不会影响血糖,好不好?"在这段话中,护士首先理解了患者的感受,让他感觉到自己被接纳,之后又提出建议,进而引导患者学习食品交换份法。如果护士说的是:"谁让您什么都不吃的？糖尿病患者也不是什么都不能吃呀？来,我给您说说怎么吃。"与上一种方式相比,护士这样的表达会让对方感到自己的行为受到了否定,这种情况下,护士即便给患者讲解,也不容易引起对方的共鸣。

(3)讲解基本知识及方法:讲述和介绍一些基本知识与技能需要利用健康教育的手段。但由于此时教育对象比较单一,常常就只有1个居民在听,因而要针对前来咨询的人的具体情况给予讲解,做到有的放矢。例如,有位居民前来询问母乳喂养的方法,护士就可以不必从母乳喂养的优点谈起,而是直接介绍母乳喂养的具体方法。常用的教育手段可参见前面健康教育方法的介绍。

(4)帮助咨询对象做出合理的选择:咨询是帮助咨询对象做出选择,而不是强迫和劝告。这是护士在进行健康咨询中需要注意的重要问题。作为专业人士,护士常常会下意识地认为自己的建议都是正确的,因而忽略了居民才是真正最了解自己生活的人。要知道,一个人如果不是自觉自愿地做出改变,那么即便是暂时发生的改变,也无法持续很久。在社区健康教育与咨询的内容中,改变生活方式的内容占了很大的比重。对这一类的知识,如果居民不是发自内心的认可接受的话,是很难真正持久地改变自己的习惯的。因而,护士此时要做的是,客观地从各个方面为居民分析利弊,最终让居民自己做出决定。当然,护士此时可以有一定的倾向性。例如,一名高血压患者对是否有必要每天监测血压有疑问,则护士可以向其介绍监测血压的重要性,同时询问是什么原因使他觉得不需要每天监测,然后针对这些原因提出解决的方法。如果最终居民还是没有接受建议,护士也不应该批评对方,而是可以通过主动为其测量血压的方法来完成血压监测。

(5)解释如何使用这些方法:如果希望知识真正转化为行为,则如何运用知识是很重要的问题。同样的,在健康咨询中护士除了讲解基本知识以外,还需要教导居民如何运用这些知识。尤其需要注意的是,知识的运用方法一定要符合居民本身的实际情况。如介绍家庭消毒方法时,应当以家庭内已有的设施为基础,如蒸煮、微波消毒、阳光暴晒等,而不一定非要使用消毒柜。只有符合居民实际条件又简便易行的方法才最容易被居民接受。

(6)接受反馈:接受反馈实际上发生在咨询的每一个步骤当中,每当护士讲解时或讲解后应当注意倾听和观察居民的反应。根据对方的反馈调整下一步要咨询的内容。例如,某位老人因为血压一直控制不稳定前来咨询,经询问,他一直没有改善饮食习惯。于是,护士开始向其讲解高血压患者饮食调节的方法,可是老人表示对此已经很熟悉,并且能够准确说出具体方法。此时护士就应当及时调整咨询方向,转而询问究竟是什么原因使老人无法改善饮食习惯,进而提出相应的解决方案。此外,对咨询对象的随访与追踪也是接受反馈的方法之一,尤其是慢性病管理中,长期连续的追踪有利于调节咨询方案,以便更好地为居民服务。

2.健康咨询的特点

成功而有效的咨询往往具有以下特点,也是护士在健康咨询中需要遵循的。

(1)良好的人际关系:信任是良好人际关系的基础,成功的健康咨询也是以信任为基础的。为建立良好的人际关系,护士必须合理运用沟通技巧,从初次见面开始就发展出相互信任和接纳的关系。

(2)宽松的沟通氛围:在健康咨询中应当允许居民充分地表达自己的意见,无论其问题如何,护士都应该保持着开放与接纳的态度,让对方感到无论自己有什么问题都不会被批评否定。此外,护士的咨询建议也不应该是强迫对方必须执行的,而是充分尊重居民的选择权,由居民自己做决定。开放宽松的沟通氛围有利于咨询的顺利进行。

(3)准确地发现问题:发现问题是解决问题的基础。社区护士在健康咨询中要保持一颗敏感的心,要能对居民的情况感同身受,这样才能准确发现对方的问题。尤其是对于一些隐藏的问题,可能居民本人也说不清楚,这时就需要护士利用专业技能来帮助居民分析和确认问题了。如一位脑卒中患者的家属告诉护士该患者不配合康复。评估后护士发现,一方面这名患者十分迫切地希望康复,另一方面又总是不愿意进行训练。为找出问题所在,护士连续几天上门为患者进行康复训练,还亲自为其进行示范。最终发现,原来家属使用的一些辅助器械与患者的身体不相称,导致患者在使用过程中肢体疼痛,而他本人语言表达又有困难,无法与家属沟通,最后只好选择抵制康复训练的方法来表达。在这个例子中,正是由于护士能够亲自尝试患者的训练过程,才发现了问题。因而,切实体验居民的感受是发现问题的关键。

(4)合理建议:健康咨询的建议应当是针对咨询对象的实际情况、能够确实解决其问题而又简便易行的方法。千篇一律、笼统模糊的建议是难以被接受的,只有结合实际情况、可操作性强的建议才会受到居民的欢迎。如在有关均衡膳食的咨询中,说明每天应当摄入多少热量、蛋白质、脂肪、糖不算好的建议,只有把这些数字转化成相当于多少菜、多少饭、几个鸡蛋、几两肉这样具体的食物时,才是真正解决问题的建议。

(5)保密:由于健康咨询与居民的生活密切相关,因而可能会涉及一些个人隐私问题,所以护士一定要注意遵守保密原则,不可以把居民的情况随便告诉给其他人。这是建立信任的基础。

(三)健康教育资料的设计制作

在进行健康教育时,如何选择和制定合适的教育资料是一项关键性的工作。在社区工作中,除了利用现有的健康教育资料以节省时间和经费外,很多情况下需要制作新的材料。制作健康教育资料应当注意以下的问题。

1.正确选择健康教育资料的媒介

按照媒介的特性不同,教育资料可以分成印刷类媒介和电子类媒介两大类型。基于制作简便、费用低廉的优点,印刷类媒介是最常见的类型。所谓印刷类媒介,就是一般所说的文字性资料,常见的有标语、宣传册或宣传单、宣传画等。其主要的优点是可以让居民享有阅读的主动权,不会产生强迫对方接受的感觉。此外便于保存也是印刷类媒介的一大优点。但由于阅读的主动权在居民手中,为提高阅读兴趣和效果,社区护士需要结合社区居民的特点及需求制作宣传资料,以保证受众的范围。相比较而言,电子媒介,也就是所谓的视听性资料,受众面就比较广,而且传播迅速、生动逼真,因而成为现代社会广为使用的传播手段。但其缺点是需要专业人员制作、费用高昂,因而在一般社区内的小型健康教育中并不经常使用。

2.合理安排健康教育资料的内容和形式

电子媒介的健康教育资料制作过程比较复杂,专业性强,因此通常不是由社区护士制作完成。此处仅介绍印刷类媒介的设计制作。

(1)标语:是最简练和最富有宣传性的一种健康教育形式。为吸引居民的注意,标语应当颜色鲜艳、字体醒目。而标语的内容则应当言简意赅而又具有鼓动性。例如,在小区门口张贴黄底红字的大标语"每天运动一小时,健康长寿过百岁"。要注意的是,由于字数有限,标语最主要的目的就是要告诉居民该做什么。如果还有空间,则可以说明为什么这么做以及如何去做。如"均衡饮食好"就说明了要求做什么。而"均衡饮食保健康"则说明了做什么和为什么这么做。"膳食宝塔为基础,均衡饮食保健康"中则包含了全部 3 个方面的信息。

(2)宣传册或宣传单:是印刷类宣传品中最常用而效果较好的一种。一般适用于内容较多、文字较长的情况。宣传单(册)常常被作为讲座的辅助资料,因而内容应当与讲座密切相关,既可以是讲座重点内容的总结或再现,也可以是讲座内容的补充。例如,讲解糖尿病食品交换份法时,宣传册的内容可以是食品交换份法的具体操作步骤,也可以是常见食物的食品交换份值。在形式方面,图文并茂的宣传单(册)更容易吸引居民的学习兴趣。制做出的宣传单(册)文字与纸张的对比应当强烈,字体应当清晰、大小适中,方便居民,尤其是老年人阅读。

(3)宣传画:是利用直观形象的方式进行健康教育,而且不受文化水平的影响,突破文字和语言的限制,是社区居民喜闻乐见的宣传方式。好的宣传画应当主题突出、色彩鲜明、清晰易懂。如果要配以文字,则注意不可喧宾夺主。

(夏敬如)

第五节　居民健康档案

健康档案是社区卫生机构和乡村卫生院为城乡居民提供社区卫生服务过程中的规范记录,是以居民个人健康为核心、家庭为单位、社区为范围,贯穿整个生命过程、涵盖各种健康相关因素的系统化文件记录,是居民享有均等化公共卫生服务的重要体现,也为各级政府及卫生行政部门制定卫生服务政策提供重要的参考依据。基层医务人员以健康档案为载体,为城乡居民提供连续、综合、适宜、经济的公共卫生服务和基本医疗卫生服务。

一、居民健康档案的建立及内容

(一)建立居民健康档案的意义

居民健康档案是开展基本公共卫生服务和基本医疗服务的重要记录资料,在保证服务质量、科研教学等方面均有十分重要的作用,其意义在于以下方面。

(1)掌握居民一般状况,包括健康水平、危险因素、家庭问题以及可以利用的家庭和社区资源;为制订治疗方案、预防保健计划提供依据。

(2)及时汇总医疗卫生服务信息、更新健康档案,动态记录居民健康状况评价居民、家庭健康状况。

(3)评价社区卫生服务质量和技术水平的工具之一。

(4)系统而规范的居民健康档案为医学教学、科研提供实践依据。

(二)居民健康档案的建立方法

1.建档对象

以辖区内常住居民,包括居住半年以上的户籍及非户籍居民,以 0~6 岁儿童、孕产妇、老年人、慢性病患者和重性精神疾病患者等人群为重点。

2.建档方法

为居民建立健康档案的方法很多,入户建档是常用的方法,尤其是为上班族建档,但更应该充分利用各种机会首先为重点人群建立健康档案。比如辖区居民到乡镇卫生院、村卫生室、社区卫生服务中心(站)接受服务时,或通过入户服务(调查)、疾病筛查、健康体检时等,应及时宣传建档的意义,并为之建立健康档案。

3.建档原则

首先应以政策引导、居民自愿为原则,其次要突出重点、循序渐进。优先为老年人、慢性病患者、孕产妇、0~6岁儿童等建立健康档案。建档时更应资源整合、信息共享,以基层医疗卫生机构为基础,充分利用辖区相关资源,共建、共享居民健康档案信息,逐步实现电子信息化。

4.建档流程

居民在利用社区卫生服务常规门诊时建立健康档案,并进行建档后的第一次健康体检。

(三)居民健康档案的内容

在我国,健康档案内容分成3个部分,即居民健康档案、家庭健康档案、社区健康档案。从下面案例中可以了解到居民健康档案、家庭健康档案内容。规范的健康档案应包括以下基本内容。

1.居民健康档案

个人健康档案的内容包括个人基本信息、健康体检、重点人群健康管理记录和其他医疗卫生服务记录。

(1)个人基本情况:①人口学资料包括姓名、年龄、性别、住址、电话、受教育程度、职业、婚姻、种族、经济状况、身份证号、医疗保险号等。②健康行为资料包括吸烟、饮酒、饮食习惯、运动、就医行为等。③临床资料包括疾病史、心理状况和家族史等基础信息。

(2)健康体检:周期性健康体检,含一般物理检查及部分辅助检查项目,了解健康状况,进行健康评价,目的是早期发现常见的疾病及危险因素及时采取防治措施,提高生活质量。

(3)重点人群健康管理:包括国家基本公共卫生服务项目要求的0~6岁儿童、孕产妇、老年人、慢性病和重性精神疾病患者等各类重点人群的健康管理记录。

(4)其他医疗卫生服务记录:包括上述记录之外的其他诊疗、会诊、转诊记录等。

总之与居民健康管理有关的资料均应归入居民健康档案中,如非药物干预记录、老年自理评估记录、老年居家环境安全评估记录等均应归入居民健康档案中。

2.家庭健康档案

家庭健康档案是以家庭为单位,记录其家庭成员和家庭整体有关健康基本状况、疾病动态、预防保健服务利用情况的系统资料。包括家庭基本资料、家系图、家庭生活周期、家庭主要问题目录、问题描述等。

(1)家庭基本资料:包括家庭住址、电话、人数及家庭其他成员基本信息,与户主关系,按照年龄大小依次填写。

(2)家系图:以绘图的方式表示家庭结构及各成员的关系、健康状况等,是简单明了的家庭评价综合资料。

(3)家庭生活周期:从建立家庭至家庭成员死亡,通常家庭生活经过8个阶段,每个阶段包含了正常和可预见的转变,但还会遇见不可预见的危机,如夭折、离婚、失业、患上慢性病等,因此会使家庭生活的阶段发生变异,如离婚、再婚、独生子女离家上学、工作使家庭立即进入空巢家庭等。

(4)家庭主要问题目录:记录家庭生活周期各个阶段存在或发生的重大生活压力事件。记载家庭生活压力事件及危机的发生日期、问题。按发生的年代顺序逐一编号记录。

3.社区健康档案

社区健康档案是以社区为基础的卫生保健服务的必备工具,是了解社区卫生工作状况、确定社区中主要健康问题及制订卫生保健计划的重要资料。

通过居民卫生调查、现场调查和现有资料收集等方法记录反映社区主要环境特征、影响居民健康问题以及解决问题可利用的资源,确定社区的疾病防治重点和健康优先解决的问题。

社区健康档案包括社区基本资料、卫生服务资源、卫生服务状况、居民健康状况等几个部分。

二、健康档案的应用与管理

(一)健康档案的应用

按照国家基本公共卫生服务规范要求,下列情况均应使用健康档案。

(1)已建档居民到乡镇卫生院、村卫生室、社区卫生服务中心(站)复诊时,应持居民健康档案信息卡(或医疗保健卡),在调取其健康档案后,由接诊医师根据复诊情况,及时更新、补充相应记录内容。

(2)入户开展医疗卫生服务时,应事先查阅服务对象的健康档案并携带相应表单,在服务过程中记录、补充相应内容。已建立电子健康档案信息系统的机构应同时更新电子健康档案。

(3)对于需要转诊、会诊的服务对象,由接诊医师填写转诊、会诊记录。

(4)利用健康档案中提供的信息进行生活方式、家庭存在问题等干预,并记录于健康档案中。

(二)健康档案的管理

健康档案应统一存放于城乡基层医疗卫生机构。根据有关法律法规,城乡基层医疗卫生机构提供医疗卫生服务时,应当调取并查阅居民健康档案,及时记录、补充和完善健康档案。做好健康档案的数据和相关资料的汇总、整理和分析等信息统计工作,了解和掌握辖区内居民健康动态变化,并采取相应的适宜技术和措施,对发现的卫生问题有针对性地开展健康教育、预防、保健、医疗和康复等服务。以居民健康档案为平台,促进基层医疗卫生机构转变服务模式,实现对城乡居民的健康管理。

基层医疗卫生机构应建立居民健康档案的调取、查阅、记录、存放等制度,明确居民健康档案管理相关责任人,保证居民健康档案的正确使用和保管。

居民健康档案的管理要遵守档案安全制度,不得损毁、丢失,不得擅自泄露健康档案中的居民个人信息以及涉及居民健康的隐私信息。除法律规定必须出示或出于保护居民健康目的,居民健康档案不得转让、出卖给其他人员或机构,更不能用于商业目的。

(三)社区护士对健康档案的利用

在开展社区护理工作中,社区护士通过利用社区居民健康档案,为居民提供及时、有效的护理。

1.社区护士对个人健康档案的利用

(1)建立、完善健康档案:在社区居民首次就诊时,社区护士收集个人的一般资料、健康状况、健康问题等信息,为社区居民建立个人及家庭档案。如果是儿童,应记录免疫接种情况,以便查漏补种;如果是孕妇,应记录孕期检查时间、内容等;慢性病患者的记录内容包括就诊时状态、医疗史、家族史、病情及治疗用药效果、饮食及运动习惯、嗜好等。当个人、家庭的基本情况(如住址、电话等)发生变动时,根据情况及时修订,以完善档案记录。

(2)追踪、补充随访记录:将社区居民接受护理照顾或疾病监测等动态信息及时录入健康档案,使个人健康信息动态、完整,为全科医师的诊疗提供依据。

2.社区护士对家庭健康档案的利用

(1)家庭健康评估:社区卫生服务是"以家庭为单位"的管理,通过对家庭健康档案的信息查询,使社区护士了解家庭的基本特征,家庭内、外环境,家庭结构和功能,从而对家庭的健康状态及影响健康的因素做出整体的评估,制订出护理管理计划。

(2)协助家庭成员适时调整角色,促进家庭支持:通过家庭健康档案,了解家庭成员的特点,动员家庭成员调整内、外资源来改善家庭功能,对慢性病患者在情感、经济、平衡膳食、合理运动等方面给予支持,缓冲慢性病患者的精神压力,解决健康问题。

3.社区护士对社区健康档案的利用

(1)社区健康评估:通过社区卫生诊断,评估社区人口群体特征,包括人口数量、构成、健康状况、职业和医疗保障等,掌握社区资源,根据社区健康问题,为制订社区健康教育计划、社区护理计划提供参考。

(2)对特殊人群进行干预管理:利用社区健康档案中的信息,对特殊群体进行健康管理,可以使工作效率显著提高。通过对健康档案中的慢性病高危人群、空巢老人、低保人群、职业人群等标识的检索,了解特殊人群的特点、生活方式、存在的躯体、心理等方面的问题,追踪、记录特殊人群的身体功能及精神变化,以便提供持续性的照顾和护理。

(3)开展流行病学调查,进行科学研究:健康档案可以提供完整、详尽、客观的居民健康资料,是流行病学调查和护理研究的重要参考资料。

(夏敬如)

第六节 社区慢性病患者护理的相关理论与应用

在社区慢性病管理的护理实践中,需要理论与模式来指导实践,以提高实践的科学性、可行性和有效性。本节主要介绍在慢性病管理中常用的理论和模式。

一、社会认知理论

(一)理论产生的背景与主要观点

早在 20 世纪 60 年代,美国著名心理学家班杜拉提出了社会认知理论,主要用于帮助解释人类复杂行为的获得过程。班杜拉认为,人们对其能力的判断在其自我调节系统中起主要作用,并由此于 1977 年首次提出自我效能感的概念。班杜拉在总结前人的研究时发现,过去的理论和研究把主要注意力集中于人们知识获取或行为的反应类型方面,而忽视了支配这些知识和行为之间相互作用过程。班杜拉提出的社会认知理论认为,通过操控个体的个人因素、行为归因以及环境因素来影响行为本身的变化,其核心思想是强调人类的行为是个体与环境交互作用的产物。可归纳为以下四个观点。

1.观察学习

班杜拉认为,人类大多数的行为是个体通过观察他人(榜样或示范)对所受刺激发生反应并得到强化而完成的学习,即观察学习。观察学习包括四个基本过程:注意过程、保持过程、产出过程和动机过程。注意过程是指个人对外部环境的一些事物引起了兴趣；保持过程是个人将观察到的信息符号化，并将他们编码后储存在记忆中；在产出过程中，个人将储存的记忆符号选择、转化和表现为具体的操作和行为的外显过程；动机过程是个人通过记忆中的符号表征预计行动产出的结果，并在诱因的驱动下产出某种行为的愿望。班杜拉特别强调，行动的发生只有在内在意愿（动机）的前提下，并且这种内在意愿在很大程度上决定了观察、保持和行为再生成过程。

2.强化行为

强化行为形成后其巩固或终止取决于行为的强化（外部强化和内部强化）。外部强化来自他人的反应或其他的环境因素，若是正面反应，此种行为就会受到正强化，继续实行；反之，则终止。内部强化即自我调节，即人能依照自我确立的内部标准来调节自己的行为。自我调节包括自我观察、自我评价和自我体验三个阶段，它体现了在行为形成中个体具有主观能动性。

3.自我效能感

自我效能感是指人们关于自己是否有能力控制影响其生活的环境事件的信念，即个体对自己能否在一定水平上完成某一活动所具有的能力判断、信念或主体自我把握与感受。自我效能感是社会认知理论的核心内容。该理论认为，从个体的认知到行为的转变主要取决于自我效能感和预期结果。预期结果是指对采纳健康行为的益处的感知。自我效能感对行为的形成、改变极为重要，效能感越强，行为形成、改变的可能性就越大。

班杜拉认为有四个方面的因素影响自我效能感的形成和改变。包括：①个体的行为结果。以往的成功经验能够提升个人的自我效能感，而多次的失败会使之降低。②模仿或替代。在社会生活中，许多知识经验不是通过亲身实践获得，而是通过观察与模仿他人行为而习得。榜样的行为和成就给观察者展示了达到成功所需要采取的策略，以及为观察者提供了比较与判断自己能力的标准。当看到与自己接近的人成功能促进自我效能感的提高，增加了实现同样目标的信心。③他人评价及言语劝说。在直接经验或替代经验的基础上进行劝说和鼓励的效果最大，而缺乏事实依据的言语劝告对形成自我效能感效果不明显。④身心状态。个体对生理、心理状态的主观知觉影响着自我效能感的判断。疲劳或疼痛、焦虑、害怕或紧张等易降低个体的自我效能感。其他如个人的性格、意志力等对自我效能感也有影响。

4.交互作用

根据社会认知论的观点，个体的行为既不是单由内部因素驱动，也不是单由外部刺激控制，而是由行为、个人、环境三者之间交互作用所决定的，因此社会认知理论又被称作交互决定论。交互决定论认为人有能力影响自己的命运，同时也承认人不是自己意愿的自由行动者。

（二）理论的应用

社会认知理论阐述了健康行为改变的社会心理学机制及促进其行为改变的方法，从理论上解释了人类复杂的行为，强调了认知性因素在行为改变中的作用。该理论作为一个实用的理论框架，广泛应用于解释健康行为的发生及影响因素，以及设计、实施改变健康行为的干预项目。该理论已被广泛应用于戒烟、成瘾行为、体育锻炼、疾病预防和康复等各行为干预领域。例如，某社区护士想帮助一组肥胖妇女减肥，护士指导她们要减少食物的摄入量，选择健康食品，以及加强体育锻炼。通过介绍有关均衡饮食和积极锻炼方面的可靠信息、一起分享真实的案例和成功减肥先后的照片对比，以此帮助她们形成减少食物摄取量和增加运动量能够达到减肥的预期结果，并维持其动机水平，以促成她们的目标行为。

自我效能感的提高广泛应用于关节炎、糖尿病、心脑血管疾病、高血压、终末性肾病、癌症、精神疾病等慢性病的康复治疗和护理中。目前国内外许多学者认为在自我效能感的基础上,进行慢性病的自我管理很重要,包括发展基础练习、认知训练、解决问题能力、思想交流能力等各个方面。如对慢性病患者进行健康教育时,以自我效能感理论为依据,帮助患者学习自我管理知识、技能和提高自信心,以及针对患者自我效能感水平和活动表现来制订个体化的护理干预措施等。

从班杜拉对自我效能感的定义可以看出,自我效能感可通过特定的任务、活动或具体的情景来测量。以自我效能理论为框架编制的一般自我效能感量表(GSES)是应用最为广泛的测量工具。该量表是由德国临床和健康心理学家 Ralf Schwarzer 和他的同事最早于 1981 年编制的,共20 个测试题,后经修改缩减为 10 个测试题,现已被译成 25 种文字得以广泛使用,并被证实有较高的信度和效度,在不同的文化背景中具有普遍性。

二、Orem 自理缺陷护理理论

(一)理论产生的背景与主要观点

Orem 自理缺陷护理理论是由美国著名护理理论家 Orem(Dorothea E. Orem)提出的。20 世纪50 年代末,Orem 在美国健康-教育-福利部教育工作办公室从事护理咨询工作,曾参加了如何完善及提高护理教育的研讨会,并深受启发和鼓舞,开始了对护理现象及本质的探讨。她逐渐认识到,当人们无法照顾自己时就需要护理。正是基于这种思想,Orem 创立和发展了自理缺陷护理理论,并在 1971 年出版的《护理:实践的概念》(*Nursing: The Concept of Practice*)一书中首次公开阐述,并多次再版使该理论内容更加完善。Orem 理论由三个相互联系的理论组成:即自理理论、自理缺陷理论和护理系统理论,分别阐明了什么是自理,何时需要护理,以及如何提供护理三个方面的问题。

1.自理理论

解释了什么是自理,人有哪些自理需求,以及影响满足自理需求的因素。主要包括以下概念。

(1)自理:自理即自我护理,指个体为维持生命和健康所采取的一系列调节活动。正常成年人能进行自理活动,对于依赖他人照顾的个体,如婴幼儿、老年人和残疾人等则需要他人协助或代替完成自理活动。

(2)自理能力:指个体完成自理活动的能力。个体的自理能力通过学习和实践而不断得到提升。自理能力存在个体差异,同一个人在不同的生命阶段或处于不同的健康状况下,自理能力也会有所改变。

(3)治疗性自理需求,指个体应该采取行动以满足自己当前正面临的维持生命和健康的所有自理需求。自理需求包括三个方面。①普遍的自理需求:是指所有人在生命周期的各个发展阶段都存在的,与维持自身正常结构和完整功能有关的需求,如摄入足够的空气、水和食物,维持正常的排泄功能等;②发展的自理需求,指人生命发展过程中,各阶段特定的自理需求或在某特定的情况下出现的新需求,如婴儿期或失业时的特殊自理需求等;③健康不佳时的自理需求:指个体在疾病受伤或残疾时,或者在诊断或治疗过程中产生的需求,如高血压患者要定时测量血压、遵医嘱服药等。

2.自理缺陷理论

自理缺陷是指个体受到部分或全部的限制,而使个体自理能力无法满足部分或全部的自我照顾。这是 Orem 护理理论的核心部分,阐明了个体什么时候需要什么样的护理。Orem 认为,在某一特定的时期内,个体有特定的自理能力和治疗性自理需求,当这种自理需求大于自理能力时就需要护理活动的参与。自理缺陷是这部分的核心,当个体的自理需求超过了自理能力或依赖性照顾能力时,就出现了自理缺陷。由于自理能力与自理需求之间的平衡被破坏,个体需要借助外界力量——护士的帮助来恢复平衡。因此,自理缺陷的出现是个体需要护理的原因。

3.护理系统理论

Orem 在理论中阐明了如何通过护理帮助个体满足其治疗性自理需求。护士根据个体的自理需求和自理能力的不同,分别采用三种不同的护理系统,即全补偿系统、部分补偿系统和辅助-教育系统。对于同一个患者,可能会在不同的阶段,依据其自理能力和治疗性自理需求的变化而选择不同的护理系统。

(1)全补偿系统:指个体不能参与自理活动,由护士完成其治疗性自理需求,个体处于完全被动状态。在此系统中,需要护士进行全面的帮助,以满足个体在氧气、水、营养、排泄、个人卫生、活动及感官等各个方面的需求。该系统适用于病情危重需绝对卧床休息、昏迷、高位截瘫的患者等。

(2)部分补偿系统:指在满足患者治疗性自理需求的过程中,患者有能力进行部分自理活动,其余部分需要由护士提供护理来完成。如会阴侧切产后,产妇可以自己进食,但需要护士提供会阴伤口消毒等。

(3)辅助-教育系统:指患者能进行自理活动,但必须在护士提供咨询、指导或教育的条件下才能完成。如高血压患者,需要在护士的帮助下,正确监测血压、遵医嘱服药、控制体重等。

(二)理论的应用

在应用 Orem 理论的实践中,社区护士应注意发挥理论的指导作用,全面评估慢性病患者的自理需求和自理能力,才能根据个体的不同状况采取不同的护理系统。如对于社区中患有高血压、糖尿病等慢性病患者的护理中,社区护士应侧重发挥教育、支持和指导等作用,帮助患者树立自理意识,积极调动和激发其主观能动性,最大限度地挖掘其自理潜能,尽可能让其作为一个独立自主的个体参与到家庭和社会生活中去。Orem 理论的应用有利于发挥慢性病患者在维持、促进和恢复健康中的主体作用,提高自理能力,进而使其通过有效的自我护理达到控制疾病、预防并发症和改善生活质量的目标。

三、行为改变的相关理论与模式

(一)理论与模式产生的背景与主要观点

随着健康心理学领域对疾病的关注点从治疗和干预转向对疾病的预防,以及全球性和区域性健康促进战略的全面制定和实施,健康行为以及健康行为改变理论越来越受到护理学、心理学、公共卫生学、社会学等多学科研究者的重视。健康行为指个体为了预防疾病、保持自身健康所采取的行为,包括改变健康危险行为(如吸烟、酗酒、不良饮食以及无保护性行为等)、采取积极的健康行为(如经常锻炼、定期体检等)以及遵医行为。行为改变理论可指导行为干预和健康教育,逐步改变人们的不良行为,建立健康的行为习惯,最终达到提高健康的目的。从心理社会角度构建的健康行为改变理论对健康行为的预测、预防和干预起到极其重要的作用,而有效的行为干预必须建立在相应的理论基础之上。自 20 世纪 50 年代研究者建立健康信念理论模式以来,健康行为改变理论经历了蓬勃发展的时期,经过专家学者们的不断探索和扩展,先后提出了多种理论或模式,有代表性的健康行为改变理论有理性行动理论/计划行为理论、健康信念模式、健康促进模式和跨理论模式,目前广泛应用于各个领域之中。

1.理性行动理论及计划行为理论产生的背景与主要观点

理性行动理论(TRA)/计划行为理论的理论源头可以追溯到菲什拜因(Fishbein)的多属性态度理论。该理论认为行为态度决定行为意向,预期的行为结果及结果评估又决定行为态度。后来,美国学者菲什拜因和阿耶兹(Ajzen)发展了多属性态度理论,于1975年提出了理性行动理论。理性行动理论认为行为意向是决定行为的直接因素,它受行为态度和主观规范的影响。由于理性行动理论假定个体行为受意志控制,严重制约了理论的广泛应用,因此为扩大理论的适用范围,阿耶兹于1985年在理性行动理论的基础上,增加了知觉行为控制变量,初步提出计划行为理论。阿耶兹于1991年发表了《计划行为理论》一文,标志着计划行为理论的成熟。

计划行为理论有以下几个主要观点:①非个人意志完全控制的行为不仅受行为意向的影响,还受执行行为的个人能力、机会以及资源等实际控制条件的制约,在实际控制条件充分的情况下,行为意向直接决定行为;②准确的知觉行为控制反映了实际控制条件的状况,因此它可作为实际控制条件的替代测量指标,直接预测行为发生的可能性,预测的准确性依赖于知觉行为控制的真实程度;③行为态度、主观规范和知觉行为控制是决定行为意向的三个主要变量,态度越积极、重要他人(如配偶、家人、朋友等)支持越大、知觉行为控制越强,行为意向就越大,反之就越小;④个体拥有大量有关行为的信念,但在特定的时间和环境下只有相当少量的行为信念能被获取,这些可获取的信念也叫突显信念,它们是行为态度、主观规范和知觉行为控制的认知与情绪基础;⑤个人以及社会文化等因素(如人格、智力、经验、年龄、性别、文化背景等)通过影响行为信念间接影响行为态度、主观规范和知觉行为控制,并最终影响行为意向和行为;⑥行为态度、主观规范和知觉行为控制从概念上可完全区分开来,但有时它们可能拥有共同的信念基础,因此它们既彼此独立,又两两相关。下面具体解释计划行为理论三个主要变量的含义,以进一步阐明理论的内涵。

(1)行为态度:是指个体对执行某特定行为喜爱或不喜爱程度的评估。依据菲什拜因和阿耶兹的态度期望价值理论,个体拥有大量有关行为可能结果的信念,称为行为信念。行为信念包括两部分,一是行为结果发生的可能性,即行为信念的强度,另一个是行为结果的评估。行为强度和结果评估共同决定行为态度。

(2)主观规范:是指个体在决策是否执行某特定行为时感知到的社会压力,它反映的是重要他人或团体对个体行为决策的影响。与态度的期望价值理论类似,主观规范受规范信念和顺从动机的影响。规范信念是指个体预期到重要他人或团体对其是否应该执行某特定行为的期望;顺从动机是指个体顺从重要他人或团体对其所抱期望的意向。

(3)知觉行为控制:是指个体感知到执行某特定行为容易或困难的程度,它反映的是个体对促进或阻碍执行行为因素的知觉。它不但影响行为意向,也直接影响行为本身。知觉行为控制的组成成分也可用态度的期望价值理论类推,它包括控制信念和知觉强度。控制信念是指个体知觉到的可能促进或阻碍执行行为的因素,知觉强度则是指个体知觉到这些因素对行为的影响程度。

2.健康信念模式产生的背景与主要观点

健康信念模式(health belief model)是由霍克巴姆(Hochbaum)于1958年在研究了人的健康行为与其健康信念之间的关系后提出的,1974年经贝克(Becker)及其同事修改、发展、完善成为健康信念模式。健康信念模式强调信念是人们采取有利于健康的行为的基础,人们对健康、疾病持有什么样的信念,就会采取相应的行为,从而影响个体健康。此模式主要用于预测人的预防性健康行为和实施健康教育,健康信念模式成为欧美国家健康促进的最常用理论模式之一。健康信念模式主要包括三部分内容(图 10-2):个人感知、修正因素、行为的可能性。

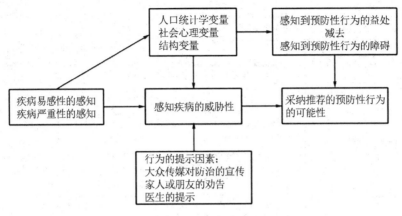

图 10-2　健康信念模式

(1)个人感知:包括对特定疾病易感性、严重性和威胁性的认识。个体对疾病的易感性和严重程度的认识共同决定了个体对疾病威胁性的感知,当个体相信有严重后果时,才会感到该疾病对自己的威胁,进而才有可能采取健康行为。个体对疾病威胁性评价越高,采取健康行为的可能性就越大。

(2)修正因素:是指影响和修正个体对疾病感知的因素。包括人口统计学变量,如年龄、性别、民族等;社会心理变量,如个性、社会阶层、同伴间的影响等;结构变量,如个体所具有的疾病和健康知识、此前对疾病的了解等;修正因素还包括行为的提示因素,即健康行为产生的诱发因素,如媒体对疾病防治的宣传、家人或朋友的劝告、医师的警示等。修正因素越多,个体采纳健康行为的可能性就越大。

(3)行为的可能性:个体是否采纳预防性健康行为,取决于感知到行为的益处是否大于行为的障碍。其理论的中心是个体信念影响个体的行为。一个人如果认为某一疾病的易感性及严重程度高,预防措施的效果好,采取预防性措施的障碍少,则其健康信念强,易采取医护人员所建议的预防性措施。

3.健康促进模式产生的背景与主要观点

健康促进模式由美国护理学者娜勒·潘德于 1982 年提出,并分别于1996 年和 2002 年进行了修订。该模式提出了影响个人进行健康促进活动的生物-心理-社会因素,强调了认知因素在调节健康行为中的作用。模式中包含三大要素(图 10-3):个人特征和经验、对行为的认知和情感以及行为结果。

(1)个人特征和经验:包括先前相关行为和个人因素。先前相关行为是指通过感知的自我效能、益处、障碍及与该活动相关的情感来影响后续的行为;而个人因素则分为生理、心理和社会文化三个方面,如年龄、性别、种族、文化程度、自我激励、对健康的定义等。

(2)对行为的认知和情感:在该模式中,这部分是最主要的行为促成因素,由对行为益处的认知、对行为障碍的认知、对自我效能的认知、行动相关情感、人际间的影响及情景的影响共同组成,包括了个人、社区和社会在健康促进中的地位和影响方式,这些因素可以由护理活动来修正,从而影响健康促进行为。

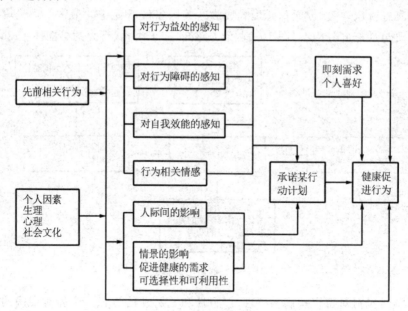

图 10-3　健康促进模式

（3）行为结果：包含了行动计划的承诺、即刻需求和个人喜好、健康促进行为。整个健康促进模式的最终目标是使个体形成健康促进行为，并整合为健康促进生活方式。

4.跨理论模式产生的背景与主要观点

跨理论模式（TTM）是由美国心理学教授普洛查斯卡（Prochaska）于 20 世纪 80 年代初，在整合了若干行为干预理论的基本原则和方法的基础上提出的。跨理论模式是一个有目的的行为改变的模式，它把重点集中在行为改变方面的个体决策能力，而非社会的、生物学的影响力。它是在综合多种理论的基础上，形成的一个系统地研究个体行为改变的方法。该理论模式提出，个体的行为变化是一个连续的过程而非单一的事件，人们在真正做到行为改变之前，是朝向一系列动态循环变化的阶段变化过程发展。对所处不同阶段的个体应采取不同的行为转换策略，促使其向行动和保持阶段转换。该理论模式试图去解释行为变化是如何发生的，而不仅仅是为什么会发生。它描述了人们如何改变一个不良行为和获得一个积极行为的过程。

跨理论模式的内容架构分为四个部分：变化阶段、变化过程、自我效能和决策平衡。跨理论模式的四个组成部分结合了三个维度的变化，即变化阶段、变化过程和变化水平。通过变化阶段反映了人们在何时产生行为改变，通过变化过程体现了人们的行为改变过程，通过贯穿于变化阶段和变化过程中的自我效能和决策平衡反映影响人们行为改变的因素，这些因素体现了不同的变化水平。

（1）变化阶段：跨理论模式的核心，指的是行为发生的时间，各行为变化阶段的划分参考了行为改变的时间性、动机和恒心层面。跨理论模式把人的行为改变过程分为五个主要行为变化阶段，揭示了被其他行为改变理论所忽略的关键环节。这 5 个行为变化阶段是前意向阶段、意向阶段、准备阶段、行动阶段和保持阶段。这些变化阶段反映了个体行为变化的意图，不同个体可能会以不同的变化率通过各个阶段向前变化，也可能会退回，并且可能会选择在行为变化统一体的不同变化点重新进入，通过这些阶段的运动可以被看作循环往复的。

(2)变化过程:包括内隐性与外显性的活动,是个人为修正其行为所运用的认知、情感、行为和人际之间的策略和技巧,既为问题行为者提供了改变行为的重要策略,也提供了群体健康行为产生的干预方法和策略。了解变化过程是促使问题行为者成功进行行为变化的关键,是了解个体处在哪个行为变化阶段,然后运用恰当的策略或变化过程来促进其行为转变。

(3)自我效能:跨理论模式中运用的自我效能结构,整合了班杜拉的自我效能感理论和施夫曼(Shiffman)的对行为改变的故态复萌阶段与保持阶段的应对模型。环境性诱因与自信心是自我效能中两个重要的伴随结构。其中,自信心代表了在特定情景下人们拥有的信心使其能应对高危险而不是回退到不健康行为或者高危险习惯中。环境性诱因反映在中等困难情形下参与一个特定行为的欲望强度。环境性诱因和自信心在变化阶段中的作用是相反的。环境性的自信心在预测个体进入准备阶段和行动阶段的能力上胜过其他人口统计学变量。环境性诱因始终是预测行为的故态复萌和退回到早期变化阶段的最好变量。

(4)决策平衡:描述了个体行为改变发生与否的原因及其重要性,它是跨理论模型的决策部分。跨理论模型通过经验测试,逐渐形成了决策平衡的稳定结构,即正面因素和负面因素,也称为行为改变的知觉益处和知觉障碍,这是跨理论模式中两个重要的中间结果变量。知觉益处是行为改变的积极方面,或者是行为改变的益处和理由(行为改变的原因);知觉障碍是行为改变的消极方面,或者是行为改变的障碍(不发生改变的原因)。一般来说,个体决定从一个阶段发展到下一个阶段的行为变化是建立在对采取健康行为的知觉益处和知觉障碍权衡的基础之上。在行为变化阶段的早期,对健康行为的知觉益处较低,并且随着行为变化阶段的发展而增长,知觉障碍在行为变化的早期则较高,并且随着阶段的发展而降低。

(二)理论与模式的应用

1.理性行动理论及计划行为理论的应用

理性行动理论主要用于分析态度如何有意识地影响个体行为,关注基于认知信息的态度形成过程,其基本假设认为人是理性的,在做出某一行为前将综合各种信息来考虑自身行为的意义和后果。例如,某糖尿病患者如果认为她的丈夫或孩子希望她进行体育锻炼,而她又有遵从他们意愿的动机,使她坚信体育锻炼对控制自身的病情有积极的效果,她就会早点儿起床,每天从繁忙的日程安排中抽出时间锻炼。

计划行为理论不仅可以用来解释和预测行为,还可以用来干预行为。在应用计划行为理论的研究中发现,行为态度、主观规范和知觉行为控制对行为意向的预测率保持在40%～50%,行为意向和知觉行为控制对健康行为改变的贡献率为20%～40%。该理论已经在饮食、锻炼、吸烟、饮酒等健康相关行为的研究中得到了广泛的应用,并成功地预测了佩戴汽车安全带、定期体检和自我检查乳腺等健康行为的发生。

2.健康信念模式的应用

该模式最初用于解释人们的预防保健行为,特别是分析哪些因素影响慢性病患者的遵医行为,后被广泛应用于各种健康相关行为的改变上,如饮食控制、个人卫生行为、乳腺癌及宫颈癌的常规检查等领域。此模式考虑了个体的认知水平和影响个体认知的内外因素,也考虑了传媒和医护工作者对个体的影响。社区护士的目标和职责是使个体对自身及所患的慢性病有正确的和充分的认识,促进慢性病患者实施健康行为。

3.健康促进模式的应用

这个模式可以用来解释生活方式或探究特定的健康促进行为,并对健康促进行为的决定因素提出实证的支持。健康促进生活方式包含的健康行为有两种：一种是健康保护行为，其目的是消除或降低疾病发生的概率如交通事故的预防、环境污染的控制等；另一种是健康促进行为，其目的是积极地增加个体健康、自我实现和自我满足，以促使个体趋于正向且适度的安适状态。健康促进行为包括规律运动、休闲活动、休息、适当营养、压力管理、负起健康责任、发展适当的社会支持系统以及达到自我实现等。

4.跨理论模式的应用

跨理论模式改变了传统的一次性行为事件的干预模式，为分阶段的干预模式，根据行为改变者的需求提供有针对性的行为干预策略和方法。该模式应用于慢性病管理领域主要包括两个方面：一方面，用于改变人们的不良行为如戒烟、戒酒、戒除药物滥用、控制体重、减少饮食中的高脂肪的摄入量等；另一方面，用于帮助人们培养有益健康的行为如定期锻炼身体、合理膳食、压力管理等。

行为改变理论存在广泛的适用领域，在解释和预测行为方面有非常重要的指导作用。但是，每种理论都只是从某一角度来阐明行为改变的规律，不可能解决行为干预的所有问题，在行为预测和预防干预上均存在一定的不足和局限。现在越来越多的研究已经尝试将两种或者多种理论结合，并开始逐步应用于行为改变上。如有研究提出，综合运用健康信念模式和理性行动理论解释结核病筛检行为。因此，在进行行为干预时应先分析可能影响目标行为的因素，找出能更好解释这一行为的一种或几种理论模型，从而在这些理论模型的指导原则下进行行为干预，以取得更有效的干预结果。此外，各种行为是受社会、文化、经济等诸多因素影响的，理论在实践中应用时，需要充分考虑到各种影响因素的差异，制定出适合我国或当地情况的理论框架。

（夏敬如）

第七节　社区慢性病患者的自我管理

慢性病自我管理是指患者学会管理自身所患疾病必需的一些技能之后，在卫生专业人员的支持下，承担一些管理慢性病的医疗和预防性保健活动。慢性病自我管理的主要内容包括：①所患疾病的医疗和行为管理，如按时服药、加强锻炼、就诊、改变不良饮食习惯等；②角色管理，即患者应维持日常的角色，像正常人一样，要承担一些任务，如工作、做家务并进行一定的社会交往等；③情绪的管理，应如何控制自己的情绪等心理方面的护理。有效的自我管理，能够使慢性病患者积极主动地参与到自己的健康管理中，借助互动式的帮助使参与者成功地树立管理自我健康和保持主动及充满意义的生活能力的信心，在卫生保健专业人员的协助下，依靠自己解决慢性病给日常生活带来的各种躯体和情绪方面的问题，从而改善患者的生活质量和提高他们独立生活能力，以达到促进人群健康的目的。

一、社区慢性病患者的自我管理过程

在自我管理过程中，护士的责任是进行患者自我管理的指导，并监督患者自我管理过程中，对疾病的系统观察、反应的处理和疗效评价等。另外护理人员还应研究激发患者自我管理的动机和积极性。自我管理方法的实施者是患者，所涉及的有关知识和技能需要护士进行讲授、训练和反复强化。

(一)评估阶段

1.健康体检

定期健康体检可以全面了解各器官功能,为早期健康行为干预提供科学依据。体检的次数和项目根据个人的身体状况和医疗条件决定。自我管理要求慢性病患者通过阅读体检报告知道自己哪项检查正常,哪项检查处于边缘状态,哪项检查不正常,通过与社区卫生服务人员沟通,了解自己的患病情况,目前存在的危险因素有哪些等。此外,应指导慢性病患者对自身所患疾病的自我监测方法,如糖尿病患者的自测血糖、高血压患者自我监测血压等,以提高患者对自我健康管理的信心。

2.健康危险因素

评估自身存在哪些慢性病危险因素,包括不健康的生活习惯、环境因素、精神心理因素和个体固有因素等。

(二)制订计划阶段

1.制订计划的方法

社区护士应指导慢性病患者通过健康评估,了解自己的身体状况,根据其严重程度,明确哪些问题是最先需要解决的,哪些问题是最容易解决的,哪些问题是需要观察的。然后按照主次的优先次序进行排序。如果护士发现患者对自己的能力持怀疑态度,应指导其将最容易解决的问题放在前面,通过对问题的解决过程来提高自我管理的信心;如果发现其自我管理能力较强,就将最迫切需要解决的问题放在首位。然后,可将健康问题分类,如营养、运动、心理等,找出生活中需要改变的不利于健康的行为,根据掌握的预防保健知识,结合个人的饮食习惯、生活方式和健康意愿,制订出适合患者的健康计划。

2.制订计划的原则

(1)切合实际的原则:在制订计划时,社区护士要指导患者结合自身情况,制订出通过努力可以实现的目标,避免制订脱离实际、无法做到的计划。如让每天吸一盒烟的患者突然完全戒烟,多数人很难做到,其戒烟计划应该是每天吸烟量逐渐减少,直到彻底戒除。

(2)循序渐进的原则:改变多年的不良生活习惯不是一蹴而就的。如果平时不喜欢运动的患者,应逐渐增加运动量,以达到应有的主动运动标准。

(3)持之以恒的原则:开始自我管理慢性病时会遇到一些困难,社区护士应帮助患者认识到,为了改善其健康状况,实施健康计划是贯穿一生的行为,只有坚持下去形成习惯,才能达到促进健康和提高生活质量的目的。

(4)相互支持的原则:社区护士指导慢性病患者的家庭成员,在患者改变不良生活习惯的过程中,应及时给予支持和鼓励,切忌责怪抱怨。对正在戒烟的患者不能责备"你怎么还吸烟?",而应鼓励患者"你这阶段吸烟量减少了,下一步的计划一定能顺利完成"。有了家庭的支持和帮助,自我管理计划才能圆满完成。

(三)实施阶段

1.社区动员

与街道有关领导、社区卫生服务中心领导面谈及会议讨论,以获得社区领导、社区卫生部门的参与和支持。可聘请有关专家分别对社区卫生干部和社区医务工作者培训有关"慢性病自我管理"的内容。使他们对这部分工作内容深入了解,并能积极参与和支持患者的自我管理活动。

动员活动包括人际之间的口头宣传,社区居委卫生干部对慢性病患者的动员,以及发放慢性病自我管理宣传单等。

2.开展培训和授课

对社区慢性病患者进行慢性病自我管理知识和技能的培训和指导,授课内容包括学习如何进行慢性病自我管理,指导慢性病患者完成自我管理的任务,照顾好自己所患的疾病(按时服药、加强锻炼、就诊、改变饮食习惯);完成自己的日常活动(做家务、工作、社会交往等);管理自己因患病所致的情绪变化等。

(四)效果评价阶段

自我管理是一个漫长的过程,社区护士应指导慢性病患者通过写日记的方式,把自己日常生活中已经改变的行为,有待改变的行为分别记录下来,以督促自己按计划完成。每次查体后进行小结,重新修订其自我管理计划。对目前的自我管理效果评价。国内外研究将效果评价分成患者疾病控制和医疗服务利用两大方面,评价因疾病不同往往采用其中一种或多种指标。

1.患者疾病控制的评价指标

包括临床和实验室评价(如糖化血红蛋白,肺功能测定等)、自觉症状评价(如疼痛、气短等)、自我功能评价(如健康评估和日常活动能力评估等)、心理状态评价(如抑郁、焦虑、生活质量中有关心理方面的内容)、生活质量和行为评价(如锻炼、饮食、预防措施等)。

2.医疗服务利用的评价指标

主要指是否减少卫生资源的利用,如患者急诊就诊次数减少、住院时间缩短、住院次数减少等。

3.患者生活质量的评价指标

健康调查简表,广泛用于评价慢性病患者与健康相关的生活质量改善情况,包括总分和9个项目分,分别是躯体功能、身体状况、躯体疼痛、总体健康、生命活力、社会功能、情绪状况、心理健康和自述健康状况。总分越高表明健康状况越好。SF-36用于评定与多种慢性疾病相关的生活质量,具备较好的信度及效度。大量研究表明,慢性病患者由于病症对躯体和心理的长期影响,与健康相关的生活质量受到相应影响和降低,加之活动减少、心理抑郁、治疗和控制疾病等诸多生活限制等,加重患者日常生活的负担和内容,扰乱患者的生活秩序。

二、社区慢性病患者疾病自我监测与就医指导

慢性病的治疗是一个长期、连续和动态的过程。为了提高慢性病患者的自我管理能力,社区护士应指导他们主动与医务人员配合做好自身所患疾病的监测,合理安排日常生活,并依病情变化及时就诊。

(一)慢性病患者的疾病自我监测

1.用药的监测

慢性病患者通常需要长期服用某些药物,社区护士应指导患者将用药的时间、药名、剂量、效果等情况记录下来。因为患者即使是严格"遵医嘱服药",由于长期服药后体内产生的耐药性或抗药性各自差异很大,如果患者能够通过自己长期而细心的监测,把服药的情况提供给医务人员,就能达到安全用药和提高疗效的目的。

2.临床表现和体检结果的监测

指导患者监测慢性病的临床表现,如糖尿病的"三多一少"、全身乏力、低血糖症状等。因为

许多慢性病的体征都会在生理的各方面得到表现,它是医师对症治疗的重要依据。在家庭环境中,患者自己可以监测的生理项目,如心率、体温、排便与排尿等。有些项目需要通过医院的技术与设备才能获得监测结果,如定期到医院做心电图,肝功能、血常规、尿常规等检查。这些资料积累起来,就是非常详细的有依据的病史,正确地向医师提供病情变化对医师的诊断和治疗有很大帮助。

3.生活方式的监测

指导患者每天记录饮食量、营养量、工作量、活动量等。对一些反常气候造成的身体不舒服,也应予以记录在案。饮食起居、生活方式往往是反映疾病的一面镜子。患者通过对生活内容的监测,可以及时判断自己的身体状况和病情,以便医师采取相应的治疗措施。

(二)慢性病患者的就医指导

1.慢性病患者就诊时的注意事项

(1)要备用一份当地各大医院相关科室、专家门诊时间表、预约挂号电话以及相关网上信息等,以了解各大医院专家出诊的时间,有目的性地进行咨询、电话预约及网上预约等。

(2)慢性病患者一般病情比较稳定,可以自主选择就诊时间,避开门诊上午以及每周一、二的高峰时间,可选择周三下午的时间看病;而且没有必要非得选择专家门诊,除非病情出现大的变化。

(3)既然慢性病患者初诊已在大医院诊断明确,可以选择社区医院继续诊治、检查、复查,带上在大医院专家诊治的病历。

(4)在平日诊疗过程中,向医师汇报自己的健康情况,如疾病的诊断、药物剂量、效果、饮食习惯等,使医师加深了对自己病因、病情的了解,还能得到他们及时、正确的指导和帮助。

2.慢性患者急诊就医指征

慢性病在某些因素的影响下,可以出现一些急诊指征,护士指导患者一旦发现应及时去医院急诊就医。

(1)糖尿病患者:当患者发生感染、手术、心肌梗死、脑血管意外(脑卒中)、暴饮暴食、中断或突减胰岛素等降糖药治疗时,均可诱发病情危重的酮症酸中毒,需要及时抢救。指导患者认识酮症酸中毒的如下特征。①软弱无力,精神极差、表情淡漠、嗜睡;②病情突然加重,多饮、多尿;③原来食欲较好,突然食欲下降,并有轻度恶心、呕吐;④患者出现高热;⑤少数患者腹痛剧烈,酷似急腹症。

(2)高血压患者:患者在情绪波动、酒后、饱餐、劳累、寒冷刺激等影响下,可能会出现高血压危象,需要及时抢救。指导患者认识高血压危象的如下特征。①明显头晕,剧烈头痛;②鼻出血、视物模糊;③短暂意识不清;④一侧肢体麻木,活动障碍;⑤语言混乱;⑥恶心、呕吐等。

(3)冠心病患者:指导患者认识下列冠心病危急情况的特征。①睡眠中突然呼吸困难;②不能平卧,坐起症状稍缓解;③喘息伴咳嗽;④咳泡沫样痰或粉红色泡沫样痰(左心衰竭);⑤持续性胸前区绞痛、压榨感,伴呼吸困难、出冷汗、脉律不齐(急性心肌梗死)等。当出现上述症状之一时,及时去医院急诊就医。

(4)慢性肾炎患者:指导患者认识下列慢性肾炎危急情况的特征。①头痛剧烈,血压明显升高;②水肿加重,尤其是全身水肿明显,伴呼吸困难,多为心力衰竭;③患者高烧,呼吸急促;④消化道症状加重,频繁恶心、呕吐、厌食、呃逆;⑤尿量显著减少,每天尿量 400 mL 以下;⑥皮肤出现瘀斑、鼻出血、牙龈出血等;⑦精神极差,神志蒙眬或不清。当出现上述症状之一时,及时去医院急诊就医。

(5)慢性阻塞性肺疾病患者:指导患者认识下列慢性阻塞性肺疾病危急情况的特征。①发热;②咳嗽加剧,咳脓样痰;③气促加重;④下肢水肿;⑤精神极差,嗜睡等。当出现上述症状时,及时去医院急诊就医。

三、社区慢性病患者的用药指导

社区护士在指导慢性病患者进行服药自我管理时,重点要帮助患者理解服药的种类越多其不良反应和危险性越大,患者切记按医嘱服药,不能擅自服药。服药时要记住自己服用药物的名称,包括商品名称和化学名称,了解服用药物的机制和不良反应,正确进行自我服药的管理。

(一)慢性病患者服药特点

慢性病患者往往服用多种药物,而且服药的时间较长,所以容易产生药物的不良反应及药物中毒等不良反应,因而患者难以坚持连续服药,或忘服、漏服以及不能按要求时间服药等现象。此外,由于药物种类复杂,含有同种成分的药物较多,如果自行购买药物服用,不注意药物成分,很有可能导致重复用药,使累加用药量增大,这样会产生更大的不良反应,严重时甚至会威胁患者的生命。总之,社区护士要评估慢性病患者服药存在的问题,帮助患者认识这些问题,以提高患者用药的依从性和安全性。

(二)慢性病患者服药的注意事项

1.服药与饮水

任何口服药物无论是片剂、胶囊、丸剂等,都要溶解于水中才易于吸收产生药效。特别是长期卧床的患者和老年人,应指导在服药时和服药后多饮水(不少于 100 mL),以防止药物在胃内形成高浓度药液而刺激胃黏膜。有的患者行动不便,服药干吞或喝水很少,如入睡前或深夜采用这种方法服药就更危险,因为药物会黏附在食管壁上或滞留在食管的生理狭窄处,而食管内的黏液可使药物部分溶解,导致药物在某一局部的浓度过高,有些药物在高浓度时对黏膜有很大的刺激和腐蚀作用。慢性病患者常用的药物,如阿司匹林、维生素 C、碳酸氢钠等,如黏附于食管壁的时间过长,轻者刺激黏膜,重者可导致局部溃疡。

2.抗酸药物与某些药物的相互作用

胃酸分泌过多者常服用的抗酸类药物,如复方氢氧化铝片、碳酸氢钠等,不能与氨基糖苷类抗生素、四环素族、多酶片、乳酶生、泼尼松、地高辛、普萘洛尔(心得安)、维生素 C、地西泮(安定)、铁剂等合用,因为合用后有的可使药物疗效降低甚至丧失药效,有的会增强药物的毒性作用。

3.服药间隔

服药时间间隔不合理也会对疗效产生不良影响,要做到延长药效,保证药物在体内维持时间的连续性和有效的血药浓度,必须注意合理的用药间隔时间。尤其是抗生素类药物,如口服每天3 次或 4 次,应安排为全天 24 小时均匀分开,以 8 小时给药 1 次为例,可将用药时间定在早 7 时,下午 3 时及晚上 11 时(或睡前)。

4.口服药物与食物的关系

一般服用西药不用忌口,但有的食物中的某些成分能与药物发生反应,会影响药物的吸收和利用,应给予指导。如补充钙剂时不宜同时吃菠菜,因菠菜中含有大量草酸,后者与钙剂结合成草酸钙影响钙的吸收,而使药物疗效降低。更不能单纯依赖药物,忽视生活调节。

四、社区慢性病患者的运动指导

生命在于运动。规律的运动可增强心肺功能,抑制血栓的形成,促进骨骼的健康,加快脂肪代谢,缓解紧张、焦虑和抑郁等不良情绪,以及增强机体的抵抗力。国内外多项研究表明,积极的运动对健康具有诸多益处,包括减少过早死亡的危险,降低各类慢性病的患病风险,如心血管疾病、脑卒中、2型糖尿病、高血压、癌症(如结肠癌、乳腺癌)、骨质疏松和关节炎、肥胖、抑郁等。因此,加强体育锻炼,提高人群健康水平,也是慢性病患者自我健康管理的重要内容。

(一)慢性病患者运动的种类及特点

慢性病患者运动锻炼选择有氧运动,主要分为三种类型:①侧重于身体柔软性的运动锻炼,身体柔软性是指关节和肌肉在正常活动领域内灵活运动的能力。这种运动锻炼常见的有体操、舞蹈、太极拳、五禽戏等。②侧重于增强肌力的运动锻炼,如果坚持锻炼,低下的肌力能逐渐恢复。常见的运动锻炼有举杠铃、仰卧起坐、腰背肌练习等。③增强机体耐力的运动锻炼,这种锻炼可通过增加肺活量,来维持活动的能力。常见的运动锻炼有慢跑、快步行走、骑车、游泳等。

(二)慢性病患者运动的指导

1.选择适合慢性病患者的运动项目

社区护士应指导慢性病患者依据自己的年龄、身体状况、爱好、经济文化背景等选择适宜的有氧运动项目,如步行、慢跑、爬楼梯、骑自行车、游泳、健身操、打太极拳、跳交谊舞、扭秧歌等。下面介绍几种常见的运动项目。

(1)步行:步行是一种既简便易行又非常有效的有氧运动。步行可在上下班或工作之余进行,步行的动作柔和,不易受伤,非常适合慢性病患者,一般速度应控制在80～100 m/min。

(2)慢跑:有运动基础者,可以参加慢跑锻炼。一般慢跑的速度为100 m/min比较适宜,锻炼时步幅要小,要放松,尽量采用使全身肌肉及皮下组织放松的方式跑步,不主张做紧张剧烈的快跑。运动时间在30分钟以上,跑步和走路可以交替进行。

(3)爬楼梯:每天爬楼梯不但能增强心肺功能,而且能增强肌肉与关节的力量,还能提高髋、膝、踝关节的灵活性。这是由于爬楼梯时加强了心肌的收缩,加快了血液循环,促进了身体的新陈代谢。另外,静脉血液回流的加快,可以有效防止心肌疲劳和静脉曲张。以正常的速度爬楼梯,其热量消耗是静坐的10多倍,比散步多3倍,因此,爬楼梯也是值得推荐的运动方式。

(4)太极拳:是一种合乎生理规律轻松柔和的健身运动。练习太极拳除全身各个肌肉群和关节需要活动外,还要配合均匀的呼吸,以及横膈运动。在打太极拳时还要求尽量做到心静,精力集中,这样可对中枢神经系统起到积极的放松作用,同时由于有些动作比较复杂,需要有良好的支配和平衡能力,从而提高了大脑和神经的调节功能。慢性病患者可依据自身的具体情况选择拳术动作的快慢和重心的高低。

2.慢性病患者参加体育锻炼应掌握的原则

(1)在参加体育锻炼前,要进行体格检查,以了解身体发育和健康情况,尤其是心血管系统和呼吸系统功能状况和疾病的组织器官情况。

(2)在制订体育锻炼计划时,要根据自己的年龄、性别、身体健康状况、兴趣爱好、体格检查结果、锻炼基础以及气候条件等选择运动的种类,适当安排运动方式和运动量,有条件时请专业人员帮助设计。

(3)必须遵守循序渐进的原则,体育锻炼的运动量要由小到大,动作由易到难,使身体逐渐适应。运动量应在自己的承受能力之内,运动结束后,有轻松爽快的感觉。如果突然做大运动量的活动,容易损害患者的身体功能,甚至加重病情。

(4)坚持锻炼,持之以恒。长期坚持,规律进行,建立良好的锻炼习惯,才能使疗效逐渐积累,以恢复和提高自理能力。

(5)慢性病患者应当按照运动处方锻炼或在医务人员的监督指导下进行锻炼;在锻炼时要特别注意自身疾病征象的变化,发现不良反应,应立即停止运动并及时咨询医务人员改变锻炼方法或调整运动量;还要接受定期检查,以了解和评定治疗效果。

3.慢性病患者运动锻炼的要求

(1)自由选择有氧运动,有效而简便易行的运动方式有步行、慢跑、爬楼梯、骑自行车、打太极拳等。身体活动量的调整应循序渐进,逐渐增加活动量,如每两周增加一定的活动量。定期检查身体,以观察锻炼的效果或是否有不良影响。

(2)运动场地要平坦,运动环境中要保持一定的空气对流,一般选择在空气新鲜的室外。避免在过冷或过热环境中运动,注意补充水分。一般选择在进餐后 30～60 分钟进行运动,避开饥饿或饱餐后的运动。

(3)运动前热身,做 5～10 分钟的准备活动。运动结束时至少有 5～10 分钟的放松运动,做舒展动作如散步等。在运动时要注意穿松颈、宽袖、宽身和棉织物等有利于散热的衣裤,选择适合于步行、慢跑的运动鞋。

(4)运动持续时间可自 10 分钟开始,逐步延长至 30～40 分钟。运动频率和时间为每周至少150 分钟,如 1 周运动 5 天,每次 30 分钟。运动强度为 110～130 步/分,心率 110～130 次/分。运动过程中如果身体感到不适,应立即停止运动。参与某项运动时,遵守该项运动的基本规则,掌握运动的基本技术,如出现运动损伤时,及时处理。

五、社区慢性病患者的饮食指导

合理的膳食和营养是预防和治疗慢性病的重要手段之一。社区护士应指导慢性病患者科学地调配饮食,帮助他们依个人的疾病情况、饮食习惯、经济状况等制订合理的膳食计划。

(一)甲状腺病患者的饮食指导

1.甲状腺功能亢进症患者的饮食指导

(1)高热量和高蛋白饮食:结合临床治疗需要和患者进食情况而定,一般总热量约为 12 550 kJ/d,蛋白质供给量为 1.5～2.0 g/(kg·d)。

(2)少食多餐、饮食搭配合理:注意补充 B 族维生素和维生素 C,钾、镁、钙等矿物质;适当控制高纤维素食物,尤其腹泻时。补充充足的水分,每天饮水量 2 500 mL 左右。忌暴饮暴食,忌烟酒、咖啡、浓茶、辛辣食物等。

(3)禁食含碘高的食物:禁食海带、紫菜、海鱼、海蜇皮、海参、虾等海产品。对于含碘食盐,由于碘在空气中或受热后极易挥发,故只需将碘盐放在空气中或稍加热即可食用。

2.甲状腺功能低下患者的饮食指导

(1)补充适量碘:食用碘盐,国内一般采用每 2～10 kg 盐加 1 g 碘化钾的浓度用以防治甲状腺肿大,使发病率明显下降,适用于地方性甲状腺肿流行区。此外,对生育妇女更要注意碘盐的补充,防止因母体缺碘而导致子代患克汀病。

(2)供给足量蛋白质:保证充足的蛋白质摄入量,才能维持机体蛋白质平衡,氨基酸是组成蛋白质的基本成分,甲状腺功能低下的患者消化吸收功能下降,酶活力下降,故应补充必需氨基酸,供给足量蛋白质,改善病情。

(3)膳食调配合理:选用适量海带、紫菜,可用碘盐、碘酱油。炒菜时要注意,碘盐不宜放入沸油中,以免碘挥发而影响碘摄入。蛋白质补充可选用蛋类、乳类、肉类、鱼类;优质植物蛋白,如各种豆制品等。摄入新鲜蔬菜及水果补充维生素。有贫血者应摄入富含铁的饮食,补充维生素 B_{12},如动物肝脏、瘦肉、绿色蔬菜等,必要时还要供给叶酸等。

(4)限制和忌选食物:甲状腺功能低下患者常伴有高脂血症,故应限制脂肪摄入。每天脂肪供给量占总热量 20% 左右,并限制富含胆固醇的饮食,如动物内脏、鱼子、蛋黄、肥肉等。忌食生甲状腺肿物质,如卷心菜、白菜、油菜、木薯、核桃等。

(二)痛风患者的饮食指导

1.限制嘌呤类食物的摄取

禁用高嘌呤食物,每 100 g 食物含嘌呤 100～1 000 mg 的高嘌呤食物有肝、肾、心、脑、胰等动物内脏;肉馅、肉汤;鲤鱼、鲭鱼、鱼卵、小虾、蚝、沙丁鱼等;限用含嘌呤中等量的食物,每 100 g食物含嘌呤90～100 mg中等量嘌呤的食物有牛肉、猪肉、绵羊肉、菠菜、豌豆、蘑菇、扁豆、芦笋、花生、豆制品等。

2.鼓励摄入碱性食物

增加碱性食品摄取,可以降低血清尿酸的浓度,甚至使尿液呈碱性,从而增加尿酸在尿中的可溶性,促进尿酸的排出。应鼓励患者多摄入蔬菜和水果等碱性食物,既能促进排出尿酸又能供给丰富的维生素和无机盐,以利于痛风的恢复。

3.避免烟酒及刺激性食物

乙醇可刺激嘌呤合成增加,升高血清和尿液中的尿酸水平。辣椒、咖喱、胡椒、芥末、生姜等食品调料,浓茶、咖啡等饮料均能兴奋自主神经,诱使痛风急性发作,应尽量避免应用。

4.摄入充足水分,保持足够尿量

如患者心肺功能正常,应维持尿量每天 2 000 mL 左右,以促进尿酸排泄。伴肾结石者最好能达到每天尿量 3 000 mL,痛风性肾病致肾功能不全时应适当控制水分。因此,一般患者每天液体摄入总量应达2 000～3 000 mL。液体应以普通开水、茶水、矿泉水、汽水和果汁为宜。

(三)慢性肾脏病患者的饮食指导

1.控制蛋白质的摄入

慢性肾脏病应根据肾功能减退程度决定蛋白质的摄入量及性质。肾功能正常时,蛋白质一般不宜超过 1 g/(kg·d);轻度肾功能减退,蛋白质 0.8 g/(kg·d);中重度肾功能减退,蛋白质摄入严格限制,0.4～0.6 g/(kg·d)左右。在低蛋白饮食中约 50% 蛋白质应为优质蛋白,如鸡蛋、牛奶、鱼及精肉。低蛋白饮食时,可适当增加糖的摄入,以满足机体能量需要。低蛋白饮食是慢性肾脏病治疗的重要手段,低蛋白饮食可以改变慢性肾脏病的病程,延缓慢性肾脏病的进展速度,减少并发症。

2.限制盐和脂肪的摄入

摄入盐过多会使血压增高,而高血压是慢性肾脏病及肾功能不全进展的主要原因。有高血压或水肿的患者应限制盐的摄入,建议低于 3 g/d,特别注意食物中含盐的调味品,少食盐腌食品及各类咸菜。高脂血症是促进肾脏病变加重的独立危险因素,慢性肾脏病易出现脂质代谢紊乱,因此应限制脂肪摄入,尤其应限制含有大量饱和脂肪酸的肥肉、脑、蛋黄等。

3.适当补充维生素及叶酸

补充维生素尤其是 B 族维生素、维生素 C 以及叶酸等,每天饮食中摄入足够的新鲜蔬菜和水果等。

(四)骨质疏松症患者的饮食指导

1.补充钙质

指导患者从膳食中补充钙,每天摄取钙不少于 850 mg,以满足机体骨骼中钙的正常代谢。含钙丰富的食物有牛奶、酸奶及其他奶制品,饮用牛奶不但钙含量丰富、吸收率高,而且还可提供蛋白质、磷等营养成分,是一种良好的补钙方法。牛奶最好饮用脱脂奶或低脂肪奶,因为饮食中热量和脂肪过量会干扰钙的吸收。其次,排骨、脆骨、豆类、虾米、芝麻酱、海藻类、深绿色蔬菜也是钙的良好来源。

2.饮食结构合理

应荤素搭配、低盐为准。蛋白质是组成骨基质的原料,可增加钙的吸收和贮存,应摄入足够的蛋白质如肉、蛋、乳及豆类等。多食碱性食物,如蔬菜、水果,保持人体弱碱性环境可预防和控制骨质疏松症。不吸烟、不饮酒,少饮咖啡、浓茶,不随意用药,均可避免影响机体对钙的吸收。

3.补充维生素 D

维生素 D 能促进食物中钙磷的吸收,促进骨骼的钙化。含维生素 D 较高的食物有鱼肝油、海鱼、动物肝脏、蛋黄、奶油等。

六、社区慢性病患者压力应对的指导

由于社会竞争的日趋激烈,生活节奏的不断加快,人们受到的心理、社会因素的挑战也明显增加,各种类型压力在慢性病的发生、发展及控制过程中具有重要的影响。压力一方面引起慢性病患者的心理痛苦,另一方面通过影响神经内分泌的调节和免疫系统的功能等,使机体产生器官结构改变和功能障碍。社区护士应帮助慢性病患者认识压力并有效应对压力,以维护和促进其心理健康。

(一)慢性病患者常见的压力源种类

一切使机体产生压力反应的因素均称为压力源,包括生理、心理、环境和社会文化因素等多方面。慢性病患者常见的压力源有三类,其一是与生活环境改变相关的压力源,如患病打乱了家庭正常的生活节奏、患病不得不改变的饮食习惯等;其二是与医护行为相关的压力源,如不清楚治疗的目的和效果而对预后的担心、侵入性操作带来的恐惧以及对医务人员过高的期待等;其三是与疾病相关的压力源,如长期用药、需要经常监测病情、医疗费用使家庭支出增加、不清楚疾病的预后、疾病致自我概念变化与紊乱等。

(二)压力对慢性病患者的影响

1.生理影响

由于压力源的影响,慢性病患者机体产生一系列的生理变化,肾上腺释放大量的肾上腺素进入血液,表现为心跳加快、血压升高、呼吸加快、血糖增加、胃肠蠕动减慢、肌张力增加、敏感性增强等。如机体持久或重复地面临压力源,又不能很好地适应,导致器官功能更加紊乱,机体抵抗力进一步下降,加重原有疾病或产生新的不适或疾病。

2.心理影响

压力对心理的影响,由于个体的遗传、个性特征、年龄、文化、健康和情绪的不同,其对压力产生的心理反应和应对也不同,大致可分为两类:有的患者具有坚定的意志品质能够面对现实,采取适当对策,改变对压力的认识,稳定自己的情绪,从而较快适应患者角色,并积极配合治疗。而有的患者出现消极的心理反应,表现为焦虑、震惊、否认、怀疑、依赖、自卑、孤独、羞辱、恐惧、愤怒等,常采取无效的应付行动。由于神经-体液调节的作用,生理反应必然影响到情绪,而人的情绪又影响生理反应,生理反应所引起的躯体症状,反过来又加重情绪的恶化,两者互为因果并形成恶性循环,导致疾病更加复杂。

(三)帮助慢性病患者正确应对压力的指导策略

应对是人们持续地通过意识和行为的努力去应付某些来自内部和/或外部的、超过了个人原有储备能力的特殊需求的过程,是处理问题或缓解由问题带来的情绪反应的过程。当人们面对某种压力时,总要采用各种方式来缓解自身的压力感。社区护士要首先评估慢性病患者所承受压力的程度、持续时间、过去所承受压力的经验以及可以得到的社会支持等,协助其找出具体的压力源,然后指导其采取有效的应对措施。

1.协助适应患者角色

社区护士不仅自身做到也要指导其家属对患者表现出接纳、尊重、关心和爱护。患者通常容易对自身所患疾病有很多顾虑和担忧、害怕和不安,或将疾病看得过于严重,看不到希望。社区护士要向患者详细介绍病情,要设法了解患者的真实感受,倾听他们的诉说,并给予适当的解释、诱导和安慰。通过心理疏导,启发患者接受现实,找出对自己有利的方面,劝导患者以积极的态度和行为面对疾病,还可以介绍成功战胜疾病的真实案例,以促进其积极主动地进行自我健康管理。当患者理解并积极去做时,其焦虑程度会减轻、自信心也会逐渐提升,并由依赖向独立转变。同时,还应鼓励患者自立,对过度安于"患者角色"者,社区护士要启发其对生活与工作的兴趣,逐渐放松保护,使患者感受到医务人员及家人对他的信任和鼓励。

2.协助患者保持良好的自我形象

慢性病患者经常处于不舒适的状态,其穿着、饮食、活动等受到一定限制,由于疾病影响不能自我照料时,更会使患者感到失去自我而自卑。社区护士应尊重患者,主动真诚地与患者交谈,了解他们的需求,帮助患者改善自我形象。如协助患者保持整洁的外表,适当照顾患者原来的生活习惯和爱好,使患者身心得到一定的满足,从而使患者获得某种自尊和自信。

3.尊重患者的选择

慢性病患者在患病过程中,总会面临各种问题和困境,在不断应对各种压力因素的活动中,每个人都有自己的经验和教训。当患者再次面临疾病所带来的压力时,他们仍然会针对自己的身心状态和环境条件做出选择。社区护士有责任评估患者采取措施的有效性,并尊重患者的选择。还应帮助患者认识到人生中的压力是不可避免的,促使患者坚定而自信地采取行动,在成功地应对压力的过程中积累经验,进而增强自身的压力管理能力。

4.指导患者采用积极的应对方式

患者所采取的措施有积极和消极两种,乐观、积极面对、寻求支持、依赖自我等都是积极的应对方式,而逃避、听天由命、掩饰等都是消极的应对方式。研究表明,积极的应对方式更有利于身心健康。因此,社区护士应指导和帮助患者充分认识自身的状况,提供治疗、护理、疾病预后等方面的相关信息,增强患者的自我控制感。同时,帮助患者保持乐观的心态,采取积极的应对方式,以获得更大的应对有效性。

(夏敬如)

参 考 文 献

[1] 窦超.临床护理规范与护理管理[M].北京:科学技术文献出版社,2020.

[2] 孟凌春,刘琴.基础护理技术[M].广州:世界图书出版广东有限公司,2020.

[3] 宋鑫,孙利锋,王倩,等.常见疾病护理技术与护理规范[M].哈尔滨:黑龙江科学技术出版社,2021.

[4] 万霞.现代专科护理及护理实践[M].开封:河南大学出版社,2020.

[5] 李娜.内科护理技术规范[M].长春:吉林科学技术出版社,2020.

[6] 王美芝,孙永叶,隋青梅.内科护理[M].济南:山东人民出版社,2021.

[7] 张占堆.外科护理[M].南昌:江西科学技术出版社,2020.

[8] 李秋华.实用专科护理常规[M].哈尔滨:黑龙江科学技术出版社,2020.

[9] 吴春格.临床护理研究指导[M].北京:科学技术文献出版社,2020.

[10] 王林霞.临床常见病的防治与护理[M].北京:中国纺织出版社,2020.

[11] 程东阳,郝庆娟.外科护理[M].上海:同济大学出版社,2021.

[12] 刘玉春,牛晓琳,何兴莉.临床护理技术及管理[M].北京:华龄出版社,2020.

[13] 王庆秀.内科临床诊疗及护理技术[M].天津:天津科学技术出版社,2020.

[14] 高淑平.专科护理技术操作规范[M].北京:中国纺织出版社,2021.

[15] 王艳.常见病护理实践与操作常规[M].长春:吉林科学技术出版社,2020.

[16] 刘爱杰,张芙蓉,景莉,等.实用常见疾病护理[M].青岛:中国海洋大学出版社,2021.

[17] 张玉荣.新编实用常见病护理常规[M].汕头:汕头大学出版社,2020.

[18] 刘涛.临床常见病护理基础实践[M].哈尔滨:黑龙江科学技术出版社,2020.

[19] 王婷,王美灵,董红岩,等.实用临床护理技术与护理管理[M].北京:科学技术文献出版社,2020.

[20] 张翠华,张婷,王静,等.现代常见疾病护理精要[M].青岛:中国海洋大学出版社,2021.

[21] 吕巧英.医学临床护理实践[M].开封:河南大学出版社,2020.

[22] 刘永华,姜琳琳,谈菊萍.基础护理技术[M].武汉:华中科技大学出版社,2020.

[23] 雷颖.基础护理技术与专科护理实践[M].开封:河南大学出版社,2020.

[24] 兰洪萍.常用护理技术[M].重庆:重庆大学出版社,2022.

[25] 邵秀德,毛淑霞,李凤兰,等.临床专科护理规范[M].济南:山东大学出版社,2021.

[26] 陈若冰,朱慧,安晓倩.内科护理[M].北京:中国医药科学技术出版社,2022.

[27] 尉伟,郭晓萍,杨继林.常见疾病诊疗与临床护理[M].广州:世界图书出版广东有限公司,2021.

[28] 张翠华,张婷,王静,等.现代常见疾病护理精要[M].青岛:中国海洋大学出版社,2021.

[29] 于翠翠.实用护理学基础与各科护理实践[M].北京:中国纺织出版社,2022.

[30] 张俊英,王建华,宫素红,等.精编临床常见疾病护理[M].青岛:中国海洋大学出版社,2021.

[31] 吴雯婷.实用临床护理技术与护理管理[M].北京:中国纺织出版社,2021.

[32] 杨志敏.临床护理探索与实践[M].长春:吉林科学技术出版社,2020.

[33] 李艳,赵丽华,宋蓓,等.实用护理学理论与护理技能[M].哈尔滨:黑龙江科学技术出版社,2021.

[34] 李淑杏.基础护理技术与各科护理实践[M].开封:河南大学出版社,2021.

[35] 王玉春,王焕云,吴江,等.临床专科护理与护理管理[M].哈尔滨:黑龙江科学技术出版社,2022.

[36] 常晓未,宁艳,王磊,等.集束化护理在全身麻醉气管插管护理中应用的研究进展[J].护理研究,2021,35(7):1226-1228.

[37] 刘瑜,周春兰,周君桂,等.长期气管切开患者气管套管更换护理策略的证据总结[J].解放军护理杂志,2021,38(4):66-69.

[38] 蔡莹莹,张俊峰,蔡艾芳,等.以培养护士核心能力为导向的循证护理查房模式探索[J].护理学报,2022,29(6):50-54.

[39] 闫媛媛,王磊,王梦瑶,等.叙事循证医学模式在护理中的应用[J].解放军护理杂志,2021,38(7):78-81.

[40] 郭新颜,王圆圆.临床护理路径在肿瘤化疗 PICC 置管患者中的应用效果分析[J].中国全科医学,2021,24(S1):194-195.